사례를 곁들인

보건의료체계의 이해

Understanding Health Policy

A Clinical Approach

제6판

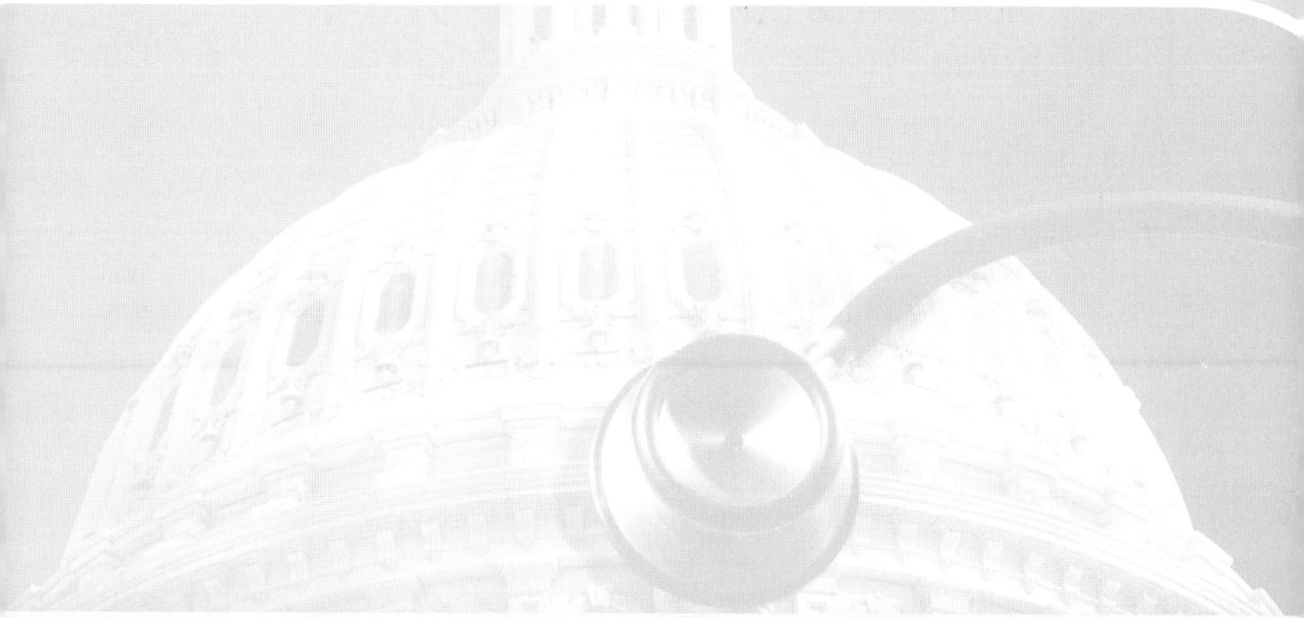

사례를 곁들인

보건의료체계의 이해

Understanding Health Policy

A Clinical Approach

Thomas Bodenheimer, Kevin Grumbach 원저

신의철 · 강혜영 · 김진경 · 박성희 · 이태화 · 김신영 · 김선주 · 신가영 공역

McGraw Hill Education

JMK

McGraw-Hill Education Korea

Understanding Health Policy, 6th Edition.

1 2 3 4 5 6 7 8 9 10 JMK 20 13

Original: Understanding Health Policy, 6th Edition. © 2012
By Thomas Bodenheimer, Kevin Grumbach
ISBN 978-0-07-177052-1

This book is exclusively distributed by JMK.

When ordering this title, please use ISBN 978-89-967231-8-9

Printed in Korea

역자 소개

신의철

- 가톨릭대학교 의과대학 · 보건대학원 교수
- The University of North Carolina 객원교수
- 가톨릭대학교 예방의학 박사
- 보건의료 질 관리, 보건의료조직론 등에 관한 연구 및 강의
- 「세계 각국의 보건의료체계(World Health Systems)」, 「병원조직관리론」 등 저술

eshin@catholic.ac.kr

강혜영

- 연세대학교 약학대학 교수
- 연세대학교 보건대학원 교수 (전)
- The University of North Carolina 보건정책학 박사
- 보건의료 질 관리, 약물경제성 평가 등에 관한 연구 및 강의
- 「세계 각국의 보건의료체계(World Health Systems)」 등 저술

hykang2@yonsei.ac.kr

김진경

- 건양대학교 의과학대학 병원관리학과 교수
- The University of North Carolina 보건정책학 박사
- 보건정책, 보건의료 질 관리 등에 관한 연구 및 강의
- 「세계 각국의 보건의료체계(World Health Systems)」 등 저술

jkim@konyang.ac.kr

박성희

- 배재대학교 아펜젤러대학 간호학과 교수
- 건강보험심사평가원 신의료기술평가사업팀장 (전)
- 고려대학교 대학원 간호학 박사
- 「근거중심의 진단평가」, 「근거중심실무」 등 저술

shpark@pcu.ac.kr

이태화

- 연세대학교 간호대학 간호관리학 전공 교수
- 간호행정학회 부회장, 시그마학회 학술위원장
- 미국 New York University 간호학 박사
- 간호관리학, 간호 서비스의 경제학적 분석 등에 관한 연구 및 강의
- 「간호학 입문」, 「최신 간호관리학」 등 저술

twlee5@yuhs.ac.kr

가톨릭대학교 의학전문대학원

- 김신영
- 김선주
- 신가영

차 례 Contents

역자 서문

2012년 2월 미국에서 출간된 개정 6판 '사례를 곁들인 보건의료체계의 이해(Understanding Health Policy: A Clinical Approach)는 의료체계에 대한 전반적인 설명을 해주고, 그 이해를 돕기 위해 실제 운영사례를 제시한 책이다. 보건의료 전공 대학생, 대학원생은 물론 의사, 간호사, 의료기사 등 의료전문직 종사자들이 진료 현장과 거시적 의료체계 사이의 연결고리를 찾아 탐구하는 데 적지 않은 도움이 될 것으로 기대한다. 특히 '실제 임상사례(Clinical Vignettes)'를 소개하면서 보건의료체계의 구체적인 측면을 서술하고 있어 이론과 실제를 통합적으로 사고하는 데 효과적인 교과서로 추천할 만하다.

이 책의 원저자인 미국 UCSF(University of California, San Francisco)의 Bodenheimer, Grumbach 두 교수는 의료 시스템 분석에 대한 전문가다. 하버드대 의대 출신의 Bodenheimer 교수는 만성질환 진료, 의사-환자 관계, 일차진료 전달체계 설계 등을 주로 연구했다. 샌프란시스코대 의대 출신 Grumbach 교수는 일차진료 전달체계 개선, 지역격차 해소 및 조직 혁신 등의 연구에 집중했으며, 이른바 '오바마 케어(Obama Care)'로 불리는 Affordable Care Act의 예방의학 분야에서의 제안에 기여했다.

이 책은 사뭇 미국 의료현장 중심의 내용으로 비칠 수 있으나 의료체계의 기본개념과 구성에 충실하다는 점에서 개론서 역할을 톡톡히 할 것으로 기대한다. 또한 제14장 등에서 영국, 캐나다, 독일, 일본 의료체계의 장단점을 소개하고 있으며, 자유주의 국가와 사회주의 국가의 의료체계를 비교함으로써 우리나라 현실에 적정한 의료체계 개선과 설계를 위한 시사점을 제시하고 있다. 이런 점에서 이 책은 의료체계에 대한 이해를 구하고, 미래지향적 청사진을 찾고자 하는 임상 전문가, 대학·대학원생들에게 권할 만한 책이다. 나아가 의료체계를 사회·정치·경제학적 관점에서 고찰하기를 바라는 국회, 정부, 연구기관 관계자 등 다양한 독자층에 유용할 것으로 판단된다.

대표 역자는 원저의 의미와 맥락을 정확하게 번역하고 전달하기 위해 연세대 강혜영 교수, 연세대 이태화 교수, 배재대 박성희 교수, 건양대 김진경 교수 등 5명의 교수진과 공동 번역을 시도했다. 그 외 번역 지원에 불철주야 노력해 준 가톨릭대 의학전문대학원 김신영, 김선주, 신가영 졸업생, 보건대학원 유병석 대학원생, 예방의학교실 박세은 선생에게 감사한 마음을 전하고, 강의와 연구로 바쁜 데도 늦은 밤까지 번역에 매달린 역자들에게 다시 한 번 감사드린다.

2013년 2월

대표 역자 가톨릭대학교 의과대학/보건대학원 교수 신 의 철

서문 Preface

『사례를 곁들인 보건의료체계의 이해(Understanding Health Policy: A Clinical Approach)』는 환자와 의료 제공자뿐 아니라 의료 시스템에서 수요자와 제공자가 어떻게 상호 작용하는지에 관해 다룬 책이다. 저자들은 진료의사로서 경력이 있다. 한 사람은 공공병원과 클리닉, 한 사람은 민간병원에서 수년간 진료경험을 쌓았다. 저자들은 또한 의료시스템 분석가이다. 환자를 진료할 때, GDP 대비 의료비나 우리가 살고 있는 도시의 수술률 변이 등은 거리가 먼 문제로 보인다. 그러나 이는 연관성 높은 문제다. 보건의료체계는 우리가 매일 보는 환자들에게 영향을 미친다. 관리의료 유형은 환자를 어떤 전문의에게 보낼지, 노인들의 메디케어(Medicare) 외래진료 보장 범위를 어떻게 정할지, 메디케이드(Medicaid) 가족들의 의료 접근성 문제에 대해 민간 부문과 공공 부문 사이에서 어떤 선택을 할지 결정한다. 우리는 『보건의료체계의 이해』가 미시적인 개인 환자의 진료와 거시적인 보건의료체계와의 간격을 연결하는 가교 역할을 할 것으로 기대한다.

독자들에게 The Audience

이 책은 우선 보건의료 전공 학생들—의학, 간호학, 약학, 사회복지 서비스, 공공보건 분야 등—이 앞으로 일하게 될 복잡한 환경에 대한 이해를 돕기 위해 저술되었다. 본문에서 일차진료의들이 주로 언급되지만 실제 임상환경에서 환자들은 의료 서비스에 필수적 역할을 하는 다양한 직종의 제공자들을 만난다. 일차진료의들은 다른 멤버들의 도움이 없으면 기능을 다 할 수 없다. 환자들은 공공보건인력, 연구과학자, 교육자 등 다양한 보건의료 전문직 종사자들의 기여에 대해 그리 감사해하지 않는다. 우리는 보건의료 분야에서 일하고 싶어하는 학생들뿐 아니라 임상의료진, 그외 보건의료 전문직 종사자들이 이 책을 유용하게 느끼기를 희망한다. 의료 서비스 영역에 종사하는 모든 이들의 노력이 결합하지 않으면 그 어떤 성취도 이뤄질 수 없다.

책의 목표 The Goal of the Book

『보건의료체계의 이해』는 의료 시스템이 어떻게 작동하는가에 관한 설명을 시도한다. 우리는 보건의료정책의 기본 원칙에 초점을 맞추면서 독자들이 의료문제 및 문제 관리 방법에 대해 명확하고 통합적인 사고를 할 수 있기를 기대한다. 대부분의 원칙은 다른 국가의 의료 시스템을 이해하는 데 적용될 수 있다. 미국 의료를 우려하는 시각에 대해 이 책은 시스템 실패에 집중했다. 우리는 성공적 특징에 대해선 그리 시간을 들이지 않았다. 주목할 필요성이 작기 때문이다. 무엇보다 시스템의 난관을 인식해야 문제 해결의 단초를 찾을 수 있다. 이 책의 목표는 의료 시스템을 이해함으로써 시스템이 효과적으로 작동할 수 있도록 하고, 이를 위해 필요한 변화를 이끌어내는 것이다.

임상사례 Clinical Vignettes

거시적 보건의료체계와 미시적 의료 서비스가 겹치는 영역을 통합적으로 설명하기 위해 실제 임상사례(Clinical Vignettes)를 제시한 점이 이 책의 특징이다. 환자, 의사, 의료 제공자가 의료 시스템에서 상호 작용하는 상황은 의사로서 저자들의 경험, 동료들의 경험, 그리고 문헌, 유명 언론에 보고된 사례들이다. 대다수의 사람과 기관 이름은 프라이버시를 보호하기 위해 가명을 사용했다. 상징적인 직업, 건강 문제, 태도 등 대체로 특별한 중요성은 없는 경우에는 이름을 그대로 사용했다.

저자들의 견해 Our Opinions

보건의료체계의 많은 논쟁적 이슈를 논할 때, 저자들의 견해는 가급적 각색하거나 드러내지 않고 결론에 도달했다. 우리의 몇 가지 근본적인 가치와 전망을 다음과 같이 제시한다.

의료 서비스에 대한 권리 The Right to Health Care

우리는 의료가 모든 사람들이 평등하게 누려야 할 권리라고 믿는다. 삶의 어떤 요소는 필수 불가결하다. 만약 누군가가 티켓을 살 여유가 없어 영화관이나 콘서트장을 떠나야 하는 상황에 대해선 별 관심이 없다. 그러나 아픈 사람들이 진료를 거절당하면, 공론화해서 바로잡을 수 있다. 의료권리에 대한 간명한 문장은 다음과 같다. 모든 사람은 지불능력에 관계없이 합리적인 수준의 적절한 의료 서비스에 균등하게 접근할 수 있어야 한다.

미국은 2009년 의료 서비스가 권리인가에 대한 격렬한 논쟁에 돌입했다. 논쟁은 오바마 대통령의 보편적 건강보험 시행공약에 초점을 맞췄다. 공론화 과정의 소요를 겪은 다음해에 의회는 the Affordable Act를 통과시켰다. 이는 의료가 권리임을 보증해주는 여정으로 향하게 해줄 것이다. 그러나 『보건의료체계의 이해』를 쓰는 시점에도 the Affordable Act 시행에 대한 도전과 논쟁이 계속되고 있다.

비용 억제의 긴요성 The Imperative to Contain Costs

우리는 의료비용에 통제가 필요하다고 믿는다. 비용통제는 사람들의 건강수준에 상대적으로 해가가지 않는 방식으로 적용될 수 있다. 의료비의 가파른 상승은 부분적으로 값비싼 신기술의 과학적 진보에 의해 나타난다. 어떤 의료기술은 건강수준을 진정 상승시키기도 하고, 어떤 기술은 거의 효과가 없거나 해롭기까지 하다. 또 어떤 의료기술은 일부 환자들에게는 도움이 되지만 이것이 필요치 않은 환자들에게 부적절하게 쓰여지기도 한다. 이익을 창출하지 못하는 의료 서비스를 제거하는 하나의 경로를 '고통 없는' 비용 통제라 한다(제8장 참조).

의료 시스템의 행정비용 절감은 급격히 상승하는 비용 감축을 위한 또 하나의 대안이다. 행정비용은 의료영역 안팎의 유용한 목적에 쓰여야 한다. 거대한 관료조직은 일자리를 창출하는 이점이 있으나 국가와 의료 시스템은 보다 사회적 보상이 크고 생산적인 일자리(가정 간병인, 약물중독 상담사, 보육자 등)를 필요로 한다. 현재의 불필요한 행정업무를 줄임으로써 재정을 확보할 수 있다.

의료비 상승은 경제에 부정적이라는 공감대가 형성되고 있다. 고용주들은 직장 건강보험료 부담 때문에 시장경쟁력이 낮아진다고 불평한다. 정부의 보건의료 지출이 빠르게 늘어난다면, 다른 공공 재정 프로그램(교육, 수송 등) 예산은 삭감될 것이며, 감당하기 힘든 정부의 재정 적자는 국가의 미래에 압박을 가할 것이다.

비용 상승은 모두에게 해롭다. 의료 서비스와 건강보험을 적정 수준으로 운영할 수 없기 때문이다. 많은 회사들이 근로자들에게 의료비를 전가시키고 있다. 정부의 보건의료예산은 삭감이 불가피하기 때문에, 노인들과 가난한 사람들에게 타격을 주게 된다. 의료비용이 상승할수록 건강보험이 없거나 보장범위가 열악한 보험에 가입한 사람들은 더 힘든 시간을 보내야 한다. 일반적으로 비용이 상승하면 접근성은 떨어진다.

이러한 이유 때문에 우리는 보건의료비가 줄어야 한다고 믿으며, 공공보건에 부담을 덜 주는 전략을 세워야 한다.

인구집단 기반 의학의 필요성 The need for Population-based Medicine

대다수의 의사, 간호사, 의료전문직 종사자들은 개인을 대상으로 제공하는 임상환경에서 훈련을 받았다. 그러나 임상진료가 건강의 유일한 결정요소는 아니다. 생활수준과 보건당국의 조치는 인구집단의 건강에 상당한 영향을 미친다(제3장 참조). 의료는 인구집단 전체와 같이 다른 차원에서 고려해야 한다. 의사는 환자의 심장마비를 치료할 수 있지만 환자들의 고혈압 유병률, 흡연, 콜레스테롤 수치 상승, 조절되지 못 하는 당뇨, 도시에서의 운동 부족에 대해선 충분히 걱정하지 않는다. 수년간 임상의학은 인구집단의 건강을 고려하는 공공 보건 커뮤니티로부터 격리되어 있었다. 우리는 의료 제공자들이 환자를 진료하는 현재의 역할에 더불어 인구집단을 지향하는 훈련이 필요하다고 믿는다.

감사 Acknowledgements

이 책은 저자들만의 노력으로 쓰여진 것이 아니다. 많은 환자, 그리고 여러 동료들이 보건의료 시스템을 묘사하는데 유용한 통찰력을 제공했다. 이 책이 잘못된 부분이 있다면 전적으로 저자들의 책임이다. 책이 나오기까지 격려하고 인내해준 가족에게 가장 따뜻한 감사의 말을 전한다.

2,4,5,8,9,16장의 이전 버전은『미국 의사협회지(Journal of the American Medical Association)』에 연속적으로 실렸으며(1994;272:634-639, 1994;272:971-977, 1994;272:1458-1464, 1995;273:160-167, 1995;274:85-90, 1996;276:1025-1031), 게재 허가를 받았다(1994, 1995, 1996 '미국 의사협회').

결론 Conclusion

이 책은 보건의료체계에 관한 책이다. 보건의료체계의 기술적 연구를 인용하고, 어느 국가에서나 통용될 수 있도록 일반화하였다. 또 인간에 관한 심오한 의미—통증, 건강, 의료 서비스가 필요한 환자에 대한 진료제공—그리고 '투입과 산출', '제공자와 소비자', '비용효과적 분석' 같은 용어의 사용에 대해 논의하였다. 우리는 의사로서 매일 겪는 보건의료체계의 인간적 리얼리티에 대해 생각했다. 『사례를 곁들인 보건의료체계의 이해』에서는 우리가 진료하는 환자들: 수술 후 재정파탄으로 보험도 없이 담낭질환을 앓고 있는 일용직 근로자 또는 메디케어(Medicare)나 민영보험으로 감당할 수 없는 뇌졸중 요양비 때문에 생계비를 모두 써버린 은퇴한 한 대학 교수에 대해 썼다.

공공부조를 받는 사람이건, 일 잘 하는 의사든, 백만장자 경영자든 사람들은 언젠가 아프게 된다. 그리고 언젠가 죽는다. 사람들은 누구나 접근할 수 있고, 저렴하며, 자원을 적절하게 활용하는 질 높은 의료 시스템의 혜택을 기대하고 있다.

Thomas Bodenheimer
Kevin Grumbach
San Francisco, California
February, 2012

1

서론: 과잉과 결핍의 역설

Introduction: The Paradox of Excess and Deprivation

Lewis Brown은 25년째 당뇨를 앓고 있는 회계사다. 주치의는 집에서 혈당을 직접 조절할 수 있도록 가르쳐주었고, 영양사는 식사요법을 도왔다. 혈당은 잘 조절되고 있었다. Ms. Brown은 정기적인 안과 검사를 통해 당뇨성 망막증이 발견되었고, 주기적인 레이저 치료로 실명을 막을 수 있었다. Ms. Brown은 88세까지 살았다. 이 사례는 미국 의료체계의 성공 스토리 중 하나이다.

Angela Martini는 도심 개발취약지역에서 자랐다. 좋은 교육을 받을 기회가 전혀 없었다. 10대에 임신했고 공공부조를 받으며 네 아이를 키웠다. 메디케어(Medicare) 혜택은 1년에 한 번 신체검사를 받는 정도에 그쳤다. Ms. Martini는 의심되는 병변을 유방검사를 통해 발견했고 조직검사를 거쳐 암으로 진단되었다. 유방암 전문의에게 보내져 유방절제술을 받았으며, 호르몬 치료를 받아 지난 15년간 건강을 유지했다.

민간 또는 공공의료보험에 가입한 사람들은 적절하고 전문적인 시설을 갖춘 양질의 일차진료와 예방진료로 최상의 의료 서비스를 받을 수 있다. 숙련된 수천 명의 의사, 간호사, 약사, 간병인 등이 환자들에게 최신의 의료를 제공하고 있다. 이는 미국이 자랑스러워 할 보건의료 시스템의 일면이다. 그러나 이와 같은 성공 스토리는 보건의료 현실의 일부에 불과하다.

과잉과 결핍 EXCESS AND DEPRIVATION

미국의 보건의료체계는 “과잉과 결핍의 역설(a paradox of excess and deprivation)”(Enthoven and Kronick, 1989)이라 불린다. 어떤 사람들은 보험이 없거나 급여가 안 되는 보험에 들었거나, 의사들이 잘 받아주지 않는 메디케이드(Medicaid) 대상이어서 진료를 못 받기도 한다.

James Jackson의 Medicaid 혜택은 주의 재정긴축으로 종료되었다. 복통이 있었으나 보험이 없어 치료비 걱정 때문에 10일간 치료를 받지 못했다. 구토 증상이 나타나기 시작했고, 몸이 쇠약해졌다. 결국 사촌에 의해 응급실로 후송되었다. 그는 복막염과 패혈 쇼크를 동반한 천공성 궤양 진단을 받았다. 통증은 오래 지속되었고 Jackson은 수술 중에 사망했다. 만약 곧바로 치료를 받았다면 완치되었을 것이다.

Betty Yee는 협심증과 고혈압, 당뇨병을 앓고 있는 68세 여성이다. Medicare로 일부 보장을 받았지만, 약값은 매달 200달러에 달했다. 그녀는 약값을 감당할 수 없었다. 혈압이 조절되지 않았고 뇌졸중이 발

생했다. 우측 반신이 마비되었고 말도 잘 할 수 없는 상태로 여생을 요양원에서 외롭게 보냈다.

Marry McCarthy가 임신했을 때, Medicaid 환자를 받아주는 산부인과 의사는 없었다. 7개월 후 극심한 두통으로 응급실에 갔고, 고혈압과 임신중독증(자간전증) 진단을 받았다. 결국 유산했다.

필요한 의료 서비스를 받지 못하는 사람들이 있는 반면 건강에 해로울 수 있는 과잉진료를 받는 사람들도 있다.

66세 남성 Daniel Taylor는 매일 밤 소변 때문에 두 번씩 잠에서 깼다. 하지만 큰 불편함은 없었다. 가정의학과 전문의는 그를 비뇨기과 전문의에게 의뢰했다. 검사 결과 전립선이 커져 있는 것을 발견했고(암의 징후는 없었지만), 비뇨기과 전문의는 수술을 권했다. Mr. Taylor는 수술을 원치 않았다. 친구 중에 같은 증상이었지만 전문의에게서 수술할 필요가 없다는 말을 들은 경우가 있었다. 하지만 Taylor는 의사의 말을 전혀 의심하지 않는 성향이어서 수술을 받았다. 수술 후 그에겐 요실금이 생겼다.

Consuelo Gonzalez는 미약한 요통이 있었다. 처방전 없이 구입할 수 있는 아세트아미노펜이 잘 들었다. Ms. Gonzalez는 요통이 심각하지 않다는 것을 확인하고 싶어 의사를 찾았으나 오히려 그렇지 않다는 소견을 들었다. 의사는 더 강력한 약인 인도메타신을 하루 3번 복용하도록 처방했다. 하지만 인도메타신은 출혈성 궤양을 일으켰고, 9일간 입원해 27,000달러를 보험회사에 지불했다.

▶ 과소진료 Too Little Care

건강보험에 가입하지 않은 미국인은 2009년 현재 5천만 명을 넘는다. 많은 사람들이 고임금과 다양한 부가혜택을 받는 정규직 중심의 제조산업으로부터 부가혜택이 거의 없는 저임금 파트타임 근로자 중심의 서비스 산업으로 변화하는 경제의 희생양이다(Renner and Navarro, 1989). 보험에 가입하지 않은 성인의 3/4은 피고용자이다. 보험이 없는 사람들의 문제는 단순히 가난한 사람들뿐 아니라 중산층, 특히 자영업이나 소규모 회사에서 일하며 가족을 부양하는 사람들도 겪고 있는 문제이다. 건강보험 가입자의 상당수도 적절한 범위의 보장을 받지 못하고 있다. 2007년에는 성인의 45%가 지불능력이 없어 필요한 진료를 받지 못하고 있는 것으로 보고되었다(Collins et al., 2006).

▶ 과잉진료 Too Much Care

의료전문가 Robert Brook(1989)에 따르면:

과잉진료의 심각성에 대한 거의 모든 연구에서 매번 최소 두 자리 수의 과잉 진료사례가 보고된다. 재원기간의 1/4, 의료 서비스 절차(procedures)의 1/4, 약 처방의 2/5가 불필요한 진료로 추정되고 있다(Brook, 1989).

1998년 보고서에서는 20~30%의 환자들이 적절치 못한 진료를 받고 있다고 보고되었다(Schuster et al., 1998). 2003년 연구에서는 특정 지역의 노인 환자들이 60% 이상의 과잉 서비스—입원기간, 전문의 컨설턴트, 의료처치—를 받고 있는 것으로 나타났다. 가령, 의료 서비스를 부족하게 받은 환자와 많이 받은 환자를 비교했을 때 사망률, 의료의 질, 의료 서비스의 접근성, 환자 만족도에서 두 집단의 차이가 없는 것으로 나타났다(Fisher et al., 2003a and 2003b). 보건의료질 전문가 Brent James는 2009년 보건의료비 총 지출의 절반은 낭비되고 있다고 추정했다(James, 2009).

의료체계에 대한 일반적 시각 THE PUBLIC'S VIEW OF HEALTH CARE SYSTEM

미국의 의료 서비스는 복잡한 질환을 가진 환자들을 치료하는 최상의 질부터 지불능력이 없는 중환자를 외면하는 상황까지 다양한 스펙트럼을 포함한다. 질병에 대한 전문 정보가 없는 환자의 예방을 위해 잘 설계된 프로토콜부터 부적절하고 매우 위험한 수술까지 포함하고 있는 것이다. 지난 30여 년간 격동기를 겪으면서 하나의 근본적인 진실이 남아 있다. 미국은 산업화가 진행된 국가들 가운데 가장 보편적이지 않으며, 비용이 가장 많이 드는 건강보험제도를 운영하고 있다는 점이다(Davis et al, 2010).

많은 이들은 고비용 진료와 보편적 접근성 부재를 건강보험체계의 심각한 실패 근거로 보고 있다. 2009년, 미국인의 15%만이 보건의료 시스템이 잘 운영되고 있다고 말했다(Blendon et. al., 2009). 2010년 통계에 따르면 미국인 중 33%는 비용 때문에 진료 또는 약 처방을 받지 않은 것으로 나타났는데, 접근성 문제의 비율이 다른 선진국에 비해 상당히 높다고 할 수 있다(Schoen et al, 2010).

위기의 이해 UNDERSTANDING THE CRISIS

의료 시스템 수준을 유지하면서 취약성을 바로잡기 위해서는 의료 시스템이 어떻게 운영되는지 이해할 필요가 있다. 의료 서비스는 재정적으로 어떻게 운영되는가? 의료 접근성이 충분치 못한 원인과 결과는 무엇인가? 의사들은 어떻게 진료비를 받으며, 의료비 보상방식별 효과는 어떠한가? 의료조직은 어떻게 구성되고, 의료의 질을 어떻게 향상시킬 것인가? 질병 예방을 위한 관심은 충분한가? 예방전략들의 차이는 무엇인가?

의료 서비스의 문제점을 어떻게 해결할 것인가? 2010년 의회가 제정한 의료개혁법은 해답을 제공하는가? 의료비는 접근성을 줄이지 않는 수준으로 조절되는가? 비용을 늘리지 않으면서 접근성을 확대할 수 있는가? 다른 국가들은 어떻게 했는가, 또는 무엇을 시도하고 있는가? 미래의 미국 의료 서비스는 어떻게 변화할 것인가?

참고문헌 REFERENCES

Blendon RJ et al. The American public and the next phase of the health care debate. *N Engl J Med*. 2009;361:e48.

Brook RH. Practice guidelines and practicing medicine. *JAMA*. 1989;262:3027.

Collins SR et al. *Losing Ground: How the Loss of Adequate Health Insurance Is Burdening Working Families*. New York: Commonwealth Fund; 2008.

Davis K et al. *Mirror, Mirror on the Wall*. New York: Commonwealth Fund; 2010.

Enthoven A, Kronick R. A consumer-choice health plan for the 1990s. *N Engl J Med*. 1989;320:29.

James BC. A conversation with Brent C James, MD. Health reform debate overlooks physician-patient dynamic. *Man aged Care*. December 2009:18(12):31.

Fisher ES et al. The implications of regional variations in Medicare spending. Part 1: The content, quality, and accessibility of care. *Ann Intern Med*. 2003a;138:273.

Fisher ES et al. The implications of regional variations in Medicare spending. Part 2: Health outcomes and satisfaction with care. *Ann Intern Med*. 2003b;138:288.

Renner C, Navarro V. Why is our population of uninsured and underinsured persons growing? The consequences of the "deindustrialization" of the United States. *Int J Health Serv*. 1989;19:433.

Schoen C et al. How health insurance design affects access to care and costs, by income, in eleven countries. *Health Aff (Millwood)*. 2010;29:2323.

Schuster M et al. How good is the quality of health care in the United States? *Milbank Q*. 1998;76:517.

보건의료 재정

Paying for Health Care

2

보건의료는 무상이 아니다. 누군가는 값을 지불해야 한다. 하지만 어떻게 지불해야 하는 것일까? 사람들이 의료 서비스를 받을 때마다 각자 알아서 지불해야 하는 것일까? 아니면 나중에 의료 서비스가 필요할 때를 대비해서 미리 각자의 부담금을 내야 하는 것일까? 만약 부담금을 낸다면 이것이 다른 사람을 위해서 쓰일 것인가? 만약 그렇다면 누가 얼마를 내야 하는 것일까?

미국의 보건의료 재정은 몇 단계의 사회적 개입을 통해서 지금에 도달하였다. 하지만 개입을 통해서 문제를 해결하기도 했지만 반대로 새로운 문제가 발생하기도 하였다.

보건의료 지불방식
MODES OF PAYING FOR HEALTH CARE

지불방식에는 기본적으로 4가지가 있다: 본인부담, 개인 민간보험, 직장 건강보험, 정부재정. 이 4가지 방식을 시간에 따라 진행된 순으로, 현재 보건의료 재정을 분류하여 살펴 보겠다.

▶ 본인부담 Out-of-Pocket Payments

Fred Farmer는 1911년에 다리가 부러졌다. 그의 아들이 그를 의사에게 데려 갔고 의사는 Farmer의 다리에 부목을 대주었다. Fred는 의사에게 치료비로 닭 몇 마리를 주었다. 2011년 그의 증손자인 Ted가 다리가 부러졌다. 그는 보험이 없었다. 그는 응급실에 가서 X-ray 촬영하였고, 정형외과 전문의는 부러진 다리에 석고붕대를 해주었다. 비용으로 1,800달러가 나왔다.

19세기 사람들은 Fred Farmer와 같이 치료비로 의사나 다른 보건의료 제공자에게 현금 또는 물건을 주었다. 20세기 초반에도 본인부담은 가장 흔한 지불제도였다. 이것은 가장 단순한 제도로 소비자가 직접 값을 지불하고 물건이나 서비스를 구입하는 방법이다.

미국에서 사람들은 대부분의 DVD 플레이어에서 미용까지 대부분의 소비물품들을 직접 구매한다. 하지만 이것은 보건의료에 대해서는 해당하지 않는다. 왜 그럴까? Robert Evans와 Kenneth Arrow같은 경제학자들이 왜 보건의료 서비스는 다른 소비물품처럼 여겨지지 않는지에 대해 몇 가지 이유를 제시하였다.

필요 대 사치 Need versus Luxury

DVD 플레이어는 사치품이지만 보건의료는 대다수의 사람들이 기본적으로 필요로 하는 것이다.

2주 전에 Marina Perez는 질 출혈이 있었고 어지러웠다. 그녀는 보험이 없었기 때문에 저금해둔 500달러를 다 쓸까봐 겁이 났다. 그녀는 어렵사리 100달러를 함께 모아서 의사를 찾아갔고 의사는 그녀의 서 있을 때의 혈압이 90/50으로 떨어지는 것을

표 2-1. 2009년 보건의료 재정[1]

비용 종류	2009 국민의료비 대비 %
본인부담	12%
개인 민간보험	3%
직장보험	31%[2]
정부재원	47%
기타	7%
계	100%
주요 보험	**2009 인구 대비 %**
미가입자	17%
개인 민간보험	5%
직장보험	48%
정부재원	30%
계	100%

출처: 자료는 Martin A et al. Recession Contributes to slowest annual rate of increase in health spending in five decades. Health Affairs. 2011;30:11–22; US census Bureau: Income, Poverty, and Health Insurance Coverage in the United States, 2009. P.60–238, September, 2010.

1 상대적으로 건강한 사람들이 민간보험에 가입하게 되는 경향이 있기 때문에, 국민의료비 대비 퍼센티지는 전체 인구 대비 퍼센티지보다는 훨씬 작다. 정부재원은 전체 인구 대비 훨씬 높게 나타나는 데, 이는 노인과 장애인이 공공 Medicare와 Medicaid에 집중되어 있기 때문이다.

2 이 수치는 세금으로 보험료의 일부를 부담하는 연방, 주, 지역의 고용주를 포함한다.

보았고, 그녀의 hematocrit 수치는 26%였다. 의사는 Marina의 언니인 Juanita를 불러 그녀를 병원에 보내라고 하였다. Marina는 차에 탄 후 언니에게 집에 데려 달라고 하였다.

만약 보건의료가 인간의 기본적인 권리라면 보건의료에 지불할 능력이 없는 사람들은 본인부담이 아닌 다른 지불방법을 선택해야 한다.

필요와 비용의 예측 불가능성
Unpredictability of Need and Cost

DVD 플레이어를 구입하는 것은 선택의 문제이고 그 가격은 정찰제이지만, 보건의료 서비스의 필요 여부와 가격은 예측 불가능하다. 대부분의 사람들은 언제 심하게 아플지, 언제 다칠지, 비용이 얼마가 들지 알지 못한다.

Jake는 두통이 있어서 의사를 찾아갔다. 하지만 그는 의사 방문에 100달러가 들고 여기에 아스피린 값, MRI 촬영 비용으로 1,000달러, 뇌종양 수술과 방사선 치료로 7,000달러가 소요될 지는 알지 못했다.

보건의료의 필요성에 대한 예측 불가능성은 이에 대한 비용에 계획을 세우기 어렵게 만든다. 심각한 질병이나 손상에 대한 치료 비용은 보통 중산층의 지불할 수 있는 범위를 초과한다.

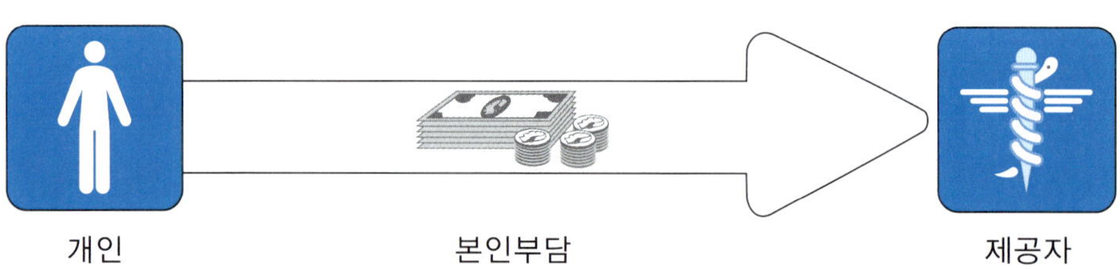

▲ 그림 2-1. 본인부담은 환자가 제공자에게 직접 지불한다.

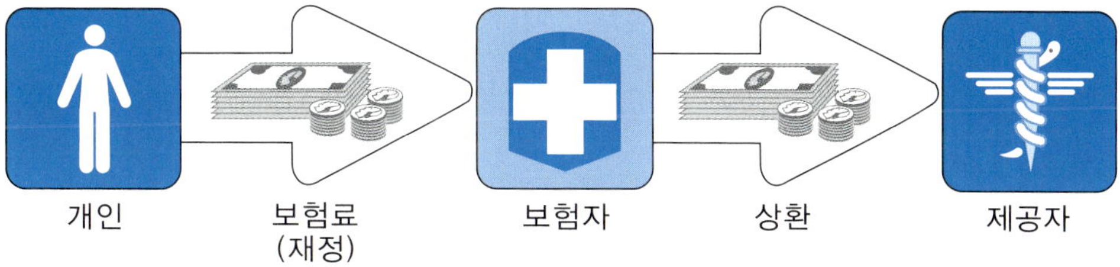

▲ 그림 2-2. 개인 민간보험. 제3자 지불자(보험자)가 포함되고 비용지불 방법은 재정 부분과 상환 부분으로 나누게 된다.

의사의 지도에 의존하는 환자
Patients Need to Rely on Physician Recommendations

DVD 플레이어를 구입하는 것과 다르게 보건의료를 필요로 하는 사람들은 어떤 조치를 받아야 하는지에 대해 지식이 거의 없다.

Jenny는 급성 복통이 생겨 병원에 가서 약을 처방받았다. 의사는 그녀에게 급성 담낭염(cholecystitis) 혹은 궤양이 터졌을 가능성이 있다고 입원하여 복부 초음파와 상부 위장관 내시경을 권했다. 이때 응급실의 한 구석에 있는 Jenny가 한 손으로 아픈 배를 부여잡고 다른 한 손으로 그녀가 진짜 그러한 시술이 필요한지 내과관련 서적을 뒤져 봐야 할까? 아니면 그러한 시술이 어디가 가장 싼지 알기 위해 소비자 리포트를 가져 왔어야 할까?

보건의료는 제공자와 소비자 사이에 비대칭 정보가 있는 예이다. 복통이 있는 환자는 의사가 처방한 검사, X-ray, 수술에 대해서 질문하기 불리한 입장에 있다(Evans, 1984). 보건의료를 선택할 수 있다면 환자는 다른 치료 선택에 있어서 장단점을 생각해 볼 수 있을 것이다. 하지만 정보를 제공하는 의사에 따라서 정보도 달라진다. DVD 플레이어 구입은 자발적이지만 보건의료 서비스의 요구는 부분적으로 비자발적이고 소비자가 결정하기 보다는 의사가 주로 결정하게 된다.

이러한 이유 때문에 본인부담은 보건의료 서비스의 주된 지불방식으로는 부적절하다. 보건의료 서비스의 직접 구매는 소비자 입장에서 어렵고 이는 병원과 의사의 비용에도 맞지 않기 때문에 건강보험이 필요한 것이다

▶ 개인 민간보험 Individual Private Insurance

Bud Carpenter는 자영업자이다. 그는 최근에 가족을 위한 건강보험을 보험 설계사를 통해 가입하였다. 그는 매달 500달러를 내기 위해 주말에 다른 일을 해야 했다. 그리고 2,500달러의 세금 공제가 있기 때문에 그는 보험료를 내기 위해서 더 일해야 했다. Mr. Carpenter는 보험료를 내는 것을 나중에 아팠을 때 아이들의 대학 교육을 위한 저금을 사용하는 위험을 감수하는 것보다 더 낫다고 생각하였다. 그의 아들이 백혈병으로 아팠을 때, 병원비로 80,000달러를 지출했다. Mr. Carpenter는 보험을 들어둔 것을 다행으로 여겼다. 하지만 어느 날 신문상에서 그의 보험회사에 낸 보험료 1달러랑 60센트도 보건의료 서비스에 사용하지 않았다는 것을 보고 기분이 좋지 않았다.

보건의료 과정의 2개의 기본적인 구성요소인 환자와 의료 공급자 사이에 보험자가 민간보험과 함께 3번째 구성요소가 되었다. 본인부담 지불방식은 한 가지 재정적인 관계였지만 민간보험에서는 두 가지 관계 · 개인이 보험자에게 보험료를 지불하고 이 보험자가 의료 제공자에게 비용을 지불하는 형식이 되었다. 19세기 유럽에서는 자발적 기금이 길드와 산업 그리고 사회를 중심으로 생겼다. 매달 돈을 내면 이 돈은 나중에 아픈 일이 있을 때

돕기 위해 사용되었다. 이러한 초창기의 민간보험 형식은 미국에서는 늦게 발달하였다. 20세기 초반에 유럽 이민자들은 미국에서 자선단체를 만들어서 그들의 구성원 중 아픈 사람이 있으면 이익을 제공하였다. 같은 시기에 2개의 민간 보험자인 메트로폴리탄 생명(Metropolitan Life)과 프루덴셜(Prudential)이 장례식과 아플 때를 대비한 생명보험 보험료로 노동자에게 매주 10~25센트를 받았다. 개인이 일주인 단위로 보험료를 납부했기 때문에 많은 수의 보험원들은 가능한 빨리 보험료를 받기 위해 가입자를 방문해야 했다. 높은 관리비용 때문에 개인 민간보험은 보건의료의 주된 지불방식이 될 수 없었다(Starr, 1982). 2009년 기준 개인 민간보험은 미국 인구의 오직 5% 정도만 가입하고 있다(표 2-1 참조).

직장 건강보험 Employment-Based Private Insurance

1929년 학교 선생인 Betty Lerner는 그녀의 직장 동료들과 함께 선 지불방식 병원에 1년에 6달러씩 지불하였다. Ms. Lerner가 심장마비가 왔을 때 병원에 비용을 내지 않고 입원할 수 있었다. 그 다음 해에 선 지불방식 병원은 새로운 건물 동을 지었고 선생님들의 비용은 12달러로 상승했다.

Ros Riveter는 1961년에 은퇴하였다. 그녀의 건강 보험료는 그녀의 고용주가 지불하였고 지불 비용은 한 달에 25달러였다. 65세인 그녀가 개인보험을 들기 위해서 보험회사에 전화하였을 때 보험료는 한 달에 70달러라는 말을 들었다. 그녀는 그 보험료를 지불할 능력이 없어서 보험을 들지 못했고 아프게 되면 어떻게 될까 걱정하였다.

병원 입원 서비스의 효과성 증가와 비용 상승으로 인해서 미국에서는 민간보험이 발달하게 되었다. 병원은 죽는 장소일 뿐 아니라 나을 수도 있는 장소가 되었다. 그러나 많은 환자들은 병원 입원 서비스 비용을 지불할 수 없었다. 이는 병원은 손님을 끌어드릴 수 없다는 의미가 된다.

1929년 Baylor 대학병원은 Betty Lerner와 같은 1,500명의 달러스 학교 선생들에게 1년에 한 사람당 6달러씩 낸다면 그들에게 21일간의 입원 서비스를 제공하기로 하였다. 대공황이 계속되고 사립 병원의 병상 점유율이 1931년에는 62%까지 떨어지면서 위와 같은 병원중심의 민간보험이 확대되었다. 이 보험의 입원 서비스는 특정 병원에서만 제공되었다. 미국 병원협회(America Hospital Association)는 선 지불방식을 기반으로 만들어졌고 주 전체에 Blue Cross 병원보험을 설립하여 병원선택에 있어 자유를 주었다. 1940년대 사립병원은 39개의 Blue Cross 병원보험을 관리하였고, 여기에는 600만 명이 넘는 사람들이 등록하였다. 대공황은 환자가 의사에게 직접 지불할 수 있는 능력을 감소시켰고, 1939년에 캘리포니아 의료협회(California Medical Association)가 처음으로 Blue Shield 보험을 만들어

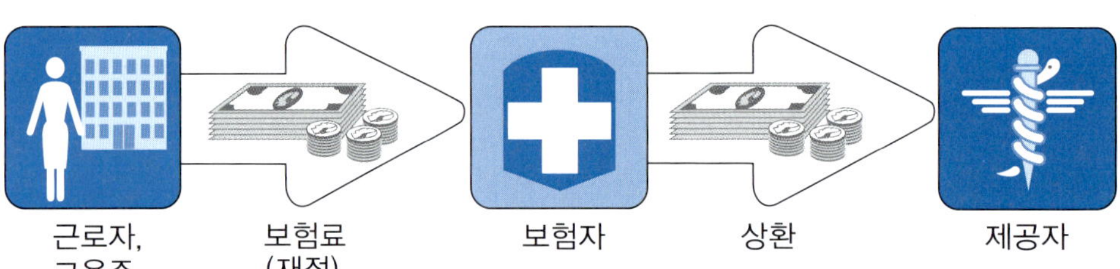

▲ 그림 2-3. 직장보험. 고용주의 직접 부담과 함께, 건강보험을 제공하는 고용주에게 세금을 감면해주는 방법으로 간접적 정부 지원이 만들어진다.

의사의 외래 서비스를 보상할 수 있게 했다. 주 의료단체에 의해 관리된 이 보험은 Blue Cross처럼 전국으로 확대되었다(Starr, 1982; Fein, 1986).

유럽의 소비자 주도 건강보험과는 반대로 미국의 보장은 일정한 수입을 확보하기 위한 보건의료 서비스 제공자에 의해서 시작이 되었다. 병원과 의사들은 보험 사업의 중요한 부분인 "Blues"를 통제하였고 넉넉한 상환액은 보장되었으나 가격 관리는 나중으로 미루어지게 되었다(Law, 1974; Starr, 1982).

역사적인 사건으로 인해 직장 건강보험은 성장하였다. 세계 2차 대전 동안 임금과 물가관리 정책은 회사가 임금인상을 하지 못하게 하였다. 대신 그 외의 복지 부분의 성장을 허용하였다. 노동력이 부족해지면서 회사들은 더 많은 인력을 확보하기 위해 직원들에게 건강보험을 제공하였다. 전쟁이 끝난 후 노동조합은 이 현상을 지속시키기 위해 건강보험을 협상하였다. 결과는 극적이었다. 직장 건강보험의 등록자 수가 1940년대의 1,200만 명에서 1988년 14,200만 명이 되었다.

직장 건강보험에서 고용주는 근로자의 건강보험료의 대부분을 지불한다(그림 2-3 참조). 그러나 이 돈의 흐름은 보이는 것처럼 단순하지 않다. 연방정부는 고용주의 보험료 지불을 세금공제가 가능한 사업비 지출로 보았다. 건강보험으로 인한 복지 이익이 근로자의 소득의 일부로 여겨지기는 했어도 정부는 이것을 세금부과가 가능한 소득으로 생각하지는 않았다. 이는 고용주가 지불하는 건강보험료는 부과되는 세금의 감소를 가져왔지만, 정부가 본질적으로는 직장 건강보험을 보조하고 있는 것이기 때문이었다. 이 보조금은 막대한 금액으로 매년 2,600억 달러 규모로 추정된다(Gruber, 2010).

직장 선상보험의 성장은 민간보험 회사를 건강보험 분야에 끌어 들여 고객을 두고 Blues와 경쟁하였다. 이 민간보험 회사들은 경험료율(experience rating)로 건강보험의 전체 틀을 바꾸었다.

보험회사는 3가지 그룹에게 보험급여를 제공한다. 한 그룹은 건강하고 젊은 은행 매니저들이고, 다른 한 그룹은 나이 든 건강한 트럭 운전사들, 마지막 한 그룹은 나이 든 만성질환에 시달릴 가능성이 높은 광부들이다. 경험료율에서는 건강상태를 기반으로 각 그룹의 보건의료 서비스 이용 양에 따라서 보험료를 측정한다. 은행 매니저는 보건의료 서비스를 이용할 가능성이 낮기 때문에 한 달에 보험료로 200달러를 내면 된다. 트럭 운전사는 나이가 들어서 아플 가능성이 더 높기 때문에 한 달에 보험료로 400달러를 내야 한다. 흑폐병에 걸릴 높은 확률을 지닌 광부는 한 달에 600달러를 보험료로 내야 한다. 보험료는 평균 한 달에 한 구성원당 400달러가 된다.

Blue Cross 보험은 3 그룹에 대해서 보건의료 서비스 비용과 각각에 그룹에 대한 행정 비용까지 합쳐서 한 사람당 한 달에 400달러씩 책정하였다. Blue Cross는 보험료를 지역료율(community rating)을 통해서 측정하였다. 이 정책에서는 지역 내의 모든 사람이 같은 보험료를 낸다. 은행 매니저, 트럭 운전수 그리고 광부들 모두 한 달에 400달러를 낸다.

건강보험은 보건의료 서비스의 분배를 지불능력을 기반으로 제공하는 것이 아니라 필요성에 의해 제공하여야 한다. 이 목적을 달성하기 위한 재정은 건강한 사람에게서 아픈 사람으로 재분배 되야 하고 지불능력이 되지 않는 사람을 돕기 위해 보조금이 지급되어야 한다.

지역료율은 다음 두 가지 방법으로 재분배한다.

1. 각각의 그룹 내(은행 매니저, 트럭 운전수 그리고 광부)에서 건강한 사람은 적은 또는 어떤 급여혜택도 받지 못하는 반면, 아픈 사람은 그들이 내는 보험료를 초과하는 급여혜택을 받게 된다.
2. 이 3개의 집단에서 은행 매니저는 그가 내는 보험료보다 훨씬 덜 보건의료 서비스를 사용하지만 그들의 보험료는 더 많은 의료 서비스를 사용하는 광부의 비용지불을 돕게 된다.

경험료율은 지역료율보다 재분배의 성격이 훨씬 더 약

하다. 각각의 그룹 안에서 누군가 아프면 건강한 구성원들 의해 보조를 받는다. 하지만 서로 다른 그룹에서는 건강한 사람(은행 매니저)은 고위험군(광부)을 보조하지 않는다. 지불능력이 아닌 필요에 따라 보건의료 서비스를 재분배한다는 건강보험의 원칙은 경험료율이 시행될 때는 약해지게 된다(Light, 1992).

민간보험이 Blue의 경쟁 무기로 경험료율을 사용한 반면에 Blue Cross 보험은 지역료율 방식으로 보험료를 책정했다(Fein, 1986). 민간보험 회사들은 은행 매니저와 같은 저위험군에게 더 싼 보험료를 제시하고, 그들은 400달러를 내야 하는 Blue Cross 보험보다 200달러만 내도 되는 민간보험사를 선택할 것이다. 경험료율은 민간보험회사가 보험시장에서 Blues를 추월하게 했다. 1945년 Blues에 등록된 가입자 수는 900만 명인 것에 반해 민간보험 가입자 수는 1,000만 명이었는데, 1995년 Blues는 5,100만 명, 민간보험 가입자는 5,400만 명이었다.

많은 민간보험자들은 광부와 같은 고위험군에게는 보험을 판매하지 않고, Blue Cross에 상대적으로 낮은 보험료를 내는 고위험군 환자들을 가입하게 하였다. 민간보험자들과의 경쟁에서 살아 남기 위해서 Blue Cross는 지역료율을 버리고 더 젊고 건강한 가입자를 찾아서 그들의 보험료를 낮추는 선택을 할 수 밖에 없었다. 이런 방식으로 많은 Blue Cross와 Blue Shield는 경험료율로 전환하였다. 지역료율 없이는 나이 들고 아픈 사람들은 건강보험에 더욱 더 가입할 수가 없었다.

나이 들고 만성질환이 있는 사람의 입장에서 보면 경험료율은 차등적이다. 그러나 건강한 사람은 다른 관점을 가질 것이고, 왜 그들이 자발적으로 그들의 보험료를 통해서 아픈 사람을 보조해야 하는지 생각할 것이다. 그 대답은 보건의료 필요 예측 불가능성에 있다. 건강보험에 가입할 때 사람들은 언제 아플지 알지 못한다. 이와 같이 한 그룹(위험성이 같은) 내에서는 그들이 사용하지 않을 지라도 건강보험에 돈을 내려고 한다. 하지만 다른 그룹 간에는 건강한 사람이 아무런 경제적인 이득없이 지역료율에 의해 자발적인 지불을 하고, 다른 아픈 그룹을 보조한다. 이것이 지역료율이 시장중심 민간보험 경쟁에서 살아 남을 수 없는 이유이다(Aaron, 1991).

아픈 사람의 서비스 비용지불을 보조하는 건강보험의 가장 긍적적인 부분이 보험 환경에서 비용조정을 어렵게 하는 주요 단점이 되었다. 하지만 환자가 보험을 가지고 있고 의료 서비스 비용이 재정적인 문제를 일으키지 않을 때 환자는 직접 지불하는 사람에 비해서 더 많은 서비스를 사용할 것이다. 덧붙여서 수가가 등장하기 전에는 제3자가 비용을 지불할 때 의료 제공자는 진료비용을 더 쉽게 인상할 수 있었다.

이와 같이 건강보험은 본인부담으로 보건의료 비용을 지불할 수 없는 문제를 해결하기 위한 사회의 시도였다. 하지만 보건의료를 더 지불 가능하게 만드는 것은 또 다른 새로운 문제를 만들었다. 만약 사람들이 직접 비용을 지불하지 않으면 그들은 더 많은 보건의료를 사용한다. 만약 의료 제공자들이 환자보다 보험자에게 더 많은 돈을 청구할 수 있다면 그들은 더 쉽게 가격을 올릴 것이다. 특히 주요 보험자들이 병원과 의사였던 시기엔 말이다. 보험이라는 해결책이 비용 증가를 가속시켰다. 민간보험이 더욱 경험료율에 의존하고 직장기반이 될수록 낮은 임금을 받거나 만성질환자이거나 나이 든 사람들은 점점 더 보험에 가입하기 어려워졌다.

▶ 정부재정 Government Financing

1984년 74세 Rose Riveter는 대장암에 걸렸다. 그녀는 1965년에 제정된 메디케어(Medicare) 혜택을 받고 있었다. 그렇기는 하지만 그녀가 암에 걸린 연도에 Medicare 보험료와 입원 공제액, 외래 본인부담 비용, 단기 요양시설 비용 그리고 보장되지 않는 처방으로 2,700달러를 지출했다.

1950년대에 직장 건강보험은 근로자와 그의 가족의 보건의료 비용 지불을 도우면서 빠르게 성장해나갔다. 그러나 저소득층과 노인은 보상받을 수 없었다. 저소득층은 보통 실직 상태이고, 직업이 있다고 해도 회사에서 건강보험을 가입하지 않으며, 그들 자신은 보험료를 지불할 수 없었다. 노인은 보건의료 서비스가 가장 필요하고 그들의 보험료는 지역요율에 의해 부분적으로 보조가

표 2-2. Medicare Part A 요약 (2011)

수혜자격

사회보장 수혜자격을 지닌 65세 이상은 퇴직여부에 상관없이 Medicare Part A에 자동적으로 등록된다. 10년간 사회보장세를 낸 사람과 배우자는 사회보장 수혜자격을 가진다. 사회보장 수혜자격이 없는 사람들은 매달 보험료를 지불함으로써 Medicare Part A에 등록할 수 있다.

전부 또는 일부 장애를 가진 65세 미만인 자들은 24개월 동안 사회보장 장애 급여를 받은 후에 Medicare Part A에 등록할 수 있다. 신장투석 또는 신장이식이 필요한 만성신부전증 환자들은 2년의 대기기간 없이도 Medicare Part A에 등록할 수 있다.

재정

사회보장제도를 통해 재정이 이루어진다. 고용주와 근로자는 각각 급여와 봉급의 1.45%를 Medicare에 지불한다. 자영업자들은 2.9%를 지불한다. 2010 Accountable Care Act는 2013년부터 고소득자들(개인소득 200,000달러 이상 또는 부부소득 250,000달러 이상)의 율을 1.45%에서 2.35%로 증가시켰다.

보험급여[1]

서비스	급여	Medicare 지불
입원	처음 60일[2] 61~90일[2] 91~150일[3] 평생 급여일이 소진된 후 90일 초과분	모두 (질환별 1,132달러 공제액까지) 모두 (일당 283달러까지) 모두 (일당 566달러까지) 없음
전문요양시설	처음 20일 21~100일 100일 초과	모두 모두 (일당 141.50달러까지) 없음
가정간호	질환별 100회	100% (Medicare에 의해 정의된 전문 케어만)
호스피스	Terminal 질환자로 의사가 인정한 경우	100% (대부분의 서비스, 외래 처방약 정액부담, 입원 임시간호 정률부담)
일반 너싱홈	일상생활 지원 서비스는 지원 안됨	없음

1 Medicare Advantage Plan에 등록된 환자들은 개별 plan의 보험급여와 환자 본인부담 규정에 따름.

2 Part A 급여는 연도별이 아닌 각 질환별로 제공된다. 개별 질환 급여기간은 수혜자가 병원에 입원함과 동시에 시작하고 퇴원(퇴소) 후 60일째 끝난다.

3 90일 초과 시에 Medicare는 60일을 추가로 보장할 수 있는데, 이는 평생에 한 번 뿐이다(평생 급여일).

되었으나, 경험료율로 옮겨가는 추세로 인해 치명타를 입었다. 1950년대 후반에 보험에 가입한 노인은 15%도 되지 않았다(Harris, 1966). 오직 하나의 프로그램이 저소득층과 노인에게 보건의료 서비스를 제공하였는데 그것은 세금으로 재정을 보조하는 정부 건강보험이다.

1960년도 훨씬 이전에 정부는 주립 병원과 주립 정신병원을 통해서 저소득층에 보건의료 서비스를 제공함으로써 보건의료 재정에 개입했다. 그러나 1965년에 Medicare(노인)과 메디케이드(Medicaid, 저소득층)가 시행되면서 처음으로 민간 보건의료 서비스 영역에서 공고보험 지불을 시작하였고, 이는 미국의 보건의료에 있어서 주요한 특징이 되었다. Medicare Part A (표 2-2)는 노인을 위한 병원 보험으로 재정은 고용주와 근로자가 내는 사회보장세로 충당한다. Medicare Part B (표 2-3)는 노인의 외래 서비스를 보장하는 것으로 연방세금의 수혜자들의 매달 보험료로 충당한다. Medicare Part D는 2003년에 제정된 처방약에 대한 보장으로 연방정부의 세금과 수혜자들의 매달 보험료로 충당한다. Medicaid(표 2-4)는 연방정부와 주정부의 세금으로 운영되며 소득이 적은 계층에게 지불된다. 2009년

표 2-3. Medicare Part B 요약 (2011)

수혜자격
Medicare Part A에 등록한 사람 중 매달 보험료 115.40달러를 내기로 한 자. 특정 저소득자는 보험료를 내지 않아도 됨. 고소득자(개인 85,000달러 이상, 부부 170,000달러 이상)은 소득과 연계된 높은 보험료를 내야 함.

재정
연방정부 일반조세(개인 소득세와 다른 연방세)와 Part B 월 보험료로 구성.

보험급여[a]

서비스	급여	Medicare 지불
의료비용 외래 물리, 작업, 언어치료 의료장비 진단검사	필요한 의료 서비스	연 공제액 162달러 이후 승인된 비용의 80%
예방 서비스	자궁암 조기검사; 유방조영상; 대장/전립선암; 심혈관질환 및 당뇨예방; 폐렴 및 독감 예방; 건강검진	의료비용에 포함 (공제액이 면제되기도 함)
외래 처방약	Medicare Part D에 의해 부분 보장	보험에 따라 상이한 보험료, 공제액, 정률제, 보장성사각 등을 제외한 부분
안과 굴절, 보청기, 치과	보장되지 않음	없음

a: Medicare Part A에 등록한 사람 중 매달 보험료 115.40달러를 내기로 한 자. 특정 저소득자는 보험료를 내지 않아도 됨. 고소득자(개인 85,000달러 이상, 부부 170,000달러 이상)은 소득과 연계된 높은 보험료를 내야 함.

Medicare와 Medicaid의 지출은 각각 5,020억 달러, 3,740억 달러였다(Martin et al, 2011).

높은 공제액, 본인부담액, 보장성 사각지대로 인해 Medicare는 2006년에 평균 수혜자의 비용지출에 오직 48%만 보장하였다(Kaiser Family Foundation, 2010a). 4,700만 명의 Medicare 수혜자들의 대부분은 (2010) 추가보험을 가지고 있다. 2010년 기준 수혜자의 30%는 그들의 전 직장에서 제공하는 추가 보험의 혜택

표 2-4. Medicaid 요약 (2011)

Medicaid는 전체 비용의 50%에서 76%를 연방정부가 부담하고, 주정부가 운영하는 연방 프로그램이다. 연방정부는 인구당 소득이 낮은 주에 더 많은 기여를 한다. 연방정부는 주 Medicaid에 특정 저소득층이 꼭 등록할 수 있게 규제한다 (Kaiser Family Foundation, 2010d):

1. 수혜자격을 지닌 아동이 있는 저소득층 가정
2. 연방 Supplemental Security Income(SSI) 프로그램을 통해 현금급여를 받는 대부분의 노인, 장애인, 맹인
3. 연방 빈곤선 133% 이하의 소득을 가진 세대의 6세 미만 아동 및 임산부
4. 연방 빈곤선 이하의 소득을 가진 세대의 학령기 아동(6~18세). 2011년 연방 빈곤선은 4인 가구 기준 22,350달러이다.

주 정부는 저소득층의 다른 사람들에게도 Medicaid를 제공할 수 있다.

연방정부는 주정부에게 입원, 외래, X-ray, 산전 케어, 예방, 너싱홈, 가정간호 등과 같은 포괄적인 서비스를 제공하도록 하며, 연방 웨이버를 통해 이러한 서비스를 제한하기도 한다.

을 받고 있고, 20%는 개인 보험에 추가로 가입하였고, 24%는 Medicare advantage program에 등록, 19%는 Medicare와 Medicaid에 모두 등록되어 있었다(Kaiser Family Foundation, 2010b).

2003년 Medicare Modernization Act는 두 가지 변화를 만들었다: 개인 민간보험(Medicare Advantage Program, Part C)의 역할을 확대한 것과 처방약 보장(Part D)을 만든 것이다. Medicare Advantage Program 은 Medicare와 계약한 민간 보험자 중 하나를 수혜자가 고를 수 있게 했고 Medicare Part A 와 B에 속한 병원, 의사 그리고 다른 의료 제공자들에게 직접 비용을 지불하지 않고 계약 한 민간보험사에게 보험료를 지불하였다. 이렇게 Medicare Advantage Plan의 수혜자들은 자신이 의사와 병원 선택할 수 있는 자유를 잃게 되는 대신에 본인부담액을 줄이고 보험자와 계약한 병원을 이용하게 되었다. Medicare Advantage plans의 2/3는 HMO(제6장 참조)이다. 더 많은 환자들이 Medicare Advantage plans에 가입할 수 있게 하기 위해서, MMA는 민간보험자에게 상당한 지원을 했고, 그 결과로 정부가 전통적인 Part A와 Part B의 수혜자들에게 지출했던 것보다 14% 더 많은 비용을 지불하였다. 오바마 정부 때 통과된 2010 Accountable Care Act는 향후 10년 동안 Medicare 비용 1,360억 달러를 절약하기 위해 Medicare Advantage plans에 대한 지불을 감소시켰다(Kaiser Family Foundation, 2010c).

Medicare Part D는 처방약을 부분적으로 보장한다. 2010년에 Part D 재정의 82%는 세금으로, 10%는 수혜자의 보험료로 충당되었다(Kaiser Family Foundation, 2010a). 2010년 기준 Medicare 수혜자들 중 59%는 자발적으로 Medicare Part D에 가입하였다. Part D는 (1)보장에 있어서 큰 차이가 존재한다는 점, (2)보장이 연방 Medicare 프로그램을 통해서가 아닌 민간보험사에 의해 이루어진다는 점, 그리고 (3)정부가 약값을 낮추기 위해서 제약회사와 협상을 하지 못한다는 점에 있어서 비판받아 왔다. 이러한 3가지 특징은 수혜자들과 의사 그리고 약사들을 혼란에 빠뜨렸고 많은 비용이 지출되었다. Medicare Part D에 가입하고자 하는 수혜자들은 1,500개의 개인 처방약 보험 중 하나를 선택해서 가입하거나 Medicare Advantage plan을 통해서 Part D 보장을 받을 수 있다. 여러 가지 보험은 서로 다른 약을 보장해주고 다른 보험료, 공제액, 본인부담액을 요구했다. 2010년 기준 가장 기본적인 보장은 매년 310달러의 공제액과 전체 약값의 보장 한계 금액인 2,830달러까지는 25%의 본인부담률 적용, 그 이상 4,550달러까지는 전액 본인부담(보험료 제외), 4,550달러 이상은 5% 본인부담율로 구성되었다. 보장성 사각지대(donut hole)는 여러 약을 복용해야 하는 만성질환자들에게 주요한 문제가 되었다. 2010 Accountable Care Act은 보장성을 강화함으로써 수혜자들의 본인부담액을 줄여 나갔다.

2009년에 Medicare 신탁 관리자들은 Part A 기금이 2017년에 바닥 날 것으로 예상했다. Accountable Care Act는 사회보장세를 올리고 지출을 줄임으로써 Medicare 재무건전성을 2029년까지 연장시키고자 한다.

Medicaid(표 2-4)는 연방정부와 주정부가 함께 운영한다. 저소득층을 위해 마련되었지만 모든 저소득층이 Medicaid에 가입할 수 있는 것은 아니다. 자격요건은 저소득층이면서 아동, 임신 여성, 노인, 장애인 등이어야 한다. Medicaid 수혜자 수는 2000년 3,200만 명에서 2010년 5,800만 명으로 급속히 증가하였다(이들 중 9백만 명은 이중 가입자로 Medicare와 Medicaid 둘 다에서 보장을 받는다). Accountable Care Act는 2014년부터 Medicaid 확장하여, 연방 빈곤선의 133% 미만의 수입을 가진 모든 시민들과 영주권자들을 포함하기로 하였다. 추가된 1,600만 명의 Medicaid 수혜자들은 매년 400억 원이 넘는 연방정부의 재정적인 지원을 받는다(제15장 참조).

2000년부터 2010년까지 Medicaid 지출은 2,000억 달러에서 3,740억 달러로 증가했다. 비용지출의 성장속도를 늦추기 위해서 연방정부는 주정부에게 Medicaid를 관리하는 데 보다 강화된 권리(Medicaid Waiver)를 부여했고, 이 권한은 주정부가 수혜자 수를 줄이거나, 급여 혜택을 조정하거나, 본인부담액을 결정하거나, 수혜자를 의무적으로 관리의료에 등록할 수 있게 하였다(제4장 참

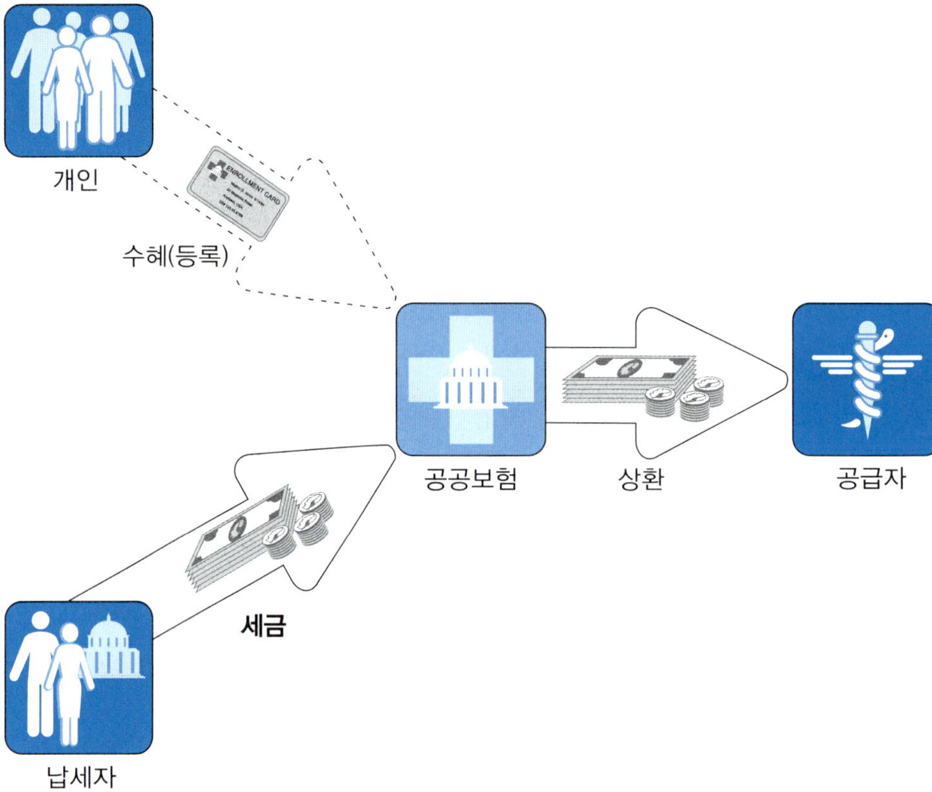

▲ 그림 2-4. 정부지원 프로그램. 사회보험 모델(예: Medicare Part A)에서는 공공보험에 세금을 내는 사람들만 수혜자격이 있다. 다른 모델(예: Medicaid)에서 개인의 수혜자격은 세금을 내는 것과는 직접적 관계가 없을 수 있다.

조). 2010년 Medicaid 수혜자의 절반이 넘는 수가 관리의료에 등록하였다. Medicaid는 의사에게 Medicare 수가의 평균 74% 정도를 지불하였기 때문에 일차진료 의사의 대부분은 자신이 돌보는 Medicaid 환자 수를 제한하였다. 이로 인해 많은 환자들이 대학병원이나 지역병원으로 상당히 몰리게 되었다.

1997년에 연방정부는 Medicaid와 비슷한 주정부 아동건강보험(State Children Health Insurance Program; SCHIP)을 만들었다. 1965년 이래 처음으로 건강보험을 확대한 SCHIP은 Medicaid 소득수준보다는 높으나 연방빈곤선 2005 이하인 가정의 아동을 대상으로 한다. SCHIP은 연방정부의 대응 투자자금을 받고 Medicaid를 통해서 또는 독자적인 프로그램으로 운영할 수 있다. 2009년 기준 800백만 명의 아동이 이 프로그램에 등록되어 있다.

저소득층과 노인을 위한 정부 건강보험은 건강보험 재정 방정식에 납세자를 새로운 요소를 포함시켰다(그림 2-4). 정부 건강보험 재정에서 세납자는 보건의료 소비자와 다음 두 방법으로 상호 작용한다.

1. Medicare로 대표되는 사회보험 모형은 사회보장세를 낸 사람들이 Part A에 가입할 수 있고, 매달 보험료를 낸 사람들이 Part B의 혜택을 받을 수 있다.
2. 민간보험과 마찬가지로, 사회보험도 보험급여를 받기 위해서는 가입자에게 기여를 요구한다. 대조적인 모형인 Medicaid 공공부조 프로그램에 기여를 한 사람

들(세납자들)에게는 급여혜택이 제공되지 않기도 한다(Bodenheimer and Grumbach, 1992).

민간보험은 보조금이 포함된다는 것을 꼭 기억해야 한다: 건강한 사람에게서 아픈 사람에게 재정의 재분배. 세금으로 보조되는 보험도 같은 보조금이 포함되지만 한 가지 더 있다. 고소득층에서 저소득층으로의 재분배 개념이다. Medicare와 Medicaid의 예에서 보듯이 이런 이중 보조제도는 건강한 중산층 사람들은 일반적으로 그들이 받는 의료 서비스보다 더 많은 금액을 사회보장세와 다른 세금으로 낸다. 반면에 실업자, 장애인, 저소득층, 노인들은 그들이 세금 내는 것보다 더 많은 보건의료 서비스를 받게 되는 경향이 있다.

정부재정으로 인해 어떤 사람들의 접근성은 향상되었지만, 비용증가라는 문제는 더 악화되었다. 이에 반응하여 연방정부와 주정부는 의사와 병원에 대한 Medicare와 Medicaid 지출을 제한하여 왔다. 동시에 민간보험의 비용증가는 고용주와 근로자가 직장 건강보험에 가입하는 데 재정적인 어려움을 유발시키고 있다.

보건의료 재정의 부담
THE BURDEN OF FINANCING HEALTH CARE

보건의료 재정을 이루는 여러 방법들은 사회의 다양한 소득계층에 서로 다른 부담을 안겨 준다. 소득이 증가할수록 증가하는 비율에 따른 누진적 지불, 소득이 증가할수록 낮은 비율을 내는 역진적 지불, 모든 소득계층이 적용되며 소득의 일정 비율을 내는 비례적 지불이 있다(Pechman, 1985).

보건의료 재원을 마련하기 위해 어떤 기준을 선택해야 하는 것일까? 보건의료제도의 주된 목적은 국민의 건강을 보호증진시키는 것이다. 제3장에서 다루어지겠지만 사망률과 장애율은 고소득층에 비해서 저소득층에게서 훨씬 더 높다. 저소득층에게 더 높은 비용을 부담하게 하는 것은 그들이 사용 가능한 소득을 감소시키고 빈곤을 가중시키며, 결국에는 건강을 악화시킬 것이다. 이것은 보건의료의 목적이 건강증진이라는 점에 있어서 말이 되지 않는다. 이와 같은 역진적 지불방식은 옳지 않다.

Rita Blue는 4명의 가족이 있고 1년에 10,000달러를 번다. 그녀가 폐렴에 걸려서 1,000달러를 지출했다. 즉 수입의 10%를 지출한 것이다.

Cathy White 4명의 가족이 있고 1년에 100,000달러를 번다. 그녀가 폐렴에 걸려 1,000달러를 지출했고 이는 수입의 1%이다.

본인부담은 누진적 지불방법이다. 1987년 국민의료비 통계조사에 따르면 본인부담은 상위 5% 소득 가구의 1.2%에 비하여 최저소득층 가정 수입의 12%를 차지한다(Bodenheimer and Sullivan, 1997). 이러한 경향은 2000년 국민의료비 패널조사를 통해서도 확인할 수 있다(MEPS, 2003). 많은 경제학자들과 보건의료 정책가들은 역진적 지불이 공정하지 못하다고 생각한다. 본인부담의 역진성이 악화될수록 저소득층은 더욱 아프게 되고 건강한 계층 또는 고소득층에 비해 더 높은 본인부담을 하게 된다.

Jim Hale는 젊고 건강한 회계사로 한 달 수입이 6,000달러이고, 보험료는 임금의 3%인 200달러이다.

Jack Hurt는 흑폐증이 있는 광부로 그의 월급은 1,800달러이고, 보험료는 수입의 22%인 400달러이다.

경험료율이 적용된 민간보험 재정의 역진적 지불의 예이다. 아플 확률은 저소득과 관련성이 있기 때문이다. 만약 Jim과 Jack이 지역료율 적용 보험에 가입하게 된다면 각각 300달러씩 보험료로 지출할 것이다. 이것은 각각 소득의 5%, 17%에 해당한다. 여전히 비용부담은 역진적이지만 경험료율보다는 덜 하다. 대부분의 민간보험은 개별 가입이 아닌 고용에 의한 가입이다. 직장 건강보험의 보험료 부담은 어떻게 분배되는 것일까?

Jill은 병원행정 보조일을 한다. 병원에서는 그녀를 고용하기 위해서 월급과 건강보험을 합해서 매달 6,500달러를 지급하기로 하였다. 그녀는 6,200달러는 월급으로 받기로 하고 남은 300달러는 병원에서 건강보험료로 지출하기로 했다.

Bill은 간호보조원이다. 노동조합은 병원과 협상하여 한 달에 2,800달러를 급여로 받기로 했다. 이 중 2,500달러는 월급으로 받았고, 300달러는 보험료로 지불되었다.

Jill과 Bill은 건강보험료로 아무 것도 내지 않는가? 정확히는 그렇지 않다. 근로자는 일반적으로 임금과 다른 수당에 동의를 했다. 만약 Jill과 Bill이 건강보험 혜택을 받지 않는다면 그들은 한 달에 300달러를 임금으로 더 받을 것이다. 이러한 이유 때문에 근로자가 지불하는 방식의 보험료는 일반적으로 임금에서 공제되는 것이다(Blumberg et al, 2007). Jill의 건강보험료는 그의 수입의 5%를, Bill은 12%를 차지한다. 국민의료비 패널조사는 직장 건강보험료가 역진적임을 입증하였다. 2001년부터 2003년까지 연방빈곤선 100~200%인 가구 소득의 평균 10.9%를 차지하였으나 연방빈곤선 500% 이상인 가구 소득의 2.3%만 차지하였다(Blumberg et al, 2007).

Larry Lowe는 10,000달러를 벌고 소득세로 410달러, 즉 수입의 4.1%를 낸다.

Harold High는 100,000달러를 벌고 소득의 12.9%인 12,900달러를 소득세로 낸다.

누진적 소득세는 정부지원의 재정의 큰 비중을 차지한다. 대부분의 다른 세금은 역진적이고, 보건의료 재정을 구성하는 모든 세금은 대체적으로 비례적이다(Pechman, 1985).

2009년 기준 국민의료비의 46% 정도는 누진적인 본인부담과 보험료로 구성되었고, 47%가 비례적인 정부수입으로 충당되었다(Martin et al, 2011). 1999년에 최저 소득층은 수입의 18%를 보건의료비로 사용하였고, 최고 소득층이 3%를 사용하였다(Cowan et al, 2002). 전체적으로 보건의료 재정의 총 합계는 누진적 부담이었다. 보건의료제도는 비정상적인 방법으로 재정이 마련되고 있다.

결론 CONCLUSION

Fred Farmer와 그의 손자 Ted는 건강보험에 가입하지 않았지만 현대의 Farmer와 같은 곤경은 그의 조상 세대와는 매우 다르다. 보건의료에 있어서 제3자 지불제도는 포괄적인 보건의료제도를 확대시켜, 한 세대 전에는 생각하지도 못했던 치료를 받을 수 있게 해주었지만 비용 또한 높게 상승했다.

보건의료 재정에 관련된 4가지 지불방식은 역사적으로 이전 방식의 부적절한 것을 해결하기 위한 것이었다. 민간보험은 환자들을 예측할 수 없던 의료 서비스 비용으로부터 보호하였고, 의료 제공자에게 있어서는 환자가 비용을 내지 못하는 상황에 대해서 보호 역할을 하였다. 그러나 민간보험이라는 방식은 다음 3가지의 새로운 문제점을 야기하였다.

1. 의료 제공자가 보험자의 수가를 증가시킬 수 있는 기회가 생기게 되어 충분하지 않은 보험을 가지거나 보험이 없는 사람들은 의료 서비스를 받기 어렵게 되었다.
2. 고용을 기반으로 한 직장 건강보험의 특성은 미취업자, 은퇴자, 단기간 근로자들이 보험에 가입하는 데 불이익을 받게 하였고, 직장 건강보험 가입자가 자신의 실제 보험료는 부분적으로만 알 수 있게 하였다.
3. 규제되지 않은 민간보험 시장의 경쟁구도는 경험료율을 만들게 되었고, 이는 많은 노인이나 의료가 필요한 그룹에 대해서는 높은 보험료를 책정하게 하였다.

이러한 문제점들을 해결하기 위해서, 정부재정이 필요하지만, 정부재정은 오히려 보건의료 비용의 상승을 부추겼다.

각각의 해결책이 시도되었지만 보건의료 재정은 잠시 동안만 나아질 뿐이었다. 비용증가는 많은 사람들의 민간 그리고 공공 보험보장을 위태롭게 해왔고, 제3자 지불자가 없는 사람들은 서비스를 받기 어렵게 되었다. 각 재정부담 방법의 문제점들과 문제점을 해결하기 위해서 만들어진 방안들의 또 다른 문제점들은 누군가의 의료 접근성을 제한시키거나 모두에게 비용증가를 전가하는 복잡한 위기를 초래했다.

참고문헌 REFERENCES

Aaron HJ. *Serious and Unstable Condition: Financing America's Health Care.* Washington, DC: Brookings Institution; 1991.

Arrow KJ. Uncertainty and the welfare economics of medicalcare. *Am Econ Rev.* 1963:53:941.

Blumberg LJ et al. Setting a standard of affordability for health insurance coverage. *Health Affairs.* 2007;26:w463-w473.

Bodenheimer T, Grumbach K. Financing universal health insurance: Taxes, premiums, and the lessons of social insurance. *J Health Polit Policy Law.* 1992;17:439.

Bodenheimer T, Sullivan K. The logic of tax-based fi nancing for health care. *Int J Health Services.* 1997;27:409.

Cowan CA et al. Burden of health care costs: Businesses, households, and governments, 1987-2000. *Health Care Financ Rev.* 2002;23:131.

Evans RG. *Strained Mercy.* Toronto, Ontario, Canada: Butterworths;1984.

Fein R. *Medical Care, Medical Costs.* Cambridge, MA: Harvard University Press; 1986.

Gruber J. The tax exclusion for employer-sponsored health insurance. *National Bureau of Economic Research;* February 2010. www.nber.org/papers/w15766. Accessed November11, 2011.

Harris R. A *Sacred Trust.* New York, NY: New American Library; 1966.

Kaiser Family Foundation. Medicare Spending and Financing. 2010a. www.kff.org. Accessed August 3, 2011.

Kaiser Family Foundation. Medicare at a Glance. 2010b. www.kff.org. Accessed August 3, 2011.

Kaiser Family Foundation. Medicare Advantage 2010 Data Spotlight. 2010c. www.kff.org. Accessed August 3, 2011.

Kaiser Family Foundation. The Medicaid Program at a Glance. 2010d. www.kff.org. Accessed August 3, 2011.

Law SA. *Blue Cross: What Went Wrong?* New Haven, CT: Yale University Press; 1974.

Light DW. The practice and ethics of risk-rated health insurance. *JAMA.* 1992;267:2503.

Martin A et al. Recession contributes to slowest annual rate of increase in health spending in fi ve decades. *Health Affairs.* 2011;30:11.

Medical Expenditure Panel Survey. Health insurance coverage of the civilian non-institutionalized population, fi rst half of 2002. Agency for Healthcare Research and Quality, June 2003. www.meps.ahrq.gov. Accessed November 11, 2011.

Pechman JA. *Who Paid the Taxes,* 1966-1985. Washington, DC: Brookings Institution; 1985.

Starr P. *The Social Transformation of American Medicine.* New York, NY: Basic Books; 1982.

의료 서비스 접근성
Access to Health Care

3

의료 서비스 접근성이란 필요할 때 적절한 보건의료 서비스를 받을 수 있는 가능성을 말한다. 미국에서는 수백만 명이 접근성을 확보하지 못해 큰 문제가 되고 있다.

의료 서비스 접근성은 크게 두 가지 요소에 의해 결정된다. 첫 번째로 가장 자주 논의되는 요소는 비용 지불능력이다. 두 번째 요소는 지리적으로 거주지와 가까워 대중교통 수단으로 갈 수 있고, 문화적으로 수용 가능하며, 적시에 적절한 의료 서비스를, 환자의 모국어로 제공할 수 있는 의료 인력과 시설이다.

이 장의 앞 부분에서 다룰 내용은 경제적 장벽이다. 다음으로 비경제적 장벽을 언급할 것이다. 끝으로 인구집단의 건강수준을 결정짓는 중요한 요인 중 의료 서비스가 아닌 요인(특히, 사회경제적 수준과 인종)에 대해 다룰 것이다.

의료 서비스에 대한 경제적 장벽
FINANTIAL BARRIERS TO HEALTH CARE

▶ 보험의 결여 Lack of Insurance

Ernestine Newsome는 South Central Los Angeles의 저소득층 가정에서 태어났다. 그녀는 어렸을 때 의사를 마주한 적이 거의 없었다. 예방접종을 거르거나 제때 받지 못했다. 7살 때 Ernestine의 어머니가 전화회사에서 일하기 시작했고, 그제서야 Ernestine 가족은 직장 건강보험을 받을 수 있었다. 이 때부터 동네 의사로부터 정기검진을 받았다. Ernestine은 19살에 집을 떠나 파트타임 비서로 일하기 시작했다. 더 이상 어머니의 직장 건강보험 대상자가 되지 못했으나, 그녀의 직장은 건강보험을 제공하지 않았다. Ernestine은 직장일을 시작한 다음부터 의사의 진료를 받지 못했다.

공공보험이든 민간보험이든 건강보험 가입은 의료 서비스 접근성을 결정하는 매우 중요한 요소이다. 미국의 건강보험 미가입자는 1980년 2천5백만 명에서 2009년 5천1백만 명으로 늘었다(표 3-1, 그림 3-1) (US Census Bureau, 2010). 보험 가입 여부의 특별한 패턴은 건강보험의 고용 연계성과 관련 있다. Ernestine Newsome과 같은 대다수 사람들은 고용주가 자발적으로 직원과 그 가족까지 보장해주는 건강보험을 제공하고 보험료를 보조해주어야 보험에 가입할 수 있다. 고용주가 건강보험을 제공하지 않거나 자영업을 하는 경우, 또는 실직 상태일 때는 직장 건강보험 시장에서 밀려나게 된다. 그 결과 많은 사람들이 건강보험 미가입 상태가 된다. 직장 건강보험 혜택을 못 받는 많은 이들은 메디케어(Medicare)나 메디케이드(Medicaid) 같은 공공 프로그램의 적용대상이 되지 못하는 한편, 비싼 보험료를 감당할 수 없어 민간보험에 들지도 못한다.

1930년대부터 1970년 중반까지 민간 건강보험 시장이

표 3-1. 건강보험 주요 자료 추정치, 2009

	인구(백만)	(%)
Medicare[a]	43	14
Medicaid/SCHIP	49	16
직장 민간보험	146	48
개인 민간보험	15	5
미보험	51	17
계	304	100

출처: US Census Bureau. Income, Poverty, and Health Insurance Coverage in the United States, 2009; p.p.60-238, September 2010.
a: Medicare와 민간보험 또는 Medicaid를 함께 적용받는 사람들은 Medicare 자료에 포함. Medicaid와 민간보험 수치에서 Medicare의 혜택을 받고 있는 사람들은 집계에서 제외.

성장했고, 1965년 Medicare와 Medicaid 같은 공공 프로그램이 제도화되면서 건강보험에 들지 않은 사람들 수가 꾸준히 감소했다. 하지만 1976년부터 이 수는 다시 증가하는 추세이다. 증가세를 설명하는 가장 중요한 요

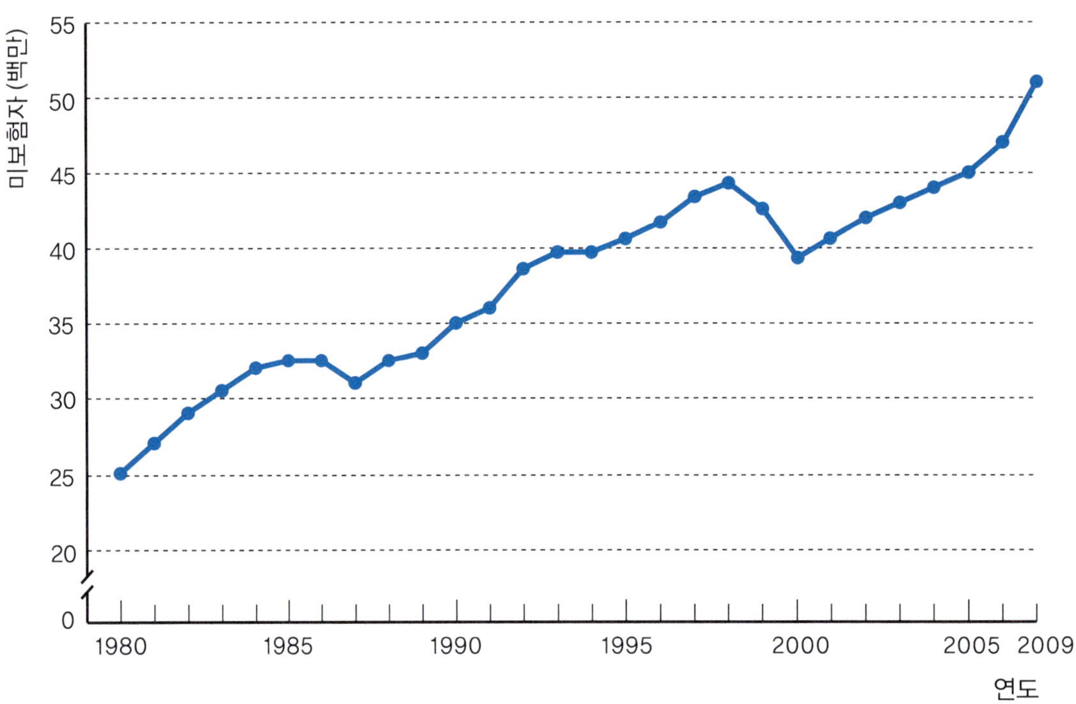

▲ 그림 3-1. 미국의 보험 미가입자 추이(1980~2009) (US Census Bureau, 2010)

인은 25년간 계속되고 있는 미국 민간보험 시장의 적용범위 감소 현상이다. 65세 이상 연령층 대다수가 Medicare에 등록되어 있고, Medicaid에 등록된 사람들 역시 증가하고 있다. 하지만 어린이나 취업 연령 성인들이 민간 건강보험의 보장을 받는 비율은 줄어들고 있다. 이는 고용과 연계된 미국 내 민간 건강보험 시스템의 한계를 드러낸다. 만약 2010 의료개혁법, the Accountable Care Act가 완전히 실행된다면, 건강보험 미가입자 수는 5천1백만 명에서 2천2백만 명으로 감소할 것으로 예상된다(Buettgens et al, 2010).

왜 보험에 가입하지 못하는가?
Why People Lack Insurance?

Joe Fortuno는 2003년 고등학교를 중퇴하고 Car Doctor 자동차정비사에 취직했다. 직장 고용주는 Joe와 그의 가족들에게 건강보험을 제공하고, 보험료 전액을 보조했다. Joe의 사촌인 Pete Luckless는 2005년 한 자동차 수리 공장에 취직했다. 하지만 그 회사는 건강보험 혜택을 제공하지 않았다. 2008년, 지난 수 년간에 비해 보험료율이 2배로 상승함에 따라 Car doctor는 직원들에게 직장 건강보험을 위해 매달 150달러의 보험료를 지불하라고 요구하기 시작했다. Joe는 보험료를 낼 수 없었고, 건강보험 혜택을 유지할 수 없었다.

지난 수십 년간 민간 건강보험 적용범위가 줄어들고, 보험이 없는 사람들이 늘어나는 위기가 초래된 이유는 무엇일까? 이에 대해 몇 가지 설명이 있다.

1. 건강보험료가 폭등하면서 많은 기업과 개인들이 더 이상 건강보험을 감당할 수 없게 됐다. 2000~2010년 기업이 근로자들을 위해 지불한 보험료는 114%까지 상승했다. 2010년 고용주와 근로자가 지불한 연평균 건강보험료는 개인당 5,049달러, 가족당 13,770달러다(Claxton et al., 2010). 일부 고용주들은 직원들을 위한 보험정책을 포기함으로써 보험료 상승에 대응했다. 대다수의 고용주들은 근로자들이 전보다 더 많은 보험료를 부담하게 함으로써 건강보험을 포기하게 되는 결과를 낳았다. 근로자가 건강보험을 위해 평균적으로 지불하는 비율은 19%이며, 가족의 건강보험을 위해 지불하는 비율은 30%이지만, 일부 근로자들은 가족의 건강보험 혜택을 위해 보험료의 50% 이상을 지불해야 한다(Claxton et al., 2010). 저임금 근로자들은 보험료 인상과 고용주의 보조금 인하로 특히 심한 타격을 받게 되었다.

Jean Irons는 Bethlehem Steel에서 사무원으로 일했다. 직장의 복리후생 프로그램에는 건강보험 혜택이 포함되어 있었다. 하지만 Bethlehem Steel이 다국적 기업에 매각되면서 공장이 다른 나라로 옮겨갔다. 그녀는 직장을 그만둔 뒤 작은 레스토랑에서 일하게 되었다. 임금은 35% 줄었고, 레스토랑에서는 직장 건강보험 혜택을 제공하지 않았다.

2. 지난 수십 년간 미국 경제는 큰 변화를 겪고 있다. 임금수준이 높고, 노조가 크며, 전일제로 근무하며, 건강보험 혜택을 제공하는 제조업의 종사자 수가 줄어들었다. 대신 고용주가 보험을 제공하기 힘든 근로자, 즉 저임금 파트타임 그리고 노조가 없는 서비스업 및 사무직 종사자 수가 점점 늘어나고 있다(Renner and Navarro, 1989). 1980~2006년 제조업 종사자 수는 30% 감소했으나, 서비스업 종사자 수는 75% 증가했다. 1957~2000년 파트타임 근로자(일반적으로 직장 건강보험 혜택을 받지 못한다) 비율은 12%에서 21%로 증가했다.

의료비용 증가와 노동시장 변화라는 두 가지 요인은 민간 건강보험의 가입자를 점점 감소시켰다. 이에 대응하는 흐름이 있다면 Medicaid와 SCHIP(State Children's Health Insurance Program) 프로그램을 통해 공공보험의 적용범위가 크게 확대되었다는 것이다. 이러한 변화가 없었다면, 수백만 명 이상의 미국인들은 현재 건강보험 혜택을 받지 못했을 것이다.

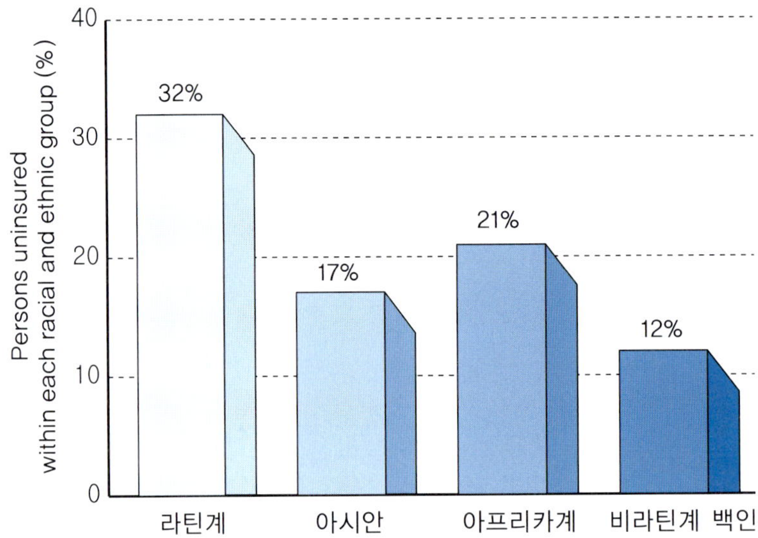

▲ 그림 3-2. 인종에 따른 건강보험 미가입 인구 비율

Sally Lewis는 개인병원에서 접수원으로 일했다. 건설 근로자 남편을 통해 건강보험 혜택을 받고 있었다. 하지만 이혼하면서 건강보험 혜택을 잃게 되었다. 병원에서는 비용 때문에 직장 건강보험을 제공할 수 없다고 했다.

3. 민간 건강보험과 고용의 연계는 고용 불안정성에 따른 건강보험 중단을 유발한다. 실직을 당한 사람들이나, 질병으로 인해 직장을 그만 둔 사람들 역시 직장 건강보험을 잃게 된다. 배우자의 직장을 통해 건강보험에 가입했던 가족들 역시 이혼, 실직, 가장의 사망 등으로 인해 보험을 잃게 될 수 있다. 직장을 그만 둔 이들은 1985년 제정된 Consolidated Omnibus Budget Reconciliation Act(COBRA)에 의해 직장을 떠난 후에도 18개월간 보험료 전액을 지불하는 경우 직장에서 제공받던 건강보험을 이어갈 수 있다. 하지만 많은 사람들이 보험료를 감당하지 못 한다. 가족이 부담해야 하는 보험료가 매달 1,000달러를 넘기 때문이다.

고용연계보험의 한시적 속성은 Medicaid 수급자격 유지 문제와 복합적으로 작용한다. 한 가족의 가계 수입이 매우 조금만 상승해도 더 이상 Medicaid 적용대상에서 제외될 수 있다. 그래서 전체적으로는 매달 수백만 명이 미가입자 그룹을 드나들며 보험 혜택을 받았다가 받지 못 하게 된다. 실제로 미국 전체 인구의 29%에 해당하는 8,700만 명이 2007~2008년 2년간, 그 기간의 전체 또는 부분적으로 건강보험 혜택을 받지 못한 채 살아왔다(Families USA, 2009). 즉, 건강보험은 지속적이지 못하며, 자주 한시적인 성격을 갖기도 한다.

건강보험 미가입자들은 누구인가?
Who Are the Uninsured?

2009년, 남미 출신이 아닌 백인의 12%가 보험에 들지 않았던 것에 비해, 아프리카계 미국인은 21%, 아시아인은 17%, 라틴계 미국인은 32%에 달하는 사람들이 보험에 들지 않은 상태였다(그림 3-2). 매년 25,000달러 미만의 가계 수입을 가지고 있는 개인의 27%가 보험에 가입해 있지 않았으나, 이에 비해, 75,000달러 이상의 수

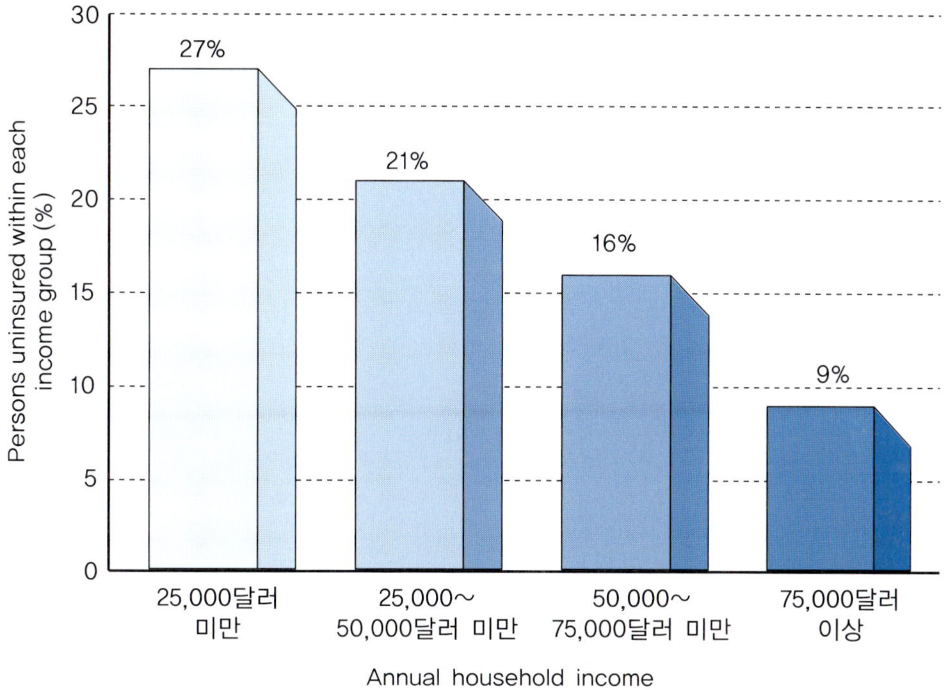

▲ 그림 3-3. 소득구간별 건강보험 미가입자 비율 2009 (US Census Bureau, 2010)

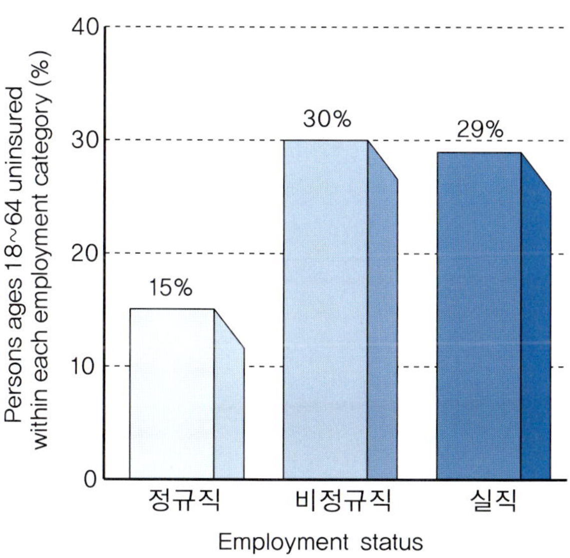

▲ 그림 3-4. 고용 상태별 건강보험 미가입자 비율 2009 (US Census Bureau, 2010)

입을 가진 개인들은 9%만이 보험에 가입해 있지 않았다(그림 3-3)(US Census Bureau, 2010).

Morris는 직원이 5명인 식료품점에서 일했다. Morris는 주인에게 직장 건강보험 혜택을 받을 수 있는지 물었다. 주인은 보험료가 너무 비싸 할 수 없다고 답했다. Morris와 그의 아내 그리고 세 명의 아이들은 현재 의료보험에 가입하지 않은 상태이다.

Norris는 조선소에서 일하다 3년 전 실직했으며, 나이가 60세라, 다른 직업을 구하기가 어려웠다. 그는 한 달에 400달러씩 정부 보조금을 받아 생활하고 있지만, Medicaid의 적용대상은 되지 못한다. 자식이 없고, 나이도 65세 미만이며, 장애인이 아니기 때문이다. 그는 현재 건강보험에 가입하지 못한 상태이다.

보험에 들지 않은 사람들은 크게 두 범주로 나눌 수 있

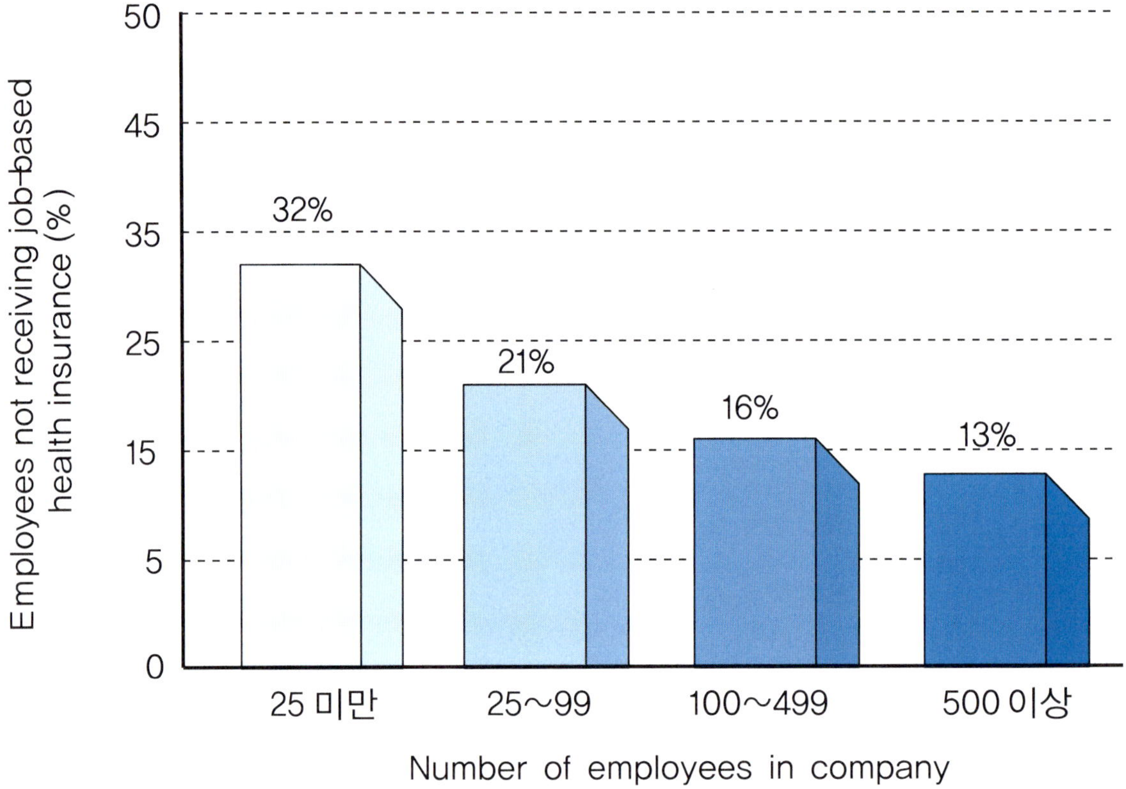

▲ 그림 3-5. 직장기반 보험 고용규모별 비교 2007 (Kaiser Family Foundation, Health Insurance Coverage in America, 2008, www.kff.org)

다: 직장이 있는 보험 미가입자 (Morris)와 직장이 없는 보험 미가입자(Norris). 보험에 들지 않은 사람의 75%는 직업이 있거나, 직업이 있는 배우자 혹은 자녀를 두고 있다. 직장이 있는데도 보험에 들지 않은 사람들의 경우 대부분 저임금을 받고 있거나, 작은 회사에서 일하거나, 파트타임으로 일하는 사람들이다(그림 3-4와 3-5). 보험 미가입자의 나머지 25%는 실직 상태거나, 종종 수입이 빈곤선보다 낮은 데도 Norris처럼 Medicaid 적용대상은 되지 못 하는 경우이다.

건강보험이 있다면, 그 차이는?
Does Health Insurance Make a Difference?

미국에서 상원의원 2명이 의료 서비스 접근성 문제에 대해 토론하고 있다. 한 의원은 미국에서 많은 이들이 건강보험에 들지 못하고 있는 현실을 비난하면서, 보험에 들지 않은 사람들은 보험에 든 사람들에 비해 의료 서비스를 잘 받지 못하고, 더 나쁜 건강 상태에 처해 있다고 주장한다. 다른 의원은 이에 반대하며, 많은 병원과 의사들이 자선 및 의료봉사 활동을 하고 있기 때문에, 이를 통해 보험에 들지 않은 사람들도 필요한 서비스를 받을 수 있다고 주장한다.

이 토론을 결론짓기 위해 미의회 기술평가사무국(US Congress Office of Technology Assessment) (1992)은 건강보험이 보건의료 서비스의 이용과 그것이 실제 국민들의 건강상태(health outcomes)에 영향을 끼치는

지를 종합적으로 검토했다. 그 결과 보험에 들지 않거나, 보장범위가 부족한 사람들은 의료 서비스를 잘 받지 못할 뿐 아니라, 실제로 건강상태가 더 좋지 않은 것으로 나타났다고 밝혔다. 이는 Institute of Medicine(2002)에 의해 다시 확인되었다.

건강보험과 의료 서비스 이용
Health Insurance and Use of Health Services

Percy는 부모 모두 직장에 다니지만, 보험이 없는 상황이었다. 농양 치료를 위해 민간 병원에 갔다가 입원을 거부당했다. 외래치료가 실패하여 Percy의 엄마는 아이를 다른 지역의 병원에 입원시키려고 시도하였으나, 또 다시 거절당했다. 결국 검사가 처음 찾았던 병원에 아이를 입원하도록 연계해주었고, 그러나 Percy의 부모는 병원에 6,000달러를 지불해야 했다.

의료 서비스 접근성은 의료 서비스 이용 횟수로 측정할 수 있다. 가장 흔히 쓰이는 수치는 병원 방문 횟수, 입원일수, 예방 서비스를 받았는가 등이다. 접근성은 사람들이 필요하다고 느낄 때 필요한 의료 서비스를 받을 수 없었거나, 서비스가 지연된 경우가 있었는지 조사함으로써 계량화할 수도 있다. 2009년 건강보험 미가입 성인의 56%가 일상적인 진료를 받지 못한 반면 보험가입자 중 10%만이 일반진료를 받지 못했다. 또 건강보험 미가입자의 32%가 비용 때문에 진료받는 것을 미루었지만, 보험 가입자들 중에서는 8%에서만 같은 상황이 발생했다. 마찬가지로 건강보험 미가입자의 26%가 비용문제로 필요한 의료 서비스를 받지 못한 반면 건강보험 가입자들 중에선 4%만이 같은 일을 겪었다(Kaiser Family Foundation, 2010a).

건강보험과 건강결과
Health Insurance and Health Outcomes

Dan Sugarman은 최근 소변량이 많아졌고, 몸이 약해졌다고 느꼈다. 친구들은 그가 당뇨에 걸렸으며, 약물 치료를 받아야 한다고 말했다. 하지만 그는 건강보험이 없어 비용이 걱정되었다. 8일 후 친구들은 그가 혼수상태에 있는 것을 발견했다. 당뇨성케톤산증으로 병원에 입원하게 되었다.

Penny Evans는 Nevada 주의 카지노에서 일했다. 그녀는 보험에 들지 않은 상태였으며, 가슴에서 점점 커지고 있던 사마귀를 방치하고 있었다. 수개월 후에야 피부과에 내원했고, 악성 흑색종이라는 진단을 받았으나, 이미 전신으로 전이된 상태였다. 결국 2년 후 44세의 나이로 사망했다.

Leo Morelli는 고혈압 환자로 실직하기 전까지는 아무 탈 없이 지내고 있었다. 하지만 회사가 멕시코로 옮겨가면서 실직과 함께 월급과 건강보험 혜택을 상실하게 되면서 더 이상 고혈압 약값을 감당할 수 없었다. 결국 6개월 후 뇌졸중으로 쓰러지고 말았다.

보험 미가입자는 보험 가입자보다 더 나쁜 건강 결과를 나타내게 된다. Dan과 같은 보험 미가입자는 보험 가입자에 비해 입원을 회피하는 경향이 있다. 또한 보험 미가입자는 Dan이나 Penny 같이 치명적인 질병을 말기에 알게 되는 경우가 많으며, 입원 환자들의 질병상태도 더 심한 경우가 많다(American College of Physicians, 2000).

보험 미가입자는 보험 가입자에 비해 고혈압이나 자궁경부암 비율이 높고, 유방암 발병 후 생존율이 낮다. 이는 보험 미가입자가 혈압 측정, 자궁암 조기검사(Pap smear), 유방 X선 촬영 검사를 더 자주 하지 못하는 것과 관련 있다(Ayanian et al., 2000). 건강보험 미가입자는 건강보험 가입자들에 비해 고혈압, 당뇨 조절 실패율이 높고, 콜레스테롤 상승도 더 많이 나타난다(Wilper et al, 2009). 가장 주목할 점은 건강보험이 없는 사람들은 보험 가입자들에 비해 전체 사망률이 더 높다는 것이다. 연령, 성별, 교육수준, 기존의 건강상태, 흡연 등을 고려해 보정한다 하더라도, 단지 보험에 들지 않은 것 하나만으로 사망 위험이 25% 가량 증가한다고 알려져 있다(Franks et al, 1993). The Institute of Medicine은 미국에서 건강보험 결여에 따른 사망자가 매년 18,000명에 이른다고 추정했다(Institute of Medicine, 2004).

메디케이드는 차이가 있을까?
Does Medicaid Make a Difference?

메디케이드(Medicaid)는 미국 연방정부 및 주정부가 운영하는 공공보험이다. 연방정부가 정한 빈곤기준선보다 수입이 낮은 인구 3분의 2가량에 해당되는 사람들의 의료 서비스 접근성을 높이는 효과를 거두었다. 하지만 Medicaid에도 한계는 있다.

메디케이드와 의료 서비스 이용
Medicaid and Use of Health Services

Concepcion Ortiz는 인구 25,000명인 도시에 살았다. 그녀는 임신 후에야 여동생을 통해 Medicaid 적용 대상자라는 것을 알고 가입했다. Ortiz는 도시에 있는 모든 산부인과 의사들에게 연락했으나, 그 누구도 Medicaid 환자를 받아주지 않았다. 임신 6개월에 이르자, 그녀는 매우 절망적인 상태가 되었다.

Medicaid 가입자들이 반드시 의료 서비스 접근성을 보장받는 건 아니다. Medicaid는 의사들에게 Medicare나 민간보험에 비해 훨씬 낮은 수가를 지불한다. 이 때문에 많은 의사들이 Medicaid 환자들을 잘 받지 않으려 한다.

대체적으로 Medicaid 가입자들의 의료 서비스 접근성 수준은 보험이 없는 경우와 민간보험 가입자의 중간 정도다. Medicaid 가입자들은 보험이 없는 경우에 비해 정기적 의료 서비스를 받을 가능성이 크고, 의료 서비스가 지연되는 경우는 적다. 하지만 Medicaid 수혜자들의 의료 서비스 접근성이 민간보험 가입자들 만큼 좋지는 않다(Kaiser Family Foundation, 2010a)

메디케이드와 진료결과
Medicaid and Health Outcomes

Medicaid 수혜자의 건강수준은 민간보험 가입자에 비해 훨씬 좋지 않다. Medicaid 수혜자는 민간보험 가입자에 비해 예방접종률이 낮고, 유방암과 자궁경부암 선별검사를 받는 비율이 낮으며, 고혈압과 당뇨의 적절 조절률도 낮고, 산전진찰을 제때 받는 경우도 적다(Landon et al, 2007). 암의 경우 Medicaid 수혜자는 민간보험 가입자에 비해 병세가 훨씬 더 진행된 단계에서 진단받는다. 이러한 진단 지연현상은 Medicaid 가입자와 보험 미가입자에게 비슷한 수준으로 나타난다(Halpern et al, 2007). Medicaid 가입자의 건강수준은 때때로 보험 미가입자와 함께 가장 낮은 단계로 내려앉기도 한다.

▶ 낮은 보장성 Underinsurance

건강보험이 의료 서비스에 대한 경제적 접근성을 완전히 보장해주진 못한다. 많은 사람들이 건강보험의 보장범위에 제한을 받으며, 이로 인해 필요한 의료 서비스(needed services)에 대한 접근성도 제한되는 보장범위가 낮은 상태이다(표 3-2). 2007년 미국에서는 19~64세 보험 가입자들 중 20%가 보장성이 낮은 보험에 가입한 것으로 추정된다. 이는 2003년 12%에서 증가한 수치이다(Gabel et al, 2009).

보장범위의 제한
Limits to Insurance Coverage

2007년, 저소득층이면서 상당한 금액의 의료비 지출이 있는 민간보험 가입자의 71%가 낮은 보장 상태였다. 이는 의료비용이 상승하고, 보험의 보장범위가 축소되면서 꾸준히 증가하고 있다(Gabel et al, 2009). 2007년 미국 경제 파산 원인의 62%가 의료비 지출문제 때문이었다. 이렇게 파산한 사람들의 75%는 질병발생 시점에 건강보험에 가입된 상태였다(Himmelstein et al, 2009).

표 3-2. 낮은 보장성의 범주

급여범위의 제한
보험공제 및 공동부담
메디케어 보장범위의 공백
장기요양 급여의 결여

보험공제와 비용분담
Insurance Deductibles and Copayments

Eva Stefanski는 법률 서기관으로 일하고 있으며, Blue Cross의 높은 공제액의 보험에 가입했다. 공제액은 2,500달러이다. 작년에는 유방 X선 촬영을 받지 못했다. 검사를 위해 150달러를 지불해야 하는데, 감당할 수 없었기 때문이다. 그녀는 올해에 정기 자궁경부암 검사를 생략하기로 했다.

중산층과 저소득층에게 보험공제와 비용분담은 상당한 재정적 부담을 가져올 수 있다. 공제액이 1,000달러 이상이고, 가입자 본인만 보장해주는 직장 건강보험의 가입 비율은 2006년 10%에서 2010년 27%로 상승했다. 2010년에는 건강보험에 가입한 근로자의 13%(이는 2006년의 4%보다 증가한 수치이다)가 높은 공제액의 보험에 들어 있었는데, 피부양자를 위해 평균 3,500달러의 공제액을 지불했고, 게다가 보험료와 공동부담까지 지불했다(Claxton et al, 2010).

메디케어 보장범위의 공백
Gaps in Medicare Coverage

Corazon Estacio는 협심증과 울혈성 심부전, 고혈압과 당뇨를 앓고 있다. 그녀는 매일 17개의 알약을 복용한다. Glyburide와 metformin 각각 네 알, isosorbide 세 알, carvedilol 두 알, furosemide 두 알, benazepril과 aspirin 각각 한 알이다. Estacio는 공제와 Medicare Part D 보험의 "doughnut hole" 때문에 매년 3,840달러의 약값을 지불해야 한다.

Ferdinand Foote는 Medicare 가입자이며, Medigap, Medicare Advantage나 Medicaid의 보장을 받지는 않는다. 그는 당뇨 합병증인 말초혈관 질환과 족부 감염성 궤양으로 입원했다. 처음 4일간은 병원에 입원하여 치료를 받았고, 그후 한 달간 SNF(Skilled Nursing Facility)에 입원했다. 퇴원 후에는 매주 한 차례 의사를 만났다. Medicare에서 보장해주지 않는 비용은 일반 병원에서 받은 치료비 중 1,132달러의 공제액과 입원기간 한 달 중 21~30일차에 대해 매일 141.50달러의 공동 부담, 162달러의 의사 공제액, 그리고 12회의 외래진료비에 대한 20%의 공동 부담(진료 1회당 12달러)이었다. 결국, 외래에서 처방받은 보험처리가 되지 않는 약값을 제외하더라도 모두 2,853달러의 비용이 나왔다.

Medicare는 2006년 환자 지출 의료비의 48%만을 지불했다(Kaiser Family Foundation, 2010b). 하위 건강 수준 5%에서 보험에서 급여하지 않는 비용은 2004년 평균 7,646달러였는데, 이는 1992년 수치에서 48% 상승한 것이다(Riley, 2008). 제2장에서 살펴 본 바와 같이 Medicare Part D 플랜은 사람들이 약값을 본인부담으로 해결하도록 하고 있다. 이러한 상황은 2010년, Accountable Care Act에 의해 개선될 것으로 기대된다.

장기요양 급여의 결여
Lack of Coverage for Long-Term Care

Gus Pappas가 뇌졸중으로 쓰러질 당시, Victoria와 Gus는 은행에 80,000달러를 저축해둔 상태였다. Gus는 치료 후에도 여전히 오른쪽 반신이 마비된 상태였고, 말하거나 음식을 삼킬 수 없었다. 요양원에서 18개월을 보낸 후, 저축액 80,000달러는 거의 사라졌다. 그 때에야 Medicaid가 요양원 비용의 일부를 지원했다.

Medicare는 2009년 노인층의 요양 시설비를 20%만 지불했다. 민간보험도 여기에 8% 가량만을 더 지불할 뿐이었다(제12장 참조). 많은 노년층은 오랜 기간의 요양과 건강관리로 저축한 재산을 다 소진한 후에야 Medicaid에 등록되게 된다.

낮은 보장성의 결과
The Effects of Underinsurance

낮은 보장성(underinsurance)이 의료 서비스 이용에 심각한 장벽이 될까? The Rand Health Insurance Experiment는 건강보험 가입자 중 노년층이 아닌 성인 건강보험 가입자 중 본인부담금이 없는 경우와 공제제(deductible)나 공동부담(copayment) 방식으로 일정 부분 비용을 지불하는 보험 가입자를 비교했다. 그 결과, 일정 부분 의료비를 부담해야 할 경우, 특히 가난한 사람들의 외래진료 이용률이 낮았다. 비용을 분담하는 가입자들에게서 필요한 진료와 불필요한 진료 모두 감소하는 현상이 나타났다. 저소득층의 성인들에서 비용을 공동부담하는 경우에는 보험에 의해 무료로 진료를 받는 사람들에 비해 65% 정도만 자궁경부 세포진 검사를 받는 것으로 나타났다. 또한 이 그룹 내에서 고혈압을 가진 성인들의 경우 이완기 혈압이 더 높았으며, 아이들의 경우 더 많은 비율에서 빈혈을 가지고 있고, 예방접종률은 더 낮은 것으로 나타났다(Brook et al., 1983;Lohr et al., 1986; Lurie et al., 1987;). 2003년, 낮은 보장성의 보험에 가입한 19~64세 성인들은 보험보장 혜택을 잘 받고 있는 성인들에 비해 의사가 권유하는 검사를 하지 않거나 경과관찰을 위한 외래진료에 빠지는 경우가 많았고, 아플 때 병원에 가지 않거나 비용 때문에 약을 처방받지 못하는 경우도 많았다(Schoen et al., 2005). 2006년 Medicare 수혜자 중 Part D 플랜의 보장을 받는 성인들의 20%가 Medicare 보장범위를 벗어나는 의료비를 내지 못해 처방전을 못 받거나 뒤늦게 받았다(Neuman et al, 2007). 결론적으로 보험의 급여범위가 제한됨으로써 의료 서비스의 접근성이 저하되고, 이는 더 나쁜 건강 결과를 초래할 수 있다.

의료 서비스의 비경제적 장벽
NONFINANCIAL BARRIERS TO HEALTH CARE

의료 서비스의 비경제적 장벽에는 필요할 때 병원으로의 접근수단이 없는 경우를 포함해 환자와 의사 사이의 언어 차이, 문맹, 문화적 차이 그리고 성별, 인종 등이 있다. 이 이슈에 대한 토의가 "Medical Management of Vulnerable and Underserved Patients"라는 책에 나와 있다(King and Wheeler, 2007).

▶ 즉각적 접근 부족 Lack of Prompt Access

환자들이 치료를 필요로 할 때, 제때 진료를 못 받는 경우가 있다. 이러한 문제는 일차진료의 부족현상이 커지면서 악화되고 있다. 일차진료 주치의가 없는 Medicare 가입자 중 의사의 진료를 받기 어려웠다고 보고된 비율은 2006년 17%에서 2008년 28%로 증가했다. 같은 해 민간보험 가입자 중 31%가 진료예약을 하기 위해 시간이 지연되는 일을 겪었다. 2006년, 상시적으로 진료를 받을 수 있는 의사나 병원이 있는 성인의 27%만이 주치의와 전화로 수시간 내에 진료나 상담을 받을 수 있었으며, 제때 내원해 진료를 받을 수 있었다. 2006년 Massachusetts 주에서 건강보험을 확대 시행하면서 일차진료의 수요는 증가했으나 공급은 증가하지 않았다. 결과적으로 일차진료를 위해 의사와 만날 수 있는 평균 대기시간이 2005년 17일에서 2008년 31일로 증가했다. Medicaid 환자를 진료하는 일차진료의가 부족했고, 특히 응급실을 부적절하게 방문하는 Medicaid 환자들이 늘었다. 이는 환자들이 일차진료를 제때 받을 수 없었기 때문이다(Bodenheimer and Pham, 2010).

▶ 성(性)과 의료 서비스 접근성
Gender and Access to Health Care

Olga Madden은 화가 났다. 의사는 남자였는데, 그녀의 말을 들으려 하지 않았다. 의사는 그녀의 요실금이 자녀를 너무 많이 낳았기 때문이며, 계속 요실금을 지닌 채로 살 수밖에 없다고 말했다. 그녀는 의사가 처방한 호르몬제에 의구심을 품었으나, 의사는 언제나 바빠 보였고, 그래서 그 호르몬제에 대해 묻지 못 했다. Ms. Madden은 HMO에 연락해 여의사 2명과 여성 P.A.(physician assistant), N.P.(nurse practitioner)를 안내받았다. Ms. Madden이 그들에게 전화했지만 접수원은 의료진이 너무 바빠 누구도 새 환자를 받을 수 없다고 말했다.

여성들의 의료 접근성 문제는 소통할 수 있는 의사를 찾는 것부터 시작된다. 여성들은 남성들에 비해 불만 때문에 의사를 바꾸는 일이 50% 정도 더 많다. 여성들은 남성들에 비해 의사가 자신을 얕보거나, 자신의 문제를 정신적인 것으로 치부한다고 보는 경향이 두 배 이상 많다(Leiman et al., 1997). 여성 의사들은 남성 의사들보다 환자 중심적 소통방식을 갖고 있으며, 환자들과 더 많은 시간을 보내는 경향이 있다(Roter and Hall, 2004). 자궁경부 세포진 검사(Pap smear)와 유방 X선 촬영(mammograms)을 보장하는 보험에 든 환자들을 대상으로 한 연구에서 여성 의사를 주치의로 둔 환자들이 남성 의사를 주치의로 둔 환자들보다 자궁경부 세포진 검사를 거의 2배 많이 받으며, 유방 X선 촬영도 1.4배 정도 더 많이 받는 것으로 나타났다(Lurie et al., 1993).

의사들은 식이, 운동, 체중조절과 같은 심장질환 예방책에 대해 여자 환자들에 비해 남자 환자들과 더 많이 이야기하는 경향이 있다. 심장마비 후에도 여자들은 의사가 권고한 진단검사를 덜 받는 경향이 있고, 아스피린과 베타 차단제 처방도 덜 받는 경향이 있다(Agency for Healthcare Research and Quality, 2005).

여자들은 남자들보다 만성적인 질병상태에 있는 경우가 더 많기 때문에, 약을 복용하는 경우가 더 많고, 따라서 비용 때문에 약을 처방받지 못할 가능성도 더 크다. Medicaid 수혜자도 여자들이 더 많으므로 Medicaid 환자를 받지 않아 진료를 거부당할 가능성도 더 많다. 또한 가임기 여성들 중 응급피임법이나 성병, 가정폭력에 대해 상담을 받은 경우는 1/3 미만이었다(Kaiser Family Foundation, 2005b).

임신을 중단하려는 경우 미국 내 많은 지역에서 낙태시술이 제한받는다. 2009년 미국에서는 87%의 카운티에서 임신중절시술을 하는 곳을 알 수 없었다. 이처럼 여성들은 특정 의료 서비스에 대한 접근성이 떨어지거나 부적절한 치료를 받는 경우도 있으며, 이 역시 심각한 문제다. 캘리포니아의 관리의료 그룹이 시행한 연구에 따르면, 자궁적출술의 70%는 부적절한 수술이었음이 밝혀졌다(Broder et al., 2000).

인종과 의료 서비스 접근성
Race and Access to Health Care

Jose는 고통받고 있다. 다리뼈가 골절되어 통증이 극심했지만, 응급실 의사는 진통제를 주지 않았다. 옆 침대에는 Joe가 잠들어 있는데, 그는 다리뼈 골절로 10mg의 모르핀을 투여받았다.

캘리포니아의 한 응급실에서는 라틴계 환자의 55%가 사지골절이 있어도 진통제를 받지 못한 반면, 비라틴계 백인 환자들은 26%만이 진통제를 받지 못했다. 처방에 차이가 나는 이유는 건강보험 종류의 차이가 아닌 인종 차이 때문이다(Todd et al., 1993). 아프리카계 미국인 환자들도 마찬가지로 백인에 비해 진통제를 더 받지 못했다(Todd et al., 2000).

백인에 비해 소수 민족에서 보험이 없거나 Medicaid 환자이거나 빈곤층 비율이 더 높기 때문에 소수 민족에서 의료 서비스 접근성 문제가 더 나타날 수밖에 없다. 지난해 미국에서 아프리카계 미국인과 라틴계 미국인은 정기적으로 의료 서비스를 받을 기회나 의사를 만날 기회가 적었던 것으로 나타났다(King and Wheeler, 2007). 의료 서비스 접근성에서 인종적, 민족적 차이가 나는 이유가 항상 경제적 혹은 의료보험의 보장범위의 차이 때문만은 아니다. 많은 연구들에 따르면 아프리카계 및 라틴계 사람들은 같은 수준의 의료보험과 수입을 가진 백인들과 비교했을 때에도 의료 서비스를 덜 받는 것으로 나타났다(Agency for Healthcare Research and Quality, 2009).

의료 서비스 질의 불균형을 발견한 연구결과들도 나왔다. 당뇨, 천식, HIV/AIDS, 심장질환, 암을 가진 환자들을 대상으로 의료 서비스 질을 측정하는 38개 척도를 조사했을 때, 이들 척도의 66%에서 아프리카계 미국인들이 백인들에 비해 더 낮은 질의 의료 서비스를 받는 것으로 나타났다. 아메리칸 인디언족이나 알래스카의 원주민들 그리고 라틴계 사람들 또한 더 낮은 질의 의료 서비스를 받았다(King and Wheeler, 2007).

아프리카계 미국인이나 라틴계가 많이 사는 지역에서는 지역 내 의사 수가 다른 지역에 비해 훨씬 적다. 또한 아프리카계나 라틴계 일차진료의들 또한 백인들에 비해 서비스가 불충분한 지역에 개원하는 경향이 많다(Komaromy et al., 1996).

이처럼 보험이나 사회경제적 차이로 완전히 설명할 수 없는 인종 간, 민족 간 격차는 어떻게 설명할 수 있을까? 몇몇 가설이 있다. 의료 서비스의 가치와 증상에 대해 치료를 구하는 환자의 태도에 문화적 차이가 존재할 수 있다. 하지만 이러한 환자의 기호나 선호도 차이는 심장수술률에서 나타나는 상당한 수준의 인종 간 차이를 설명해주지는 못한다(Mayberry et al., 2000). 서로 다른 인종, 문화, 그리고 언어를 가진 환자와 의사 간의 비효율적 의사소통이 요인일 수 있다. 아프리카계 미국인들은 백인들에 비해 주치의가 질병이나 치료에 대해 적절하게 설명하지 않았다고 하는 경향이 많다(LaVeist et al., 2000). 의사소통에 의한 의료 서비스 장벽은 스페인어를 제1언어로 사용하는 라틴계 환자들에서 특히 심각한 문제일 수 있다. 하지만 언어문제 역시 라틴계 사람들이 겪는 접근성 문제를 완전히 설명해주지는 못한다. 앞서 언급한 응급실의 진통제 투약에 관한 연구에서 영어를 주된 언어(primary language)로 사용하는 라틴계 사람들조차 백인들에 비해 진통제를 덜 받는 것으로 나타났기 때문이다.

많은 가설이 제시됐지만, 어떤 가설도 인종간 의료 서비스 접근성 차이를 완전히 설명해주지 못 한다. 그러므로, 인종주의가 이런 패턴에 관여하고 있지 않은지가 중요한 고려요인이 될 수 있다(King and Wheeler, 2007). 미국 의료계는 소수민족 집단에 대한 일상화된 인종주의에서 아직 온전히 벗어나지 못한 상태이다. 오래지 않은 20세기 대부분의 기간에도 미국 북부의 많은 병원들은 백인이 아닌 사람들을 완전히 격리하거나, 격리된 병동의 열악한 시설에서 저급한 서비스를 받게 했다. 불과 수십 년 전까지만 하더라도, 많은 병원들이 이러한 노골적인 분리정책을 유지하고 있었다.

의료전문가가 되기 위한 진입관문에서도 인종장벽 때문에 Howard, Morehouse, Meharry School of Medicine 같이 흑인들을 위한 의대가 생겼다. 현재 미국 의료계에서 공공연한 인종차별은 사라졌지만 만성적이고, 때때로 의식할 수 없는 형태의 차별이 환자-의료인 간의 상호작용에 지속적으로 영향을 주면서 소수 민족의 의료 서비스에 대한 접근성에 영향을 끼칠 수 있다(Van Ryn, 2002).

의료 서비스와 건강수준과의 관련성 THE RELATION BETWEEN HEALTHCARE AND HEALTH STATUS

의료 서비스 접근성의 향상만으로 좋은 건강상태가 보장되진 않는다. 다양한 요인이 개인의 건강상태를 결정한다. 의료 서비스는 그 중 하나일 뿐이다.

Ace Banks는 48세의 기업 부사장이다. 조부모 모두 90세 넘게 살았고, 부모 역시 70대 후반임에도 매우 건강했다. Banks는 아이비리그의 대학을 다녔고, 육상 스타선수로 활약했다. 발목을 삐었을 때를 제외하고는 병원에 가본 적이 없었다.

Keith Cole은 48세의 광부이다. 그는 폐렴에 걸렸다. 노조를 통해 좋은 건강보험에 가입했고, 주에서 가장 유명한 호흡기 전문의에게 진료를 받을 수 있었다. 입원치료를 받았으나 호흡이 점점 힘들어졌다. 진폐증이 누적되면서 폐렴이 심해졌기 때문이었다. 이는 직업병이었다. 그는 중환자실에서 높은 수준의 치료를 받았고, 건강보험으로 진료비 65,000달러 전액을 지원받았다. 하지만 그는 결국 사망했다.

아프리카계 미국인 Bill Downes는 아버지가 고혈압으로 사망했고, 어머니는 당뇨로 사망했다는 것을 알고 있었다. Downes는 어린 시절, 할머니 집에서 8명의 아이들과 가난하게 자랐다. 학교 점심시간에 받는 음식 외엔 거의 식사를 못했으며, 주로 먹는 음식에는 치즈와 버터가 많이 들어가 있었다. 그는 가족을 부양하기 위해 15살에 학교를 그만두고 일을 하기 시작했다. 불과 24살에 고혈압과 당뇨 진단을 받았다. 그는 담배를 피우지 않았고, 의사 지시대로 식단을 엄격하게 조절했다. 그는 경비 일을 하는 직장의 민간보험에 가입해 있었고, 주치의

는 의대 내과 교수였다. 이렇게 높은 질의 의료 서비스를 받았는데도 혈당과 콜레스테롤, 혈압은 제대로 조절되지 않았다. 망막병증, 신부전, 관상동맥 질환에 걸렸고, 48세의 나이에 직장에서 쓰러져 심장마비로 사망했다.

건강수준과 소득 Health Status and Income

미국 내 빈부의 격차는 점점 더 심해지고 있다. 1952~2005년, 전체 세전수입 상위 10% 부유층 의 수입이 차지하는 비율은 31%에서 44%로 증가했다. 상위 1%의 수입이 전체 수입에서 차지하는 비율은 1980년대 8%에서 2005년 17%로 2배 가량 늘었다. 하지만 대다수 가정의 가계수입은 감소하는 추세이다(Woolf, 2007). Ace Banks, Keith Cole, Bill Downes의 예에서 보듯, 개인의 건강 또는 인구집단의 건강상태는 의료 서비스보다는 경제력, 교육수준 등 광범위한 사회경제적 요소에 의해 좌우된다(Braveman et al, 2010). 미국 내 빈곤층 소득의 4배 이상을 벌어들이는 사람들은 빈곤층에 비해 평균 7년을 더 산다(표 3-3). 육체 노동자들의 심장병 사망률은 관리자나 전문직 종사자들의 사망률보다 2배 이상 높다. 가계수입이 낮을수록 암 발생률은 증가하며, 저소득층 암 환자는 생존율이 더 낮다. 낮은 소득과 교육수준은 높은 영아사망률과도 관련 있다. 개인의 소득수준이 개인의 건강상태 및 수명에 영향을 끼칠 뿐 아니라 지역사회 내에서 소득이 분배되는 방식 또한 전체 인구집단의 건강상태에 영향을 끼친다. 미국에서 소득 불균형이 심하고 상위계층에 부가 집중된 주일수록 사망률이 높다(Lochner et al., 2001). 일부 사회학자들은 선진국의 사회적 불평등이 건강에 미치는 악영향은 단순히 물질적 궁핍에 의한 것이 아니며, 사회적 계층 구조와 압력에서 오는 심리적 스트레스 때문이라고 결론짓고 있다(Kawachi and Kennedy, 1999).

건강수준과 인종 Health Status and Race

아프리카계 미국인들은 백인들에 비해 훨씬 심각한 건강 악화를 경험한다. 아프리카계 미국인의 수명은 다른 인종이나 민족에 비해 낮다(표 3-4). 영아사망률 역시 백인에 비해 두 배 이상 높으며(표 3-5), 이러한 격차는 지난 10년간 점점 더 커졌다. 심장병, 흡연, 암 등 미국인에게 흔한 10대 사망 원인 중 7개 질병에서 아프리카계 미국인의 사망률이 백인 사망률보다 높았다(표 3-6)(US Department of Health and Human Services, 2009). 45세 미만 아프리카계 남성이 고혈압으로 사망할 확률은 같은 나이의 백인 남성에 비해 10배 더 높다. 아프리카계 여성의 유방암 발생률은 백인에 비해 낮지만, 병세가 상당히 진행된 상태에서 진단되므로 유방암에 따른 사망률은 백인보다 높다(Institute of Medicine, 2003; Halpern et al., 2007).

미국 원주민 역시 백인보다 건강상태가 나쁘다. 45세 미만인 원주민들은 같은 나이의 백인들에 비해 훨씬 높은 사망률을 보이며, 영아사망률도 백인보다 50% 높다

표 3-3. 소득수준 및 인종별 기대수명(25세 기준)[a]

인종	FPL(Federal Poverty Level) % 소득			
	FPL 100% 이하	FPL 101~200%	FPL 201~400%	FPL 401% 이상
흑인	45.5	48.0	50.7	52.6
백인	49.0	51.4	53.8	55.8

a: 기대수명은 25세에서의 평균 기대여명을 의미하며, The National Mortality Longitudinal Survey(1988~1998) 데이터에 기초해 산출했다. (Braveman PA et al. Socioeconomic disparities in health in the United States: What the patterns tell us. Am J Public Health. 2010;S186-S196에 보고)

표 3-4. 기대수명

1950년	여성	남성
백인	72.2	66.5
흑인	62.9	59.1
2006년	여성	남성
백인	80.6	75.7
흑인	76.5	69.7

출처: US Department of Health and Human Services. Health United States 2009. www.cdc.gov.

표 3-6. 인구 10만 명당 연령 보정 사망률, 2006

	백인	흑인
악성 신생물 (암)	179.9	217.4
관상동맥 심장질환	134.2	161.6
뇌졸중	41.7	61.6

출처: US Department of Health and Human Services. Health United States 2009. www.cdc.gov.

(US Department of Health and Human Services, 2009).

라틴계, 아시아계, 태평양 도서지역 출신의 사람들은 다양한 특성을 보인다. 비교적 부유한 쿠바계, 가난한 멕시코계 이민 농장일꾼, 중산층이 많은 일본인 그리고 대부분 궁핍한 라틴계 사람들의 건강 격차는 크다. 백인에 비해 라틴계는 당뇨나 AIDS로 인한 사망률이 높다. 하지만 전체적으로, 나이를 보정했을 때 라틴계의 사망률은 백인 사망률에 비해 낮은 데, 이는 심혈관 질환이나 암에 덜 걸리기 때문이다. 미국 내 아시아인은 모든 연령대에서 백인보다 낮은 사망률을 보인다(US Department of Health and Human Services, 2009).

아프리카계와 원주민의 사망률이 백인 사망률보다 높은 이유는 소수민족의 빈곤층 비율이 더 높은 것과 일부 관련이 있다. 2009년 백인 빈곤층 비율은 12%였으나 아프리카계는 26%, 라틴계는 25%였다(US Census Bureau, 2010). 하지만 같은 소득수준을 가진 백인과 비교하더라도 아프리카계는 전반적으로 건강상태가 열악하다. 아프리카계와 백인 모두 소득수준이 증가할수록 사망률은 감소하지만, 동일 소득수준 내에서는 백인 사망률에 비해 아프리카계 사망률이 일관되게 높았다(표 3-3). 따라서 인종과 연관된 사회적 요인이나 스트레스가 아프리카계의 건강상태를 열악하게 한다고 생각된다. 심장질환, 암, 뇌졸중 사망률이 높은 것으로 알 수 있는 아프리카계의 열악한 건강결과는 이 집단의 의료 서비스 접근성이 낮은 것 때문으로도 일부 설명될 수 있다.

표 3-5. 1,000명당 유아 사망률 Infant mortality, 2006 (per 1000 live births)

백인 (라틴계 제외)	5.6
흑인	13.3
라틴	5.6
아시아 태평양	4.8
인디언 알래스카 원주민	8.4

출처: .US Department of Health and Human Services. Health United States 2009. www.cdc.gov.

만약 낮은 소득수준이 나쁜 건강결과와 관련 있다면, 미국 내 라틴계가 비라틴계 백인에 비해 더 가난한 경향이 있지만, 전체 사망률이 백인에 비해 왜 낮을까? 이는 많은 라틴계 사람들이 이민자이며, 외국 출생자는 소득수준이 같은 미국 출생자보다 사망률이 낮다는 점과 관련이 있을 수 있다(Abraido-Lanza et al., 1999; Goel et al, 2004). 이러한 현상을 건강 이주 효과라고 한다. 이 가설이 맞다면 미국의 출생률이 상승할수록 라틴계의 사망률 역시 높아질 것으로 보인다.

결론 CONCLUSION

건강 결과는 다양한 요인에 따라 결정된다. 사회경제적

지위는 건강에 영향을 미치는 주된 요인이지만 의료 서비스와 공공의료의 개입 또한 매우 중요하다(King and Wheeler, 2007). 소아마비 백신이 등장하면서 소아마비 발병은 현격하게 줄었다. 1970년부터 2004년까지 뇌졸중에 의한 사망률은 연령의 영향을 보정했을 때 100% 이상 감소했다. 이는 고혈압 진단과 치료가 발전한 결과이다. 조기 산전관리가 발달하면서 저체중 출생과 영아 사망을 예방할 수 있게 되었다. 방사선 치료와 항암 치료의 발달로 일부 암에서는 그 예후가 치명적인 것에서 완치로 크게 바뀌기도 했다(예: Hodgkin's disease). 1980년 미국 400개 카운티의 사망률을 조사한 결과 소득수준, 교육수준, 흡연 여부, 장애 유병률을 고려했을 때 1인당 의료비가 10% 증가할 때, 평균 사망률이 1.57% 감소하는 것으로 나타났다(Roemer, 1991). 또한 의료 시스템은 만성질환자의 통증과 고통을 줄여 주고, 질병에 잘 대처할 수 있도록 도와준다. 의료 서비스 접근성이 높은 건강수준을 보장해주지는 못한다. 하지만 접근성이 확보되지 못한다면 또한 건강을 지킬 수 없다.

참고문헌 REFERENCES

Abraido-Lanza AF et al. The Latino mortality paradox: A test of the "salmon bias" and healthy migrant hypothesis. *Am J Public Health*. 1999;89:1543.

Agency for Healthcare Research and Quality. *Women's Health Care in the United States*. May 2005. www.ahrq.gov.

Agency for Healthcare Research and Quality. National Healthcare Disparities Report, 2009. www.ahrq.gov.

Ayanian JZ et al. Unmet needs of uninsured adults in the United States. *JAMA*. 2000;284:2061.

Bodenheimer T, Pham HH. Primary care: Current problems and proposed solutions. *Health Aff* (Millwood). 2010:29:799.

Braveman PA et al. Socioeconomic disparities in health in the United States: What the patterns tell us. *Am J Public Health*. 2010;100:S186-S196.

Broder MS et al. The appropriateness of recommendations for hysterectomy. *Obstet Gynecol*. 2000;95:199.

Brook RH et al. Does free care improve adults' health? *N Engl J Med*. 1983;309:1426.

Buettgens M et al. *Why the Individual Mandate Matters*. Urban Institute Web Site. December 2010. www.urban.org.

Claxton G et al. Health benefi ts in 2010: Premiums rise modestly, workers pay more toward coverage. *Health Aff (Millwood)*. 2010;29:1942.

Families USA. *Americans at Risk. One in Three Uninsured. March 2009*. www.familiesusa.org.

Franks P et al. Health insurance and mortality. *JAMA*. 1993;270:737.

Gabel JR et al. Trends in underinsurance and the affordability of employer coverage, 2004-2007. *Health Aff (Millwood)*. 2009;28:w595.

Goel MS et al. Obesity among US immigrant subgroups by duration of residence. *JAMA*. 2004;292:2860.

Halpern MT et al. Insurance status and stage of cancer at diagnosis among women with breast cancer. *Cancer*. 2007;110:231.

Himmelstein DU et al. Medical bankruptcy in the United States, 2007. *Am J Med*. 2009;122:741.

Institute of Medicine. *Care Without Coverage: Too Little, Too Late*. Washington, DC: National Academies Press; 2002.

Institute of Medicine. *Unequal Treatment*. Washington, DC: National Academies Press; 2003.

Institute of Medicine. *Insuring America's Health*. Washington, DC: National Academies Press;

2004.

Kaiser Family Foundation. The Uninsured and the Difference Health Insurance Makes. September 2010a. www.kff.org.

Kaiser Family Foundation. Medicare Spending and Financing. 2010b. www.kff.org.

Kaiser Family Foundation: *Women and Health Care*. Menlo Park, CA: Kaiser Family Foundation; July 2005. www.kff.org.

Kawachi I, Kennedy BP. Income inequality and health: Pathways and mechanisms. *Health Serv Res*. 1999;34:215.

King TE, Wheeler MB. *Medical Management of Vulnerable and Underserved Patients*. New York, NY: McGraw-Hill; 2007.

Komaromy M et al. The role of Black and Hispanic physicians in providing health care for underserved populations. *N Engl J Med*. 1996;334:1305.

Landon BE et al. Quality of care in Medicaid managed care and commercial health plans. JAMA. 2007;298:1674.

LaVeist TA et al. Attitudes about racism, medical mistrust, and satisfaction with care among African American and white cardiac patients. *Med Care Res Rev*. 2000;57(Suppl1):146.

Leiman JM et al. Selected Facts on U.S. *Women's Health: A Chart Book*. New York: The Commonwealth Fund; 1997.

Lochner K et al. State-level income inequality and individual mortality risk: A prospective, multilevel study. *Am J Public Health*. 2001;91:385.

Lohr KN et al. Use of medical care in the Rand Health Insurance Experiment. *Med Care*. 1986;24(Suppl):S1.

Lurie N et al. Preventive care: Do we practice what we preach? *Am J Public Health*. 1987;77:801.

Lurie N et al. Preventive care for women: Does the sex of the physician matter? *N Engl J Med*. 1993;329:478.

Mayberry RM et al. Racial and ethnic differences in access to medical care. *Med Care Res Rev*. 2000;57(Suppl 1):108.

Neuman P et al. Medicare prescription drug benefi t progress report. *Health Aff (Millwood)*. 2007;26:w630.

Renner C, Navarro V. Why is our population of uninsured and underinsured persons growing? The consequences of the "deindustrialization" of the United States. *Int J Health Serv*. 1989;19:433.

Riley GF. Trends in out-of-pocket healthcare costs among older community-dwelling Medicare benefi ciaries. *Am J Manag Care*. 2008;14:692.

Roemer MI. *National Health Systems of the World*. New York: Oxford University Press; 1991.

Roter DL, Hall JA. Physician gender and patient-centered communication. *Annu Rev Public Health*. 2004;25:497.

Schoen et al. Insured but not protected: How many adults are underinsured? *Health Affairs Web Exclusive*. June 14, 2005: w5-289. http://content.healthaffairs.org. Accessed November 11, 2011.

Todd KH et al. Ethnicity and analgesic practice. *Ann Emerg Med*. 2000;35:11.

Todd KH et al. Ethnicity as a risk factor for inadequate emergency department analgesia. *JAMA*. 1993;269: 1537.

US Census Bureau. Income, Poverty, and Health Insurance Coverage in the United States, 2009;

pp. 60–238, September, 2010.

US Congress, Offi ce of Technology Assessment. *Does Health Insurance Make a Difference?* OTA-BP-H-99. US Government Printing Offi ce; 1992.

US Department of Health and Human Services. *Health United States 2009*. www.cdc.gov.

Van Ryn M. Research on the provider contribution to race/ethnicity disparities in medical care. *Med Care*. 2002;40(Suppl):I–140.

Wilper et al. Hypertension, diabetes, and elevated cholesterol among insured and uninsured U.S. adults. *Health Aff (Millwood)*. 2009;28:1151.

Woolf SH. Future health consequences of the current decline in US household income. *JAMA*. 2007;298:1931.

4 의료비 상환

Reimbursing Health Care Providers

제2장에서는 보건의료의 여러 재정조달 방법을 설명하였다: 즉 환자 본인부담, 민간 개인보험, 직장보험 그리고 정부 재정지원에 대해서 알아보았다. 이 방법들은 모두 특정 그룹의 사람들이 재정적으로 감당하기 어려운 의료 서비스의 문제를 해결하기 위해 노력하였으나, 모든 "해결책"들은 결국 의료 비용의 급속한 증가를 초래함으로써 새로운 문제를 야기하였다. 그리고 의료비 상승에 기여한 여러 요인들 중 하나는 보험회사와 정부 프로그램이 의사와 병원에 비용을 상환하는 방식이다. 따라서 의료비 상승률을 낮추기 위한 한 방식으로써 새로운 상환 방식들이 시도되어 왔다.

Dr. Mary Young은 최근 가정의학 전공의 수련을 마치고 PrimaryCare라는 소규모 개원의 그룹에서 진료를 시작하였다. 첫째 날, 그녀는 보건의료 재정과 관련하여 다음과 같은 경험을 하였다: 그녀의 첫 번째 환자는 Blue Shield 보험에 가입해 있었다; Primary Care에서는 환자가 받은 신체 검진과 심전도 검사에 대해서 비용을 지불 받았다. Dr. Young의 두 번째 환자 역시 같은 검사를 받아야 했다. 하지만 이 경우 Primary Care에서는 각각의 검사에 대해 비용을 받는 대신 환자가 등록을 한 달마다 10달러씩 일정 금액을 받았다. 오후에 병원 이용도조사 의사가 Dr. Young을 불러 진단군별 지불방식(Diagnosis-related group; DRG)에 대해서 설명하고, 폐렴으로 입원한 환자들을 퇴원시킬 것을 권하였다. 저녁에 그녀는 응급실로 가 당직을 섰다. 그녀는 시간당 85달러를 받고 일주일에 두 번 그곳에서 근무를 하기로 하였다.

의사들은 일반적으로 하루에, 4~5가지의 상환방식과 마주친다. 이 장에서는 의사와 병원들에게 비용을 지불하는 여러 가지 방식들에 대해 설명할 것이다. 의료비 상환이 가격 설정으로부터 비용청구까지 다양한 측면을 가지고 있기는 하지만, 여기에서는 가장 기본적인 요소인 지불단위 설정에 대해 집중할 것이다. 의사에 의해 야기되는 위험의 중요 개념을 이해하기 전에 이 기본적 원칙을 꼭 이해해야 한다.

지불단위 UNITS OF PAYMENT

의료비 지불방식은 가장 통합적인 단위로부터 그렇지 않은 단위까지 확장되는 연장선상에 놓여 있다. 그리고 가장 단순한 방식(하나의 의료 서비스가 제공될 때마다 한 번의 비용을 지불함)으로부터 가장 복잡한 방식(여러 의료 서비스 제공에 대해 한 번의 비용을 지불함)에 이르기까지 다양하며, 그들 사이에는 많은 차이가 있다(표 4-1).

표 4-1. 지불단위

	개별적 ← → 통합적 수술 및 처치	일	질환별 에피소드	환자	시간
의사	행위별 수가제	–	수술 또는 산과 수가 의사 DRG	인두제	봉급
병원	행위별 수가제	일당	병원 DRG	인두제	총액계약제

DRG: Diagnosis-related group.

▶ 지불방식의 정의 Definitions of Methods of Payment

행위별 수가제 Fee-for-Service Payment

지불의 단위가 외래진료 방문 또는 의료행위이다. 의사 또는 병원은 각각의 외래진료 방문, 심전도, 정맥주사, 그 외 다른 의료 서비스에 대해 비용을 지불 받는다. 이것은 의료 시스템 내에서 개개의 요소를 바탕으로 의료비를 지불하는 유일한 형태이다. 모든 다른 상환 방식은 몇몇 의료 서비스들을 하나의 지불단위로 통합하거나 묶는다.

질환별 상환제 Payment by Episode of Illness

의사 또는 병원은 하나의 질병에 대해서 치료하는 동안 제공된 모든 서비스에 대해 한꺼번에 의료비를 지불 받는다. 이것은 의사들이 포괄적 수술비용을 받거나 병원에서 진단군별 상환 방식(DRG)을 적용하는 것과 같다.

병원 입원 서비스 일당정액제 Per Diem Payments to Hospitals

병원은 하룻동안 환자에게 제공된 모든 서비스에 대해 비용을 지불 받는다.

인두제 Capitation Payment

한 달 또는 한 해 동안 각각의 환자들에 대해 지불하는 방식이다.

봉급제 Payment for All Services Delivered to All Patients within a Certain Time Period

이는 병원 의료비 지불에 대한 정부 예산과 의사들에 대한 봉급 지불을 포함한다.

▶ 관리의료제도 Managed Care Plans

전통적으로 의사와 병원들은 행위별 수가제를 기반으로 비용을 지불 받아왔다. 하지만 관리의료보험의 발달로 병원과 의사들에게 비용을 지불하는 방식에도 변화가 나타났으며, 이는 비용을 통제하기 위한 것이었다. 관리의료는 제6장에서 더 자세하게 다룰 것이다. 이 장에서는 의사와 병원의 의료비 상환 방식을 이해하는 데 필요한 것들에 대해서만 고려할 것이다.

세 가지 주요 관리의료 형태가 있다: 이용도 조사를 동반하는 행위별수가제, PPO(Preferred provider organizations), HMO(Health maintenance organizations).

이용도 조사와 행위별 수가제 Fee-For-Service Reimbursement with Utilization Review

이것은 전통적인 지불방식으로 제3의 지불자(민간 보험회사 또는 정부기관)가 입원 치료, 추가적인 입원기간 그리고 수술과 같은 값비싼 의료행위에 대해 비용 지불을 승인할 것인지 거부할 것인지 결정할 권한을 갖는다.

PPO(Preferred Provider Organization)

PPO는 보험자가 제한된 수의 의사 및 병원들과 계약을 맺는 느슨한 조직체로서, 이들은 이용도 조사에 근거하여 일반적으로 더 낮은 가격의 행위별 수가제로 환자를 진료할 것에 동의하는 계약을 맺는다.

HMO(Health Maintenance Organizations)

HMO는 (응급실 환자들을 제외한) 환자들이 HMO 내의 의료진으로부터 의료 서비스를 제공 받도록 요구하는 조직이다. 몇 가지 종류의 HMO가 있으며 이것에 대해서는 제6장에서 다룰 것이다. 일부 HMO들은 의사와 병원에 더 포괄적으로 통합된 지불방식에 따라 비용을 지불한다(예: 일당정액제, 인두제 또는 봉급제)

외래 서비스의 지불방식
METHODS OF PHYSICIAN PAYMENT

▶ 행위별 수가제
Payment per Procedure: Fee-for-Service

Roy Sweet은 Dr. Weisman의 환자로 최근 당뇨가 발병하여 진료를 받기 시작하였다. Dr. Weisman은 신체 검진을 하고, 혈당을 체크하고, 소변검사를 하고, 심전도를 찍는 데 20분을 소요하였다. 모든 의료 서비스는 Dr. Weisman에 의해 가격이 결정되었다: 복합적인 외래진료에 92달러, 혈당검사에 8달러, 소변검사에 15달러, 그리고 심전도에 70달러가 책정되었다. Mr. Sweet은 보험에 가입하지 않았기 때문에 Dr. Weisman은 총 비용을 185달러에서 90달러로 줄여 주었다.

1988년 안과의 Dr. Lenz는 Dr. Weisman에게 Gertrude Rales의 내과 진료를 의뢰하였다. Gertrude Rales는 백내장 수술 후 울혈성 심부전과 부정맥을 앓고 있었다. Dr. Weisman은 90분 동안 진료를 하였으며 메디케어(Medicare)는 100달러를 지불하였다. Dr. Lenz의 90분 동안의 수술과 수술 전, 후 환자 관리를 통틀어 Medicare는 1,600달러를 지불하였다. 1998년, Dr. Weisman은 Dr. Lenz로부터 비슷한 진료 의뢰를 받았으며, 130달러를 받았고; Dr. Lenz는 수술에 대해 900달러를 받았다.

Melissa High는 메디케이드(Medicaid) 수혜자로 Dr. Weisman에게 고혈압으로 세 번 외래진료를 받았다. 그는 Medicaid에 외래 초진료로 92달러를 청구하고 각각의 짧은 외래 방문진료에 대해서는 52달러씩 청구하였다. 하지만 그는 초진에 대해서는 26달러만 지불 받았으며, 총 40달러밖에 받지 못하였다. 게다가 Medicaid는 Dr. Weisman가 Ms. High에게 나머지 비용을 청구하도록 허용하지 않았다.

Dr. Weisman은 Blue Cross와 계약을 맺고, 여기에 가입한 PPO 환자들을 평소 가격의 70%로 진료하기로 하였다. Rick Payne은 PPO 환자로, 중증의 두통으로 내원하였으며, 왼팔의 위약감과 반사항진이 발견되었다. Dr. Weisman은 초진에 대해 84.40달러를 지불 받았다. 하지만 MRI 스캔을 처방하기 위해서는 그전에 PPO의 승인을 받아야 한다.

전통적으로 의사는 행위별 수가제 방식을 통해 환자와 보험자로부터 의료비를 지불받았다. Medicare와 Medicaid가 나타나기 전에 의사들은 종종 노인들이나 저소득층 환자들에게 비용을 낮추어 주었고, 그 이후에도 같은 방식으로 보험에 가입하지 않은 사람들을 지속적으로 도와주었다.

민간 보험자들은 초기의 Medicare, Medicaid와 마찬가지로 일반적, 관례적, 합리적인 방법[usual, customary and reasonable(UCR) system]에 따라서 지불하였다. 이 시스템은 의사들에게 가격을 책정하는 데 있어서 상당한 자유를 허용하였다. 하지만 비용 억제가 최우선 과제가 됨에 따라, 비용에 대한 UCR 접근방식은 지불자 결정 수가로 대부분 대체되었다. 이러한 방식의 예가 Melissa High의 경우로, 총 196달러의 비용이 발생한 것에 대해 Medicaid는 오직 78달러(매 진료당 26달러)만을 지불하였다.

1990년대 초, Medicare는 자원기준상대가치수가제(resource-based relative-value scale; RBRVS)에 의해 비용을 결정하는 방식으로 변화하였다. 이러한 체계 내에서 비용은(지역에 따라 차이는 있으나), 예상 소요시간, 정신적 노력과 판단, 기술적 숙련도, 육체적 노력 그리고 그 의료행위와 관련된 스트레스에 따라 각각의 의료 서비스에 대해 설정된다(Bodenheimer et al., 2007). RBRVS는 전통적으로 일차진료와 인지적 의료서비스(cognitive services)보다는 수술이나 그 외 다른 시술에 더 높은 비용을 지불해온 의료비 지불방식의 편견을 교정하려는 다소 미약한 시도였다. 1998년 Dr. Weisman은 Dr. Lenz의 수술비의 약 15% 정도만 지불받았으며, 이는 RBRVS이 나타나기 전, 1988년에 6%에 불과했던 것과 비교할 때 더 높아진 것이었다.

PPO는 계약한 의사들에게 흔히 할인된 행위별 수가제로 지불을 하고 값비싼 의료행위에 대해서는 이전에 승인을 받도록 한다.

행위별 수가제에서 의사들은 더 많은 의료행위를 행할수록 경제적인 이득을 얻는다. 왜냐하면 더 많은 의료 서비스를 제공할수록 더 많은 비용을 지불받을 수 있기 때문이다(제10장 참조). 더 많은 의료 서비스를 제공하는 것에 대한 행위별 수가제에서의 인센티브는 미국 내 의료비를 빠르게 상승시키는 데 기여하였다(Relman, 2007).

▶ 질환별 상환제
Payment per Episode of Illness

Dr. Nick Belli는 Tom Stone의 담낭을 제거하였으며, 이에 대해 Blue Cross는 그에게 1,300달러를 지불하였다. 담낭절제술 이외에도 Dr. Belli는 Mr. Stone을 병원에서 3번 진료했고, 수술 후 관리를 위해 외래 클리닉에서 2번 진료하였다. 수술은 포괄적 비용에 의해 지불되었기 때문에 Dr. Belli는 외래진료에 대해서 따로 비용을 청구할 수 없었고, 이는 담낭절제술 비용인 1,300달러에 포함되는 것이었다.

Joan Flemming은 기침, 발열 그리고 녹색 가래가 일주일 동안 있어 병원에 왔다. Dr. Violet Gramm은 가래 펴바름검사(sputum smear) 결과를 분석하고 흉부 방사선을 처방하였으며, 폐렴 진단을 내렸다. 그녀는 Ms. Flemming을 azithromycin을 이용하여 외래에서 치료하였으며 3주 동안 일주일에 한 번 그녀의 경과를 관찰하였다. 시범적으로 시행되는 에피소드 기반 시스템(episode-based system)따라, Dr. Gramm은 Ms. Flemming의 폐렴을 치료하는 것과 관련된 모든 의료 서비스와 시술에 대해서 한꺼번에 통합된 하나의 비용으로 지불받았다.

외과의사들은 대개 그룹화되어 온 몇몇 의료 서비스(수술과 수술 후 관리)에 대해 한 번에 묶어서 비용을 지불 받는다. 산부인과 의사들도 마찬가지로 출산과 산전 그리고 산후 관리에 대해 통합하여 한 번 비용을 지불받는다. 이렇게 비용 지불을 묶어서 하는 것은 종종 케이스(case) 또는 에피소드(episode) 단위에 따른 지불방식으로 일컬어진다.

질환에 따른 지불방식에서 외과의사들은 수술 후 관리를 위한 외래 방문 횟수를 제한 함으로써 경제적인 이득을 얻었다. 왜냐하면 그들은 추가적인 외래진료에 대해 추가적인 비용을 받지 않았기 때문이다. 반대로 그들은 전통적인 행위별 수가제에서처럼 더 많은 수술을 하여 경제적 이득을 얻기도 하였다. 일부 의료 전문가들은 Medicare가 병원 의료비 지불에 사용하는 것과 비슷한 방식으로 에피소드 기반 시스템을 통해 의사들에게 비용을 지급할 것을 권하였다(Pham et al, 2010). 이러한 시스템 하에서는 한 번의 질병 치료에 대해, 환자가 얼마나 많이 의사의 진료를 받았는지 여부와 상관없이 한 번 비용이 지급되었다.

여기에서, 위험도라는 중요한 개념을 설명하는 것이 이해에 도움이 될 것이다. 여기에서 위험도는 상환 거래에서 추가적인 지불액 없이 돈을 잃거나, 돈을 덜 벌거나 혹은 더 많은 시간을 쓰게 되는 가능성을 의미한다. 전통적인 행위별 수가제 구조에서는 비용지불을 담당하는 주체(보험회사, 정부기관 혹은 환자)가 모든 위험을 감수하게 된다. 만약 Dr. Weisman이 두통을 앓고 있는 Rick Payne을 5번보다 더 많은 10번을 보았다면 Blue Cross는 더 많은 돈을 의사에게 지불해야 하며 Mr. Payne도 더 많은 돈을 지불해야 한다. 서비스를 통합하는 것은 이러한 지불자가 감수해야 하는 위험의 일부분을 의사에게 전가시킨다. 만약 Dr. Belli가 Tom Stone의 담낭절제술을 시행한 후 추적관리를 위해서 5번보다 더 많은 10번을 보게 되었다면 그는 해당하는 추가 비용을 받을 수가 없다. 그러나 Blue Cross는 여기서도 부분적으로 위험을 감수해야 한다. 만약 Blue Cross 보험 가입자가 더 많은 담당 수술을 받게 된다면 Blue Cross는 1,300달러 이상의 비용을 지불해야 한다. 일반적으로 한 번의 지불에 더 많은 서비스를 제공해야 한다면 이러한 재정적인 위험의 더 많은 부분은 의료비용 지불자에게서 의료 제공자로 이동하게 된다(여기서 의료비용 지불자란 일반적으로 돈을 지불하는 어느 누구를 지칭하는 말이다. 제16장에서는, 사용자와 같은 의료보험 구매자와 보험자 사이를 구분시킨다. 이들 둘 모두 지불자가 될 수 있다.)

▶ 환자 수에 따른 지불방식: 인두제
Payment Per Patient: Capitation

인두제 지불방식이란 (흔히 머리 수에 따른 지불방식이라 불린다) 주로 일차진료의에게 등록된 환자의 수에 따라서 일차진료의에게 비용을 지불한다. 인두제에서 중요한 점은 재정적인 위험 부담이 보험자에게서 의료제공자로 옮겨갔다는 것이다. 행위별 수가제에서는 환자가 값비싼 의료 서비스를 원하게 되면 보험회사는 받은 보험료에 비해서 더 많은 비용을 지불하게 된다. 즉 보험자가 위험을 감수해야 하며 돈을 잃게 되는 것이다. 반면 의료 서비스를 제공하는 의사와 병원들을 아픈 사람들을 치료하고 더 많은 돈을 받게 된다. 하지만 인두제에서는 이러한 구조가 180도 변하게 된다. 인두제에서는 보험자 대신 의료 제공자가 위험을 감수해야 한다. 인두세를 통해서 의사들에게 비용을 지불하는 HMO는 단기적으로 봤을 때 환자가 생겨 비용을 지불해야 하는 것에 대한 걱정이 거의 없다. 왜냐하면 어떤 의료 서비스가 환자에게 제공되었던 간에 보험자가 지불하는 비용은 일정하기 때문이다. 이에 반해 의료 제공자는 환자를 진료하는 데 더 많은 시간을 투자하고 더 나은 서비스를 위해서 병원시설에 투자하여도 추가적으로 받는 비용이 없다. (장기적으로 보았을 때, HMO는 인두제의 비용을 높이려는 의료 제공자의 압박을 줄이기 위해 의료 서비스를 제한하기 원한다.)

이러한 인두제로 인한 재정적인 위험을 감소시키기 위한 방법들이 있다. 하나의 예는 특별한 부분에는 부분적으로 행위별 수가제를 도입하는 방식이다. 이렇게 인두제로 보장되지 않는 의료 서비스들은 carved-out이라고 불린다. 이러한 항목들은 인두제 지불방식으로 지불되지 않고 따로 지불된다. 자궁경부암 검사, 예방접종, ECG 그리고 소수술(minor surgery) 등은 제외(carved-out) 항목으로서 행위별 수가제 형식으로 지불된다.

이러한 위험을 감소시키려는 다른 방법으로는 "위험조정 인두제(risk-adjusted capitation)"라고 불리는 방법이 있다. 보통 인두제를 통해 지불받는 의사들에게는 중증질환을 가지고 있어 더 많은 시간을 할애해야 하는 환자들보다 건강한 환자들을 등록시키는 것이 더 이득이 된다. 따라서 중증환자들을 등록시키는 것을 꺼려 할 수가 있다. 따라서 이러한 위험조정 인두제는 노인환자에 대해서 그리고 만성질환을 앓고 있는 환자에 대해서 더 높은 지불을 한다는 내용이다. 하지만 이러한 위험조정 인두제에는 큰 어려운 점이 있다. 그것은 위험조정을 하기 위해서는 개개인의 건강상태와 의료보험이 얼마나 필요할 것인가 조사를 해야 한다는 점이다.(Brown et al, 2010).

인두제는 의료비용을 증가시킬 수 있는 행위별 수가제의 대안으로 의료비용을 관리할 수 있다는 장점이 있는 지불방식이다. 덧붙여 인두제는 의료를 체계적으로 제공할 수 있다는 장점이 있다. 인두제를 하기 위해서는 환자는 의사나 의사단체에 가입을 해야 한다. 이렇게 환자군이 확실하게 등록되게 되면 일차진료라는 측면에 있어서 환자가 필요로 하는 서비스를 계획하고 의료 서비스의 적절성을 관리할 수 있다는 장점이 있다. 인두제는 또한 좀 더 의료 서비스 측면에 있어 가장 효과적으로 의료 서비스를 조직하고 제공할 수 있게 유연성을 제공해준다.

예를 들면, 행위별 수가제에서는 의사를 직접 만나야 의사에게 비용지불이 된다. 하지만 인두제 지불방식에 있어서 의사는 직접 만남은 메일이나 전화 연결로 대신 할 수 있고, 이를 통해서 혈압이나 당뇨 조절에 대해 추적 관찰할 수 있고, 필요한 예방의료 부분을 간호사나 P.A.(Physician Assistant)에게 위탁시킬 수가 있다. 또한 인두제는 정확하게 등록된 환자군에게 의료 서비스를 제공하기 위해 필요한 비용을 알 수 있고, 의료 자원을 보다 더 잘 배분할 수 있게 하며, 의료 서비스를 제공하는데 있어 더 나은 방식을 사용할 수 있게 해준다. 인두제를 통한 비용 규모는 일차진료 의사들이 부수적이고 전문의료 서비스에 영향력과 유연성을 가질 수 있게 해준다.

2단계로 구성된 인두제
Capitation with Two-Tiered Structures

영국에 사는 젊은 여성인 Jennifer는 귀에 감염이 생겼다. 그녀의 담당의사인 Walter Liston은 그녀를 진찰한 후에 항생제를 처방해 주었다. Jennifer는 진찰료를 지불하지 않았다. 왜냐하면 Liston은 매달 Jennifer를 진찰하는 대가로 12달러는 정부에서 받고 있다. Jennifer가 충수돌기염에 걸려서 X-ray 촬영과 수술이 필요하게 되자, Dr. Liston은 그녀를 지역 병원으로 보냈다. 이렇게 이송되어 받는 의료 서비스에 대한 비용은 NHS(National Health Services)에서 따로 제공하는 병원의 수술 예산에 포함되어 있다.

영국 제도—미국에서의 인두제 지불방식은 복잡하다. 하지만 영국의 인두제 지불방식은 전통적으로 간단하다(제14장 참조). 영국의 정통적인 NHS 아래 모든 사람은 한 명의 일반의, 즉 일차진료의에게 등록을 해야 한다. 이러한 일반의의 목록에 들어간 사람들에 대해서 의사는 매달 인두제 형식으로 돈을 지불 받는다. 목록

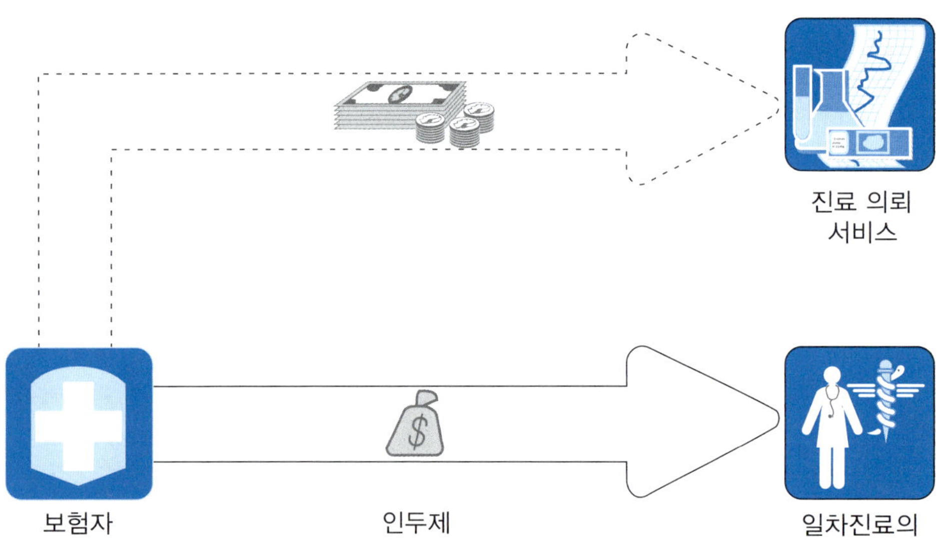

▲ 그림 4-1. 2단계 인두제. 보험자는 일차진료의에게 인두제로 지불하고 진료의뢰 서비스(예: X-ray, 전문의 의뢰)는 다른 상환 방식으로 지불한다.

에 더 많은 환자가 있을수록 의사들은 더 많은 돈을 받게 된다. 모든 환자들은 응급상황이 아닌 의료 서비스를 받을 시에는 일반의를 우선적으로 보게 된다. 즉 일반의는 의료 서비스에 있어서 문지기 역할을 하는데, 이것은 즉 전문의료 서비스나 입원치료가 필요한 경우에만 환자를 이송시켜 주기 때문이다. 이러한 단순한 관계는 그림 4-1에 나타나 있다. 이것은 두 단계 구조의 인두제라 할 수 있다. 한 단계는 건강보험(영국의 경우 정부가 해당된다.)이고, 다른 하나는 일반의 개개인이나 일반의의 소규모 집단을 이다.

미국 제도—미국의 인두제 지불방식은 HMO와 관련이 있으며, 전통적 혹은 PPO 보험과는 관계가 없다. 몇몇 HMO는 앞에서 살펴 보았던 2단계의 구조를 가지고 있고 여기서 HMO는 인두제 비용을 직접 일차진료의에게 준다(그림 4-1). 그러나 미국에서의 인두제 지불방식은 2단계 구조보다 보통 3단계 구조를 지니고 있다.

3단계로 구성된 인두제
Capitation with Three-Tiered Structures

3단계로 구성된 인두제에서, HMO가 직접적으로 인두제 비용을 의사 혹은 의사단체에 지불하지 않는다. 대신에 이러한 인두제 비용을 받는 중간 단계의 구조가 있다(Robinson and Casalino, 1995). 이러한 세 단계 구조의 한 예 (그림 4-2A)는 의사는 자신의 개인 진료실에서 진료를 보고 또한 독립개원의단체(Independent practice associations; IPAs)에 소속되어 있다.

Goerge는 그의 사용자를 통해서 Smart 보험회사라는 HMO가 운영하는 Smart care에 등록되어 있다. Smartcare는 George가 사는 지역의 보험 등록자들에게 의료 서비스를 제공해주는 2개의 독립개원의단체와 계약을 맺고 있었다. George는 이러한 2개의 독립개원의단체 중 하나인 CapCap에 소속되어 있는 Dr. Bunch에게 진료를 받기로 결정하였다. Smartcare는 CapCap에 매달 george에 대한 의료비용으로 매달 60달러를 지불한다. CapCap에서는 이중 15달러를 매달 Goerge의 일차진료의인 Bunch에게 지불한다.

George가 전립선비대증으로 인해 소변 보는 것에 불편한 증상이 생기게 되었다. Dr. Bunch는 몇 가지 검사를 처방하였고, 방광경검사를 위해 George를 비뇨기과에 전과시켰다. 이러한 비용은 행위별 수가제를 기본 바탕으로 CapCap에 청구되었고 이것은 Smart Care로부터 받았던 돈에서 이러한 비용을 위해 모아 두었던 money pool을 통해서 지불되었다. 연말에 CapCap에서는 진단 그리고 전문의료 서비스에 사용하고 남은 돈을 CapCap에 등록되어 있는 일차진료의에게 보너스 형식으로 다시 돌려 준다.

지불과 위험도를 나누는 것은 이러한 3단 구조의 인두제 시스템에서는 어려운 일이다. 대부분의 3단계 HMO 들은 진단과 전문 서비스 제공에 있어서 재정적 위험은 전적으로 독립개원의단체가 책임지게 되고 결과적으로 독립개원의단체에 소속되어 있는 모든 일차진료의가 재정적 위험을 지게 된다. 1980년도와 1990년도에 위와 같은 3단계 구조의 인두제 형식을 띤 CapCap Associates에서는 소속된 일차진료의가 진단적, 전문적 서비스의 사용을 줄일수록, 해당 연말정산에서 남은 돈을 재정적 인센티브로 되돌려 주었다. 이러한 상환제도를 인두제-보너스 지불제(capitation-plus-bonus payment)라고 하였다. 진단적·전문적 서비스를 덜 사용하는 독립개원의단체 소속 일차진료의는 연말에 더 많은 보너스를 받을 수 있었다. 하지만 이러한 제도는 일차진료의들이 더 많은 인센티브를 받기 위해서 환자에게 필요한 진단적·전문적 서비스를 제공하는 것을 꺼릴 것이라는 비판을 받게 되었다(Rodwin, 1993). 최근에는 몇몇 다른 보험조직에서는 보너스 지급을 앞서 보았던 것처럼 비용 절감을 위해서 시행하는 것이 아니라 의료의 질을 높이기 위한 방법으로 사용하고 있다(제10장 참

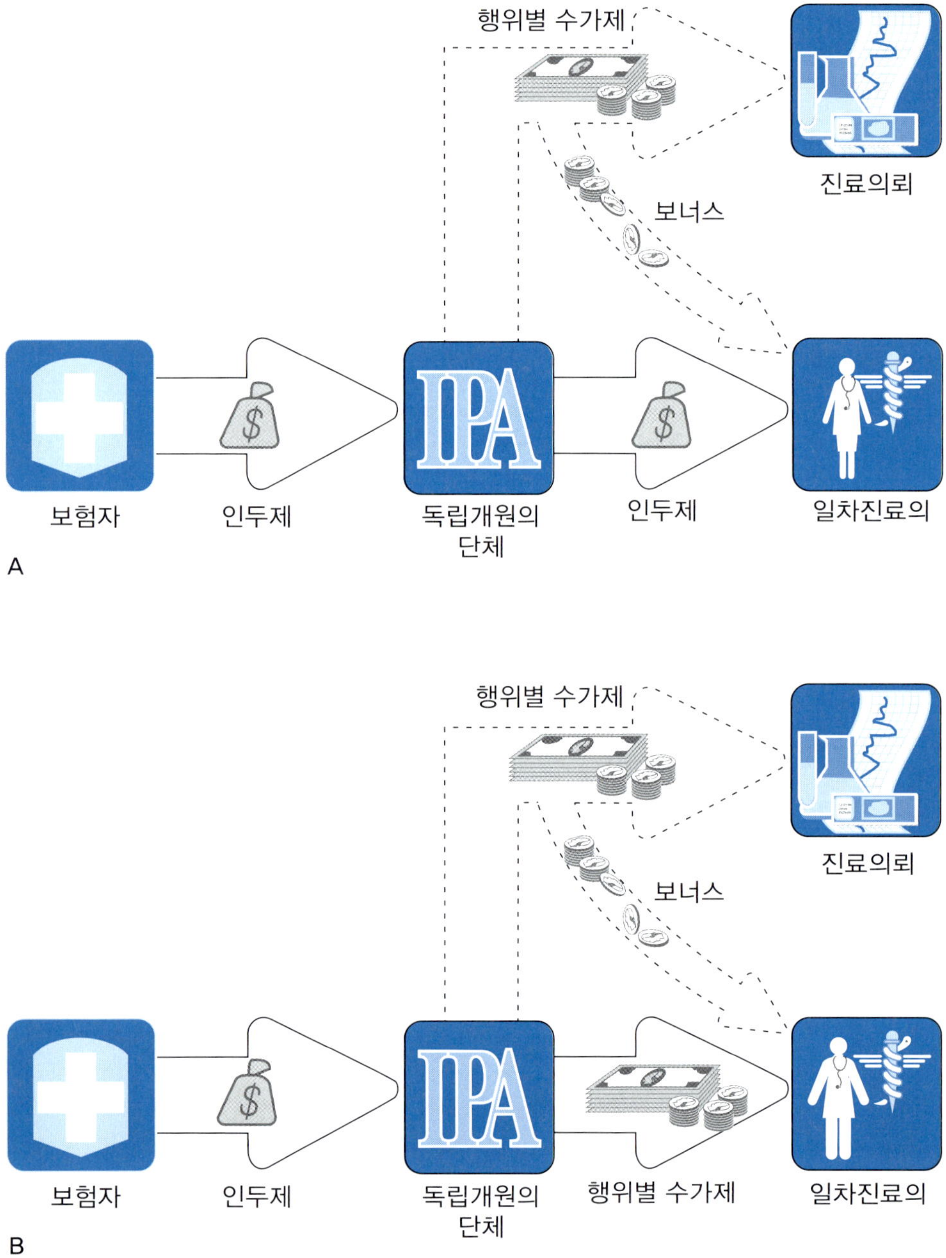

▲ 그림 4-2. 3단계 인두제. (A) CapCap Associates와 같은 방법: 일차진료의는 인두제와 함께 보너스를 받는다. 독립개원의단체는 진료의뢰 서비스 지불 비용에서 흑자가 생길 경우, 이를 연말에 일차진료의에게 보너스로 지급한다. (B) CapFee Associate와 같은 방법: 독립개원의단체는 보험자로부터 인두제로 지불받으나, 소속 일차진료의에게는 행위별 수가제로 지불한다.

조). 이러한 3단계 인두제 시스템에는 의료보험과 독립개원의단체를 관리하는 데 있어서 상당히 많은 비용이 필요하다.

Goerge 형인 Steve는 George와 같은 회사에서 일하고 마찬가지고 Smart Care 보험에 가입되어 있다. 하지만 Steve는 일차진료를 다른 Smart Care 독립개원의단체 보험인 CapFee Associates에 속한 의사에게 받는다. CapCap Associates와 마찬가지로, CapFee Associates는 인두제 형식으로 등록된 환자 한 명당 한 달에 60달러를 받는다. 하지만 CapCap Associates와 다르게 CapFee Associates는 등록된 일차진료의에게 행위별 수가제를 기반으로 지불한다.

이러한 3단계 독립개원의단체 구조는 각 단계마다 지불하는 방식이 다를수록 더 이해하기 어렵다. CapCap Associates에서는 인두제가 독립개원의단체 그리고 독립개원의단체에 속해 있는 일차진료의에게 지불하는 방식이었다. 하지만 CapFee Associates에서 독립개원의단체는 인두제 형식으로 돈을 지불받게 되나 독립개원의단체에 속해 있는 일차진료의는 행위별 수가제 방식으로 돈을 지불받게 된다(그림 4-2B). 이러한 방식에서는 독립개원의단체가 속해 있는 일차진료의에게 지불한 금액이 독립개원의단체가 보험료를 통해서 받은 금액을 초과할 수도 있다. 이러한 위험을 줄이기 위해서, CapFee Associates와 같은 방식으로 지불하는 독립개원의단체는 소속 일차진료의에게 예상되는 지불료의 60% 정도만 주고 나머지 40%는 주지 않는다. 만약에 연말정산에서

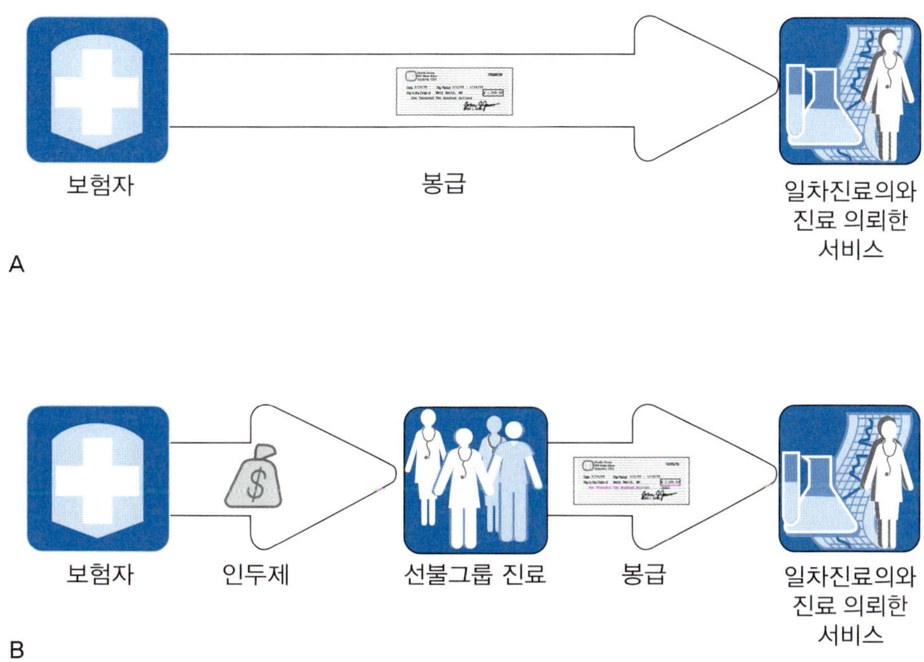

▲ 그림 4-3. 봉급제. (A) 스텝 모델 HMO: 보험자는 의사를 직접 고용한다. (B) 그룹 모델 HMO: 선불그룹진료(prepaid group practice)는 보험자로부터 인두제를 지급받고, 소속 의사에게 봉급을 지불한다.

돈이 남게 되면 독립개원의단체는 소속되어 있는 일차진료의에게 남은 40%의 금액을 지불해 준다.

CapFee 구조에서, 만약 일차진료의가 보다 많은 의료 서비스를 제공한다고 하면 독립개원의단체는 손해를 본다는 면에서 주요한 재정 위험부담을 지고 있다는 것을 알 수 있다. 하지만 독립개원의단체의 지출이 많다고 하면 독립개원의단체에 속한 일차진료의는 서비스 제공에 대해 받지 못한 금액을 다시 받을 수 없기 때문에 일차진료의 개개인들도 재정적인 위험을 부분적으로 부담하고 있다. 이러한 구조에서 일차진료의에게 지불되는 경제적 인센티브에는 복합적인 영향을 받는다. 우선 일차진료의가 가능한 많은 환자를 받는 것은 그들에게 있어서 이득이 된다. 왜냐하면 내원에 대한 비용을 받기 때문이다. 하지만 독립개원의단체 전체를 놓고 보면 많은 환자들이 오게 되면 보다 많은 검사와 전문 서비스를 환자에게 제공할 것이고 그렇게 되면 독립개원의단체의 예산을 초과하게 되어서 독립개원의단체는 파산할 수도 있다. 그렇게 되면 독립개원의단체에 소속되어 있는 많은 일차진료의는 독립개원의단체를 통해 받아야 하는 비용을 못 받게 되는 것이다.

▶ 시간에 따른 지불방식: 봉급제
Payment per Time: Salary

Dr. Joyce Parto는 HMO의 산부인과에 스텝으로 근무하고 있다. 그녀는 이전 홀로 행위별 수가제 적용 개업의로 일을 하면서 겪었던 재정적 그리고 사업적 스트레스를 덜 받을 수 있을 것이라 생각하고 HMO에서 근무하였다. 그러나 다른 산과 전문의들이 산과 레지던트들에게 밤중에 생기는 분만의 대부분을 담당하게 하는 것을 걱정하였지만 이는 분만 담당에 있어서 재정적인 인센티브의 부족이 부분적으로 책임이 있다고 생각하였다. 그녀도 이러한 관료주의적인 상황이 짜증이 났지만 그녀도 역시 아들의 학교 연극을 보기 위해서 오후 외래를 취소하기 위해 노력해야 하는 때가 있었다.

전통적인 개업의와 다르게 공공의료 부분(지방, 보훈병원, 주립정신병원), 그리고 지역병원에 있는 의사들은 주로 봉급제 형식으로 지불 받는다. 봉급제 형식의 의료에서는 한 달 혹은 일 년 동안 제공되는 모든 의료 서비스에 대한 지불을 합쳐서 봉급형태로 주는 것이다. 관리의료라는 방식이 공공의료 부분에 있던 봉급제 형식의 지불 방식을 민간의료 부분으로 가져 와서, 때로는 의료 그룹-스탭 모델 HMO(제6장 참조)에서는 봉급과 보너스를 합친 형태로 들어오게 되었다. 그룹-스탭 모델 HMO는 병원 내에 의사들이 있게 하는 형식을 의미한다.

그룹-스탭 모델 HMO 간의 차이는 이전에 논의한 2단계(2-tiered)와 3단계(3-tiered) 독립개원의단체 모델과 차이점과 비슷하다. 스텝 모델 HMO은 HMO보험이 봉급제를 기본으로 직접적으로 의사를 고용하는 2차 지불 구조이다(그림 4-3A). 그룹 모델 HMO는 HMO보험이 인두제를 기반으로 하여 중재자인 의사 그룹과 계약을 맺어 결과적으로 의사 개개인에게 급여를 주는 형식이다(그림 4-3B).

순수하게 봉급을 받는 HMO 의사는 개개인의 재정적인 어떤 위험에도 거의 견디지 못한다. 지출이 너무 많을 경우 HMO 혹은 의사 그룹은 위험에 처하게 된다. 위험을 관리하기 위해 그룹-스탭 모델 HMO의 관리자들은 그들의 피고용인인 의사에게 이용 가능한 전문의 수를 제한하거나 외래 환자의 수를 늘리는 형태로 제약을 둔다. 봉급의사는 근무 초과 수당을 받지 않을 위험에 있게 된다. 근무 초과 수당 없이 연봉을 받는 의사들은 복잡한 환자 외래 수가 늘어나면서 하루 8시간 진료가 급여인상 없이 12시간 진료를 보았다. HMO와 medical group은 전체 지출이 예상했던 지출보다 적었거나 의사가 높은 수준의 의료를 제공했을 경우 봉급의에게 성과보상 지불(pay for performance)로 보너스를 제공했다.

입원 서비스 지불방식
METHODS OF HOSPITAL PAYMENT

▶ 행위에 따른 지불: 행위별 수가제
Payment Per Procedure: Fee-for-Service

Kwin Mock Wong은 출혈성 궤양으로 입원했다. 4일을 입원하고, 병원은 14,000달러의 항목별 병원 청구서 7페이지를 Wong의 보험자인 Blue Cross에 보냈다.

과거 병원이 비용지불 수준을 결정할 영향력을 가지고 있던 시스템일 때, "합리적인 비용(reasonable cost)" 원칙을 바탕으로 보험회사는 개인 병원에 행위별 수가제를 적용시켰다. 미국병원협회와 Blue Cross는 Medicare의 수가를 정하는 데 중요한 역할을 했기 때문에 이 프로그램은 초기에 비슷한 합리적인 비용 공식에 따라 병원에 비용을 지불했다(Law, 1974). 최근 지출 억제와 관련이 있는 개인 혹은 공공의 지불자는 병원 청구에 의문을 가지고 좀 더 낮은 지불액을 협상하기 시작했으며, 일당정액제, 진단군별 지불방식 또는 인두제 등을 사용하여 재정적 위험을 병원으로 이동시켰다.

▶ 일(day)에 따른 지불: 일당정액제
Payment per Day: Per Diem

HMO 환자인 John Johnson은 극심한 두통으로 병원에 입원했다. 3일 입원해 있는 동안 그는 MRI 스캔, 요추천자, 그리고 뇌동맥조영술을 받았고, 이 모두는 인력과 장비면에서 병원에 상당한 비용이 드는 시술이었다. 병원은 HMO로부터 총 4,800달러, 일당 1,600달러를 받았다; 병원은 Johnson의 입원 비용으로 7,200달러를 지출했다.

같은 HMO에 속한 Tom Thompson은 울혈성 심부전으로 입원했다. 그는 3일 동안 푸로세마이드(이뇨제) 정맥주사를 받았고, 그의 상태를 호전되었다. 진단 테스트는 흉부 방사선, 심전도, 기본적인 혈액검사로 한정되었다. 병원은 4,800달러를 지불받았다. 병원이 쓴 비용은 4,200달러였다.

많은 보험회사와 Medicaid는 각각의 항목별 지불(병실비, MRI, 동맥조영술, 흉부 방사선 그리고 심전도)보다는 일당정액제로 병원과 계약한다. 병원은 HMO 환자가 병원에 입원해 있는 기간만큼 일시불로 받는다. 보험자는 이용도 조사 간호사를 병원에 보내 환자의 차트를 검토하도록 하여, 환자가 급성이 아니라고 판단될 때, HMO는 추가적인 입원일수에 대해서 지불을 중단한다.

일당정액제는 특정한 날에 한 환자에게 제공된 모든 서비스 비용을 하나의 묶음으로 지불한다. 전통적인 행위별 수가제에서는 병원이 몇 가지 값비싼 진단검사를 수행하면 각각의 검사에 대해서 청구했기 때문에 더 많은 돈을 벌 수 있었다. 반면 일당정액제에서 병원은 값비싼 시술에 대한 추가적인 돈을 받을 수 없다. 서비스 묶음을 하나의 요금으로 계산하는 이 방법은 비싼 검사를 하면 이익보다는 손해가 나게 함으로써 병원의 재정적인 인센티브를 제거하였다.

일당정액제에서 보험자는 환자의 입원기간이 길어지게 되면 계속 위험을 부담하게 된다. 추가적인 입원일수에 대해 지불을 해야 하기 때문이다. 하지만 병원은 환자의 입원기간 동안 제공한 서비스의 양에 대한 위험이 있다. 더 많은 서비스를 제공하면 추가적인 지불 없이 더 많은 비용을 초래하기 때문이다. 입원일수를 줄이기 위해 이용 조사를 수행하는 것은 보험자에게 이익이 된다. 하지만 보험자는 얼마나 많은 서비스들이 하룻동안 수행되는지에 대해 별로 걱정하지 않는다. 국가재정의 고민은 병원으로 옮겨졌다.

▶ 입원 에피소드에 따른 지불: 진단군별 지불방식
Payment per Episode of Hospitalization: Diagnosis-Related Groups

Bill은 67세 남자로 급성 폐부종으로 병원에 갔다. 그는 응급실에서 푸로세마이드와 산소치료를 받았고 병원에서 36시간 동안 병원에 있다가 퇴원하였다. 병원 비용은 5,200달러였다. 병원은 Medicare의 DRG 지불로 7,000달러를 받았다.

Will은 82세 남자로 급성 폐부종으로 병원에 갔다. 푸로세마이드, 캅토프릴, 디곡신, 나이트레이트의 반복적인 치료에도 불구하고 심부전에 빠졌다. 그는 원격측정, 일일 혈액검사, 흉부 방사선, 심전도 그리고 심초음파가 필요했고, 마침내 9일째에 퇴원하였

다. 그의 병원비는 23,000달러였으나 병원은 Medicare로부터 7,000달러를 받았다.

Medicare 환자들을 위한 지불형태인 DRG는 1983년에 시작되었다. 행위별 수가제와 다르게 Medicare는 환자의 진단에 따른 지불액수를 결정하고 각 입원에 대해 일시불로 지불했다. DRG는 묶음 서비스를 한 번에 지불하는 일당정액제보다 한 발자국 더 나아갔다. 일당정액제는 하룻동안 수행된 모든 서비스를 하나로 묶지만, DRG는 한 번의 입원동안 이루어진 모든 서비스를 하나로 묶는다. [비록 질병의 에피소드가 급성 입원의 경계를 벗어나더라도(예: 입원 전에 하는 외래환자 평가와 입원 후에 재활을 위한 요양시설로의 전원이 있다.) DRG 시스템에서의 에피소드는 정확하게 급성 진료 병원에서 시간과 노력을 들인 질병만을 이야기 한다.]

DRG 하에서 Medicare는 입원건수 증가 위험을 가지지만, 병원은 입원일수와 입원하는 동안 사용하는 자원에 대한 위험이 있다. Medicare는 (대단히 긴 입원일수를 제외하고는) Medicare의 지불에 영향을 미치지 않는 입원일수에 대해서는 재정적인 부담이 없다. 반면에, 병원은 입원일수와 제공되는 값비싼 시술의 건수에 첨예한 이해관계가 있다. Will의 경우처럼 고비용 입원은 병원에 재정적인 손실을 가져다 주는 반면 짧은 입원일수는 이익을 가져다 줄 것이다. 그러므로 병원은 Medicare 환자들의 비용을 절감하기 위해 내부적으로 이용도 조사를 한다.

▶ 환자에 따른 지불: 인두제 Payment per Patient: Capitation

Jane은 Blue Cross HMO에 가입되어 있고 Blue Cross HMO는 Upscale 병원과 계약하여 그녀가 입원이 필요할 때 진료를 받을 수 있도록 했다. Upscale 병원은 HMO에 등록된 환자 한 명당 인두제 형식으로 한 달에 60달러씩 받았다. Jane은 건강하기 때문에 HMO 가입자로 있었던 36개월 동안 병원 한번 가본 적 없었지만 병원은 2,160달러를 지불받았다.

Wayne 또한 Blue Cross HMO에 가입하였다. 등록 후 24개월째에 그는 주폐포자충 폐렴(Pmeumocystis carinii pneumonia)에 걸렸고 그 다음 12개월 동안에, 그는 Upscale 병원에서 6주 동안 35,000달러를 썼다. Upscale 병원은 Wayne 진료로 총 21,600달러(개월당 60달러의 인두세를 36개월 동안 지불)를 받았다.

인두제에서는 병원이 입원, 재원일수, 사용한 자원에 대한 위험을 부담한다. 다시 말해서, 병원은 모든 위험을 부담하고 보험자(보통 HMO)는 위험을 부담하지 않는다. 병원에 대한 지불방식으로서의 인두제는 거의 사라졌다.

▶ 기관에 따른 지불: 총액계약제 Payment per Institution: Global Budget

Kaiser 건강보험의 가입자인 Don Samuels은 갑작스런 극심한 두통에 시달렸고, 급성 뇌출혈로 캘리포니아 오크랜드의 Kaiser 병원에 일주일 입원했다. 그는 혼수상태에 빠졌고 결국 사망하였다. 사무엘의 입원 대한 병원 청구서는 없었고, 어떠한 건강보험도 병원으로 인두세를 지불하지 않았다.

Kaiser 건강보험은 미국의 몇몇 주에서 소속 병원을 운영하는 큰 통합 전달 시스템이다. Kaiser 병원은 Kaiser 건강보험에 의한 총액계약을 적용한다. 1년 동안 모든 병원 서비스에 대해서 고정된 지출이 행해진다. 총액계약제는 또한 미국 군병원 및 보훈병원, 공립병원 뿐만 아니라 캐나다와 많은 유럽 국가에서의 표준 지불 체계로 사용된다. 관리의료 입장에서는 얼마나 많은 사람들이 입원을 하고 얼마나 값비싼 서비스가 제공되는지 상관하지 않기 때문에 병원이 전체적으로 위험이 놓여 있으며, 병원은 고정된 예산 내에서 유지할 방법을 찾아야 한다고 이야기 한다. 총액계약제는 제일 비싼 서비스의 묶음을 나타낸다. 1년 동안 모든 환자들에게 제공되는 모든 서비스는 한 번의 통합된 지불에 포함된다.

결론 CONCLUSION

1990년대, 지출 억제에 대한 압력은 의사와 병원이 어떻게 비용을 지불받을 것인가에 대해 두 가지 방향으로 변화의 움직임을 만들었다

1. 민간보험자, Medicare, Medicaid는 보다 더 많은 서비스를 부추기는 행위별 수가제를 의사와 병원에게 경제적 압력을 주는 상환제도로 대체했다. 서비스들을 한 번의 액수로 묶는 것은 재정적 위험을 지불자에게서 의료 제공자(의사와 병원)로 이동시키는 경향이 있다.
2. 이전에는 지불액 수준이 제공자 스스로에 의해 만들어졌지만 (병원에 대한 합리적인 비용 지불과 의사에 대한 흔히 관례적이고 합리적인 요금), 지불액 수준은 점점 더 지불자와 제공자 사이의 협상 혹은 지불자가 정한 수가에 의해 결정되었다.

두 번째 변화는 의료 제공자에 대한 영구적인 지불방식이 되어가고 있다. 하지만 첫 번째 변화, 비록 보다 더 많은 지불방법을 혼합하는 형태가 여전히 병원에 대한 상환으로는 흔하게 사용되지만, 행위별 수가제를 대신하는 인두제와 다른 지불방법을 혼합하는 것은 의사에 대한 지불방식을 크게 뒤집어 놓았다. 행위별 수가제는 다시 복귀했다. 하지만 의료비용 증가가 가속화되면서 2010년 이후로 행위별 수가제에 대한 대체방안을 재도입 하자는 논의가 중요하게 다루어지고 있다.

적절한 상환체계를 만드는 데에 어려운 점 중에 하나는 과대치료와 과소치료에 대한 경제적인 인센티브 사이의 알맞은 균형을 발견하는 것이다(Casalino, 1992). 영국 국가보건 서비스는 전통적으로 일반의에 대해 혼합된 지불단위를 가지고 있다. 간접비용(예: 사무실 임대와 직원)에 대한 총액계약제, 의원에 등록된 환자에 대한 인두세, 예방 의료(예: 예방접종과 자궁경부 세포진 검사)와 가정간호의 공급을 권장하기 위한 선택적 행위별 수가제가 그것이다. 미국의 관리의료체계가 영국의 사례를 따라서 인두제와 행위별 수가제 모두의 요소를 포함하고 있는 혼합 지불 형태를 만들었다(Robinson, 1999). 이러한 혁신은 과대치료와 과소치료 인센티브의 균형을 맞출 수 있을 것이다.

참고문헌 REFERENCES

Bodenheimer T et al. The primary care-specialty income gap: Why it matters. *Ann Intern Med.* 2007;146:301.

Brown J et al. Does Risk Adjustment Reduce Selection in the Private Health Insurance Market?, 2010. www.wcas.northwestern.edu/csio/Conferences/DugganPaper.pdf. Accessed November 23, 2011.

Casalino LP. Balancing incentives: How should physicians be reimbursed? *JAMA.* 1992;267:403.

Law SA. *Blue Cross: What Went Wrong?* New Haven, CT: Yale University Press; 1974.

Pham HH et al. Episode-Based Payments: Charting a Course for Health Care Payment Reform. Center for Studying Health System Change Policy Analysis, January 2010. www.hschange.com.

Relman A. *Second Opinion: Rescuing America's Health Care.* New York: Public Affairs; 2007.

Robinson JC. Blended payment methods in physician organizations under managed care. *JAMA.* 1999;282:1258.

Robinson JC, Casalino LP. The growth of medical groups paid through capitation in California. *N Engl J Med.* 1995;333:1684.

Rodwin MA. *Medicine, Money, and Morals: Physicians' Confl icts of Interest.* New York, NY: Oxford University Press; 1993.

보건의료 서비스는 어떻게 조직되는가 - I: 일차, 이차 및 삼차진료

5

How Health Care Is Organized - I : Primary, Secondary, and Tertiary care

Frank Hope는 1940년 소아마비로 다리를 절었다. 그는 그의 딸이 걷고 뛰는 것을 보고, 그의 자손들이 백신 덕분에 소아미비와 같은 장애를 일으키는 감염 질환으로부터 보호받게 되었다는 사실에 감사했다. Salk 소아마비 백신이 처음 테스트 되고, 전 세계적으로 상용화 되면서 느꼈던 기분을 회상했다. Frank에게는 이러한 과학적 발달이 미국의 보건의료 시스템의 경이로움을 증명하는 사건으로 기억되었다.

Frank의 손자는 어린이집에 다닌다. Ruby는 같은 어린이집에 있는 3세 여아로, 최근 폐구균성 폐렴이 합병된 중증 천식 발작으로 입원하여 2주간 소아 중환자실에서 치료를 받았고, 그 중 며칠 동안은 인공호흡기 치료를 받았다. Ruby의 엄마는 정규직 버스 운전기사로 일하면서 3명의 아이들을 키우고 있었다. 그녀는 직장에서 제공하는 종합적인 민간 건강보험에 가입했으나, 세 아이의 예방백신 접종 스케줄을 모두 지키기 어려웠고, 편리한 시간에 진료 예약을 잡을 수 있는 병원을 찾기도 힘들었다. 그녀는 Ruby에게서 천명음(호흡 시 쌕쌕거림)이 들릴 때마다 야간 응급실에 아이를 데려갔고, 같은 의사에게 두 번 진료를 받은 적은 한 번도 없었다. Ruby는 폐구균 예방접종을 정해진 스케줄대로 받지 못하였고, 중증 천식 발작을 예방하기 위해 흡입성 스테로이드를 지속적으로 처방받지도 못하였다. 때문에, Ruby의 엄마는 딸의 입원에 대해서 죄책감을 가지게 되었다.

미국인들은 그들의 보건의료 시스템의 기술적 발달에 대해 자부심을 가지고 있다. 생물의학 분야의 눈부신 발전으로 소아마비와 홍역과 같은 재앙들은 대부분 자취를 감추었다. 그리고 장기 이식, 뇌종양에서의 "칼이 없는" 감마선 수술, 폐렴이 동반된 천식에 걸린 수많은 어린이들의 생명을 살리는 중환자실 치료와 같은 경이로운 의학적 업적이 가능해졌다. 하지만 이 모든 성공에도 불구하고 미국의 보건의료 시스템은 실패한 부분도 함께 가지고 있다. 예를 들어, 천식은 유아기 아이들이 병원에 입원하게 되는 가장 큰 질병이다(Akinbami et al, 2009). 적절한 내과적 치료를 통해 중증 천식 증상의 빈도와 천식에 의한 입원을 현격하게 줄일 수 있다. Ruby의 경우와 같이, 중증 천식의 악화를 막지 못하는 이유는 경제적인 문제라기 보다는 구조적인 문제이며, 특히 일차진료와 예방서비스의 전달체계에서 문제가 있음을 드러낸다.

모든 보건의료 시스템이 당면하고 있는 문제는 "환자(right patient)가 적절한 의료 서비스(right service)를 제때에(right time)에 적절한 장소(right place)에서 제공받도록 보장하는 것"이다(Rodwin, 1984). 추가적인 기준으로 "… 올바른 제공자에 의해(right caregiver)"가 포함될 수 있다. Ruby가 지속적인 천식 치료를 받지 못한 것이 이러한 문제의 한 예이다. 모든 어린이들이 적절한 의료 서비스를 제때에 받을 수 있도록 보장하는 것은 누구의 책임일까? 월 마트의 상점 내 클리닉이 그곳을 드나드는 모든 환자들에게 필요한 의료 서비스를 제공하는 것이 가능할까? 보건 간호사들이 예방 서비스를 제공하기 위해 지역 내 각 가정이나 보호 센터를 일일이 방문해야 할까? 치명적인 질병을 앓고 있는 환자들을 살리기 위한 중환자실 치료와 덜 위중한 의학적, 예방적 필요를 위한 일차진료 서비스 사이의 적절한 균형은 무엇일까?

이전 장에서는 보건의료 시스템의 재무적인 측면을 강조하였다. 이번 장과 다음 장에서는 보건의료 시스템의 조직이 주요 내용이 될 것이다. 그동안 의료 서비스에 대한 경제적 접근성을 "어떻게" 향상시킬 것인가에 대해서는 수많은 논의가 있어 왔지만, 그것이 "무엇에" 대한 접근성인가에 대해서는 덜 강조되어 왔다. 이 장에서는 넓은 시각에서 구조적인 시스템을 살펴보며, 특히 일차, 이차, 삼차진료(primary, secondary and tertiary levels of care)의 관계라든가, 생물 의학 패러다임과 의료 전문성이 미국의 보건의료 전달체계에 미치는 영향과 같은 포괄적인 개념에 대해서 더 자세히 살펴볼 것이다. 그리고 제6장에서는 지난 세기 동안 생겨난 (그리고 종종 사라져 간) 세세한 구조적 모델에 대해서 집중적으로 살펴볼 것이다.

보건의료 시스템의 모델
MODELS OF ORGANIZING CARE

▶ 일차, 이차, 삼차진료
Primary, Secondary, and Tertiary Care

보건의료 시스템의 특성을 이해하기 위해서는 일차, 이차, 그리고 삼차진료로 구분되는 보건의료 전달체계라는 중요한 개념을 이해해야 한다. 1920년에 작성된 영국의 Lord Dawson Report는 일차, 이차, 삼차 각각의 진료가 환자의 서로 다른 요구도를 충족할 수 있도록 설계되어야 한다고 제안하였다.

1. 일차진료는 흔한 건강 문제(예: 인후두염, 당뇨, 관절염, 우울증 또는 고혈압)를 다루고, 질병을 예방(예: 예방접종, 유방 X선 촬영)하며, 이는 의료 서비스 제공자들을 찾아가는 경우의 80~90%를 차지한다.
2. 이차진료는 급성 콩팥 부전이 있는 환자의 입원 치료와 같은 보다 전문화된 의료 서비스를 요구하는 문제들을 다룬다.
3. 삼차진료는 의료 시스템의 피라미드 구조의 가장 상위에 위치하며, 뇌하수체 종양과 선천성 기형과 같은 드물지만 복잡한 질환의 관리와 치료를 다룬다.

이 세 계층의 보건의료 시스템을 구성하는 데 있어서 두 가지 서로 반대되는 접근, (1) 엄격하게 구조화되어 있는 지역화된 보건의료 시스템인 Dawson 모델과 (2) 더 자유로운 유동성을 가진 모델(more free-flowing model) 이 있다.

1. 지역화 모델: Dawson 모델은 고도로 구조화된 시스템을 만드는 발판으로 이용하며, 지역화 개념을 바탕으로 한다. 이는 제한된 지역 내에서 모든 의료 자원과 서비스를 조직화하는 것(Bodnheimer, 1969)을 말한다. 지역화된 시스템에서는 서로 다른 종류의 인적 자원과 시설이 일차, 이차 그리고 삼차진료에 각각 할당된다. 그리고 각 계층 간 환자의 이동은 조정되고 통제된 방식으로 이루어진다. 이 모델에서는 일차진료의 기반을 강조한다.
2. 유동적 모델: 의료 서비스 제공자가 더 유동적인 역할을 하며, 환자도 각 계층 사이를 자유롭게 이동할 수 있도록 한다. 이 모델은 일차진료보다는 상위 계층인 삼차진료 서비스에 더 높은 가치를 두는 경향이 있다.

대부분의 보건의료 시스템은 두 모델의 성격을 모두 가지고 있지만, 일부는 한 가지 모델에 더 치우쳐져 있다. 영국의 국가보건 서비스(National Health Service; NHS)와 미국 내의 몇몇 통합 전달체계(Integrated Delivery System; IDS)는 지역화 모델의 경향을 보이는 반면, 전체로서의 미국 보건의료 시스템은 전통적으로 유동적 모델로서 더 분산된 형태를 따른다.

▶ 지역화 모델: 영국의 국가보건 서비스 방식 The Regionalized Model : The Traditional British National Health Service

Basil은 런던 교외에 살고 있는 60세 남자로, 이웃에 있는 일반의, Dr. Prime의 환자로 등록되어 있다. Basil은 건초열나 요통, 고혈압을 포함하는 대부분의 건강 문제가 발생할 때마다 Dr. Prime을 찾아갔다. 어느 날 그는 얼굴과 팔에 감각이 없어지고 힘이 약해지는 것을 느꼈다. 하지만 증상이 발생한 날, Dr. Prime이 그를 진찰했을 때에는 이미 그 증상이 사라진 뒤였다. Basil에게 일과성 뇌허혈(transient ischemic attack)이 발생했다고 의심한 Dr. Prime은 아스피린을 처방하고 그를 지역 병원에 있는 신경과 전문의에게 보냈다. 지역 병원에서 그는 경동맥 초음파를 찍었는데, 그 결과 중증 경동맥 협착이 발견되었다. Dr. Prime과 신경과 전문의는 Basil이 두경부를 전문으로 하는 혈관외과 전문의가 있는 런던의 큰 병원에 진료 예약을 해야 한다고 생각하였다. 외과 의사는 Basil에게 뇌졸중(major stroke)이 발생하는 것을 예방하기 위해 병원 진료 예약을 하고, 경동맥 내막절제술(carotid endarterectomy)을 시행해야 한다고 권고하였다. Basil은 Dr.

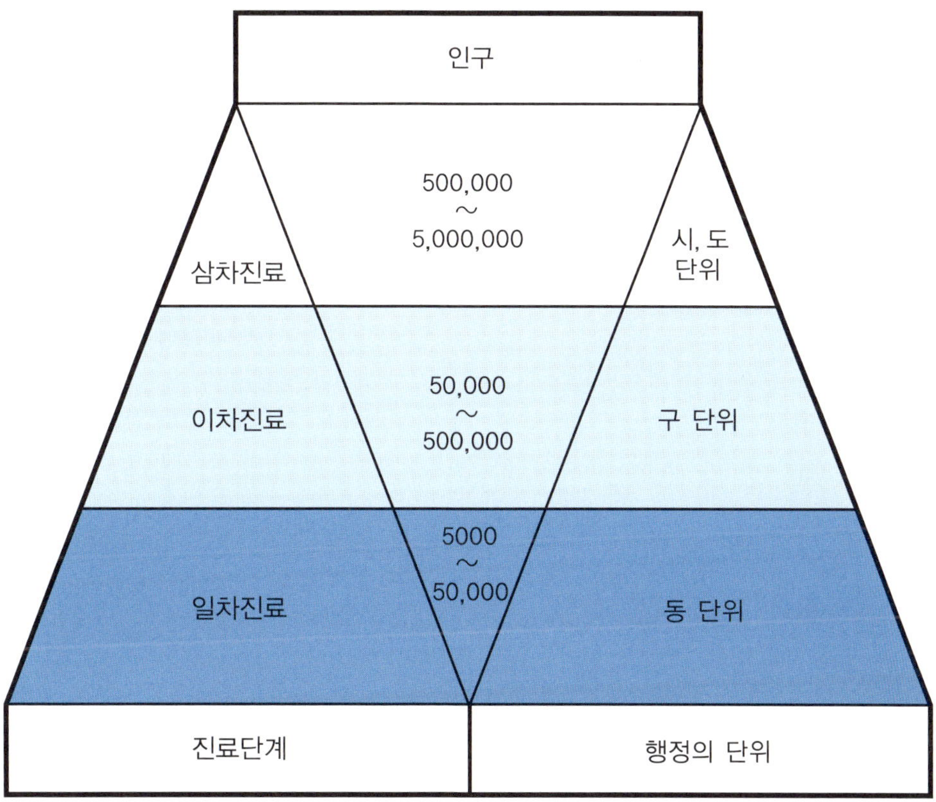

▲ 그림 5-1. 영국의 전통적 국가 보건 서비스 모델 하에서의 의료 서비스 조직은 행정적 단위와 인구 수와 상응하게 조직되었다.

Prime와 이 권고안에 대해 의논하고, 수술을 집과 가까운 지역 병원에서 받을 수 있는지에 대해서 물었다. Dr. Prime은 이러한 전문적인 수술을 시행할 수 있는 장비가 갖추어진 병원은 런던에 많지 않다고 그에게 알려주었다. Basil은 런던에서 수술 날짜를 잡고, 몇 달 후 단순 경동맥 내막절제술(uncomplicated carotid endarterectomy)를 받았다. Basil의 수술 후 관리는 다시 Dr. Prime이 맡았다.

전통적으로 영국의 NHS는 상대적으로 엄격한 일차-이차-삼차진료 시스템 구조의 전형이다.

1. 의료 서비스에서 일차진료 영역은 사실상 일반의(GP; general practitioner)의 독점적 영역이며, 이들은 소규모 또는 중간 규모의 그룹에서 진료를 하고, 주요 업무는 외래진료이다. 영국에서 모든 의사의 2/3 정도가 일반의들로 구성되어 있다.
2. 이차진료는 내과, 소아과, 신경과, 정신과, 산부인과 그리고 일반 외과와 같은 전문 분야의 전문의들에 의해 행해진다. 이러한 의사들은 병원 내에 있는 클리닉에서 일반의가 보낸 외래환자를 진료하며, 대부분의 환자들은 치료 후, 다시 그들의 일반의에게 돌아가 이후의 계속적인 진료를 받는다. 뿐만 아니라, 이차진료 영역의 의사들은 입원 환자를 관리하고 치료하는 의료 서비스도 제공한다.
3. 삼차진료의 세부 전문의들로는 흉부외과의, 면역학자, 그리고 소아 혈액학자 등이 있으며, 이들은 몇몇 삼차진료센터에서 진료를 한다.

병원설립 계획(hospital planning) 역시 의료 서비스와 같은 지역화 논리를 따른다. 지역 병원(district hospitals)들은 입원 환자들을 위해 기본적인 의료 서비스를 제공하기 위한 시설들을 갖추고 있는 반면, 지역의 삼차진료 센터는 입원 환자에 대해 고도로 전문화된 의료적 요구를 다룰 수 있는 시설을 갖추고 있다.

NHS에서는 인구 수를 고려하여 의료인력과 병원 자원을 계획한다. 일반의 그룹은 지역 내에서 진료를 하는 일반의의 수에 따라, 5,000~50,000명의 인구 집단에게 의료 서비스를 제공한다. 지역 병원은 50,000~500,000명의 인구 집단을 수용 영역으로 하며, 삼차병원은 의뢰센터(referral center) 역할을 하는 병원으로서, 500,000~5,000,000명의 인구 집단에게 의료 서비스를 제공한다(Fry, 1980).

서로 다른 계층간 환자군의 이동은 계단식으로 이루어진다. 응급상황을 제외한 모든 상황에서 환자들은 우선 일반의의 진료를 받고, 그후 공식적인 절차를 통해 더 전문화된 단계로 의뢰될 수 있다. 환자들은 스스로 전문의에게 직접 찾아갈 수 없다.

간호사와 같이 의사가 아닌 의료인들이 이차와 삼차병원에서 여러 보건의료 인력 사이에서 통합적인 역할을 하는 것과 같이 NHS에서 일차진료를 제공할 때 다학제적 접근은 특별히 주목할 만하다. 일반의들은 실무간호사(practice nurse : 미국의 nurse practitioners와 비슷), 가정 건강 방문자(home health visitors), 보건 간호사(public health nurses), 조산사(midwives : 영국에서 대부분의 분만을 담당하고 있는)들과 긴밀하게 협력하면서 일한다. 이러한 팀워크는 등록된 환자로 구성된 인구 집단의 건강에 대한 책임을 지고, 보편적 건강보험의 적용을 통해 소아의 예방접종을 놓치는 것과 같은 문제들을 피할 수 있도록 도와준다. 보건 간호사들은 아기가 태어난 첫 번째 주에 가정을 방문하여 교육을 하고, 일반의와의 첫 번째 진료 예약을 잡는 것을 도와준다. 국가 예방접종 추적 시스템(A national vaccination tracking system)은 부모들에게 매번 예정된 예방접종에 대해 공지하고, 아이가 정해진 예약 시간에 오지 않으면, 일반의와 보건 간호사에게 알린다. 결과적으로, 영국에서는 미취학 아동의 85% 이상이 예방접종을 빠짐없이 받고 있다(영국의 NHS에 대해서는 제4장에서 더 자세하게 다룰 것이다).

스칸디나비아의 선진국으로부터, 라틴 아메리카의 개발도상국에 이르기까지 많은 다른 나라들이 의료 서비스를 조직화하는데 이와 비슷한 접근방식을 채택하고 있다. 개발 도상국가들에서는 일차진료 단계가 의사보다는 지역 보건 교육자(community health educators)와 다른 종류의 공공 보건인력에 더 많이 의존하고 있다.

분산 모델: 미국의 보건의료 시스템
The Dispersed Model: Traditional United States Health Care Organization

Polly Seymour는 미국에 살고 있는 55세 여자로, 민간 의료보험에 가입되어 있으며, 다양한 문제로 몇몇 서로 다른 의사에게 진료를 받고 있다. 습진으로 피부과 의사에게 진료를 받았고, 반복적인 속쓰림으로 소화기내과 전문의에게 진료를 받았으며, 어깨의 건염(tendinitis)으로 정형외과 의사에게 진료를 받고 있다. 그녀는 당뇨병전증(borderline diabetes)과 같은 일반적인 내과적 문제를 해결하기 위해 소화기 내과 전문의와 상담하였다. 또한 요로 감염을 치료하기 위해 인접한 병원의 응급실에 가곤 했다. 어느 날 Polly는 유방에서 덩어리가 만져져 부인과 의사와 상담을 하였다. 조직 생검을 하기 위해 외과의에게 전과되었고, 그 결과 그 덩어리가 악성 종양임이 밝혀졌다. 외과의는 Polly와 함께 선택 가능한 치료방법들에 대해서 논의한 뒤, 절제술(lumpectomy)를 시행하였고, 수술 후 추가적인 치료를 위해 그녀를 종양내과 전문의와 방사선 치료 전문가에게 의뢰하였다. 그녀는 이 모든 치료를 집에서 가까운 지역 병원에서 받고 있다.

미국의 보건의료 시스템은 영국의 NHS에 비해 의료 서비스 각 단계에 대해 훨씬 덜 조직화된 방식으로 접근한다. 영국에서는 환자들을 다른 병원으로 의뢰하는 것이 계단식 흐름으로 이루어지는 것에 반해, Polly Seymour와 같은 미국의 건강보험 가입자들은 본인 스스로 다른 병원으로 전과 혹은 전원이 가능하며, 의료 시스템의 어떤 단계로든 바로 들어갈 수 있다. 영국의 많은 환자들이 그들의 모든 건강 문제를 1차적으로 평가하는 일차진료의(primary care physician; PCP)를 가지고 있는 것과는 달리, 많은 미국 사람들은 그들의 증상을 그들이 선택한 전문의에게 바로 상담하는 것에 익숙해져 있다.

일차진료에 대한 미국식 접근에서 특이한 점은 내과의과 소아과의의 역할이 확장되어 있다는 점이다. 영국과 대부분의 유럽 국가에서 일반 내과의와 일반 소아과의들은 원칙적으로 이차진료 단계에서 진료의뢰 의사로 일하는 것에 반해, 미국에서의 일반 내과의와 일반 소아과의들은 일차진료를 함께 제공하는 역할을 한다. 더욱이 미국에서 "일반의"(일반의, 가정의학과 의사, 일반 내과의, 일반 소아과의) 사이에 겹치는 역할은 단지 외래 진료 부분에만 제한되지 않는다. 미국에서 상당수의 일차진료의는 입원 환자들에 대한 의료 서비스를 제공함으로써 이차진료의 기능을 맡아왔다. 최근에 이르러서야 미국은 입원 환자 관리를 일차진료의의 영역에서 제외하고, 병원 내에서만 의료행위를 행하는 의사들인 "병원전속의(hospitalists)"의 역할로 지정하는 유럽의 모델로 나아가는 경향을 보였다(Wachter and Goldman, 1996).

일반 내과의와 일반 소아과의를 포함하는 전체 일반의의 수는 미국 내 모든 의사의 약 1/3을 차지하며, 그 수는 캐나다와 유럽의 국가들에서 50% 이상인 것과 비교할 때 매우 적은 수이다(Starfield, 1998). 일차진료의 공백을 메우기 위해, 미국 내에서는 삼차진료 단계의 일부 의사들이 환자들에게 일차진료의로서의 역할을 하기도 한다. 의사와는 반대로 nurse practitioner나 physician assistants들은 일차진료 환경에서 일하는 경우가 더 많으며, 국가 의료 인력의 중요한 부분을 차지한다.

미국의 병원들은 이차, 삼차진료의 경계 내에서만 역할을 하도록 제한을 받지 않는다. 하단부에 많은 수의 일반 지역 병원이 있고, 가장 꼭대기에는 몇몇 삼차진료 센터(tertiary care referral centers)가 있는 피라미드식 시스템 대신, 미국에 있는 모든 병원들은 전문화된 진료에서 최신의 의료 서비스를 제공하기 위해 노력하고 있다. 예를 들어, 대부분의 도시에서는 몇몇 병원들이 개흉수술, 장기 이식, 방사선 치료, 위험성이 높은 산부인과적 시술을 행하기 위해 서로 경쟁한다. 결과적으로 의료 시스템의 구조는 피라미드 보다는 다이아몬드 모양을 띤다. 기저에는 전문화된 진료가 부족한 적은 수의 병원이 있게 되고(대부분 시골에), 상위층에는 고도로 전문화된 의료 서비스를 제공하는 몇몇 대학 병원들이 존재하며,

중간에는 이차, 삼차진료를 아우르는 넓은 범위의 의료 서비스를 제공하는 많은 수의 병원이 존재하게 된다.

어떤 모델이 바람직한가? Which Model Is Right?

미국 보건의료 시스템을 비판하는 자들은 너무 많은 전문의 집단과 삼차진료 중심의 의료 시스템 그리고 조직 간 긴밀한 연결의 부족을 비판한다. 지난 반 세기 동안 미국 내 보건의료 시스템에 대한 분석은 "개별적이고 통합되어 있지 않으며, 제각각 서로 다른 동기에 의해 움직이는 수백만 부분들의 비 조직화된 시스템", "분열, 혼돈과 혼란" 그리고 "통제되지 않는 성장과 무정부 상태에 가까운 다원주의"와 같은 묘사로 넘쳐난다(Somers, 1972; Halvorson and Isham, 2003). 보건의료 분야에서의 높은 비용은 일정 부분 이러한 조직적 혼란 때문이었다. 의료의 질 역시 악화되었다. 예를 들어, 관상동맥 우회술과 같은 수술의 수술 건수가 적을 경우 사망률은 그런 시술을 많은 건수 시행하는 몇몇 대형 의료센터로 지역화 하여 집중할 때보다 더 높아진다고 보고하고 있다(Grumbach et al., 1995).

분산 모델의 지지자들은 다원주의는 미덕이라고 되받으며, 시설과 인력의 가용성에 있어서 분산모델이 가지는 유연성과 편의성을 내세운다. 이러한 시각에서 전문성과 기술에 대한 강조는 전문의와 삼차진료 서비스로의 직접적 접근성 및 의료진을 직접 선택할 수 있는 자율성에 높은 가치를 부여하는 미국인들의 가치 및 기대와 부합한다. 마찬가지로, 사람들은 집에서 가까운 곳에서 편리하게 최신 병원 의료 기술을 접하기를 원하기 때문에 삼차진료 서비스를 몇몇 제한된 숫자의 병원으로 지역화 하는 것에 찬성하지 않는다.

각기 다른 의료 서비스 수준들 사이의 균형점 찾기 Balancing the Different Levels of Care

의사인 Billie Ruben은 유명한 의과대학 병원의 내과에서 전공의 수련 과정을 마쳤다. 대부분의 동료 전공의들과 마찬가지로 그녀는 세부 전문 과목을 수료 하기 위해 계속 병원에 남았고, 소화기내과를 전문 과목으로 선택하였다. 소화기내과를 전공하기로 한 이유는 Dr. Ruben이 독소성 충격 증후군(toxic shock syndrome)으로 비가역적인 간부전이 온 젊은 여자 환자를 본 후에 이러한 진로를 결정하였다. 그 때 Dr. Ruben은 이식할 간을 구하기 위해 많은 노력을 기울인 끝에, 환자에게 간 이식을 하였고, 환자는 완치되었다.

Dr. Ruben은 전공의 수련 과정을 마친 후 지역 내에서 성공한 민간 병원인 Atlantic Heights Hospital의 유명 세부 전문의와 수련과정에 들어갔다. 인구 2백만의 도시에 벌써 두 개의 간 이식 센터가 있었지만 Atlantic Heights는 이제 막 세 번 째 간이식 센터를 열었으며, 이 병원은 생물의학 혁신의 최첨단에서 삼차진료 서비스를 제공한다는 것에 기대를 많이 하고 있었다. Dr. Ruben은 병원에서의 첫 6개월 동안 간이식이 필요한 환자는 단 2명밖에 보지 못했다. 그녀가 맡은 대부분의 환자들은 만성 복통과 소화장애로 병원을 찾는 사람들이었다. Dr. Ruben은 정기적으로 이와 같은 환자들을 진료하기 시작하면서 예방적인 관리방법를 제공하였고, 고혈압과 당뇨와 같은 비소화기내과 질환을 치료하기 시작하였다. 그녀는 전공의 수련 기간 동안 일반 내과에 대한 경험을 더 많이 쌓았으면 좋았을 것이라고 생각하곤 한다.

미국에서 일차진료의 역할이 중요하다고 생각하는 사람들은 일차진료가 건강전달체계에서 나중에 생각할 문제가 아니라고 주장한다. 이 관점에서 보면, 피라미드 상에서 삼차진료를 지나치게 강조하다보면, 지역사회 건강문제의 유병률, 발병률과 보건자원의 배분이 잘 맞지 않게되는 결과를 초래한다. 40여 년 전에 개재된 "의료 서비스의 생태학(the ecology of medical care)"라는 기사에서 Kerr White는 성인 1,000명의 월간 유병률을 기록한 결과, 그 중 750명이 한 달에 한 번 이상의 질병이나 상해를 경험했음을 확인했다. 이 중 250명은 한 달 동안 적어도 한 번 진료를 받았고, 9명은 병원에 입원했으며 1명만이 대학병원으로 보내졌다. Dr. white은 대학병원이 중심인 삼차진료에서 Dr. Billie Ruben 같은 수련의에게 본인의 전문성을 발휘할 수 있는 기회가 주어지지 않는다고 우려했다(White et al., 1961).

지역 내에서 실제로 발생하는 질병과 건강문제들을 놓고 일반적인 의대학생들의 경험, 혹은 이런 학생들을 담당하는 임상 교수들의 경험에 대해 생각해보면 심각한 의문이 제기될 수 있다. 일반적으로, 아픈 사람들의 단지 0.0013... 혹은 환자 중 0.004... 만이 대학병원으로 보내진다면, 의학, 간호학 그리고 보건의료전문인을 꿈꾸는 다른 학생들은 고도로 발달하는 현대의학의 기능에 대해 비현실적인 인상을 받을 수 밖에 없다(White et al., 1961).

Larry Green은 40년 후에 위에서 기술한 Kerr White와 정확하게 같은 패턴을 찾아냈다(Green et al., 2001).

영국의 일반의사 John Fry(1980)는 의료의 생태학에 관련된 연구를 했다. Dr. Fry는 1970년대 그를 찾아온 환자들을 대상으로 건강문제의 유형을 체계적으로 기록했다. NHS 하에서 일반의사는 문지기(Gatekeeper) 역할이기 때문에 Dr. Fry는 등록된 환자들 중에서 의학적 주의를 요하는 질환의 전체 유병률과 발병률에 대한 자료를 제공했다. 무작위로 추출한 인구에서 흔히 발견되는 질병은 가벼운 질병(별다른 치료 없이 호전되는 것), 고혈압, 관절염, 가벼운 정신질환 같은 만성적인 병이었다. 암의 발병률은 상대적으로 드물고, 몇 명 안 되는 환자들만이 다발성경화증(multiple sclerosis) 같은 복합적 증후군을 가지고 있었다. 비록 21세기 미국의 의사가 보게 되는 질환의 패턴이 1970년 대의 영국 일반의사와 다르긴 하지만(예를 들면, HIV 감염과 알츠하이머병은 표 5-1에 없다), 일반적인 패턴은 진실이다. Dr. Fry의 연구는 "흔한 질환은 흔하게 발생하고, 드문 질환은 드물게 발생한다"는 통념이 사실임을 보여주었다.

대부분의 의료 필요도는 일차진료 수준에 해당한다는 Kerr White, Larry Green과 John Fry의 분석이 있지만, 이 결과가 대부분의 보건의료자원이 일차진료에 집중되어야 한다는 것을 의미하지는 않는다. 이차 또는 삼차진료가 필요한 소수의 환자들은 집중적인 치료가 덜 필요한 대다수의 환자들보다 일인당 보건의료 자원이 더 많이 필요하다. 간부전 환자를 치료하는 것은 목감기 환자를 치료하는 것보다 더 많은 돈이 든다. 일반의사에 해당하는 65% 의사들이 외래진료를 60%를 담당하는 영국에서도 일반의사 진료에 대한 지출이 전체 NHS 예산의 10%에 못 미친다. 반면에 이차, 삼차진료의 내원 환자와 입원 환자의 비용은 예산의 약 2/3에 해당한다. 그러므로 그림 5-1의 피라미드는 보건의료 지출의 배분보다는 지역사회의 건강문제의 분포를 나타낸다. 거의 모든 선진국들은 이차, 삼차진료에 더 많은 보건의료 자원을 할당하고 있지만, 생태학적 관점으로 보면 더 많은 사람들이 일차진료 수준에서의 건강관리 요구도를 가지고 있다는 것을 우리에게 상기시켜 준다.

▶ 일차진료의 가치와 그 기능
The Functions and Value of Primary Care

Dr. O. Titus Wells는 Mr. Smith 가족의 아이 6명을 모두를 담당했으며, 가족주치의로서 산과도 담당했기 때문에 아이 한 명을 제외한 모든 아이의 출산을 도왔다. 스미스의 18개월 된 딸 Ginny의 귀는 자주 감염되었다. 이것은 흔한 문제였지만 Dr. Wells는 심각하게 생각했다. Ginny의 귀는 극심한 감염 상태를 나타내기도 했고, 때로는 중이에 박테리아 감염과 같은 액체가 차 있기도 했다. 주치의는 명백한 세균 감염 경우를 위해 항생제를 투여하려고 했으나, Ginny의 고막이 전체적으로 정상으로 보이지 않았기 때문에 Ginny의 귀를 검사하고 어느 정도의 변화가 실제로 새로운 감염을 시사하는 것인지 먼저 아는 것이 중요하다고 생각했다.

Ginny가 2살이 되었을 때, Dr. Wells는 Ginny가 이비인후과의사와 청력학자에게 가서 난청과 언어장애 검사를 해보는 것이 좋을 것 같다고 Smith 가

표 5-1. **등록된 2,500명의 인구 중 연간 건강문제 해결을 위해 의료 서비스를 찾는 사람 수**

	한 해당 의료기관을 찾는 사람 수		한 해당 의료기관을 찾는 사람 수
경증도 질병		중증도 질환	
일반적 질환		폐렴	20
감기	600	중증 우울증	10
피부질환	325	자살시도	3
감정적 문제	300	자살	1 in 4 years
소화불량	300	급성 심근경색	8
사고	200	급성 맹장염	5
		급성 뇌졸중	5
특별 질환		신생 암	5
급성 편도선염	100	폐	2 per year
급성 중이염	75	유방	1 per year
급성요로 감염	50	대장	2 every 3 years
급성 요부 증후군	50	위	1 every 2 years
편두통	25	전립선	1 every 2 years
고초열(枯草熱)	25	자궁경부	1 every 4 years
예방적 진료	300	뇌	1 every 10 years
(예: 예방접종, 검진, 산전 관리)		림프종	1 every 15 years
		갑상선	1 every 20 years
		만성질환	
		만성 관절염	100
		만성 정신 심리적 문제	60
		고혈압	50
		비만	40
		만성 기관지염	35
		만성 심부전	30
		암(신생, 비신생)	30
		천식	25
		소화성 궤양	20
		관상동맥질환	20
		뇌혈관질환	15
		간질	10
		당뇨	10
		갑상선질환	7
		파킨슨병	3
		다발성 경화증	1
		만성 신부전	less than 1

출처: 자료제공 Fry J. 일차진료. In: Fry J, ed. Primary Care. 런던, 영국: William Heinemann; 1980.

족에게 이야기했다. Audiogram(청력도) 검사결과, Ginny의 한쪽 귀의 청력이 약간 감소되었음이 보였고 이에 대해 이비인후과의사는 ear tube라는 작은 관을 고막에 설치해 치료할 수 있다라고 알려주었다. Ginny가 다시 Dr. Wells를 방문했을 때, 그는 Smith 가족과 tube를 사용의 장단점에 대해 이야기했고, 또한 담배에 대한 노출이 아이들에게 있어 귀 감염에 더 취약하다는 연구결과가 있기 때문에 Smith 씨에게 담배를 끊도록 권고하였다.

Babara Starfield는 일차진료 분야에서 세계의 선구적인 학자 중에 하나로, 일차진료의 요소에 대해 다음과 같이 이야기했다. (1) 가장 먼저 만나는 의료 서비스, (2) 연속성, (3) 포괄성, 그리고 (4) 조정이다. Smith 가족에 대한 Dr. Wells의 의료 서비스는 일차진료의 본질적인 모습을 그리고 있다. Ginny를 포함하여 다른 가족 구성원들이 아플 때, Dr. Wells는 초기 평가를 하는 가장 먼저 만나는 의사이다. *연속성*은 시간이 지나도 지속되는 환자-건강관리 제공자와의 관계이다. 그동안 Ginny의 상태를 Dr. Wells가 잘 알고 있었기 때문에 급성 감염을 더 잘 알아차리는 데 도움을 주었다. 포괄성은 광범위한 의료수요를 통합하는 능력이다. 반면에 전문 진료는 특정한 영역 혹은 의료시술 서비스에 초점이 맞춰져 있다. Dr. Wells의 포괄적인 가족 중심의료는 Mrs. Smith의 금연 프로그램이 Ginny를 위한 치료계획에서 중요하다는 것을 보여주었다. 조정은 연속성 위에서 세워진다. 의뢰와 추후관리를 통해서 일차진료 제공자는 다른 서비스 제공자들의 진료를 통합한다. Dr. Wells의 진료는 미국 의학회(Institute of Medicine)에 의해 정의된 일차진료의 정의와 일치한다: "일차진료는 의사를 통해 일반적인 건강요구를 통합적이고 접근성이 높은 방식으로 제공하는 것이다. 의사는 개개인의 건강요구를 다루고 환자와 파트너쉽을 지속하고, 가족과 지역사회라는 환경을 고려하여 활동하는 데 책임이 있다."(Institute of Medicine, 1996)

미국의 의사들 중에 가정의학과 의사, 인턴, 그리고 일반소아과의는 전형적으로 제1차 접촉 의사이고, 연속적이고, 포괄적이며 조화된 의료를 제공한다. 응급의학과 의사들은 급성 질환에 대해 비교적 포괄적인 제1의 접촉 진료를 제공하지만, 환자에게 진료의 연속성이나 조정은 하지 않는다. 몇몇 산부인과 의사들은 제1 접촉과 연속적인 의료를 제공하지만 보통 생식보건과 관련된 의료 문제에 국한된다. 인간수명 연장에 따른 주요한 여성의 의료요구를 충족시키기 위해 포괄적인 접근방식을 가진 산부인과 의사는 드물다(Rivo et al, 1994). 유사하게, 신부전 환자나 암환자는 신장내과 의사 혹은 종양내과 의사와의 관계에서 강력한 연속성을 갖는다. 하지만 이러한 의료 세부 전문가들은 그들의 전문분야 외의 임상적인 문제에 대해 포괄적인 의료나 의뢰 서비스를 조화시키는 데 거의 책임감을 가지고 있지 않다(Rosenblatt et al, 1998)

의사와 더불어 미국의 많은 nurse practitioner와 practice assistant는 네 개의 주요 기능을 제공하고 환자에게 일차진료 제공자로서의 역할을 한다. 일 연구보고서에 따르면 일차진료 의사와 nurse practitioner가 제공한 의료 서비스의 질이 비슷했음을 증명했다(Horrocks et al, 2002).

한 연구에서 좋은 일차진료의 핵심적인 요소들이 보건의료 시스템을 향상시키는 데 도움을 준다고 발표했다: 더 많은 환자 경험, 더 나은 환자 결과, 그리고 낮은 비용(Starfield, 1998). 예를 들면, 의료의 연속성은 환자의 만족도를 높이고, 예방 의료 서비스를 더 많이 사용하게 하며, 입원 기간을 단축시키고, 그리고 의료비용을 낮추는데 연관이 있다(Saultz and Albedaiwi, 2004; Saultz and Lochner, 2005). 정기적인 의료 서비스를 받으면 고혈압 조절이 더 잘 되고 응급진료 서비스에 대한 의존도가 낮아진다는 증거도 있다(Shea et al, 1992). 한 캐나다 연구는 편도선절제술을 받은 어린이 들이 직접 이비인후과 의사에게 진료를 받을 때보다 소아과 의사가 이비인후과 의사에게 의뢰한 경우가 더 적절하게 수술을 받는 경향이 있었다고 발표했다(Roos, 1979). 환자가 일차진료에 기반한 모델에서 서비스를 받을 경우, 의료의 접근성이 더욱 높아지고, 권고된 예방 의료를 보다 많이 받을 수 있고, 자신들이 받는 의료 서비스에 더 높은 만족감을 나타냈다(BIndman et al, 1996; Stewart et al, 1997; Safran et al, 1998). 국제적인 비교를 보면, 일차진료 중심의 의료체계를 가지고 있는 국가들에서 국민들의 의료 서비스에 대한 만족도가 더 높고, 영아 사망률, 기대수명, 그리고 총 의료비 지출과 같은 보건의료 지표에서 다 좋은 결과를 나타냈다(Starfield et al, 2005). 미국 내에서 일인당 일차진료 제공자가 많은 주는 일차진료 제공자가 적은 주에 비해서 낮은 총 사망률, 낮은 심장질환과 암 사망률, 출생 당시의 높은 기대 수명을 나타내었다. 이는 나이, 일인당 수입 같은 다른 요소들을 보정한 후의 결과이다. 이와 반면에 전문의 공급의 증가는 높은 의료비 지출과 관련이 있으나 의료의 질 향상과는 관계가 없었다(Starfield et al, 2005). 지역마다 Medicare 수혜자들의 의료의 질과 비용을 분석한 결과, Baicker & Chandra는 일인당 더 많은 일차진료 제공자가 있는 주가 일인당 적은 Medicare 비용과 높은 의료 서비스의 질을 보였다. 일인당 전문의가 더 많은 주가 낮은 의료 서비스의 질과 일인당 높은 Medicare 지출을 보였다.

의료 서비스의 조정과 문지기 Care Coordination and "Gatekeeping"

Polly Seymour는 끔찍한 기분을 느꼈다. Polly는 먹을 때마다 자주 구역질을 하였고 구토를 하였다. Polly는 3.5kg이나 살이 빠져 종양학과 의사는 그녀의 유방암이 퍼진 것에 대해 걱정하였다. 그녀는 혈액검사, 복부 CT 스캔, 그리고 골 스캔을 하였으나 모두 정상이었다. 그녀는 다시 위장관 전문의에게 갔다. 위장관 전문의는 그녀에게 건염 치료를 위해 복용하고 있던 이부프로펜을 먹지 말라고 하였다. 증상이 계속되자 위장관 전문의는 내시경을 시행하여 경증의 위염을 찾아냈다. 한 달이 지나가는 동안 Polly는 3,000달러를 썼으나 구토는 지속되었다.

Polly의 친구인 Martha는 오랜 시간 동안 자신을 돌봐준 nurse practitioner를 추천했다. Martha가 보기에는 nurse practitioner가 의사들보다도 환자와 이야기하는 데 더 많은 시간을 할애하는 것으로 보였다. Polly는 nurse practitioner Sara Steward와 만날 약속을 정했다. Sara는 모든 이야기를 듣고 Polly가 유방암 치료를 위해 tamoxifen을 복용하고 있고, 이부프로펜을 끊은 이후로 아스피린을 먹기 시작했다는 것을 알 수 있었다. Sara는 이러한 약들이 구토를 일으킬 수 있다고 설명하고 1주일 동안 약을 끊어보라고 제안했다. 1주일 후에 Polly의 구역질과 구토가 해소되었음을 확인하자, Sara는 Polly의 종양전문의와 상의하여 tamoxifen 복용을 다시 시작하고 aspirin은 끊기로 함께 결정하였다. Polly는 또 다시 구역질을 시작했으나, tamoxifen의 용량을 줄임으로써 기분이 나아지고 체중이 증가했다. 앞으로 Sara가 Polly의 의학적인 문제를 다루기로 했으며, 필요하다면 Polly를 전문의사에게 보내고 전문의들 간의 의견을 조정하기로 했다.

일차진료 제공자의 문지기 역할은 일차진료의 다양한 요소들을 통합하는 개념이다. 관리의료에서 재정을 감축하는 방안으로 일차진료 제공자가 "문을 닫을 때(shut the gate)" 그들에게 인센티브를 주는 경우도 있다. 즉 "문을 닫을 때(shut the gate)"는 전문의에게의 의뢰와 진단 테스트, 그리고 다른 서비스를 제한하는 것을 말한다(Grumbach et al., 1998). 환자가 복잡한 건강관리체계에서 길잡이 역할을 해주는 일차진료 제공자의 대표적인 명칭은 진료 코디네이터(care coordinator)이다.(Franks et al, 1992). Polly와 같은 사례는 환자들을 대신하여 옹호하고 환자들과 함께 동반자적으로 일하는 진료 코디네이터의 존재의 중요성을 증명해준다. 이는 서비스의 중복을 피하고 환자의 안전을 향상시키며 환자의 모든 것을 치료하기 위해 다양한 제공자가 포함되는 일련의 서비스들을 통합한다.

환자중심의 메디컬 센터 The Patient-Centered Medical Home

*Dr. Retro는 가정의학과 개업의에서 은퇴할 수 있는 날을 손꼽아 기다리고 있다. 그는 최근 업무가 너무 많아 죽을 지경이다. 이미 진료 예약은 향후 10주 동안 꽉 차 있었으며, 환자들은 진료 예약을 하기 위해 거의 매일 전화를 했다. 건강보험은 그에게서 진료받는 많은 환자들의 혈당, 혈압, 지질이 목표 수준에 도달하지 못했다는 질 평가보고서를 보냈다. 그는 또한 자기 환자들에 대해 유방촬영술과 대장암 선별검사를 해야 하는 시기를 놓치고 있다. 매일 매일 Dr. Retro는 의무기록 더미에서 환자들이 마지막으로 언제 예방의료 서비스를 받았는지 혹은 당뇨 테스트를 언제 받았는지에 대한 정보를 찾는 데 시간을 보내고 있다. 그는 자신의 일을 덜기 위해 새로운 가정의학과 수련의를 모집하기 희망했지만 그 지역의 대부분의 젊은 의사들은 일차진료가 아닌 높은

연봉을 받는 전문의를 꿈꾸고 있다.

Dr. Avantgard는 항상 혁신을 추구하는 사람이다. 그녀는 Journal of the American Medical Association에 기재된 새로운 일차진료 모델에 대한 일련의 논문들을 읽고(Bodenheimer and Grumbach, 2007), 그녀와 함께 일하는 3명의 의사와 2명의 nurse practitioner에게 그들의 일차진료 서비스가 환자중심의 의료 가정(Patient Centered Medical Home)이 되도록 하자고 제안하였다. Dr. Avantgard는 그들의 예약 시스템을 "당일예약 시스템"으로 완벽하게 개선하도록 도와줄 수 있는 자문위원을 찾는 것부터 시작했다. "당일예약 시스템"은 예약 자리의 50%를 전날까지 예약하지 않은 상태로 두어 환자들이 그날 혹은 다음 날 예약을 할 수 있게 하는 것이다. 환자 예약이 초과될 것이라는 그녀의 파트너의 우려에도 불구하고, 새로운 일정 시스템은 하루에 보는 환자의 수는 동일하게 유지했지만, 의료 수요에 대한 즉각적인 조치를 할 수 있도록 하였다. 또한 등록된 모든 환자들의 예방 서비스와 만성질환 의료 서비스를 관리하기 위해 전자화된 의무기록(Electronic Medical Chart) 시스템을 구매하여 사용하였다. Dr. Avantgard와 그녀의 동료들은 직원들에게 관리자가 휴가이거나 내원 시 접수단계에서 환자에게 우울증 선별검사가 필요로 할 때 유방촬영술과 혈액 지질 검사(blood lipid tests)를 선행 처방하도록 정기 처방과 함께 EMR을 사용하도록 훈련시켰다. 다른 직원들이 정기적인 예방관리와 만성질환 관리의 많은 부분을 능숙하게 다루고 있기 때문에 Dr. Avantgard와 그녀의 의사 동료들은 진료실에서 환자들의 문제들에 더 많이 집중하고 복잡한 의학적 문제들을 해결하면서 보다 더 많은 시간을 보내고 있다. 이후 이 병원은 환자 만족도와 질 평가 지표에서 가장 높은 10% 안에 들면서, Dr. Avantgard는 그들이 진료실 바깥에서 수행하는 의료협력에 관련된 모든 일에 대해 보상받기 위해 현재 그들이 받는 행위별 수가 지불방식에다가 월별 진료 코디네이션 비용을 추가하는 안건을 몇몇 건강보험과 협상하기 시작했다.

21세기가 도래하면서 미국의 일차진료는 중요한 정점에 이르렀다(Bodenheimer, 2006). 2006년, the American College of Physicians 은 "곧 닥칠 일차진료의 붕괴"에 대해 경고했다(American College of Physicians, 2006). Dr. Retro는 같은 일차진료 임상가들은 접근성이 좋고, 포괄적이며 잘 조화된 의료를 원하는 환자들의 요구를 맞추기 위해 고분 분투했다. 그러나 의료 서비스 질의 차이가 컸으며, 의료는 환자 중심적으로 제공되지 못했다. 일차진료 제공자는 현대의 일차진료 요구를 맞추기에는 뒤떨어진 서비스 제공 모델을 가지고 있었고, 환자들의 실 소득과 전문의들의 치솟는 연봉 사이의 점점 벌어지는 격차를 따라 잡지 못하고 있었다. 이러한 위기에 대응하여, 국가의 일차진료 의사들을 대변하는 4개의 주요한 전문적인 기구, American Academy of Family Physicians, American College of Physicians, American Academy of Pediatrics, 그리고 American Osteopathic Association은 2007년 통합되었고, 일차진료 개혁에 관한 공동 비전 보고서를 발표했다. The Joint Principles of a Patient-Centered Medical Home은 미국의 일차진료를 부활시키는 거대한 움직임을 만드는 계기가 되었다(Grundy et al, 2010).

"메디컬 센터(medical home)"라는 용어는 1967년에 American Academy of Pediatrics에서 복합적인 질환을 가진 어린이들에게 필요한 의료를 조화시키는 일차진료의 개념을 설명하기 위해 처음으로 사용되었다. Rittenhouse와 Shortell(2009)은 Joint Principle에서 4개의 기본적인 개념으로 구성된 환자중심의 메디컬 센터를 소개했다: 일차진료, 환자중심 의료, 새로운 모델 기관, 그리고 지불방식 개혁이다. 이러한 개념들은 일차진료의 근본적인 기능과 목적이 접근 가능하고 포괄적이고 지속적이며 조화로운 의료임을 재 확인하는 반면, Dr. Avantgard가 채택했던 당일 예약제도와 같은 환자중심(patient-centeredness)의 의료를 기본적인 원칙으

표 5-2. "오래된" 그리고 "새로운" 일차진료의 유형: 환자 중심의 메디컬 센터로의 전환기에서의 몇몇의 요소

전통적 유형		환자 중심의 메디컬 센터
나의 환자들은 나를 보기 위해 예약을 한다.	→	우리의 환자들은 우리의 메디컬 센터에 등록이 되어 있다.
치료는 그날의 문제와 가능한 시간에 의해 결정된다.	→	치료는 센터의 방문과 상관 없이 건강 요구를 만족시키기 위해 사전에 대책을 강구하는 계획에 의해 결정된다.
치료는 예약된 시간 그리고 의사의 기억이나 기술에 의해 달라진다.	→	치료는 근거 기반 지침에 따라 정형화 된다.
나는 내가 잘 교육되었기 때문에 높은 질의 치료를 제공하는 것을 알고 있다.	→	우리는 우리의 질을 측정하고 이것을 개선시키기 위해 빠른 변화를 만든다.
환자들은 스스로의 치료의 조화에 책임을 져야 한다.	→	전문적으로 준비된 팀이 치료의 조화를 위해 모든 환자들과 함께 일한다.
환자들에게 무슨 일이 일어났는지는 그들이 우리에게 하는 이야기에 달려있다.	→	우리는 검사와 협진을 지속적으로 관리하며, 응급실과 병원 진료 이후의 상황에 대해서도 경과 관찰한다.
병원 수술은 의사의 요구 충족에 초점을 맞춘다.	→	학제간의 구성된 팀은 환자에게 최상의 의료를 제공하기 위해 일한다.

Source: Adapted with permission from F. Daniel Duffy, MD, MACP, Senior Associate Dean for Academics, University of Oklahoma School of Community Medicine.

로 세웠다. Dr. Avantgard가 작업의 흐름과 요소들을 재설계한 팀 중심의 의료 제공과 같은 혁신적인 의료 서비스 제공모델, 행위별 수가제에 부분적인 인두제와 질 인센티브를 혼합한 의사 지불체계의 변화등 환자중심의 메디컬 센터에 대한 또 다른 설명이 표 5-2에 제시되어 있다.

미국의 일차진료 개혁 운동은 의사조직에 가입된 의사들과 소비자 그룹, 다른 보건 의료 전문가 그룹들과 함께 Patient Centered Primary Care Collaborative를 형성하기 시작했다 (Grundy et al, 2010). 이 단체는 일차진료와 환자중심의 메디컬 센터로의 변화를 위한 정책 개혁을 지지하였다. 오바마 대통령과 의회의 많은 의원들은 새롭게 보험에 가입한 수 백만 명의 사람들에게 일차진료를 제공하기 위해서 보험의 보장범위를 확장하였다. Affordable Care Act는 일차진료를 강화하기 위한 몇 가지 방법이 제시되어 있는데, 여기에는 Medicare 환자에 대한 일차진료의 포함과 환자중심의 메디컬 센터 개혁이 포함되어 있었다. *환자중심의 메디컬 센터*에서는 시스템의 혁신을 통해 환자의 만족도와 의료의 질을 높이고 값비싼 응급의료 서비스와 병원 서비스의 이용을 줄였다는 평가를 받았다(Grumbach and Grundy, 2010). 일차진료의 개혁과 개선에 대한 새로운 노력과 열정이 미국의 보건의료 시스템의 근본적인 재배치를 이끌 수 있을 지는 좀 더 지켜봐야 할 일이다.

미국의 건강관리 조직을 이끄는 힘

FORCES DRIVING THE ORGANIZATION OF HEALTH CARE IN THE UNITED STATES

▶ 생의학 모델 The Biomedical Model

미국의 분산형 건강전달체계는 몇 가지 요인들이 작용을 해서 발전하게 되었다. 그 중 하나는 20세기에 젊은 의학 교육자들과 젊은 의사들 사이에서 생의학 모델을 발전 시킨 것이다. 미국은 주 면허 제도와 1906년에 영향력 있는 국가 연구보고서 였던 Flexner report를 기반

으로 하여 의사 수련을 학문 중심의 의과대학에서 이루어지도록 하였다(Starr, 1982). 이러한 의과대학들은 19세기 유명한 유럽의 미생물 학자였던 Pasteur와 Koch의 생의학적 모델을 기반으로 한 패러다임을 받아들였다. 이 항 미생물 모델에서는 모든 질환은 분명한 원인이 있고, 이러한 질병의 근원을 제거할 수 있는 약이 있을 것이라는 것이었다. 의사들은 특정 장기의 병태생리학을 공부하게 교육받았고 이는 나중에 전문분과가 생기는 데 영향을 미쳤다.(Luce and Byyny, 1979)

미국 보건의료 시스템에서 일반의 제도와 일차진료가 더 중요한 역할을 해야 한다고 주장하는 사람들은 과학적인 의료와 전문적인 영역을 거부하는 대신 1차 건강관리의 의미를 넓히기 위해 노력하였다. 그들은 건강과 질병을 이해하는 데 있어서 생리학적이고 해부학적인 구조를 고려하는 것과 마찬가지로 개인의 사회 정신경험과 가족, 문화 환경의 과학적인 접근이 중요하다고 인식하였다(Engel, 1977). 이러한 일반주의를 과학적이고 임상적으로 정의하기 위한 시도로서 1970년대에 가정의학과가 생겨났고, 1년 과정의 일반 인턴과정이 3년의 레지던트 과정과 전문의제도로 대체되었다.

▶ 재정적인 인센티브 Financial Incentives

두 번째로 보건의료 시스템에 영향을 미치는 요인은 의사 전문화와 병원 확장에 대한 재정적인 장려정책으로

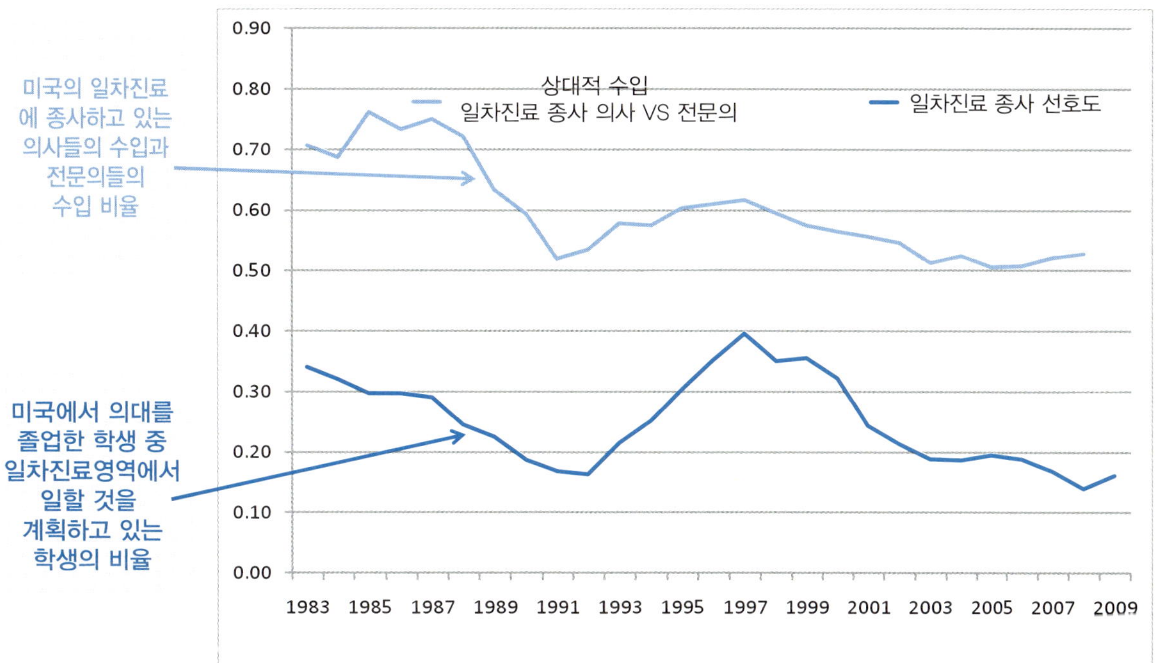

▲ 그림 5-2. 미국의 의대 학생들의 경우 일차진료 종사 의사들의 수입에 따라 선호도가 크게 좌우되었다. 위의 그림은 미국에서의 전문의에 상대적인 일차진료 종사 의사의 평균 수입을 보여주고 있고, 졸업한 의대 학생들 중 얼마나 일차진료 영역에서 종사할 것을 계획하고 있는지를 나타내고 있다. 1990년에는, 일차진료에 종사하는 의사의 수입이 거의 전문의의 절반 수준이고, 20% 미만의 의대생들이 일차진료 영역에서 일하는 것을 계획하였다. 1997년 무렵, 일차진료 의사들의 수입이 전문의들 수입의 60% 이상 보다 증가하였을 때, 그래프는 방향은 비슷한 모양을 보이며 졸업생들의 40%가 일차진료에 종사할 것임을 밝혔다. 일차진료의 상대적 수입과 관심은 1997년 이후에 감소되었다.
출처: 미국 의학교육 협의회. 20번째 보고: 진보된 일차진료, 2010년 12월.

이것은 여러 방식으로 역할을 한다.

1. Blue Cross의 의료보험은 병원 입원비만 보상해줄 뿐이지 의사 방문과 다른 외래 서비스에 대한 비용은 보장해주지 않는다.
2. 의료 서비스가 Blue Shield와 같은 다른 제도를 통해 보장이 되면서 일반의와 전문의에 대한 의료비 상환 금액이 차이가 나기 시작하였다. 새로운 기술과 시술과정이 처음 소개되었을 때는 비용이 당연히 비쌀 수 있다. 하지만 시간이 지나고, 시술과정이 점점 표준화되면서 시술에 드는 의사의 시간과 노력은 더 감소하지만 가격은 내려가지 않고 그대로 높은 수준을 유지하고 있다(Starr, 1982). 이로 인해 일차진료 제공자와 전문의 간의 불공평한 수입에 차이가 생기게 된다(Bodenheimer et al, 2007). 1980년대 중반을 살펴보게 되면 일차진료 제공자들의 평균 수입은 일반 전문의 수입의 75% 정도였다. 하지만 2006년에 들어서는 일차진료 제공자의 수입은 전문의의 수입의 비해 50%정도로 떨어졌다(Council of Graduate Medical Education,2010). 그림 5-2에서 보면, 의과대학을 졸업한 학생들이 일차진료에 종사하는 비율은 일차진료 제공자와 전문의 간의 수입과 연관된다는 것을 알 수 있다. 일차진료 제공자가 전문의에 비해 수입이 감소하면 할수록 졸업생이 일차진료에 종사하려는 비율도 감소하는 것을 볼 수 있다.
3. 연방정부가 건강보험 재정에 관여하면서 병원 입원치료와 전문화의 확장에 가속도를 붙이게 되었다. The HILL-Burton Hospital Construction Act of 1946 를 통해서 1946~1971년 동안 40억을 외래 서비스 발전보다 병원의 환자 수용능력을 확장시키는 데 사용하였다(Starr, 1982). 1965년에 재정된 Medicare(Medicare)와 메디케이드(Medicaid) 법안은 민간보험들이 전문의에게 일반의보다 더 높은 상환금을 주게 하였다. 또한 Medicare(Medicare)에서는 병원에 레지던트 수련에 관한 부수적인 비용을 제공하여 전문화를 더욱 촉진하게 되었다. 이러한 Medicare 교육비용은 지역중심 일차진료 수련에 있어서 또 다른 방해인자가 되었다.

병원의 성장과 의료 전문화는 서로 얽혀 있다. 의료활동이 더 전문화 되고 기술에 의존할수록 치료장소가 환자의 집이나 의사의 사무실에서 병원으로 이동하게 되었다. 이렇게 급성 환자를 입원 치료해주는 것은 의사뿐만 아니라 간호 종사자들에게도 영향을 미쳤다. 제1차 세계대전을 통해서 간호는 지역기반의 간호에서 병원 기반의 간호로 변화하게 되었다. 전쟁 중에 해외의 군병원은 급성 전쟁 상처를 효과적으로 치료할 수 있었다. 전쟁의 결과로 나라에서는 민간병원 설립에 대한 정책을 지원하였다. 이에 대한 Rosemart stevens(1989)의 언급은 다음과 같다.

> *전쟁 이전에 공중보건 간호는(public health nursing) 엘리트 분야였다. 간호사는 결핵과 신생아복지대한 캠페인에 중요한 역할을 하였다……. 그러나 전쟁 중에는 병원들이 더 강조되었고…… 간호사 또한 의사처럼 훈련 받았으며, 또한 전문 분야, 즉 사회의료와 공공건강보다 더 전문화되고 급성질환 환경에서 역할을 할 수 있게 준비되어졌다.*

▶ 전문성 Professionalism

마지막으로, 미국이 지금의 건강관리전달체계를 형성하게 된 가장 중요한 요소는 보건의료 자원에 대한 통제라고 볼 수 있다. 미국은 보건의료 자원에 대한 공공의 규제는 상대적으로 느슨하다는 특징을 지니고 있다. 대부분의 다른 선진국에서는 보건의료 자원에 대한 기획을 여러 정책을 통해서 관리한다. 여기에는 병원의 수, 기술, 레지던트의 일반의 전문의로의 배분, 그리고 공공서비스를 민간 서비스와 협력시키는 것 등이 포함된다. 하지만 미국 건강관리체계에서 정부의 역할은 재정적 지원은 많이 하나, 관리 행정상의 제제는 크게 하지 않는다. 예로 살펴보면, 미국에서 의사 수를 늘리기 위해 연방정부에서 재정적 지원을 해주지만, 레지던트를 어느 전문분야에서 얼마나 훈련시켜야 하는 교육훈련에 관련해서는 별 다른 제재를 하지 않는다.

정부의 통제는 별로 없으면서 의사들의 '전문직에 대

한 주권'을 강화시켜온 것이 현재 건강관리체계에서 의사들의 현저한 '권위'로 나타나게 되었다(Starr, 1982). 사회는 특정 직업을 전문직으로 인정해 주었는 데 그 이유는 전문가가 되기 위해서는 특정 지식과 기술을 필요로 하고 이것이 유익하게 사용될 것이라는 기대를 하였기 때문이다. 전문성이란 일종의 사회계약이다. 자율성의 특권 대신 의사는 환자의 대리인 역할을 하는 데 책임을 져야 하며, 전문 직업인들은 공공의 신뢰를 지켜나가야 한다.

의사들은 자신들의 전문성을 통해서 미국의 건강관리체계가 올바르게 성장할 수 있도록 역할을 해야 한다. 제2장에서 말했던 것처럼 의료 행위에 있어서 제 3자의 지불은 처음 블루쉴드 보험(Blue Shield insurance plan) 의해, 즉 의사들에 의해 이루어졌다.

미국의 건강관리 조직에 강력하게 영향을 미치는 그 전문성의 본성은 무엇일까? 생의학적 접근과 재정적인 인센티브로 인해 의사들은 병원과 의료의 세부 전문화에 무게를 두어 왔다. 그렇기 때문에 기초적인 일차진료보다 상위층의 삼차진료를 더욱 중시하는 미국의 건강관리체계는 별로 이상한 일은 아니다. 제16장에서 우리는 의사들의 전문직 우월성이 도전을 받게 되는 권력이동의 현상에 대해서 다시 살펴 볼 것이다.

결론 CONCLUSION

Jeff는 지역의 한 의료센터에서 열린 마을 포럼에 참여한 후 여러 생각이 들었다. 우선 2명의 연설자가 있었는데 한 사람은 의료센터가 지역사회에서 필요로 하는 것을 무시하고 있다고 비난하였고, 다른 한 사람은 의료센터는 사회에 공헌하고 있다고 하였다. 첫 번째 연설자는 일차진료, 예방 그리고 공공의 건강에 더 관심을 기울일 필요가 있다고 하였다. Jeff는 한 번도 일반 진료 의사를 만나본 적이 없었지만, 일차진료 제공자가 필요하다는 첫 번째 연설자의 말에 관심이 생겼다. 또한 두 번째 연설자의 의료센터의 연구 활동이 유전성 혈액질환을 앓고 있는 어린이들의 치료에 도움이 된다는 설명과 영상센터 설립에 대한 병원의 계획을 듣고 감동을 받았다. Jeff는 그가 아프게 되면 의료센터의 모든 전문 서비스를 받고 싶을 거란 생각이 들었다.

전문직 모델과 생의학적 패러다임은 미국의 건강관리 시스템에서 상당히 매력적인 부분이다. 생의학적 모델에서 의학은 과학적 방법으로 접근하게 하였고 의사가 잘못된 의료행위를 못하게 하였다. 그리고 전문 직업관은 의사들이 환자를 성실하게 볼 수 있게 하였으며 의료 활동을 단순한 직업 이상의 것으로 생각하게 해주었다. 병원 시설의 확충은 건강보험이 있는 환자가 좀 더 편하게 삼차 서비스와 새로운 기술에 접근할 수 있다는 것을 의미한다. 환자는 전문 지식과 다양한 전문의들을 쉽게 만날 수 있었다. 그리고 많은 부분에서 이 시스템은 올바른 치료(right care)를 제공할 수 있게 잘 조직화되었다. 만약 환자가 심인성 쇼크에 빠지게 되면 올바른 치료 장소(right place)는 중환자실이 되겠고 망막 박리된 환자가 있으면 안과의의 사무실이 바로 올바른 치료 장소(right place)가 되겠다.

그러나 이렇게 생의학과 전문직업적 장점에도 불구하고 미국의 건강보험제도는 위태로운 상태이다. 전문성, 기술 그리고 치료를 중심으로 한 미국의 건강관리 구조는 기본적인 일차진료, 즉 병의 예방과 만성질환에 대해서는 상대적으로 무심 할 수 밖에 없다. 건강 전문인과 의료기관의 자율성에 기반한 미국 건강관리체계의 특징은 의료시스템이 다원화되고 분산되어 있어 전체적으로 조직화가 부족한 경향이 있다. 특정 전문 진료과목에 초점을 둔 전문의들과 연구자들이 이러한 시스템에서 득을 보게 되면서 건강관리를 전체적인 시각을 가지고 접근하는 것이 어려워지는 것이 아닐까 하는 우려가 생기고 있다.

즉 현재까지 미국의 의료 시스템의 구조는 아픈 개개인에게 있어서 좋은 치료를 제공하였지만, 인구 전체가 혜택을 받을 수 있는 보다 넓은 범위의 건강관리를 만족스럽게 제공해주지 못하고, 또한 많은 비용이 소요된다는 단점을 가지고 있다. Affordable Care Act와 관련하여 2009년 국회에서 이루어졌던 논의에서 현재 미국의 건강관리 상태에 대한 강력한 비판은 민주당원이 아니라

유타주의 공화당 상원의원인 Orrin Hatch가 하였다. 건강개혁 청문회에서 그는 "인명구조(rescue care)를 제공하는데 있어서 미국은 가장 먼저이지만, 이것은 일반 인구집단에게 있어서 거의, 또는 전혀 영향력이 없습니다. 우리는 일차진료와 예방의료에 좀 더 초점을 맞춰야 합니다. 어떻게 해야 이러한 변화를 가져오게 할 수 있을까요?"라고 말 하였다(Grundy et al, 2010).

참고문헌 REFERENCES

Akinbami LJ et al. Status of childhood asthma in the United States, 1980–2007. *Pediatrics*. 2009;123(Suppl 3):S131-45.

American College of Physicians. *The Impending Collapse of Primary Care Medicine and Its Implications for the State of the Nation's Health Care*. January 30, 2006. http://www.acponline.org/advocacy/events/state_of_healthcare/ statehc06_1.pdf.

Baicker K, Chandra A. Medicare spending, the physician workforce, and benefi ciaries' quality of care. *Health Aff (Millwood)*. 2004:W4–184.

Bindman AB et al. Primary care and receipt of preventive services. *J Gen Intern Med*. 1996;11:269.

Bodenheimer T. Regional medical programs: No road to regionalization. *Med Care Rev*. 1969;26:1125.

Bodenheimer T. Primary care—will it survive? *N Engl J Med*. 2006;355:861.

Bodenheimer T et al. The primary care-specialty income gap: Why it matters. *Ann Intern Med*. 2007;146:301.

Bodenheimer T, Grumbach K. *Improving Primary Care. Strategies and Tools for a Better Practice*. New York, NY: McGraw-Hill; 2007.

Council on Graduate Medical Education. *Twentieth Report: Advancing Primary Care*, December 2010.

Dawson W. Interim report on the future provision of medical and allied services. In: Saward EW, ed. *The Regionalization of Personal Health Services*. London, England: Prodist; 1975.

Engel GL. The need for a new medical model: A challenge for biomedicine. *Science*. 1977;196:129.

Franks P et al. Gatekeeping revisited: Protecting patients from overtreatment. *N Engl J Med*. 1992;327:424.

Friedson E. *Professional Dominance: The Social Structure of Medicine*. Atherton, CA: Atherton Publishing; 1970.

Fry J. Primary care. In: Fry J, ed. *Primary Care*. London, England: William Heinemann; 1980.

Green LA et al. The ecology of medical care revisited. *N Engl J Med*. 2001;344:2021.

Grumbach K, Grundy P. *Outcomes of Implementing Patient Centered Medical Home Interventions: A Review of Evidence From Prospective Evaluation Studies in the United States*. Washington, DC: Patient Centered Primary Care Collaborative, 2010. http://www.pcpcc.net/fi les/evidence_outcomes_in_pcmh.pdf.

Grumbach K et al. Primary care physicians' experience of fi nancial incentives in managed care systems. *N Engl J Med*. 1998;339:1516.

Grumbach K et al. Regionalization of cardiac surgery in the United States and Canada: Geographic access, choice, and outcomes. *JAMA*. 1995;274:1282.

Grundy P et al. The multi-stakeholder movement for primary care renewal and reform. *Health Affairs*. 2010;29:791.

Halvorson GC, Isham GJ. *Epidemic of Care*. San

Francisco, CA: Jossey-Bass; 2003.

Horrocks S et al. Systematic review of whether nurse practitioners working in primary care can provide equivalent care to doctors. *BMJ.* 2002;324:819.

Institute of Medicine. *Primary Care: America's Health in a New Era.* Washington, DC: National Academies Press; 1996.

Light D, Levine S. The changing character of the medical profession: A theoretical overview. *Milbank Mem Fund Q.* 1988;66:10.

Luce JM, Byyny RL. The evolution of medical specialism. *Perspect Biol Med.* 1979;22:377.

Rivo ML et al. Defi ning the generalist physician's training. *JAMA.* 1994;271:1499.

Rodwin VG. *The Health Planning Predicament.* Berkeley, CA: University of California Press; 1984.

Roos N. Who should do the surgery? Tonsillectomy-adenoidectomy in one Canadian province. *Inquiry.* 1979;16:73.

Rosenblatt RA et al. The generalist role of specialty physicians: is there a hidden system of primary care? *JAMA.* 1998;279:1364.

Safran DG et al. Linking primary care performance to outcomes of care. *J Fam Pract.* 1998;47:213.

Saultz JW, Albedaiwi W. Interpersonal continuity of care and patient satisfaction: A critical review. *Ann Fam Med.* 2004;2:445.

Saultz JW, Lochner J. Interpersonal continuity of care and care outcomes: a critical review. *Ann Fam Med.* 2005;3:159.

Shea S et al. Predisposing factors for severe, uncontrolled hypertension in an inner-city minority population. *N Engl J Med.* 1992;327:776.

Somers AR. Who's in charge here? Alice searches for a king in Mediland. *N Engl J Med.* 1972;287:849.

Starfi eld B. *Primary Care.* New York, NY: Oxford University Press; 1998.

Starfi eld B et al. Contribution of primary care to health systems and health. *Milbank Q.* 2005;83:457.

Starr P. *The Social Transformation of American Medicine.* New York, NY: Basic Books; 1982.

Stevens R. *In Sickness and in Wealth: American Hospitals in the Twentieth Century.* New York, NY: Basic Books; 1989.

Stewart AL et al. Primary care and patient perceptions of access to care. *J Fam Pract.* 1997;44:177.

Wachter RM, Goldman L. The emerging role of "hospitalists" in the American health care system. *N Engl J Med.* 1996;335:514.

White KL et al. The ecology of medical care. *N Engl J Med.* 19;265:885.

보건의료 서비스는 어떻게 조직되는가 – II: 의료 서비스 전달체계

How Health Care Is Organized-II: Health Delivery Systems

6

제5장에서는 보건의료 시스템을 어떻게 조직화하는냐에 대한 몇 가지 일반적인 원칙에 대해서 살펴보았다. 이번 장에서는 의료의 수준, 지역화, 의사와 다른 보건의료인들의 역할, 시스템에 따른 환자의 흐름에 대한 논의를 하려고 한다. 또한 의료현장의 실제적인 구조를 좀 더 자세히 살펴보기로 한다.

미국 의료의 전통적인 분산 모델은 종종 독립된 개개인의 의사가 혼자 혹은 작은 그룹에서 일하는 "가내 수공업"으로 표현되기도 한다. 미국 의료 시스템에는 많은 대안의 조직들이 존재한다. 지역 건강센터부터 선불 그룹진료(prepaid group practice)까지 해당된다. 전통적인 의료 모델은 좀 더 통합된 건강전달체계를 갖춘 대규모의 의료조직들로 구성된 시스템 및 네트워크와 경쟁했다.

전통적인 의료조직 THE TRADITIONAL STRUCTURE OF MEDICAL CARE

의사와 병원 Physicians and Hospitals

Dr. Harvey Commoner는 1956년에 일반외과 교육을 마쳤다. 그 후 30년 동안 그는 다른 외과의사와 함께 St. Peter's Hospital 가까이 있는 중산층 도시에서 진료를 했다. 세인트 피터 병원은 비영리 교회에 소속된 기관이다. Dr. Harvey Commoner는 세인트 피터 병원 스태프로 있는 일반 진료의와 인턴들로 부터 케이스를 받았다. 그러나 1965년까지 세인트 피터 병원의 외과의 수가 증가했고, Dr. Harvey Commoner는 충분히 케이스를 받지 못했기 때문에 그와 그의 동료는 다른 인근의 영리병원인 Top Dollar 병원, 그리고 시내 대학병원의 의료진과 협력했다. 그는 보통 아침에 수술을 하거나 수술 후에 환자들 회진을 돌기 위해 3개 병원 모두를 운전해서 이동한다. 그는 오후 시간에는 진료실에서 환자들을 진찰하고 매일 밤과 주말에는 당직을 섰다.

Harvey Commoner는 세인트 피터 병원의 집행위원회에 활발히 참여했다. 그는 진보된 수술에 뒤지지 않게 하기 위해 병원에서 새로운 영상의학과 수술 장비를 구매하도록 몇 차례 제안하였다. 병원은 매년 그의 환자에게 진료를 제공하여 수백에서 수천 달러를 받고 있었고 그가 Top Dollar나 University로 환자를 입원시킬 수 있는 선택권을 가지고 있음을 알고 있었다. 그렇기 때문에 세이트 피터 병원의 관리자는 대개 Dr. Harvey Commoner가 추천해 준 물품들을 구매했다. Top Dollar 병원의 관리자 또한 그랬다.

Dr. Harvey Commoner가 일했던 그 시기에 대부분의 의료 서비스는 개인 또는 작은 소규모 병원에서 일하는 행위별 수가를 받는 개인 의사에 의해 제공되었다. 대부분의 병원은 개인 비영리 기업이었다. 때로는 종교 조직 혹은 의과대학에 소속되었다. 병원은 지역사회에서 중요한 사람들로 구성된 독립적인 이사회에 의해 운영되었다. 전통적인 행위별 수가제에 속한 대부분의 의사들은 어느 병원에도 고용되지 않았고 다만 하나 이상의 병원의 직원들과 협력했다. 그렇게 함으로써 환자를 입원시키는 특권을 얻고 동시에 의료진 위원회로서 일하거나 의사가 없는 응급의학과 환자들을 진료함으로써 병원에 협력하는 책임을 맡았다.

의사는 몇 년 동안 병원에서 특권을 가지고 있었다. 의사는 환자를 입원시킬 수 있는 권한이 있었고 환자가 없는 병원은 수입이 없었기 때문이다. 의사는 한 개 이상의 병원에 자신의 환자를 입원시킬 수 있었기 때문에 다른 곳으로 환자를 데리고 갈 암묵의 위험이 병원의 운영자들에게 영향을 미쳤다. 전통적인 행위별 수가제에서 의사는 비공식적인 협력 네트워크를 사용했다. 거기에는 종종 같은 병원 의료진 중 다른 의사들도 포함되어 있었다. 인구대비 전문의의 비율이 높은 도시에서는 의뢰가 중요한 경제적 쟁점이 되었다. 많은 외과의사들은 일차진료 의사 또는 전문의로부터 의뢰를 받아 케이스를 얻었다.

새로운 의료조직의 씨앗들
THE SEEDS OF NEW MEDICAL CARE STRUCTURES

독립된 행위별 수가를 받는 개인병원의 분산구조가 미국에서 항상 우세했던 것은 아니다. 현대의료가 뿌리를 두었던 20세기 전반부에는 다양한 모델들이 꽃을 피웠다. 집단개원 그룹(multispecialty group practices), 지역보건센터(community health centers), 선불 그룹진료(prepaid group practices)가 그것이다. 이 중 어떤 것들은 번창했으나 결국 시들었고, 반면에 어떤 것들은 21세기 미래의 건강관리체계의 씨앗이 된 것도 있었다.

▶ 집단개원 그룹
Multispecialty Group Practice

1905년에 의사 Geraldine Giemsa는 Mayo Clinic의 병리과에 들어갔다. 메이요 클리닉은 William과 Charles Mayo 형제가 경영한 병원으로 전국에서 수술 분야에서 유명한 의뢰 병원이 되었고 외과의사들의 진료를 돕기 위한 병리학자, 미생물학자, 그리고 다른 진단의학 전문가를 모집하고 있었다. 의사 Giemsa는 봉급을 받았고 이 그룹진료의 직원이 되었다. 시간이 흘러 그녀는 선임 직원과 Mayo Clinic의 분과장이 되었다.

메이요 형제는 아버지와 함께 1890년 대에 미네소타주의 로체스터의 작은 도시에서 그룹진료를 만들었다. 형제는 외과 기술을 습득한 일반의였다. 의료기술의 우수성으로 형제의 명성이 커지면서 병원은 임상병리 전문가에 외과의와 내과의를 몇 명 더 추가했다. 1929년까지 메이요 클리닉은 375명 이상의 의사와 900명 이상의 보조원을 두었다(Starr, 1982). 클리닉은 의료진에게는 봉급을 지급했지만, 환자에게는 행위별 수가제로 의료비용을 청구하였고, 그 후에는 제3자 지불자인 의료보험에도 청구하였다. 메이요 클리닉은 미국에서 성장하고 있는 켄자스 주 토피카 지역의 Menninger clinic과 캘리포니아의 Palo Alto Medical Foundation 같은 다른 그룹진료에 영감이 되었다. 이러한 의료원은 의사가 경영하고 관리하며, 다양한 전문 분야에서 의사들이 일하는 것을 특징으로 한다. 그러므로 이러한 모델의 조직구조를 설명하기 위해 집단개원 그룹(multispecialty group practice)의 용어가 널리 사용된다. 메이요 클리닉의 경우처럼 이러한 다분야 그룹진료가 많은 의사들을 한 지붕 아래 함께 있게 한 것은 혁신적이었다.

한 의료조직에 전문가들을 공식적으로 통합함으로써 그룹진료는 공동 진료방식을 고취시켰다. 의료 서비스 코디네이터로서의 일차진료의의 강력한 역할의 부재는 전문가 위주의 그룹진료 모델을 만들었고, 이는 병원 조직 구조 자체를 전문의들에 의한 공동진료 환경으로 만드는 수단으로 사용되었다. 공식적으로 또는 비공식적으로 동료들의 검토와 지속적인 교육의 기회가 더 많아짐으로서 의료수준의 향상이 기대되었다. 이는 동료들이 함께 일하고 환자 진료 책임을 공유함으로써 가능했다.

그룹진료의 비평가들은 큰 병원 구조가 개인 혹은 작은 그룹에서 가능했던 친밀한 환자-의사 관계를 위태롭게 할 것이라고 경고했다. 커다란 의료조직은 환자의 복지를 명백하게 책임지는 의사가 없는 비인간적인 방식으로 운영될 것이라고 주장했다.

1932년에 The Blue Ribbon Committee on the Costs of Medical Care는 대규모의 그룹진료에 의해 의료 서비스가 제공되지 말아야 한다고 권고했다(Starr, 1982). 위원회 위원이었던 8명의 개인 병원 의사들은 그룹진료를 비판하는 이 권고안을 반대하였다. 미국의사협회지(Journal of the American Medical Association)의 한 사설은 심지어 위원회의 다수의견 보고서를 혹평했다:
이 나라의 의사들은 의료행위의 유토피아적인 환타지, 집단 안에 속한 모든 의사들이 하나의 관리체계 아래에서 동등하다는 것에 오도되어서는 안 된다. 대중은 이러한 제도가 인간의 온정, 관용, 이해에 대한 숨겨진 욕망에 대해 답을 할 수 없다는 것을 알게 될 것이다. 대다수의 미국인은 산업이나 기업 또는 클리닉보다는 자신의 주치의에게 질병을 치료받아야 한다(The Committee on the Costs of Medical Care, 1932).

일부의 다분야 그룹진료는 세계대전 기간 동안 번영했다. 그리고 지금까지도 미국에서 가장 높이 평가되는 체계로 남아있지만, 집단개원 그룹은 지배적인 조직 구조가 되지 못했다. 부분적으로, 전문직 협회의 저항은 이 모델의 성장 가능성을 둔화시켰다. 게다가 병원이 의료에서 중심 역할을 하면서, 그룹진료는 그 고유한 장점을 잃어버렸다. 병원은 의사에게 점점 전문화되고 기술 의존도가 높아지는 의료작업에 필요한 보조 서비스를 제공할 수 있었고, 또한 개인 의사들 사이에서 발전했던 비공식 의뢰체계에서 조직의 중점 역할을 했다.

▶ 지역보건센터 Community Health Centers

행위별 수가제에 대한 가장 좋은 대안책 중에 하나는 지역보건센터이다. 지역보건센터의 기능은 일차진료와 질병예방이며, 이 센터가 담당하는 전체 지역사회의 건강상태를 책임 지는 것이다. 20세기 전반의 이 센터의 한 예가 아이오와의 Greater Community Association at Creston이다. 이 센터는 지역병원을 중심으로 시민단체, 종교단체, 교육기관, 그리고 의료 집단을 통합하여 협력체계를 구축하였다. 지역병원은 100,000명의 거주자가 있는 6개의 지방 구역을 담당한다. 이 센터에서는 공중보건 간호사에 의해 관리하는 질병예방 활동과 공중보건정책을 가장 크게 강조한다. 이 센터를 묘사할 때 Kepford(1919)는 이렇게 기술했다.

Greater Community Association의 모토는 "서비스(Service)"이다. 병원운영관리의 원칙 중에서 '병원 문턱에서 수술실까지는 먼 길이다'라는 교훈이 있다. 이 병원은 대도시 의료기관을 따라하려고 하지 않았고, 지역주민의 건강요구를 충족시키기 위해 조직되었다. Greater Community Association은 병원을 예방의학이 실패했을 때만 필요한 수선가게로 여기도록 가르쳤다(Kepford, 1919)

1928년에 Sherry Kidd는 아팔래치아에 있는 Frontier Nursing Service에 조산사로 일했다. 일년에 5달러로 가족들은 이 서비스에 가입할 수 있었고 출산과 관련된 의료를 제공받을 수 있었다. Sherry는 160km 반경 내에 있는 등록된 모든 가족들을 관리하였다. 그녀는 합병증이 있는 환자들을 켄터기의 렉싱턴에 있는 산과 전문의에게 보냈다.

Frontier Nursing Service는 1925년에 영국에서 교육 받은 조산사였던 Mary Breckinridge에 의해 설립되었다(Dye, 1983). Breckinridge는 켄터키의 가난한 시골 지역에서 필요로 하는 서비스를 고안했다. 그 지역은 기본적인 의료와 산부인과 서비스가 부족해 높은 모성사망률과 영아 사망률로 고통받았다. Frontier Nursing Service는 지리적 범위를 기본으로 하여 지역화된 서비스, 시골 주민을 돕는 것, 일차진료와 건강교육을 강조하는 서비스를 제공했다. Creston system과 같이 일차진료 서비스를 제공했지만 이는 간호사에 의해서 제공되었다. 의사는 의뢰를 바탕으로 이차진료를 담당했다.

이러한 프로그램은 1900년대 초에 모자보건 서비스에 초점을 맞춘 클리닉형 도시형 모델도 있었다(Rothman,1978; Stoeckle and Candib, 1969). 이런 클리닉은 주로 큰 도시의 저소득층 주민을 돌보았으며, 여기에는 이민자들도 많이 포함되어 있었다. 시골지역의 모델처럼 공중보건 간호사는 건강 교육, 영양, 위생에 초점을 맞추어 서비스를 제공하는 중요한 역할을 했다. 도시와 시골의 지역보건센터 모델 모두 20세기 중반부터는 약해지기 시작했다. 그 이유는 병원이 간호사 교육과 업무활동의 중심이 되어가기 시작했으며(Stevens, 1989). 의사와 협력관계로 일하는 간호사의 팀 모델은 계층화된 전문직 역할구조 안에서 점점 시들어갔다.

지역보건센터 모델은 1965년에 되살아났다. Federal Office of Economic Opportunity는 "빈곤과의 전쟁"을 선포하였고, 지역건강센터 프로그램을 시작하였다. 이 프로그램의 목적에는 저소득층의 건강 상태를 개선하기 위한 포괄적인 의료 서비스와 공공보건의 통합, 건강 서비스를 제공하기 위한 다학제간 팀 구축, 그리고 지역사회 구성원이 건강센터 관리에 참여하는 것을 포함하고 있다.

Dr. Franklin Jefferson은 명문의과대학 혈액내과 교수였다. 그는 연구, 교육, 그리고 그의 세부 전공 분야인 겸상적혈구빈혈(Sickle Cell Anemia) 분야에서 화려한 경력을 지니고 있었다. Dr. Jefferson은 지금까지의 자신의 노력이 지역사회 발전을 위해서 공헌하였다고 생각했지만, 다른 분야에서도 더 공헌하고 싶어하였다. 1965년에 주 연방 이웃형 건강센터 프로그램(neighborhood health center program)이 생기면서 Dr. Jefferson은 그의 연구실을 동료에게 맡기고 의대 주변에 있는 가난한 이웃들이 사는 지역사회 리더와 대화를 시작하였다. 1년 뒤 Dr. Jefferson과 그 지역사회의 주민들 사이에 신뢰가 싹 틔게 되었고 이로 인해 의과대학 학과장이 이웃형 건강센터를 만들기 위해 기금 마련을 위한 바자에 착수할 수 있게 되었다. 2년이 지난 후 이웃형 건강센터가 문을 열게 되었고 Dr. Jefferson이 초대 의료원장이 되었다.

1980년대 초반에 800개의 이웃형 건강센터가 미국에서 운영되었다. 병원과 의과대학에 의해서 운영이 되기도 하였고 지역 공공 의료단체에 의해 운영되기도 하였다. 하지만 대부분은 건강센터에 등록된 환자들이나 이웃들에 의해 선출된 위원회를 통해서 운영되었다. 센터의 많은 이들은 봉사 교육을 받은 지역 주민들로서 봉사활동에 참여하여 공중보건 간호사와 의사, 정신보건 교육자들과 함께 건강 관리팀의 일원이 되었다. 몇몇 건강센터는 임상 서비스를 지역사회 중심의 일차진료 활동에 녹아들게 하기 위한 노력을 기울였다. 그 예로, 미시시피주의 마운드 베이유 지역에 있는 지역 건강센터는 지역주민들의 영양을 증진시키기 위해 협동농장을 기획하였고, 안전하게 마실 물을 제공하기 위하여 우물을 팠고, 지역주민들이 건강 전문가가 될 수 있도록 훈련시켰다.

이 이웃형 건강센터는 중요한 기여를 하였다. 저소득층 외래환자 서비스를 증진시켜서 환자들의 입원 일수과 응급실 방문 횟수를 줄일 수 있었다. 또한 지역사회 건강수준을 올리는 데에도 성공을 거두었는데, 특히 아프리카계 미국인의 신생아 유아 사망률을 감소시켰다. 지난 십 년 동안 연방정부는 지방 건강센터의 확장에 투자하였고, 이 건강센터는 2010년 미국의 새로운 의료 서비스(the Affordable Care Act of 2010)에서 제정된 개혁안의 중요한 사항으로 간주된다. 2008년 7,500 곳의 천 개 이상의 지방 건강센터는 1,700만 명의 사람들을 위해 의료를 제공하였고 그 중 3/4은 의료보험 혜택이 없거나 메디케이드 혜택을 받는 사람들이었다(Kaiser Commission, 2010).

이러한 성공에도 불구하고, 1980년대 이 센터는 정치적으로 관심을 잃게 되었다. 따라서 연방정부의 기금 지원도 줄게 되었다. 결과적으로 센터는 부모들과 보험자(주로 Medicare와 Medicaid)에게 비용을 청구할 수 밖에 없었다. 건강조직 설립자들의 노력과 신념으로 수백 개의 지역 건강센터(이웃형 건강센터, 지방 이민자 클리닉, 노숙자 클리닉, 이민자 집단을 위한 클리닉)를 재정적으로 독립적인 "안전망" 조직으로 만들었다. 2006년에 3000개가 넘은 곳에 900개 이상의 건강센터가 15만 사람들 주로 건강보험이 없는 사람들을 돕고 있다.

▶ 선불 그룹진료와 건강유지기구 Prepaid Group Practice and Health Maintenance Organizations

1929년에 Ross-Loss 클리닉은 로스엔젤레스 전기과 직원들에게 선 지불방식으로 의료 서비스를 제공하기 시작하였다. 1935년에는 이러한 서비스를 받기 위해, 37,000명의 직원들과 그의 가족들이 한 사람당 2달러씩 내고 이 클리닉에 등록하였다. 1929년도에 의사인 Dr Michael Shadid는 오클라호마의 한 도시에 다음 4가지 원칙, 그룹진료, 선 지불방식, 예방의료 그리고 조합구성원의 참여를 기반으로 한 의료 조합을 조직하였다. 1940년대 후반에 수백 개가 넘는 지방 건강조합이 생겨 났으나, 조직화된 의료의 영향으로 점점 쇠퇴되었다. 1950년도에 소비자가 운영하는 선 지불방식의 새로운 형태가 아팔래치아에 생겨났다. 이 지역에서 미국 광부 노동자 조직이 운영하는 클리닉이 설립되었고 노동조합과 석탄 산업의 의료보장 비용을 통해서 예산을 받았다. 1937년 워싱턴 D.C.에서는 그룹 건강협회가 설립되었는데 이는 그룹진료 형태로 이 조직의 위원회는 조직 구성원들에 의해서 선출되었다. 몇 년 후 시애틀의 Group Health Cooperative of Puget Sound는 자신의 병원을 짓고 점차 성장해 나가기 시작하였으며 1970년대 중반에는 시애틀 지역의 1/5 인구인 2만 여 명의 주민이 등록하였다. 1947년에 Health Insurance Plan of New York이 문을 열었고 22개의 그룹진료가 시작되었다. 10년 안에 이 보험에 5만 명이 가입하게 되었다.

1930~40년대에 나타난 가장 성공한 선 지불방식 그룹진료는 카이저 건강보험(Kaiser Health plan)이다. 카이저 보험은 1938년에 Sidney Garfield라는 외과의가 워싱턴 주에 있는 기업가 Henry J. Kaiser's의 직원들에게 선 지불방식 의료 서비스를 제공해주면서 시작되었다. Dr. Garfield는 카이저에게 지금의 인두제와 비슷한 형식으로 직원당 일정한 금액을 미리 지불받았다. 카이저는 이러한 제도를 제2차 세계대전 당시 서부에 있는 조선소와 제철소에서 일하는 200,000명에게도 적용시켰다(Garfield, 1970; Starr, 1982). 이러한 방식으로 회사가 후원하는 의료 서비스는 오늘날 행위별 수가제를 대체할 수 있었다. 카이저는 제2차 세계대전 후에도 일반 사람들에게도 이러한 보험에 가입할 수 있게 하였다. 카이저는 지금 워싱턴 DC 와 9개의 주에서 건강보험을 제공하고 있고 900만 명 가까운 사람들이 등록되어 있다.

카이저와 소비자 협력 모델(consumer cooperative model)과 현대의 시스템은 몇 가지 중요한 공통점을 갖고 있다. 이러한 모델에서는 보험상품과 서비스 제공자를 분리하기 보다는 재정과 서비스 제공을 하나의 조직화된 구조로 포함시키려는 시도를 했다는 점이다. 이러한 점에서 건강보험료가 단순히 제3의 지불자가 의사들의 의료 서비스에 대한 비용을 지불하는 대신 건강보험료가 의료 행위를 미리 구입하는 것을 의미한다. 이것이 바로 선 지불방식에서 선지불의 개념이다. 두 번째 요소는 그룹진료가 많은 건강 전문인력들이 함께 일하는 조직을 통해서 양질의 의료 서비스가 이루어진다는 점이다.

Kaiser와 Rand Group Health Cooperative of Puget Sound와 같은 구조는 1970년까지는 선 지불진료 방식라고 일반적으로 불렸다. 하지만 Nixon 대통령은 이러한 모델이 건강보험 재정의 변화를 가져올 수 있는 중요한 모델이라고 국민과 국회를 설득하기 위해 용어를 바꾸어 사용하였다. 미네소타의 의사이자 닉슨 정권의 자문인 Paul Yellowwood는 선불 그룹진료를 건강유지기구(Health Maintenance Organization; HMO)로 바꾸자고 제안하였다(Ellwood et al, 1971; Starr, 1982). 이러한 이름의 변화는 이 선불 그룹의 움직임의 정치적 색깔을 변화시키려는 시도이자, 이 진료방식이 사회주의적인 위협이라는 비판, 또는 인기를 위한 정책이라는 비난을 면하려는 시도였다. HMO라는 이름은 전통적인 의학 모델보다 좀 더 예방적 측면을 강조한 것이다. 즉 HMO가 처음에는 선 지불 진료와 같은 의미였지만, 1980년 즈음에는 HMO로부터 다양한 유형들이 파생되어 나왔다. 우리는 카이저 모델을 일차 HMO model로 설명 하였다. 앞으로 더 나아가 Independent practice associations(IPA), Network HMOs로 알려진 2차 HMO에 대해서 알아보도록 하겠다.

건강유지기구와 수직적 통합의 1세대 모델: FIRST-GENERATION HEALTH MAINTENANCE ORGANIZATIONS AND VERTICAL INTEGRATION: THE KAISER-PERMANENTE MEDICAL CARE PROGRAM

Mario Fuentes는 캘리포니아 대학의 교수이다. 그와 그의 가족은 Kaiser 건강보험에 가입되어 있었고 보험료는 대학에서 지불해 주었다. Fuentes는 이전에 쇄골 뼈가 골절되어 오클랜드의 Kaiser 병원의 응급실에 가게 되었다. 이전에는 그 시설을 이용한 적이 없었다. Fuentes 부인은 류머티스관절염을 앓고 있었다. 그녀의 주치의는 Kaiser 의사들이 일하는 Permanente 병원의 고용된 의사였다. 그들의 아들 중 하나인 Juanito가 1년 전에 집에서 145km 떨어진 곳에서 교통사고를 당해서, 그 지역의 응급실에 갔다. Kaiser에서는 Juanito가 사고를 당한 그 지역에 kaiser 계열 병원이 없었기 때문에 Kaiser 병원이 아니였지만 치료비를 지불해 주었다. Juanita는 집에 돌아온 지 3일 뒤에 두통을 호소하면서 의식이 혼미해졌다. 그는 응급실에 가서 CT 촬영을 한 후 경막하혈종이 있다는 사실을 알게 되었다. 그는 즉시 CA, redwood시에 있는 Kaiser 지역 신경외과에 가서 혈종 제거 수술을 받았다.

Dr. Roberta short는 Kaiser 병원에서 근무하면서 여러 생각을 하였다. 그녀는 일하는 시간, 적절한 봉급 그리고 행정 업무가 적다는 점에서 만족하였다. 그리고 그녀는 특히 같은 빌딩에서 다른 일반의와 전문의가 함께 일하는 것을 좋아하였는데, 그 이유는 그들과 진단과 치료에 대해서 자주 의견을 나눌 수 있었기 때문이다. 하지만 그녀는 한 시간당 4~5명의 환자를 보는 것에 대해서는 만족스럽지 못하였다. 이러한 속도로는 환자 한 명당 진료할 시간이 많지 않고 환자와 전문의들에게 중요한 전화를 할 시간도 부족했기 때문이다. 그리고 환자들은 그녀와 약속을 잡기 어려웠고 더욱이 전문의들은 만나기 위해 예약잡는 것은 좀처럼 쉽지 않았다. 왜냐하면 그들도 그녀만큼 바쁘기 때문이다. 게다가 MRI와 다른 비싼 장비를 사용하기도 까다로웠다. Dr. Short는 Kaiser 시스템이 좋기는 하지만 의사 한 명당 진료 환자수가 많다고 생각하였다.

카이저 의료 서비스 프로그램(Kaiser-Permanente medical care program)은 미국의 선불 그룹진료 중에서 가장 큰 조직으로 다음 3개의 행정적인 부분이 얽혀 있다.

1. 먼저 카이저 건강보험(Kaiser Foundation Health Plan)은 재정적인 부분과 행정적인 부분에서 건강 보험자의 기능을 한다.
2. 카이저 병원그룹(Kaiser Foundation Hospitals Corporation)은 회사 소유의 병원을 가지고 있고 병원을 운영한다. 같은 사람이 건강보험 이사와 병원그룹 이사로 활동하고 있다.
3. 의사 단체인 퍼머넌트 의료그룹(Permanente medical groups)은 카이저 건강보험과 인두제 방식으로 계약을 맺은 후 건강보험의 가입자들에게 그룹진료방식으로 의료 서비스를 제공하고 운영관리를 한다.

이것은 수직적 통합이라고 할 수 있다. 여기서 수직적 통합이라는 것은 하나의 지붕아래 일차~삼차진료까지, 그리고 이렇게 하기 위해서 시설에서 인력까지 모든 수준의 것을 하나로 통합하여 존재하는 것이다(그림 6-1). 물론 지역에 따라서 구조가 약간 다를 수도 있지만 대부분 하나의 카이저 단위는 병원과 진료소를 가지고 있고, 이 시설에서 일하는 인력은 커다란 그룹진료와 계약하여 카이저에 가입한 환자들만 보게 된다.

HMO인 카이저 모델은 전통적인 행위별 수가제 모델과 의사에게 지불하는 방식(봉급제)과 병원에게 지불하

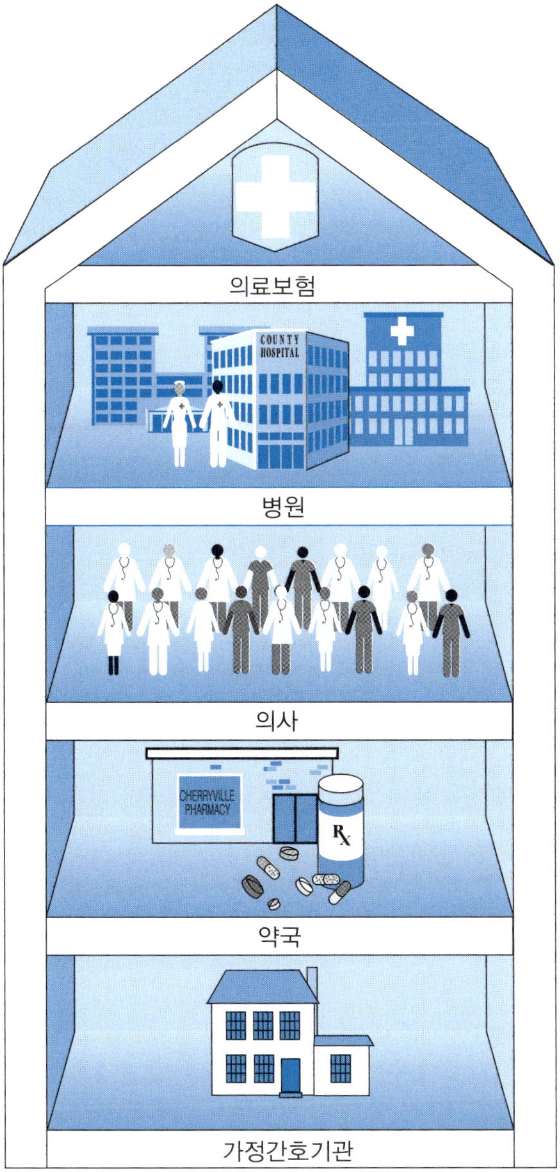

▲ 그림 6-1. 하나의 건강 서비스 조직으로의 수직적 통합

는 방식(총액예산제, global budget)이 다르다. 또한 건강 서비스의 조직 형태도 다르다. 선불 그룹 진료구조가 전통적인 미국 방식의 개별적, 독립적 민간 위주의 개업과 대조를 이루는 것은 확실하다. 카이저는 전문화된 3차 의료 서비스를 지역별로 나누어 제공하였다. 예를 들어, 북부 캘리포니아 카이저는 모든 신경외과 진료를 오직 두 병원에만 볼 수 있게 하였다. 척수 손상, 뇌종양, 그리고 이외 다른 신경외과적 상태에 있는 환자들은 다른 이들 두 병원의 신경외과센터로 전원된다. 퍼머넌트 의료그룹의 의사 인력은 거의 일반의 반, 전문의 반으로 이루어 진다. 그리고 대부분의 지역에서 nurse practitioner와 physician Assistants과 같이 의사가 아닌 의료 인력들이 일차진료 분야에 종사하였다.

다양한 의료인력들이 서로 통합하여 긴밀하게 치료계획을 세우고, 일관성 있게 의료 서비스를 제공하고 의료자원을 지역화하는 특성이 이 수직적인 통합 시스템의 주요 장점이다(그림 6-1). 영국의 공공 지역 보건 당국과는 달리 카이저-퍼머넌트 같은 HMO는 한 지역의 전체 인구에 대해서 책임이 없으나, 민간의료 자원을 수직적으로 통합하는 시스템을 갖추어 의료 서비스를 조직화하면서 건강보험에 가입한 인구 집단에게 의료 서비스를 제공하는 책임이 있다. 카이저의 건강보험이 가지는 선불제의 특성으로 인해 카이저는 보다 인구집단 건강관리 모델(population health model)에 가까워지게 된다.

건강유지기구와 “가상 통합”의 제 2세대 모델 : SECOND-GENERATION HEALTH MAINTENANCE ORGANIZATIONS AND “VIRTUAL INTEGRATION”: NETWORK MODEL HMOs, INDEPENDENT PRRCTICE ASSOCIATIONS, AND INTEGRATED MEDICAL GROUPS

Dr. Westcoast의 많은 환자들은 행위별 수가제 보험에서 현재 캘리보니아의 민간의료 보험 시장에서 성장하고 있는 HMO 건강보험으로 바꿨다. Dr. Westocast는 환자를 잃지 않기 위해서 이러한 HMOs 보험회사와 계약을 할 수 밖에 없었다. 그래서 그녀는 그녀와 같은 개원의가 다른 HMOs와 계약할 수 있도록 도와주는 Good Health Independent Practice Association(IPA)에 가입하였다. 3년 동안 그녀의 환자 중에서 30%가 Good

Health IPA와 계약을 맺은 4개의 HMO 건강보험 환자들이다.

환자 수를 유지하기 위해서는 HMO와 계약을 맺어야 한다는 것을 알면서도 Dr. Westcoast는 이 상황이 불만스러웠다. HMO는 매년 그녀가 일차진료 의사로 관리하고 있는 당뇨환자들이 받은 의료 서비스의 질에 대해서 분석한 보고서를 보냈다. 주 내용은 이런 당뇨환자들이 진료받을 만큼 심각한 환자가 아니였다는 점이었는데, 그녀는 지금 그녀가 보고 있는 모든 당뇨환자들, 그 중에는 HMO 보험이 아닌 환자도 있었는데, 을 4개의 HMO의 당뇨환자와 비교하여 그 상태의 경중을 파악하기가 어려웠다. 또한 그녀는 진료를 보는 모든 당뇨환자에게 의료 서비스 제공 수준을 어떻게 표준화시켜야 할지 몰랐다. Good Health IPA는 그녀에게 HMOs와는 별도로 그녀가 일차진료 의사로서 보고 있는 당뇨환자들에 대한 보고서를 보냈다. 더 문제가 되는 것은 각각의 HMO의 보험에서 상환해주는 당뇨 약이 달라 일일이 약을 처방하는 것이 아주 힘들었다. 그러자 그녀는 아예 카이저에 소속되어 일하는 것을 생각해 보았다. 왜냐하면 카이저에 소속되면 독립적으로 진료를 볼 수는 없어도 적어도 지금처럼 다양한 HMOs의 규정 때문에 힘들지는 않을 것이라 생각했기 때문이다.

1954년, 캘리포니아 San Joaquin County의 의료계는 카이저가 지역 내로 들어올지도 모른다는 소문으로 불안에 떨었다. 행위별 수가제를 받고 있었던 환자들은 더 낮은 보험료를 내는 카이저로 몰릴 것이고 결과적으로 의사들의 수입은 줄 것이기 때문이다. 이에 한 가지 방책이 제안되었는데, 카이저와 경쟁하기 위해 개원의들이 네트워크를 형성하여 San Joaquin Foundation for Medical Care를 설립하고, 회사를 상대로 등록된 사람 한 명당 정해진 금액을 받기로 고용주와 계약을 맺었다. 그 후 그 기금에서는 의사들에게 좀 할인된 행위별 수가제를 기반으로 의료 서비스를 상환하고, 과잉 진료를 막기 위해 의료행위를 심사하도록 하였다(Starr, 1982). 이러한 계획은 고용주가 건강보험 비용을 줄일 수 있도록 하여 그들이 카이저가 아닌 다른 기금을 선택하도록 할 것이라고 기대되었다.

1973년, The Health Maintenance Organization Act (HMO Act)가 닉슨 대통령의 보건의료 개혁 전략의 결과로서 법으로 제정되었을 때, 네트워크형 HMO 모델(Network model HMO)들은 선불 그룹진료와 함께 합법적인 HMO에 속해 있었다. HMO 법은 건강보험을 제공하는 중대형 기업들이 인근에 HMO가 있을 경우, 그들의 고용인들에게 적어도 연방에서 인정하는 HMO를 전통적인 행위별 수가제 보험의 대안으로서 제공할 것을 요구함으로써 HMO의 발달을 꾀하였다(Starr, 1982). 네트워크형 HMO 모델은 선불 그룹진료보다 훨씬 더 조직화하기가 쉬웠다. 지역 의사회나 병원, 보험 회사는 개인 의원을 가지고 행위별 수가제로 서비스를 제공하는 지역 내 의사들을 모집하여 네트워크를 만들고 그 구성원으로 활동하게 하여 HMO를 위한 기반을 만들어 낼 수 있었다. 의사들은 계속해서 HMO 미가입 환자도 진료할 수 있었다. 1973년 입법에서 네트워크 형태의 HMO가 포함된 것은 HMO의 발전이 미국의 전통적인 의료 서비스 방식을 대체하는 데 속도가 느리다고 판단이 되었기 때문이다.

초기 네트워크형 HMO 모델 일부는 제4장에 소개된 2단계 지불 모델의 기반 위에서 조직되었다. 이 모델에서 HMO는 등록된 환자들을 진료할 많은 개개인의 의사들과 직접 계약을 맺었다. 일부 네트워크형 HMO 모델들은 3단계 지불 구조를 사용하여 HMO가 개인 의사들과 직접 계약을 맺는 대신, 대규모 의사 집단과 계약을 맺는 모델로 발전하였다. 이들 그룹들은 몇 가지 형태를 가질 수 있다. 한 가지 형태는 IPA로 HMO 및 다른 관리 의료보험과 계약하고자 하는 목적으로 협회에 참여하기로 한 의사들의 네트워크를 뜻한다. 의사들은 그들의 진료에 대해 자율권을 유지하면서 자신들의 병원을 운영한다. 그리고 IPA는 HMO와의 협상 및 계약 관리를 한다.

네트워크 모델에서는 카이저 지역과 퍼머넌트 의료그룹 사이에 "일 대 일 대응"이 이루어지는 독점적인 계약

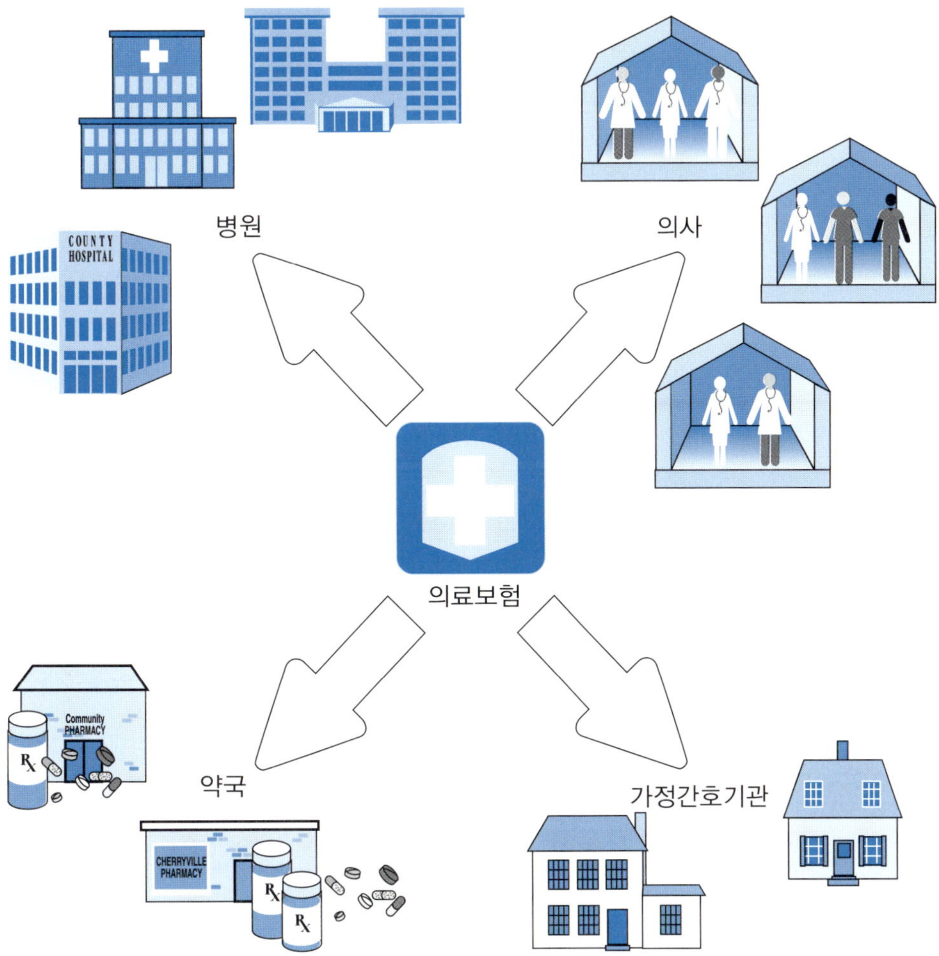

▲ 그림 6-2. HMO와 의사 그룹, 병원 그리고 다른 제공자 간의 관계를 기반으로 한 가상통합

관계와는 다르게 의사들은 많은 수의 HMOs 및 IPAs와 계약관계를 맺을 수 있다. 한 명의 의사는 하나 이상의 IPA에 가입할 수가 있고 하나의 IPA는 많은 HMO와 계약할 수 있다. 이렇게 제약이 덜한 개방적 HMO-의사 간 관계의 결과로 인해 한 지역 사회 내에서 서로 다른 HMO에 의해 보장을 받는 환자군을 보는 의사 패널들이 생겨났다. 이렇게 좀 더 개방된 네트워크 조직은 의사들과 환자들에게 좀 더 좋은 반응을 일으켰다. 하지만 앞의 내용에서 Dr. Westcoast가 경험하였던 여러 단점을 가지고 있었다. 한 일차진료 의사는 다른 HMOs에 등록된 다양한 환자를 진료하고, 또한 그들 자신도 하나 이상의 IPA에 가입되어 있다. 하지만 그들이 환자를 전문의나 병원으로 전원시켜야 할 때 각 네트워크나 HMO에 속한 전문의나 병원을 찾기가 쉽지 않았다 (Bodenheimer, 2000). 환자들은 자신이 원하는 일차진료 의사를 찾아갈 수 있으나 자신이 원하는 또 다른 전문의가 그 일차진료의와 같은 네트워크에 있지 않는 경우에는 그 서비스를 받을 수 없었다.

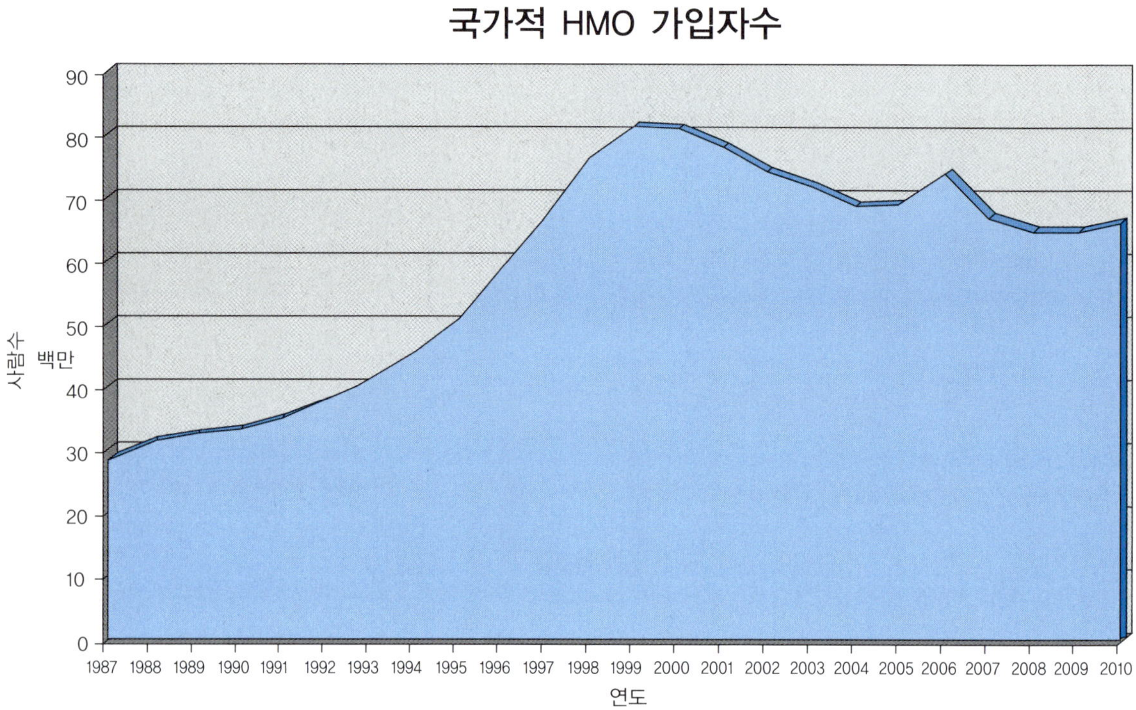

▲ 그림 6-3. 미국의 HMO 가입 경향. 가입은 직장 보험과 다른 개인적 HMO 보험을 통한 피보험자뿐만 아니라, Medicare와 Medicaid HMO 옵션들을 통한 개인 가입자들을 포함한다. (MCOL Managed Care Fact Sheets, 2011; http://www.mcareol.com/facts/factshts/factnati.htm.)

처음에 IPA는 의사와 HMO 사이의 브로커의 역할만 담당하였다. 하지만 IPA가 의료 서비스의 재정적 위기의 많은 부분을 책임지게 되면서(제4장 참조), 비용관리에 좀 더 적극적으로 임하였고 서비스 이용에 있어서 허가, 의사들의 진료행태 분석 그리고 의료비용에 좀 더 책임을 갖게 되었다. 어떤 IPAs는 좀 더 열정적으로 의료의 질을 상승시키고 진료에 있어 전자 의무기록을 사용할 수 있도록 노력하였다.

2세대 HMO와 관련된 또 다른 구조는 통합 그룹진료(integrated medical group)이다. 통합 그룹진료는 IPA보다 더 긴밀하게 조직화된 구조를 가지고 있다. 즉 이 모델에서는 의사가 더 이상 자신의 병원이나 사무실 자산을 가지지 않으며, 대신 병원을 소유하고 운영하는 조직에 고용되어 일한다. 현대의 통합 그룹진료들은 이전에 언급한 Mayo Clinic과 Palo Alto Medical Foundation과 같은 집단개원 그룹의 계보를 이어받아 생존한 그룹들이다. 다른 그룹들은 이러한 병원들과 같은 역사적 배경을 가지지 않으며, 관리의료시대에 발생한 새로운 조직들이다. 이러한 새로운 조직들 중 일부는 이전의 독자적 의사들의 병원들을 사들이고, 그 의사들이 이 그룹에서 고용된 의사로 일하도록 하는 대형의 영리추구 기업에 의해 생겨났다(Robinson and Casalino, 1996). 다른 그룹들은 자신의 병원이나 의과대학을 소유하거나 자신이 주인으로서 의사들과 파트너십을 맺은 민간 기업을 운영하기도 하였다. IPA와 마찬가지로 통합된 진료 그룹은 여러 관리의료 보험회사와 계약을 맺었고, 또한 행위별 수가제 민간 보험과 Medicare를 통해 보장받는 환자들도 보았다.

Physician Hospital Organization(PHO)은 1980년대에 IPA 모델의 대안으로 생겨나게 되었다. IPA처럼 의사 집단을 만들어서 건강보험과 계약을 맺을 수 있도록 주선하는 대신 의사들은 병원과 함께 파트너십을 맺고 건강보험과 계약하였다. 이러한 PHOs에 참여하는 의사들은 병원에서 스탭으로 일하는 객원 의사이거나 병원에 직접 고용된 의사였다. 하지만 PHO는 1990년 대에 Federal Trade Commission에서 PHOs가 독과점금지법을 어기고 의사와 병원 사이에 가격 담함을 하였다고 하여 발전에 제동이 걸렸다.

IPA와 통합된 진료그룹은 수직적 통합 모델의 HMO 대체하는 대표적인 모델이다. 그림 6-2에서 보듯, IPA 및 통합된 진료그룹과 관련된 메니지드 케어는 수직적 통합 모델의 "모든 것이 하나의 지붕 하에 있는 everything-under-one-roof"보다는 HMO와 자율적 의사 그룹, 병원, 그리고 다른 의료 서비스 제공 단위들 사이의 계약적 관계로 이루어진 네트워크로 구성되어 있다. 사람들은 이러한 네트워크 형태에 "가상의 통합(virtual integration)"이라는 별명을 붙여 단일한 소유권 보다는 계약적 관계에 기반을 둔 의료 서비스 통합을 나타내었다(Robinson and Casalino, 1996).

수직통합과 가상통합 모델 간의 비교
COMPARING VERTICALLY AND VIRTUALLY INTEGRATED MODELS

2009년 현재 미국에서 4명 중 1명은 HMO에 등록되었으며, 여기에는 HMO에 가입한 Medicare, Medicaid 수혜자들도 포함이 된다(Kaiser Family Foundation, 2011 : 그림 6-3). HMO 가입과 관련해서는 각 주들마다 큰 차이가 있어서, 캘리포니아 주에서는 건강보험 가입자의 반 이상이 HMO에 등록한 반면, 다른 많은 주에서는 10% 미만이 HMO에 가입하였다. 여러 해 동안 정책 분석가들은 의료가 보다 경쟁적인 시대로 돌입함에 따라, 수직적 통합 시스템을 가진 제1세대 HMO의 구조적인 효율성과 일관성이 이런 시스템이 의료 서비스를 좀 더 발전시킬 것이라고 예상하였다. 하지만 이러한 예측은 빗나갔다. 가상 통합 시스템의 등록자 수가 전통적인 HMO의 등록자수를 뛰어넘었다. 대부분의 수직적 통합 시스템을 가진 HMO들은 지역적인 기반을 가지고 비영리 건강보험을 제공하는데 반해, 전국적인 영리 목적의 민간 보험자들은 가상적 HMO 모델을 가지고 건강보험을 운용한다.

많은 환자들은 전통적인 HMO에서 의사 및 병원 목록을 가지고 의사나 병원을 선택을 제한하는 것 때문에, 이에 대한 대안으로 보험자들은 Preferred Provider Organization(PPO)와 같은 다양한 상품을 개발하였다. PPO에서는 환자가 네트워크 내에 속하지 않는 의사와 병원의 서비스를 이용할 때, 본인 부담금으로 추가비용을 지불한다는 조건 하에 환자들이 이 보험회사의 의사 네트워크에 포함되지 않는 의사의 진료도 받을 수 있도록 한다. PPO 네트워크에 속한 의사들은 "선호하는(preferred)" 의료 서비스 제공자로 리스트에 올라감으로써 그들의 병원에 더 많은 환자를 끌어 모을 수 있을 것이라는 기대를 가지고, 보험사로부터 더 낮은 수가를 받는 것에 동의한다. 2009년, PPO 등록자의 수는 약 5천만 명에 이르렀으며, 같은 시기 HMO 등록자의 수는 7천만 명이었다. HMO와 PPO 모두 "관리의료"의 한 형태로서 여겨지지만, PPO는 본질적으로 보험 상품 수익 구조측면에서 발생한 하나의 대안으로서 HMO와 달리, 의료전달 시스템의 변화에 거의 영향을 받지 않는다.

수직적인 통합 시스템을 가진 HMO는 전통적인 분산 구조 시스템과 비교할 때 매우 다른 조직 형태를 나타낸다. 네트워크 모델의 HMO 하에서 우세한 IPA, PHO나 다른 형태의 구조들이 분산 모델로부터 완전히 벗어나에서 더 나은 의료전달 시스템을 제공하고 있는가? 아니면 이러한 가상적 구조들은 눈에 보이는 별 이득 없이, 단지 계약과 사업목적을 위해 조직된 의료 서비스 제공자들의 느슨한 연합에 불과한가?

연구 결과에 따르면, 통합된 모델일수록 장점이 있다. 수직적으로 통합된 형태를 가진, 전통적 선불제 그룹진료 모델의 HMO는 만성질환에 있어서의 근거 중심 의료와 같은 다양한 의료의 질 척도에서 네트워크 모델의 HMO에 비해 더 우월하였다(Himmelstein et al, 1999). 통합

진료그룹은 IPA에 비해 유방촬영술(mammograms)과 자궁경부암 검사(Pap tests)와 같은 최신의 예방 서비스를 제공하는 데 있어서 더 나은 성과를 보였다(Mehrotra et al, 2006). 종합적인 건강보험 만족도 순위에서 환자들은 카이저와 같이 통합된 형태의 HMO에게 네트워크 모델의 HMO보다 더 높은 순위를 주었다. 선불 그룹진료에 속한 의사들은 IPA에 속한 의사들이나 어떤 네트워크에도 가입하지 않은 의사들과 비교할 때, 의료의 질 개선을 위해 새로운 방식, 예를 들어, 당뇨나 다른 만성질환자들의 관리를 계획하고 경과를 추적할 수 있는 더 체계화된 시스템을 더 잘 도입하는 것으로 보고되고 있다(Rittenhouse et al, 2004). 환자중심의 의료센터(patient-centered medical home)를 만들기 위해 기반시설을 갖추는 의료 단체의 역량을 고려하면 규모 역시 중요한 문제이다. 더 큰 의료 기관일수록 소규모 의료기관에 비해 진료 협력, 환자들의 접근성 향상, 그리고 관련된 절차들을 위한 시스템을 가동할 수 있는 준비가 되어 있을 가능성이 크다(Rittenhouse et al, 2008).

완전히 분산된 모델에서 좀 더 조직화된 모델로 이동하는 것이 비록 가상적 네트워크의 변이일 뿐일지라도, 의료전달 시스템의 발전을 가져올 수 있다는 증거는 또 있다. 특히 네트워크가 환자를 일차진료 의사와 연결시키는 것을 중시하고, 협진을 제공할 때 더욱 그러하다. 노스캘로나이나의 지역사회 의료(Community Care at North Carolina)가 하나의 예이다. Medicaid의 수혜자 및 주 아동 건강보험 프로그램(State Children's Health Insurance Program)의 수혜자들을 1,000개 이상의 소규모 개원의와 일차진료 센터에 연결시켜주었고, 진료의들이 만성질환에 대해 더 나은 의료 서비스를 제공할 수 있도록, 또한 고위험 환자들의 관리를 위해 의사들과 협력할 간호인력을 지원하는 등 기술적인 지원을 제공하였다. 이러한 모델은 소아 천식으로 인한 응급실 입원 횟수 감소와 같은 긍정적인 성과뿐 아니라 의료 비용도 줄이는 결과를 낳았다(Steiner et al, 2008).

분산 모델은 환자들의 관점에서 하나의 중요한 장점을 가지는 것으로 보인다. 이것은 환자가 소규모 의원에서 진료를 받으면서 얻게 되는 만족감으로서, 환자는 의사와 직원들이 자신을 개인적으로 알고 있다고 느끼며, 환자-의사 관계가 조직적인 관료주의에 의해 덜 영향을 받는 것처럼 느낀다. 환자 선호도를 조사한 연구에 따르면, 소규모 의원에서 진료를 받을 때의 만족도가 대형 병원에서 진료를 받을 때보다 더 높은 것으로 나타났다(Rubin et al, 1993). 사람들은 아이가 열이 나서 병원에 전화를 걸었을 때, HMO와 클리닉의 비인간적인 교환원이나 자동응답 시스템—일부 HMO와 대형 의료 시스템의 "체인점" 속성이라고 묘사되곤 한다—과 마주치는 실망스러운 상황을 경험하기 보다는 친숙한 접수원이 응답해 주는 것이 더 좋다고 생각한다(Mechanic, 1976). 정보화 시대는 많은 대형 의료 기관들과 수직적 통합을 갖춘 HMO이 환자들과 의사가 개인적으로 의사소통을 할 수 있는 수단을 제공하는 데 도움을 줄 수 있다. 많은 대형 의료기관들은 전자 의무기록 시스템을 도입하였다. 이러한 시스템은 환자들이 안전하게 그들의 주치의에게 이메일을 보낼 수 있도록 해주며, 자신들의 의료기록에 직접 접근할 수 있는 웹 기반의 "환자 포탈(patient portals)"을 통해서 즉시 진단검사 결과를 받을 수 있도록 한다.

책임의료기관
ACCOUNTABLE CARE ORGANIZATIONS(ACO)

제5장에서 논의한 바와 같이, Affordable Care Act of 2010은 건강보험 보장의 확대뿐 아니라 의료 시스템의 구조 및 건강전달체계에 있어서의 개혁도 불러 일으킬 것이다. Affordable Care Act 통과의 서곡이 된 정책 토론과정에서 책임의료기관의 개념이 건강개혁의 중심으로 나타났다. ACO는 "의료 서비스의 연속성을 관리하고 인구집단에 대해 전반적인 의료비용과 의료의 질을 책임지는 역할을 하는 서비스 제공자 주도적 조직"으로 정의되어 왔다(Rittenhouse et al, 2009). Affordable Care Act는 Medicare가 2012년부터 ACO 프로그램을 시작하도록 인가하였다(Health Policy Brief, 2010).

ACO는 의료 조직구조의 스펙트럼을 확장하도록 구상되었다. 이 스펙트럼의 한 쪽 끝에는 수직적으로 통합된

HMO가 있으며, 이들 의료단체와 기관들은 인두제 지불 방식 하에서 HMO에 등록된 환자들로 구성된 인구집단에 대해 포괄적인 의료 서비스를 제공하기에 적절하다. ACO 스펙트럼의 다른 쪽 끝에는 이 장의 처음에 논의된 전통적인 분산구조 하에서 느슨하게 결합된 의료 제공자들의 연합이 있다. 이러한 연합은 병원과 자신의 환자들을 그 병원으로 입원시키며, 비공식적인 의뢰 네트워크를 유지하는 개인병원 의사집단으로 구성되어 있다. ACO를 지지하는 사람들은 Meicare가 "절감된 비용을 공유"하는 프로그램을 개발함으로써 비공식적인 병원-의사 네트워크를 더 효율적인 방식으로 기능하도록 만들 수 있다고 제안하였다. 비용절감 공유 프로그램 하에서 Meicare는 여전히 의사에게는 행위별 수가제로 지불을 하고 병원에는 포괄수가제(DRG)로 지불을 하며, 환자는 의사와 병원을 자유롭게 선택할 수 있다. 하지만 Meicare는 이러한 가상 네트워크 하에서 진료를 받는 Meicare 환자들의 의료 비용과 의료의 질을 비교할 것이다. 만약 의사들이 의료의 질의 특정 목표에 도달하면서, 환자들에서 예상되는 의료비 지출 아래로 비용을 유지할 수 있다면, Meicare는 이 느슨하게 결합한 ACO 네트워크 내에 있는 의사와 병원들과 함께 비용 절감(cost savings)의 일부를 공유할 것이다. 그런 비용절감 공유 프로그램을 도입할 수 있는 자격을 얻기 위해서 의사와 병원들은 이를 수용하기 위한 공식적인 ACO 기관을 설립해야 할 것이다. 이 장에 언급된 다양한 다른 모델들, 예를 들어 IPAs와 PHOs 등도 Hospital staff model 과 수직적으로 통합된 HMO의 양극 사이에 놓여 있는데 이들은 ACO를 위한 또 다른 후보 모델이 될 수 있다 (Shortell et al, 2010).

Meicare ACO 프로그램이 미국의 의료의 질을 개선하고 비용 상승을 억제할 수 있는 더 조직적이고 통합된 의료 시스템으로 나아가도록 하는 데 성공적으로 기여할 것인지는 분명하지 않다. ACO 프로그램이 이를 지지하는 사람들이 말하는 대로 온전히 현실화 될 수 있을지의 여부와 상관없이 ACO라는 개념은 미국 내에서 의료전달 시스템의 개혁, 즉 개개인의 환자들의 질병에 단지 대응하는 것보다는 인구집단의 환자들에 대해 미리 예방적인 진료를 수행하는 것을 강조하고, 의료 제공자들이 제공된 의료 서비스의 질과 비용에 대해 책임을 질 수 있도록 하는 식의 개혁에 대해 상당한 관심을 불러일으켰다.

메디컬 센터에서 메디컬 이웃으로
FROM MEDICAL HOMES TO MEDICAL NEIGHBORHOODS

제5장에서 우리는 메디컬 센터(medical home)라는 개념에 대해서 논의하였다. 의료전달 시스템의 조직에 대해 이 장에서 논의한 내용의 상당 부분은 잘 작동하는 medical neighborhood를 개발하기 위한 시도로서 적절하게 설명할 수 있다. 메디컬 이웃(medical neighborhood)은 환자들을 돌보는 데 기여하는 서비스, 의료 제공자 그리고 의료 시스템 내의 조직들을 포괄하는 말로서, Fisher에 의해 처음 만들어진 용어이다 (Fisher, 2008). 일차진료의 메디컬 센터는 메디컬 이웃에 있다. 하지만 메디컬 이웃은 단지 메디컬 센터 뿐 아니라 더 많은 것들로 구성되어 있으며, 서로 다른 환자들이 서로 다른 시간에, 각자가 필요로 하는 종합적인 의료 서비스를 충족시키기 위해서 필요한 일차진료, 삼차진료, 지역의료 및 관련된 서비스를 포함한다. 고도의 의료 시스템에는 훌륭한 메디컬 센터와 훌륭한 메디컬 이웃 모두 필요하다(Rittenhouse et al, 2009). 좋은 메디컬 이웃의 독특한 특징은 기능적으로는 통합되어 있지만, 전통적인 HMO과 같이 반드시 구조적으로도 통합 되어 있는 것은 아니라는 점이다. 한 정의에 따르면, "통합된 의료는 훌륭한 일차진료로부터 시작되며, 의료 제공자들 사이의 원활한 의사소통으로 서로 간에 협력이 잘 이루어지는 종합적인 의료 서비스 전달을 일컫는다. 이는 자신의 질병과 진료에 대한 내용을 잘 전달 받으며 (informed), 또 그 과정에 깊이 관여하는(involved) 환자들을 포함하고, 높은 질을 가진 비용 효율적 의료를 주도한다. 통합된 의료전달체계의 중심에는 환자들에게 메디컬 센터로서 기능하는 훌륭한 일차진료 제공자가 있다."(Aetna Foundation, 2010).

구조적으로 통합된 조직들은 기능적으로도 통합된 의료 서비스를 제공하는 데 있어서 장점을 가진다. 이러한

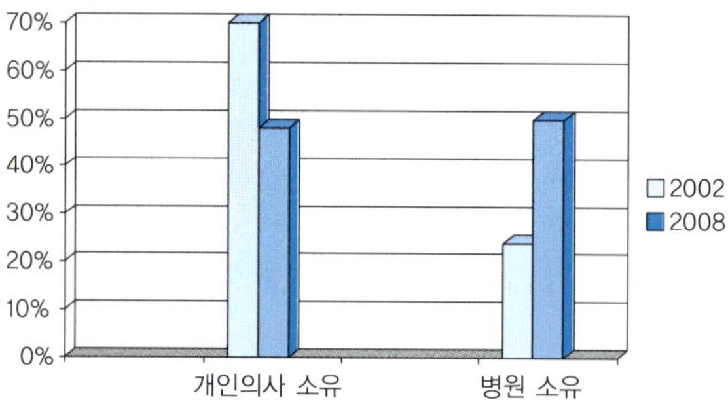

▲ 그림 6-4. 의료업의 소유권(Harris G. 점점 많은 의사들이 개인 병원을 개업하는 것을 포기한다. 뉴욕 타임즈, 3월 25일, 2010년)

조직들은 집단 개원 그룹, 통합된 전자 의무기록 시스템, 다학제간 협진 팀, 그리고 진료 협력 및 환자 진료와 관련된 모든 의료 제공자들 사이의 자유로운 정보의 흐름 촉진하기 위한 질 개선 기반시설과 같은 자산을 가진다. 현재 미국에 닥친 도전과제들 중 하나는 전통적인 선불제 그룹 개원 모델의 HMO(prepaid group practice HMO)보다 구조적으로 덜 통합된 조직들이 더 효과적이고 효율적인 의료 서비스를 제공하고, 우리가 제5장에서 "분열, 혼돈과 혼란"이라고 말한 미국 의료 시스템의 오랜 골칫거리를 극복하기 위해서 필요한 정도의 기능적 통합을 이룰 수 있을 것인지의 여부이다.

의사들에게 그룹 개원의 "유토피아적 환상에 현혹되지 말 것"을 충고한 1932년의 JAMA 논설위원들의 경고에도 불구하고, 21세기 초 미국은 중요한 정점에 도달하였으며, 의료의 영세 산업구조는 빠르게 더 큰 규모의 조직에 그 자리를 내주고 있는 것으로 보인다. 2002년부터 2008년까지 의사 개인이 소유한 의료기관의 비율은 70%에서 48%로 감소하였고, 반면에 병원이 소유한 의료 기관의 비율은 24%에서 50%로 증가하였다(그림 6-4). 새로 배출되는 대부분의 전문의들은 그들 자신의 개인 병원을 자율적으로 소유하는 전통을 더 이상 따르지 않고 봉직의 자리를 찾게 되었다. The New York Times에서 "가게 주인의 위험 대신 규칙적인 월급"이라고 묘사한 것을 추구하는 것이다(Harris, 2011). 병원들은 서로 합병되고 의사들의 조직과 결합하여, 대형의 지역 의료 전달 시스템을 구축한다.

미국 내에서 발생하는 의료 시스템의 빠른 구조적 변화가 양질의 의료를 보장하고, 비용적으로도 더 감당할 만한 의료 시스템을 만들어낼 수 있을 것인가? 환자들은 적절한 단계의 의료 서비스—일차, 이차, 삼차진료 서비스—를 받을 수 있을 것인가? 이러한 단계들 사이의 환자 이동이 각각의 지리적 지역 내에서 질서있는 방식으로 이루어지도록 구조화될 수 있을 것인가?(지역화된 구조) 충분한 수의 일차진료 제공자—일반의, 의사 보조인력 그리고 nurse practitioner—들이 공급되어 미국에 사는 모든 사람들이 진료의 연속성과 협력을 가능하게 하는 고정적인 일차진료 자원을 획득할 수 있을 것인가? HMO와 ACO 그리고 다른 조직들은 그들의 의료진들에게 등록된 인구집단의 건강에 대한 책임을 요구할 수 있을 것인가? 아니면, 의사들은 그들의 진료실로 들어오는 사람들을 진료하는 것에만 만족할 것인가? 이상적인 의료전달 시스템이란 무엇인가? 사람들은 제각각 서로 다른 답을 가지고 있을 것이다. 한 가지 대안은 환자들이 중간 규모의 분산된 선불 그룹진료에서 그들의 일차진료의를 선택하고, 이 선불 그룹진료는 이차진료를 제공하는 전문의들의 개인 병원을 포함한 지역 병원과 연결되어 있는 시스템이다. 어려운 케이스는 지역 내 대학 병원의 삼차진료 센터로 전원될 수 있다. 일차진료에서 의료 서비스 제공자들은 주의를 요하는 사람들에게 의료 서비스를 제공하려고 노력하는 한편, 그들이 의료 서비스를 제공하는 전체 환자군의 건강상태에 대해서도 주의를 기울일 것이다.

참고문헌 REFERENCES

Aetna Foundation. Program Areas: Specifi cs, 2010. http://www.aetna.com/about-aetna-insurance/aetna-foundation/aetna-grants/program-area-specifi cs.html.

Bodenheimer T. Selective chaos. *Health Aff* (Millwood). 2000;19(4):200.

The Committee on the Costs of Medical Care. Editorial. *JAMA*. 1932;99:1950.

Dye NS. Mary Breckinridge, the Frontier Nursing Service and the introduction of nurse-midwifery in the United States. *Bull Hist Med*. 1983;57:485.

Ellwood PM et al. Health maintenance strategy. *Med Care*. 1971;9:291.

Fisher ES. Building a medical neighborhood for the medical home. *N Engl J Med*. 2008;359:1202.

Garfi eld SR. The delivery of medical care. *Sci Am*. 1970;222:15.

Geiger HJ. Community health centers: Health care as an instrument of social change. In: Sidel VW, Sidel R, eds. *Reforming Medicine*. New York: Pantheon Books; 1984.

Harris G. More Doctors Giving up Private Practice, and Family Physicians Can't Give Away Solo Practice. *New York Times*. March 25 and April 22, 2011.

Health Policy Brief: Accountable care organizations. *Health Affairs*. July 27, 2010.

Himmelstein DU et al. Quality of care in investor-owned vs not-for-profit HMOs. *JAMA*. 1999;282:159.

Kaiser Commission on Medicaid and the Uninsured. Issue Brief. *Community Health Centers: Opportunities and Challenges of Health Reform*. Washington, DC: The Kaiser Commission on Medicaid and the Uninsured; 2010. http://www.kff.org/uninsured/upload/8098.pdf.

Kaiser Family Foundation. Total HMO Enrollment, July 2009. State Health Facts, 2011. http://www.statehealthfacts.org/comparetable.jsp?ind=348&cat=7&sub=85&yr=194&t yp=1&sort=a.

Kepford AE. The Greater Community Association at Creston, Iowa. *Mod Hosp*. 1919;12:342.

Mechanic D. *The Growth of Bureaucratic Medicine*. New York: John Wiley & Sons; 1976.

Mehrotra A et al. Do integrated medical groups provide higher-quality medical care than individual practice associations? *Ann Intern Med*. 2006;145:826.

Rittenhouse DR et al. Physician organization and care management in California: From cottage to Kaiser. *Health Aff(Millwood)*. 2004;23(6):51.

Rittenhouse DR et al. Measuring the medical home infrastructure in large medical groups. *Health Aff (Millwood)*. 2008;27:1246.

Rittenhouse DR et al. Primary care and accountable care—two essential elements of delivery-system reform. *N Engl J Med*. 2009;361:2301.

Robinson JC, Casalino LP. Vertical integration and organizational networks in health care. *Health Aff (Millwood)*. 1996;15:7.

Rothman SM. *Woman's Proper Place: A History of Changing Ideals and Practices*. New York: Basic Books; 1978.

Rubin HR et al. Patients' ratings of outpatient visits in different practice settings. *JAMA*. 1993;270:835.

Shortell SM et al. How the Center for Medicare and Medicaid innovation should test accountable care organizations. *Health Aff (Millwood)*. 2010;29:1293.

Starr P. *The Social Transformation of American Medicine*. New York: Basic Books; 1982.

Steiner BD et al. Community care of North Carolina: Improving care through community health networks. *Ann Fam Med*. 2008;6:361.

Stevens R. *In Sickness and in Wealth: American Hospitals in the Twentieth Century*. New York:

Basic Books; 1989.

Stoeckle JD, Candib LM. The neighborhood health center: Reform ideas of yesterday and today. *N Engl J Med*. 1969;280:1385.

보건의료 인력

The Health Care Workforce and the Education of Health Professionals

7

보건의료체계는 근무 인력이 우수할 때 비로소 훌륭한 체계를 갖추게 된다. 의료 서비스에서 가장 가치있는 요소는 최신 기술이나 최첨단 시설이 아닌 인적 자원이다.

이 장에서 우리는 보건의료인-간호사, 의사, 약사 등-이들과 긴밀하게 연관되어 있는 보조인력에 대해 이야기 할 것이다(표 7-1). 의사, 간호사, 약사 그리고 기타 보건의료인의 면허 취득과 교육과정은 어떠한가? 얼마나 많은 보건의료 종사자들이 미국에서 일하고 있는가? 그리고, 그들은 어디에서 일하고 있는가? 그들의 수는 너무 많거나 적지 않고 적당한가? 만약 너무 많거나 적다면 우리는 그것을 어떻게 알 수 있을까? 과거에 비해 여자 의사의 수가 증가하고 있는가? 과거에 비해 남자 간호사의 수가 증가하고 있는가? 국가를 구성하고 있는 인종과 민족의 다양성이 보건의료 노동시장에서도 반영되고 있는가? 이러한 질문들에 답하기 위해 우리는 보건의료인 유형별로 공급과 교육방식에 대해 설명하면서 전체적인 보건의료 노동시장을 살펴볼 것이다. 또한, 우리는 보건의료 인력에 관련된 공통적인 주제에 대해 논의 해 볼 것이다.

의사 PHYSICIANS

Susan Gasser는 1997년 의대에 입학하였다. 대학에서 그녀는 마취과 의사의 연구소에서 일을 하였고 본인의 전공을 마취과로 할 것인지 고민하였다. 신입생 시절 그녀는 4학년 선배들을 통해 병원에서 마취과 전문의 일자리가 줄고 있다는 소문을 들었다. 그 해 HMO에서는 전문의보다 일차진료 의사를 더 선호하였고, 졸업반 학생 대부분이 마취과 레지던트에 지원하지 않았다. 그 후 Susan은 일차진료 의사가 될 것을 결심하게 되었다. 그래서 3학년이 되었을 때, 보건소에서 가정의학과 실습을 하였고 실습에 대해 만족하였다. 그녀는 자연스럽게 가정의학과 레지던트에 지원할 계획을 세웠다.

Susan은 4학년 때 교외의 가정의학과 의사인 DR. Woe의 사무실로 한 달간 실습을 나갔다. Dr. Woe는 더 많은 환자를 진료해야 한다는 압박감과 비용에 비해 낮은 의료 수가로 인해 수입이 감소하고 있다고 이야기 해주었다. 그는 지역 내 병원의 마취과 의사가 부족하여 필요한 모든 수술을 마치는 데 어려움을 겪고 있다고 이야기했다. 또, 그 지역 마취과 협회에서는 자신과 같이 경험있는 가정의학과 전문의의 2배 이상의 급여를 마취과의사에게 초봉으로 지급한다고 하였다. Susan은 이에 다시 마취과 레지던트로 지원할 것을 고려하게 되었다.

오늘날 약 873,000명의 의사가 미국에서 활동하고 있다고 한다. 그 중 1/3은 일차진료에, 2/3는 그 외 영역에 종사하고 있다. 레지던트 과정을 마친 의사의 90% 이상

표 7-1. 미국의 보건의료 인력 현황

간호사 (2008년)	2,596,400
임상 간호사 (2008년)	141,200
의사 (2010년)	872,900
약사 (2010년)	251,100
치과의사 (2004년)	170,000
물리치료사 (2004년)	145,000
심리학자 (2004년)	98,000
척추지압사 (2004년)	86,600
의사보조사 (2010년)	60,000
검안사 (2004년)	23,000

(단위 : 명)

은 임상의사로 활동하고 있으며, 그밖의 의사들은 교육, 연구, 행정분야에 종사하고 있다(US Department of Health and Human Services, 2008a). 의사를 포함한 모든 보건의료인의 자격증은 국가에서 주관한다. 주 의사면허 심사부(State Medical Boards)에서는 의사가 개원 허가를 받으려면 의사 국가고시 합격증, 의과대학 졸업장, 의대를 졸업한 후 레지던트 과정을 적어도 1년 정도 이수할 것을 요구 하고 있다.

▶ 의학교육 Medical Education

1765년 펜실베니아 대학에서 처음으로 의과대학을 개설하였다. 당시 의과대학 교과과정은 사혈과 장의 공기 배기(intestinal purging)를 치료로 강조하였다. 많은 다양한 접근들이 이 시대에 존재하였으며 그 예로, 식물학, 접골, 산파, 동종용법 등이 있었다. 당시 의료계에 종사하는 데에는 거의 규제가 없었다. 비정규직 견습기간만 수료하면 의사가 될 수 있었다. 대부분의 의과대학은 대학 중심의 연구기관이라기 보다는 의과대학 소유주의 수익에 초점을 맞춘 기관이었다(Starr, 1982).

미국에서 의사라는 전문직의 현대화는 1890~1910년에 이루어졌다. 1983년 Johns Hopkins 의과 대학이 설립되면서 미국 의학교육의 새로운 전통이 세워졌으며, 오늘날 미국 의학교육의 틀을 제시하였다. 대학원 수준의 4년제 교육, 경쟁을 통한 학생 선발, 임상과 연구에 중점을 둔 과학적 패러다임을 강조하였고, 의과대학과 병원간의 긴밀한 관계를 구축하였으며 학문적으로 명성이 있는 교수진을 배출하였다.

20세기 의학 개혁에 기여한 또 하나의 중요한 사건은 1910년도에 작성된 Flexner 보고서이다. 미국 의학회(American Medical Association)의 요청에 따라, 카네기 재단(Carnegie Foundation for the Advancement in Teaching)은 Abraham Flexner를 고용하여 미국의 의학교육을 평가하게 하였다. Flexner 보고서에서는 당시 의학교육을 주도하던 교육기관이 대학이 아닌 개인이 소유하고 있는 사설 교육기관이었음을 지적하였다. Flexner은 Johns Hopkins 의과대학을 표준으로 삼고 이를 기준으로 의학교육이 평가되어야 한다고 주장하였다. Flexner 보고서의 영향력은 대단하였다. 이 보고서가 발표된 후 수십 년 안에 30여 곳 이상의 의학 교육기관이 문을 닫았고, 경쟁에서 살아남은 교육기관의 학문적 수준은 더욱 높아졌다. 의과대학 인증과 의사 자격증에 대한 규제는 Flexner 보고서에서 제시한 기준을 강력하게 따르게 하였다. 또한, 의학교육 자격 협의회(Licensing Council on Medical Education; LCME)의 기준을 만족시킨 학교만이 의사 학위를 수여할 수 있었다. 주 면허 심사부는 국가기관인 반면에 LCME는 의사협회에 의해 운영되는 민간조직이다. LCME 인증을 받은 학교는 '이종(異種, allopathic) 의학학교'로 불리어지는데, 이는 '동종(同種, homeopathic) 의학학교'와 구별된다. 미국에는 아직도 동종요법 의사(homeopath)가 진료를 보고 있지만 이들은 미국에서 공식적으로 '의사'로 인정받지는 않는다. 미국에서 전통 대체의학으로 살아남은 분야 중 하나로 접골사(osteopaphy)가 있는데, 이는 의사에 준하는 자격을 갖는다. 접골요법은 1890년대에 Missouri 의사인 Andrew still에 의해 탄생되었는데, 치료방법으로 신체의 기계적 조작을 강조하였다(Starr, 1982). 접골학교에서는 DO 학위를 주고 별도의 인증기관을 가지고 있다. 현대의 접골의학 학교의 교육 내용은 allopathic 학교의 교육 내용과 비슷하다.

대부분의 주 면허기관은 관행적으로 MD와 DO를 가진 의사들의 의료행위 범위를 동일하게 여겼다. 20세기 중반에 이르러 의료행위의 엄격한 규제, 의학교육의 표준화, 그리고 의과학 기술의 발전을 통해서 의사들의 권위와 특권은 더욱 강화되었다.

2010년 allopathic 의과대학에서는 16,383명의 졸업생이 배출되었으며, osteopathic 의과대학에서는 3,631명의 졸업생이 배출되었다. 1980년과 2008년 사이 allopathic 의과대학의 연간 졸업자 수는 일정한 반면, osteopathic 의과대학 졸업자 수는 지난 몇 십 년 동안 점점 증가해 1980년대와 2010년 사이 3배 이상 증가하였다.

▶ 의과대학 졸업 후 레지던트 과정 Postdoctoral Education

미국의 대부분의 주는 의과대학을 졸업하고 의원을 개원하기 위해 최소한 1년 이상의 공식적인 수련을 받도록 요구하고 있다. 그리고 대부분의 의사들은 특정 분야의 전문의가 되기 위해 더 오랜 수련기간을 갖는다. 일반적으로 의사가 된 후 첫 1년 동안의 수련을 "인턴십"이라 하고, 이를 마친 후 몇 년 간의 수련을 "레지던트십"이라고 한다. 오늘날과 같이 의료 서비스가 전문화 및 세분화되기 전 대부분의 의사들은 오직 로테이션 방식의 인턴십만 하였고, 전문의가 되고 싶은 의사들만 레지던트 과정을 밟았다. 그러나 지금은 미국 내 대부분의 의사들이 레지던트 과정을 거친다.

레지던트 과정은 해당 의과대학의 대학 병원과 연계하여 실시되거나 지역 병원에서 실시된다. 규모가 작은 지역 병원은 1개 혹은 2개의 전문 분야에 대해서만 레지던트 과정을 개설하기도 한다.

ACCME(Accreditation Council for Graduate Medical Education)는 사설 기관으로 레지던트 교육 프로그램을 인증한다. 가정의학과와 소아과는 3년, 외과와 산부인과는 4~5년의 레지던트 과정을 밟으며, 더 세분화된 전공을 원하면 6년 이상의 레지던트 과정을 밟게 된다. 의사들은 레지던트(수련의) 과정을 마치면 ABMS(American Board of Medical Specialties)에서 해당 분야의 전문의 자격증을 받는다. 전문의 자격증을 획득하기 위해서는 ACGME가 인증한 수련을 마치고 관련 전문 분야의 공인된 시험을 통과해야 한다. 오늘날 전문의 자격증은 단지 해당 주에서 개원을 하기 위한 목적으로만 필요한 것이 아니다. 의사들은 전문의 자격증을 통해 환자들에게 의사로서의 전문 지식을 홍보할 수 있다. 또한, 병원에서 의사를 고용할 것인지 결정하는 데 고려 요소가 될 수 있으며, 관리의료조직(managed care organization)에서 의사 네트워크에 포함 여부를 결정하는 요소가 될 수 있다. 많은 전문의 boards는 전문의 자격을 유지하기 위해 전문의 자격증을 취득한 후 일정 기간이 경과한 후 재시험을 요구하고 있다.

매년 미국에서는 의과대학(allopathic medical schools) 졸업생의 25% 이상의 많은 의사들이 ACGM 레지던트 과정을 시작한다. 이들은 어디서 온 것일까? 약 7%는 접골학교(osteopagthy) 졸업생들이다. DO 학위자의 절반은 접골학교의 레지던트 과정 대신 allopathic 레지던트 과정을 선택한다. 그 밖의 사람들은 외국에서 의과대학을 졸업하고 온 의사들이다. 미국은 복잡한 규정을 통해 외국 의과대학 졸업생들이 미국의 레지던트 과정의 자격을 관리하고 있다. 외국 의과대학 졸업생이 외국에서 이미 모든 레지던트 과정을 마쳤거나, 몇 년의 임상 경험이 있다 하더라도 미국에서 레지던트 과정을 거치지 않으면 미국에서 진료할 수 있는 자격증을 얻을 수 없다. 외국 의과대학 졸업생 중 일부는 미국 시민이지만 미국 의과대학에 입학 허가를 받지 못해서 외국으로 학위를 얻기 위한 사람들이다. 이러한 의사들의 대부분은 인도, 필리핀, 아프리카 그리고 다른 개발도상국에서 온 사람들이다(Mullan, 2005). 미국 시민이 아닌 외국 의과대학 졸업생들은 일시적인 교육용 비자를 받는데, 그 이유는 그들이 교육을 마친 후 고국으로 돌아가는 경우가 있기 때문이다. 하지만, 다양한 비자 면제 프로그램을 통해 이러한 의사들이 레지던트 과정을 마치고 미국에 계속 머무를 수 있게 되었는데, 이는 의사가 부족한 미국 지역사회에서 일정 기간 서비스를 하는 것과 관련이 있다. 이렇게 미국의 의사 수요를 충당하기 위해서 외국 의과대학 졸업생에 의존하는 것에 대해서 개발도상국의 인적 자원을 뺏는다는 " brain drain"이라는 비판과 함께 여러 논란이 일고 있다(Mullan, 2005).

▶ 의학교육의 재정 지원 Financing Medical Education

미국에서는 누가 의학교육비를 내는가? 대부분의 선진국에서는 의과대학에서 등록금을 받지 않거나 학생들이 수업료의 일부만 내는 데 반해 미국의 의과대학생들은 비싼 등록금을 지불한다. 미국 의과대학은 절반 이상이 주립대학이고 주 정부 세금으로 보조를 받는다. 연방정부는 의과대학 교육에 재정적인 지원을 많이 하지 않지만 레지던트 교육에 필요한 기금에 대해서는 주요 재정 지원을 한다. Medicare는 "Graduate Medical Education Funding"을 통해 레지던트 프로그램을 시행하는 병원에 재정적 지원을 한다. 이 기금으로 매년 95억 달러가 투입되는데, 이 기금은 직접적으로는 레지던트와 교수들의 월급 지불에 쓰이고 간접적으로는 수련병원관련 비용에 쓰인다. Medicaid는 레지던트 교육에 연간 30억 달러를 지원하고 있다(Iglehart, 2010). Medicare는 그들이 비용을 지불할 레지던트 교육의 수를 정하지만, 지원금의 사용에 대해서는 병원에 자율성을 주고 있다. 병원은 자신들이 원하는 레지던트 분야와 분야별로 몇 명의 수련의를 받을 것인지도 정할 수 있다. 그리고 ACGME를 통해서 인증을 유지하기만 하면 Medicare Education Payments를 받을 수 있는 자격을 유지할 수 있다. 병원은 Medicare 지원금 외 추가 재원을 레지던트 과정에 투입하고, 정부에서 요구하는 보건 의료인력 정책에 크게 영향을 받지 않는다. 병원들은 일차진료 의사보다는 전문의 레지던트 교육 프로그램 운영을 더 선호해 왔다. 왜냐하면 병원은 지역사회 수요에 맞춘 레지던트 프로그램보다는 병원의 수익성을 고려하여 전문의를 중심으로 하는 레지던트 프로그램을 구성하면서 전문의를 낮은 인건비로 고용할 수 있기 때문이다. 2000년과 2007년 사이에 병원들은 Medicare가 지원하는 레지던트 수의 제한에도 불구하고 8,000여 개의 새로운 레지던트 일자리를 창출하였고, 가정의학과 같은 일차진료 분야보다는 전문의 분야에 더 많이 생겨났다 (Salsberge et al, 2008).

의사보조사 PHYSICIAN ASSISTANTS (PA)

Jillian Boca는 지역 병원의 언어치료사였다. 그녀는 자신의 일을 좋아하지만 직업적으로 더 성장하길 원했다. 그녀는 물리치료사와 방사선기사인 동료들과 이야기를 나누었다. 그들은 학교에 다시 입학하여 보조 의사(physician assistant; PA)가 되는 것에 대해 생각하였다. 병원의 정규 간호사 중 한 명은 학교로 돌아가서 임상 간호사가 되기로 결정했다. 지역 의과대학은 PA와 nurse practitioner(NP) 학생들이 트레이닝을 같이 받을 수 있는 프로그램을 지원하였다. Jillian과 그녀의 동료 두 명은 이 프로그램에 입학하였다.

이름에서 알 수 있듯이 PA는 의사와 밀접하게 연관되어 있다. PA는 1965년도 미국 듀크 대학의 PA 교육 프로그램을 계기로 시작되었다. PA는 의과대학의 수년간의 교육과 의사들이 거치는 레지던트 교육 없이 광범위하게 숙련된 임상의사 역할을 하는데, 일차진료를 제공하고 의료 서비스가 불충분한 지역에서 의사와 협력하여 효과적인 의료 인력이 되었다. 미국에서 교육받은 PA의 첫 세대는 베트남 전쟁에서 위생병으로 일하면서 임상기술을 익힌 참전 용사들이었다. PA 교육 프로그램을 통해서 이러한 참전용사들이 그들의 기술을 효과적으로 민간 의료에 사용할 수 있었다.

The American Academy of Physicians Assistant에서는 PA를 "의사의 감독 하에 의료에 종사하는 허가받은 의료종사자" (Jones, 2007)라고 정의하고 있다. PA는 의사 면허를 발급하는 동일 주의 정부로부터 면허를 받으며, 의사의 감독 하에서 일을 하도록 요구되고 있다. 즉 PA는 의사의 감독 하에서 의사가 수행하는 많은 일을 할 수 있도록 허가를 받는다는 것이다. 일차진료 서비스의 경우 PA가 하는 일의 80% 정도가 일차진료 의사가 하는 일과 중복된다. PA 면허를 취득하기 위해서는 인증받은 교육 프로그램 과정을 수료해야 하고

National Commission on Certification of Physician Assistants에서 실시하는 자격시험(Physician Assistant National Certifying Examination)을 통과해야 한다. 현재 약 60,000명의 PA들이 미국에서 활동 중이다. 전통적으로 PA의 대다수는 일차진료 분야에서 일을 한다. 하지만, 오늘날 PA의 1/3만이 일차진료 분야에서 일하고, 수술이나 전문 진료과목 분야에서 취업할 수 있는 기회가 많아졌다. PA는 개인 의원, HMO, 병원 등 다양한 분야에서 근무하고 있다.

▶ 의사보조사 교육 Physician Assistant Education

PA 교육은 의과대학 교육의 압축된 과정으로 묘사될 수 있다(Jones, 2007). 교육과정은 적게는 20개월에서 많게는 36개월로 평균 27개월의 교육을 받는다(Hooker, 2006). 초기의 대부분의 교육과정은 공식적인 학위를 수여하지 않았으며, 다양한 수준의 지원자를 받았다. 오늘날, 136개의 인증받은 PA 교육 프로그램이 미국에 있고 그 중 79%는 석사 학위를 수여하고 학사학위 소지자에게 지원 자격이 주어진다(Jones, 2007). 절반이 넘는 PA 교육 프로그램은 대학병원을 기반으로 의과 대학과 직접적으로 연계되어 있다. 일부 PA 교육기관은 졸업 후 훈련과정이 있는데, 일반적으로 세부 전공에 집중하는 1년 과정으로 구성되어 있다.

의과대학에서 매년 20,500명의 졸업생이 배출되는 것에 반해, PA 교육기관에서는 매년 5,600명의 졸업생만이 배출된다. PA 교육 프로그램에 등록한 학생 수는 지난 몇 년간 꾸준히 증가하고 있어 1990년과 2010년 사이에 2배 가까이 증가했다.

간호사 REGISTERED NURSES

Felicia Comfort는 병원에서 간호사로 20년 동안 일해 왔다. 일은 항상 고되었지만, 환자들이 몹시 아프고 간호사의 의학적 기술과 공감을 필요로 할 때 Felicia는 그들을 돌보는 것에 대해 기쁘게 생각해 왔다. 하지만, 최근 들어 상황이 훨씬 어려워졌다. 환자들을 가능한 빨리 퇴원시키라는 병원의 압력으로 인해 병상을 차지하는 환자들은 대부분 중환자들이었으며, 간호사에게 엄청난 양의 간호업무를 요구하였다. Felicia는 45세에 허리에 문제가 생겨 환자를 병상에서 옮기는 육체적 노동을 견디기 힘들게 되었다. 설상가상으로, 병원 측은 최근 비용절감 전략의 일환으로 인력 구조를 재편성하기로 결정하고, 간호 조무사(nursing aid)를 더 많이 고용하되 정규 간호사는 조금만 채용하여, Felicia가 책임져야 하는 일의 양이 늘어났다. Felicia는 변화가 필요한 시기라고 결심을 내렸다. 그녀는 가정 보건의료 단체(home health care agency)의 방문 간호사로 취직하여 병원에서 퇴원한 환자들에게 의료 서비스를 제공하는 일을 하였다. 그녀는 새로운 일이 마음에 들었다. 또한, 간호사와 의사에 대해 엄격한 병원 조직의 통제 하에서 수년간 일하던 것으로부터 벗어나 더 큰 임상적 독립성을 얻게 되었다고 생각했다.

간호사는 미국에서 가장 큰 의료 제공자 집단을 대표한다. 2008년, 약 3,000,000명의 간호사들이 미국에서 면허를 취득하였다(US Department of Health and Human Services, 2010). 면허를 소지한 간호사의 약 80%가 간호직에 고용되었으며, 이들 대부분은 정규직이었다. 병원은 2008년 당시 병원은 62%의 간호사들에게 일차직장이었으며, 이는 10년 전의 2/3와 비교할 때 수치가 감소하였다(Bureau of Health Professions, 2006). 약 25%의 간호사들이 외래 진료소 또는 지역 기반 진료소에서 일하고, 5%의 간호사들은 장기 요양시설에서 일한다. 간호사들의 국가 면허시험은 각 주의 간호사 이사회의 대표들로 구성된 비영리 단체인 National Council of State Boards of Nursing에서 관리한다.

▶ 간호사 교육 Registered Nurse Education

간호사들은 과거에도 대학 부속병원이 아닌 일반병원에서 운영하는 직업 교육 프로그램을 통해 교육받았다. 이 프로그램은 학사 학위가 아닌 간호 학위로, 최소한으로 요구되는 교과과정만을 제공하는 경향이 있었다. 시간이

흐를수록 간호교육은 대학교육으로 이동하였다. 대부분의 간호사들은 이제 전문대학에서 운영하는 2~3년의 준학사 과정 또는 4년제 대학에서 운영하는 학사 과정을 통해 교육받는다. 2008년 미국 간호사의 20%는 기본적인 간호 교육을 대학의 인증 프로그램(diploma program)에서 받았고, 45%는 준학사 과정(associate degree programs), 34%는 학사 학위 프로그램(baccalaureate degree programs)을 교육받았다(US Department of Health and Human Services, 2010). 간호학계의 많은 선구자들은 간호교육을 전적으로 학사 학위 수준의 프로그램에 의해서만 제공할 것을 주장해왔다. Aiken 등의 연구에 의하면 병원이 학사 학위를 받은 간호사를 채용할 때, 환자들의 치료 결과가 더 나은 것으로 나타났다(Aiken et al., 2003). 2005년, 간호 면허시험을 본 간호사들 중 4%만이 인증 프로그램(diploma program)을 수료하였다. 하지만, 준학사 프로그램은 많은 학생들에게 학사 학위 프로그램에 비해 비용이 적게 들고, 접근성이 좋은 선택 사항으로 남아있으며, 학사 학위 프로그램보다 약 두 배 이상의 신규 간호사들이 전문대학 프로그램을 통해 배출된다.

간호사 교육 프로그램의 등록자 수는 최근 수십 년간 간호사 노동 시장의 공급과잉과 부족에 대한 인식에 따라 주기적으로 변화해 왔다. 미국에서 면허를 취득한 신규 간호사 수는(간호대학 졸업자 수를 대신하는 지표) 1990년과 1995년 사이에 약 50% 증가하여, 1995년 그 수가 96,610명에 이르렀으며, 그 후 다시 2000년까지 1990년의 수준으로 감소하였다(National Council of State Boards of Nursing, 2006). 최근, Johnson & Johnson 사에서 주최하는 the Campaign for Nursing's Future와 같이 간호사 직업을 적극적으로 홍보하는 캠페인을 하고 간호사의 초봉이 큰 폭으로 상승하면서, 졸업생의 수가 반등하였다. 2006년에는 약 110,000명의 간호사가 배출되었다(National Council of State Boards of Nursing, 2006).

과거에는, 대부분의 미국 간호사들은 미국 내 학교에서 교육을 받았다. 하지만 1990년대 말, 미국의 간호대학 졸업자 수가 감소하고 병원의 간호인력 수요가 증가하면서, 외국에서 교육받은 간호사들이 미국 시장에 점점 더 많이 진입하기 시작하였다. 의사의 경우와 달리 외국의 간호학교 졸업자들은 면허 취득자격을 얻기 위해 미국에서 교육을 받을 필요가 없다. 그들은 미국 간호사 면허시험을 치를 수 있고, 시험에 통과하자마자 간호사로 일하기 위한 취업 비자를 신청할 수 있다. Dr. Linda Aiken에 따르면, 미국은 이제 "세계에서 가장 큰 간호사 수입국"이 되었으며, 2005년 약 15,000명의 외국에서 교육받은 간호사들이 미국 면허시험에 통과하였다(Aiken, 2007). 그 중 약 1/3가량은 필리핀에서 이민온 간호사이다. 이와 같은 간호사 이민의 증가는 의사 이민과 마찬가지로 개발 도상국의 인재 유출에 대한 우려를 가져왔다.

임상 간호사 NURSE PRACTITIONER(NP)

Felicia Comfort는 이제 가정방문 간호사로 2년간 일했다. 그녀는 만성질환을 앓고 있는 많은 환자들의 케이스 매니저(case manager)로 점점 더 많은 업무를 맡아 왔으며, 의사, 물리치료사, 사회복지사 등 환자 치료업무와 관련된 여러 의료인력의 협업이 가능하도록 조정하는 역할을 하고 있었다. 그녀는 환자들을 위한 일차진료 서비스 제공자가 되기로 결심하고, 지역 내 전문간호사 교육 프로그램에 지원하였다. 그녀는 2년간의 전문간호사 교육을 마친 후, 노인 병원의 일차진료 임상가(primary care clinician)로 취업하였다.

미국 간호사 중 8%는 기본적인 간호 교육뿐 아니라 고급 실무교육도 받는다(US Department of Health and Human Services, 2010). 고급 실무교육에는 임상 전문간호사(clinical nurse specialists), 마취 간호사(nurse anesthetists), 임상 간호 조산사(clinical nurse midwives), 임상 간호사(nurse practitioners; NP) 과정이 포함된다. 임상 현장에서 근무하는 140,000 여 명의 NP는 고급 실무교육을 받은 간호사 중 가장 큰 비중을 차지한다.

NP 교육은 일반적으로 간호학으로 학사학위를 취득한 사람을 대상으로 하는 2년의 석사 과정이다. 교육과정은 일차진료, 예방, 건강증진, 광범위한 분야에서 의료행위를 하기 위한 전문간호사 준비를 핵심 내용으로 구성하고 있다. 하지만, 일부 교육과정은 NP를 일차진료 현장이 아닌 곳에서도 일할 수 있도록 훈련한다. NP의 약 50~60% 정도는 일차진료 현장에서 근무한다.

NP 교육 프로그램은 1970년 일차진료인의 수를 증폭시키기 위한 국가적 노력의 일환으로 마련된 연방정부 기금에 의해 시작되었다. NP 교육 프로그램에 등록한 간호사 수는 1980년대에 천천히 증가하였고, 1990년대에 폭발적으로 증가하여, 그 수가 1992년에서 1997년 동안 2배 이상 증가하였다. 1992년 1,500명의 NP가 졸업한 것에 비해, 1997년에는 8,000명 이상의 NP가 배출되었다(Hooker and Berlin, 2002). 하지만, 최근 몇 년 동안, physician assistant(PA)와 달리 NP 졸업자 수는 감소 추세인데, 2005년에는 약 6,500명으로 감소하였다(Hooker, 2006). 졸업생 수는 2015년까지 매년 줄어들어 4,000명 정도로 감소할 것으로 예측되고 있다(Robert Graham Center, 2005). 이러한 감소의 원인은 여러 가지로 설명될 수 있다. 간호사의 전문적인 교육과정에 대한 초기의 억눌린 수요는 1990년대 교육 프로그램의 증가로 충족되었고, 초기의 수요가 충족되고 나자 안정적인 수요를 유지하게 되었다. 또한, 일반 간호사의 임금 수준이 향상됨에 따라 추가 교육을 받아야 하는 NP에 대한 유인 동기가 감소되었다.

NP에 대한 면허 및 관련 규제는 의사, physician assistant(PA), 간호사에 비해 주(state)들 간에 일관성이 적은 편이다. 절반 이상의 주들의 간호학 이사회에서는 NP가 석사 학위를 취득할 것을 요구하는 반면, 다른 주에서는 교육을 덜 받더라도 인정한다(Christien et al., 2007). NP에 대해 국가적으로 표준화된 면허시험이 있다기 보다 서로 다른 여러 기관에 의해 자격시험이 운영되고 있는 실정이다. 또한, NP에게 허용되는 의료행위의 범위가 주마다 서로 다르다. 대부분의 주에서는 NP가 의사와 협력하여 일하고, 표준 프로토콜에 따라 일할 것을 요구한다. 11개의 주에서는 NP가 의사로부터 완전한 독립성을 가지고 의료행위를 할 수 있도록 허용하는 보다 자유로운 규정을 가지고 있는 반면, 그 외의 10개의 주에서는 의사가 NP의 의료행위를 직접 감독하도록 요구하고 있다(Christien et al., 2007).

Physician assistant(PA)와 마찬가지로, 일차진료 현장에서 일하는 NP는 일반적으로 의사가 수행하는 임상 업무의 80%를 수행한다. 두 개의 메타분석은 NP가 일차진료를 담당하는 의사들과 동등한 질의 의료 서비스를 제공할 수 있다는 근거를 제시하고 있다(Brown and Grimes, 1995; Horrcks et al., 2002). 그러나 이들 메타분석에서 검토한 대부분의 연구들은 적은 수의 임상의사를 대상으로 하였으며, 만성질환이나 복합적인 상태를 가진 환자의 장기적 결과에 대해서는 평가하지 않는 제한점이 있다.

1960년대, NP 및 PA 교육 프로그램의 개발은 의사 인력의 부족이 심각하던 시대에 의사를 대신하기 위한 대체인력 공급의 목적이 컸다. 하지만, 이들 인력에 대한 수요의 원동력은 의사 인력부족에 대한 우려가 이후 수십 년간 잦아들고 비용 절감의 시대가 도래함에 따라, 의사인력을 대신할 수 있는 인건비가 저렴한 임상전문가를 찾기 위한 것이 되었다. NP와 PA에 대한 다른 시각은 그들을 의사 인력의 대체 수단이라기 보다는 다양한 인력을 포함하는 의료 서비스 팀 내의 요소로서 보는 것이다. 이러한 시각에서 보면, NP, PA 등 각 보건의료인력은 그들만의 고유한 교육과 기술을 가지고 있으므로, 각 부분의 합보다 하나의 전체로서 더 큰 기능을 발휘하는 의료 서비스 팀이 될 수 있다는 것이다(Wagner, 2000). 예를 들어, 당뇨와 같은 만성질환을 가진 환자의 관리는 다학제간 팀에 의해 더욱 향상될 수 있다(Grumbach and Bodenhcimer, 2004). 다학제간 팀 내에서 NP는 종종 서비스 관리, 건강증진, 그리고 환자의 자기 관리에 대한 교육을 담당함으로써 가장 중요한 역할을 맡게 된다. 반면에 의사들은 약물치료와 급성 합병증의 치료에 더욱 집중한다.

NP를 의사를 대신할 수 있는 인력으로 승격시킨 가장 괄목할만한 요인은 간호사를 위한 박사 학위 수준의 전문 학위, 즉 간호학 박사 학위(doctor of nursing practice degree; DrNP) 지지자이다. 몇몇 DrNP 수련 프로그램이 미국에서 설립되었으며, 간호학 학사 학위 후 4년간의 대학원 교육 과정을 밟는 것으로 구성되었다. 이 프로그램의 선구자들은 급성환자를 치료하는 의료환경에서의 독자적 의료행위를 포함하여, 의사와 동등한 범위의 의료행위를 자율적으로 시행할 수 있는 "박사(doctor)" 호칭을 가진 간호대학 졸업생을 배출하는 비전을 구체화해왔다. 의료행위 범위에 대해 주마다 자유로운 규제가 허용됨에 따라, 미국 내 의료인력 시장에서 DrNP의 비전을 현실화하기 위한 교육과정에 관심이 있는 간호사들의 수가 많을 것인가는 확실하지 않다.

약사 PHARMACISTS

Rex Hall은 5년 간 체인약국 약사로 근무하였다. 그는 약사로서의 방대한 전문지식과 기술이 현재 그의 직장에서 온전히 활용되고 있다고 확신할 수 없었다. 그는 의사들과 사용가능한 약물의 상호작용에 대해 토론하고, 대체할 수 있는 약물 요법을 제안하며, 환자와 약의 부작용 및 약물의 알맞은 사용법에 대해 상담하면서 시간을 보냈다. 하지만, 그는 원래의 처방전대로 약을 다시 조제해 달라고 요구하는 의사나 환자들의 전화를 받거나, 알약을 세고, 약통을 채우거나, 어떤 약이 어떤 보험에 의해 보장이 되는지 알아내면서 대부분의 시간을 보냈다. 그는 지역 병원에서 약사를 모집하는 취업 공고를 보았다. 모집 설명에 따르면 약사는 병원 내 약물 사용을 검토하고 의사, 간호사 그리고 다른 직원들과 함께 일하며, 약물 오용과 부적절한 처방을 최소화하는 전략을 연구하는 것이다. Rex는 이 자리에 지원을 하기로 결심하였다.

약사는 나라에서 세 번째로 큰 의료계 직업군을 형성한다. 2010년, 미국에서는 약 250,000명의 약사들이 활동하였다(US Department of Health and Human Services, 2008b). 역사적으로 대부분의 약사들은 학사학위 프로그램을 통해 교육받았으나, 2004년 모든 프로그램 교육과정이 1~2년 정도 연장되고, Doctorate of Pharmacy 학위를 제공하는 것으로 변화되었다. 현재 약사 교육은 확장의 시기를 맞고 있다. 공인된 약사 교육기관 수는 2000년 82개에서 2011년 119개로 증가하였으며, 졸업생 수도 2000년 7,300명에서 2010년 11,500명으로 증가하였다(US Department of Health and Human Services, 2008b). 약 60%의 약사들은 지역약국 약사로 근무하는데, 대부분 약국의 소유주가 아닌 직원으로서 일한다. 지난 수십 년간, Walgreens와 Longs와 같은 체인 약국이 개인 약국을 대체하였다. 병원, HMO와 같은 관리 의료조직(managed care organization), 장기 요양시설 등이 약사들의 두 번째로 큰 고용주이다. 약사들의 업무 내용은 위 일화에 언급된 내용뿐 아니라, 이 장의 뒤에서 언급하는 것에 이르기까지 다양하게 변화하고 있다.

사회복지사 SOCIAL WORKERS

사회복지 분야는 계속 성장하고 있다. 사회복지사의 수는 2008년 642,000명에서 2018년 745,000명으로 증가할 것으로 예상된다. 미국 사회복지사의 약 43%가 의료분야에서 근무하고 있으며, 이들 중 거의 절반이 정신건강 및 물질 남용분야에서 활동하고 있다. 사회복지사들은 환자 평가(assessment skills), 진단적 판단(diagnostic impression), 환자 및 환자 가족에 대한 사회적, 심리적 지지(psychosocial support)를 할 수 있도록 훈련받는다. 뿐만 아니라, 사람들이 보건의료 및 사회보장 시스템을 이용하는 과정에서 마주치는 다양한 상황을 돕도록 교육받으며, 여기에는 병원 및 요양 시설(extended care facilities)과 가정 사이의 이행(transitions)도 포함된다. 사회복지사에 의해 수행되는 특정 업무 중에는 환자의 개인적 상황, 행동 문제, 가족상황 및 집/직장 환경을 평가하여 의료진에게 알려주고, 환자를 장기적으로 이용 가능한 의료시설 및 가정의료 서비스와 연결시켜 주는 일도 포함되어 있다. 뿐만 아니라, 사회복지사는 집에 갈 수 없는 입원환자들을 위해 거처를 마련해주거나, 환자가 건강보험 및 지역 내 다른 건

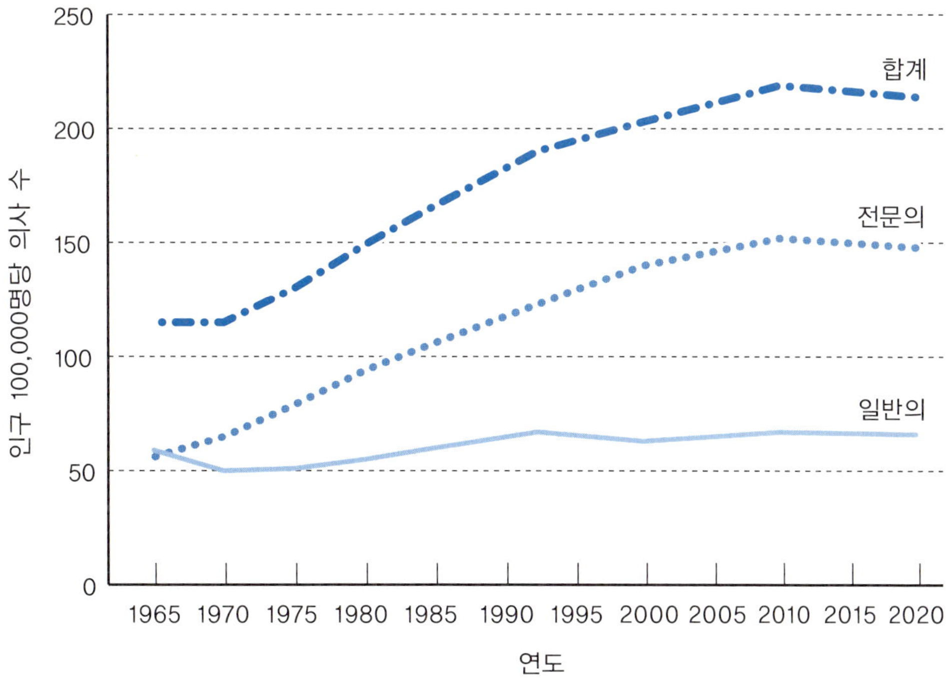

▲ 그림 7-1. 미국의 의사 공급 현황
주: 교육을 마친 의사 포함. 정부에서 일하는 의사는 제외
출처: Council on Graduate Medical Education(COGME). Patient Care Physician Supply and Requirements: Testing COGME Recommendations. US Department of Health and Human Services; 1996 [HRSA-P-DM 95-3].

강보장 서비스를 받을 수 있도록 돕고, 환자들이 건강한 방식으로 행동을 교정하도록 상담하는 일도 맡고 있다(Kitchen and Brook, 2005).

사회복지사가 되기 위한 최소 교육 요건은 학사 학위이다. 하지만, 의료 분야에서 대부분의 사회복지 업무는 사회복지 분야에서의 석사 학위와 주 면허를 요구한다. 면허를 소지한 임상 사회복지사(Licensed clinical social workers; LCSW)들은 최소한 석사 학위와 그 분야에서 2년 이상의 학문적, 실무적 경험이 있어야 하며, 그 기간 동안, 병원, 일차진료 및 행동 건강 분야의 현장에서 환자를 돌보는 팀의 구성원으로서 업무를 수행하여야 한다. LCSW는 전 분야를 모두 다룰 수도 있고(generalists) 노인 환자, 소아 또는 발달장애를 가진 사람들의 관리 및 정신건강 그리고 물질남용 진단과 같은 분야의 전문가가 될 수도 있다.

공급, 수요, 필요 SUPPLY, DEMAND, AND NEED

Justin Case는 1993년 대학에서 premed 과정을 시작하였다. 그는 어느 날 아침, 한 국가위원회가 미국이 현재 너무 많은 의사를 양성하고 있으며, 의과대학은 정원을 25%까지 감소시켜야 한다는 보고서를 읽고 크게 당황하였다. 그럼에도 불구하고, 그는 계속해서 학업에 정진하였고, 의과 대학들은 본과 1학년의 정원을 줄이지 않았다. 의과 대학에 합격한 Justin은 2004년 내과에서 전공의 수련을 마쳤을 때, 미국이 의사가 부족한 상황에 맞닥뜨렸다는 보고를 접했고, 그는 수많은 일차진료 내과의사 근무

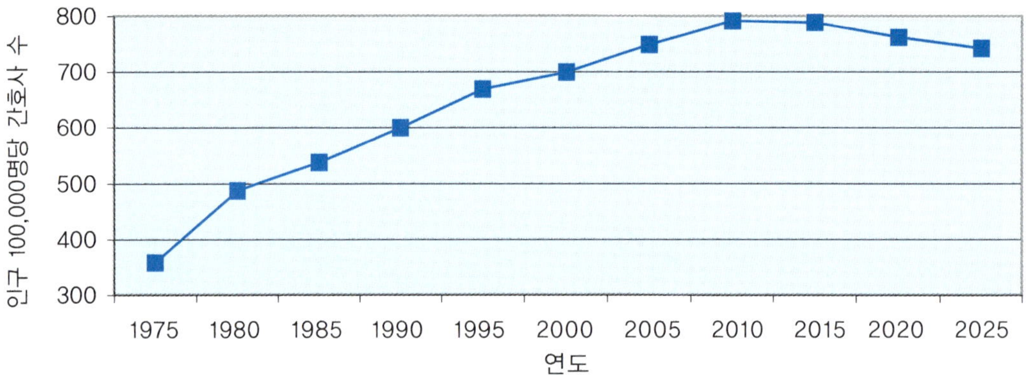

▲ 그림 7-2. 미국의 활동 중인 간호사 수
출처: Peter I. Buerhaus, PhD, RN, FANN, Douglas O. Staiger, PhD, and David I. Auerbach, PhD, The Future of the Nursing Workforce in the United States: Data, Trends and Implications, 2009: Jones & Bartlett Publishers, Sudbury, MA. www.jbpub.com. Reprinted with permission.

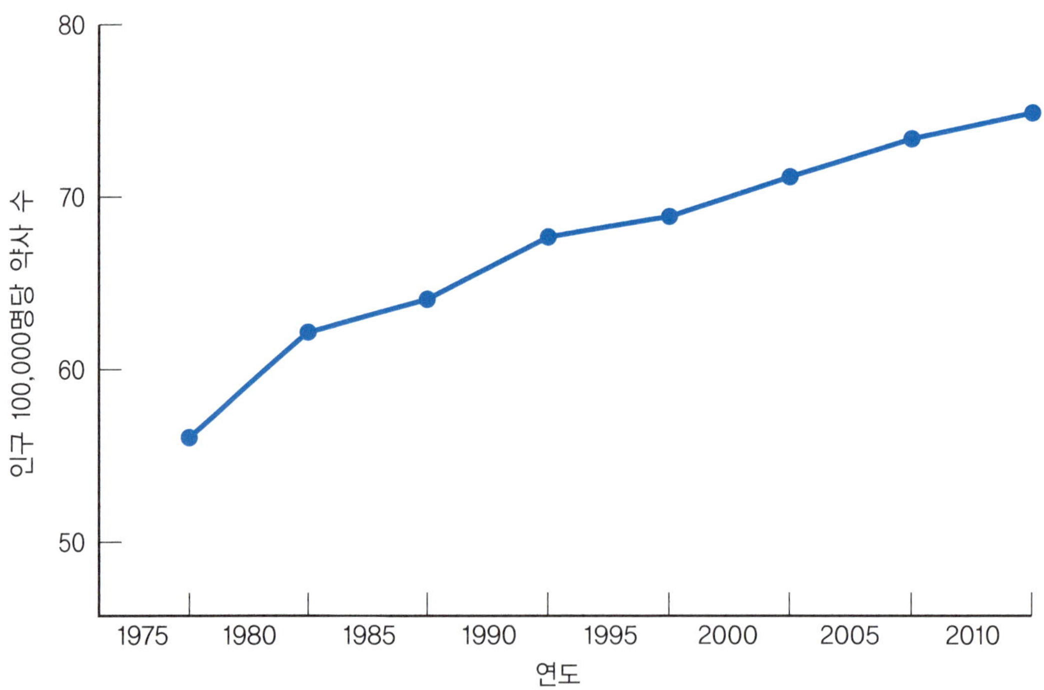

▲ 그림 7-3. 미국의 활동 중인 약사 수
출처: Bureau of Health Professions. The Pharmacist Workforce. A Study of the Supply and Demand for Pharmacists. Rockville, MD: Health Resources and Services Administration; 2000.

제안을 받았으며, 고민 끝에 플로리다, 마이애미에 있는 유명한 심혈관센터에서 순환기내과 전문의로서 펠로우십 과정을 하기로 결정하였다. 그의 동기 중 한 명은 마이애미가 비슷한 규모의 다른 도시들보다 순환기내과 전문의가 더 많다고 그에게 경고했다. Justin은 그의 친구에게 말했다. "나는 내가 펠로우십 과정을 마쳤을 때 좋은 직장을 얻는 것에 대해서 걱정하지 않아. 모든 사람들이 나에게 플로리다에서는 중재적 순환기 내과의사(interventional cardiologist)가 할 일이 항상 충분히 있을 것이라고 말했거든."

이 장에서 언급한 모든 분야의 의료인력 공급은 지난 수십 년간 증가해왔다(그림 7-1~3). 1975년에서 2005년 동안 인구 한 명당 활동 중인 간호사의 수는 미국에서 두 배 가량 증가하였고, 인구 한 명당 의사 수는 약 75%, 인구 한 명당 약사 수는 50% 증가하였다. PA와 NP의 공급은 훨씬 더 급격히 증가하였다. 의사의 공급 증가는 사실상 모두 비일차진료 전문의 수의 증가에 기인한다. 흥미롭게도 그 동안 공급이 꾸준히 증가되어 왔음에도 불구하고, 의료 인력 분석가들은 의사와 간호사인력의 공급 과잉과 부족 사이를 반복한다고 경고해왔다. 예를 들어, 1980년대와 1990년대 몇몇 위원회들은 미국 내 의사 과잉을 경고했다(Graduate Medical Education National Advisory Committee, 1981; Pew Health Professions Commission, 1995; Council on Graduate Medical Education, 1996). 21세기 초까지 일부 정책 분석가들은 의사 부족을 단언했다(Council on Graduate Medical Education, 2005). 마찬가지로, 1990년대 중반에 있었던 간호사 공급 과잉에 대한 우려는 1998년 간호인력 부족의 보고로 대체되었다(Buerhaus et al., 2000).

공급이 꾸준히 증가하고 있을 때, 의료인력에 대한 견해가 과잉에서 부족으로 바뀌었는지 어떻게 설명할 수 있을까? 한 가지 설명은 전체적인 공급 경향이 의료 전문 인력의 실제 노동 참여에 대해 오도했을 수 있다는 것이다. 예를 들어, 여성 의사는 평균적으로 남자 의사에 비해 더 적은 시간을 일한다. 여성이 점차 의료인력의 많은 부분을 차지하게 되면서, 이에 따라 활동하는 의사 수가 정규직으로 일하는 의사 인력의 공급을 과장해서 나타낼 수 있다. 간호사의 경우, 지나치게 스트레스 강도가 높은 병동의 노동 환경이 간호사들의 갖은 사퇴를 조장한다는 목소리가 높았다. 이러한 우려는 간호 학교의 정원을 갑작스레 줄이는 것이 신규 간호사들의 현장 투입을 억제할 수 있다는 두려움에 의해 더 극대화되었다.

하지만, 의료인력의 공급은 인력이 충분한지를 결정하는 공식에서 한 가지 요소에 불과하다. 공식의 다른 부분은 얼마나 많은 의사, 간호사 그리고 약사들이 실제로 필요한지에 대한 판단이다. 인구 한 명당 의료인력 수가 증가하고 있을 때 조차도, 이들 인력에 대한 수요가 공급보다 더 빠르게 증가하고 있다고 판단된다면, 인력 부족으로 인식될 수 있다. 의료인력 요구(health workforce requirements)를 정의하는 방법에 대한 두 가지 학파가 있다(Grumbach, 2002). 한 가지 시각은 시장의 수요를 인력 요구(workforce requirements)의 결정인자로 여기는 것이다. 예를 들어, 간호사에 대한 시장의 수요를 만족시키지 못하면, 이는 병원의 간호사 자리에 공석이 많은 것으로 나타날 수 있는데, 이 때 인력 부족현상이 발생한다. 또 다른 접근은 인력 요구를 시장의 수요보다는 인구의 필요에 근거하여 정의한다. 예를 들어, 필요에 근거한 간호 인력에 대한 접근은 어떤 수준의 간호 인력 공급이 환자들의 치료 결과를 최적화 할 수 있는지를 평가하려고 할 것이다. 이는 주어진 급성도와 주어진 수의 환자들에 대해 더 많은 간호사를 채용하는 것이 더 적은 약물 오용과 더 적은 병원 내 감염을 일으키며, 환자의 치료 결과를 향상시킬 수 있는지를 결정하는 것과 같은 것을 통해서 할 수 있다.

간호사의 경우, 수요와 필요 측면 모두 1990년대 말 간호사 인력이 부족하다고 결론을 내리는 방향으로 수렴하였다(Bureau of Health Professions, 2002). 의료서비스의 강도가 높아지고 병원이 좀 더 숙련된 간호사를 자신의 시설에서 일하기를 원하면서 병원의 구인율이 증가하였다. 이에 대응하여, 병원은 간호사를 직원으로 끌어오기 위해 임금을 인상하였다. 최근 연구는 병원에서 일하는 간호사의 수준이 낮은 것이 입원환자의 더 나쁜 임상 결과와 연관이 있다는 증거를 보여주기 시작했다(Needleman et al., 2002; Aiken et al., 2002). 병원에 더 많은 간호사가 의학적으로 필요하다고 제안하였다. 캘리포니아 주는 병상당 최소한의 간호사 수준을 요구하는 법을 제정함으로써 간호사 공급에 대한 필요기반 접근(need-based approach)을 성문화하였다(Spetz, 2004). 간호사 부족에 대한 염려에 대응하여 간호사 프로그램에 많은 지원자를 끌어들이고, 간호사 중에서 전문성이 있는 간호사의 비율을 증가시키는 데 성공적인 것처럼 보이는 광범위한 전략이 실행되었다. 이러한 전략들은 병원의 간호사 임금 인상과 앞서 언급한 존슨 앤 존슨이 후원하는 광고 캠페인과 같은 민간기업에 의한 조치들을 포함한다. 또한, 지역사회와 주립대학의 간호교육 프로그램의 수용능력을 늘리기 위한 적절한 기금 모음과 같은 정부기관에 의한 조치도 포함된다.

의사 노동시장의 경우는 간단하지가 않다. 대부분의 간호사가 병원 또는 다른 직장의 직원으로 일하는 반면 대부분의 의사는 자영업자이거나 고용주로 일한다. 이러한 사실은 구인율이나 다른 전형적인 노동시장 측정 요소를 신뢰가 가지 않는 의사 수요 지표로 만든다. 게다가 의료 서비스에 대한 의사의 권위와 영향력은 의사에게 상당한 시장 지배력을 허용하고 공급자 유인수요의 기회를 만들었다. 특히, 제3자가 비용을 지불할 경우 그렇다. 미국과 같은 보건의료 환경에서 의사 노동력에 대한 요구는 거의 제한이 없고 의사는 공급이 계속 증가함에도 일을 계속한다. 의사 Richard Cooper는 미국이 현재 의사 부족에 직면한 상태라고 강하게 주장하고 있다. 이는 노인 인구와 국가 경제의 팽창 때문에 의사의 서비스에 대한 대중의 수요는 빠르게 증가하고 있으며 미국의 일인당 의사 공급의 성장률이 안정되고(변동이 없고) 있다는 의견에 근거를 둔다(Cooper et al., 2002). 이 의견에 반대하는 사람들은 국민들이 많은 의사, 특히 전문의를 실질적으로 필요로 하고 국민들에게 이익을 가져다 주는가에 대한 물음에 대한 연구를 하였다. 미국의 지역간 진료결과를 비교한 연구들에서 매우 낮은 의사 공급은 높은 사망률과 상관성이 있으나 일단 공급이 더 많아지면 환자는 생존 이익을 더 얻지는 못한다는 사실을 알게 되었다(Goodman and Grumbach, 2008). 예를 들어, 고위험군 신생아 사망률이 신생아 전문의가 매우 적은 지역에서 증가하지만, 일정 수준 이상으로 신생아 전문의의 공급이 증가하게 되면 신생아의 진료결과와 상관성이 없다는 것이다(Goodman et al., 2002). 노인인구의 경우 의사 공급이 높은 지역에 살고 있는 Medicare 수혜자들은 의사 접근성이 더 용이하지 않고 의료 서비스에 대해 만족하지 않으며, 더 나은 수준의 의료 서비스를 받지 않는다(Goodman and Grumbach, 2008). 이러한 패턴의 예외는 연구가 전체 의사 공급이나 전문의 공급보다는 일차진료 의사 공급에 초점을 맞출 때이다. 이러한 연구는 환자의 진료결과와 진료의 질이 일차진료 의사가 더 많은 지역에서 더 좋은 경향이 있다는 것을 알아냈다. 필요 기반접근(need-based approach)에 의한 의사 노동의 수급계획을 지지하는 사람들은 의사를 교육하는 데 많은 부분을 세금으로 지원하고, 의료 수요에 대한 진정한 시장 규제가 없다고 한다. 그렇기 때문에 위에 인용된 연구 근거에 의하면 의료 서비스의 질과 합리적인 가격, 그리고 우선순위에 대한 숙고를 기초로 해서 사회는 의사 공급을 계획하고 조정해야 한다고 주장한다(Grumbach, 2002).

보건의료 인력 공급의 적절성 평가는 단지 근로자의 수보다는 근로자들이 어떻게 배치되어 있는지 조사하는 것이 더 중요하다. 노동력의 효과적인 발전을 위한 탐구는 아래의 유추를 통해서 설명할 수 있다. "찻잔에 설탕을 한 스푼 더 넣기 전에 먼저 찻잔의 설탕을 섞어라" 다른 말로, 의료체계가 이미 공급된 고도로 교육된 보건의료 전문가들을 최대로 활용하고 있는가를 점검하라. 약사의 경우 이러한 쟁점을 더욱 강조한다. 간호사와 의사처럼 최근에는 약사 부족 현상에 대한 우려가 떠오르고 있다. 예로 드는 요소 중에 하나가 약사 수요의 지표로 생각되는 약 처방의 급증이다. 2005년에는 1994년에 비해 70% 증가해 약 36억 개의 처방약이 조제되었다(US Health and Human Services, 2008b). 지역약국에서 약사 1인당 처방약 조제의 추정치는 1992년에 17,400개에서 1999년에는 22,900개로 증가되었다(Bureau of

Health Professions, 2000). 이에 대응하여 체인약국 약사의 빈자리가 2배 이상이 되었던 1998년부터 2000년에 약국은 약사를 더 고용하였다(Bureau of Health Professions, 2000; Cooksey et al., 2002). 약학대학 졸업생의 배출이 증가하는 것에 대한 부분적인 반응으로 공직으로 있는 약사 고용 자리의 비율은 2000년 9%에서 2004년 5%로 떨어졌다(US Department of Health and Human Services, 2008b).

이러한 경향이 전통적 수요 모델에 기반한 약사 부족 현상을 보여 줌에도, 몇몇 관찰자들은 이미 공급한 약사들이 적절히 배치되고 있는가에 대한 질문을 던진다. 많은 약사들은 여전히 조제업무에서 "알약 세기(pill counting)"와 같은 기초업무를 하는 데 많은 시간을 소요한다. 약사들이 계속해서 조제 위주의 업무를 수행해야 하는가, 새로 졸업하는 미국의 모든 약사들이 박사학위에 준하는 Pharm D 학위를 따야 하는 현재, 이런 광범위한 교육이 보다 더 임상적인 업무에 활용하는 것이 더 나은가? 미국에서는 약사의 처방약 조제업무를 보조하기 위한 약사 보조원(pharmacy technician)이란 직업이 발달하였다(Cooksey et al., 2002). 약사는 업무시간의 약 69%를 적절한 훈련을 받은 약사 보조원이 할 수 있는 업무로 시간을 보낸다. 알약 세기, 포장하기, 처방전 라벨링 하기, 그리고 보험업무 등이 여기에 속한다. 적절히 훈련받은 약사 보조원 사용의 증가는 약사의 생산성을 증가시킬 수 있다. 게다가 처방약 조제업무의 자동화는 약사의 업무량을 감소할 수 있다. 많은 업무를 약사보조 인력과 자동화 시스템에게 위임하는 것은 약사들이 그들의 임상 교육과 기술을 환자에게 더 최대한 활용할 수 있도록 한다. 약물 상담과 약물 오용을 줄이기 위한 환자 안전 프로그램 참여, 만성질환 관리 프로그램에서 약물 사용 감시, 입원과 외래 환경 모두에서 다학제간 팀으로 참여하는 것을 들 수 있다. 이것과 같은 유형의 우려, 즉 다른 보건의료 전문가들은 최대한의 효율과 생산성에 의해 배치되고 최고 기술을 가지고 일하고 있는가에 대한 우려가 생겨나고 있다. 예를 들면, 일차진료의 새로운 모델에서는 전통적으로 의사가 수행해왔던 많은 예방 의료와 만성질환 의료를 의료 보조 인력에게 위임하고 전자 기술이 보조할 수 있다고 강조하고 있다(Bodenheimer and Grumbach, 2007). 이는 일차진료 임상가들의 작업노력을 보다 생산적으로 사용할 수 있게 한다.

여성 보건의료 인력
WOMEN IN THE HEALTH PROFESSIONS

의사 Jenny Wong은 Suburbia Medical Group에서 일반 내과의사로 일하고 있다. 그녀는 항상 예약 환자가 꽉 차 있다. 8명의 일차진료 의사 중 여자 의사는 2명이고 그녀는 그 중 한 명이기 때문에 항상 사람들이 그녀를 찾았다. 특히, 여자 환자들은 일차진료 의사로 Jenny Wong을 원했다. Wong은 그런 요구가 기쁘기도 하지만 다소 벅차기도 하다. 그녀는 환자들이 진료시간을 좀 더 길게 갖고 건강 전반에 대해 의사와 상담하길 원한다는 것을 알고 있다. 그러나, 다른 의사들과 마찬가지로 환자당 15분 진료를 해야 하며, 그렇게 함에도 불구하고 예약환자가 계속 밀리고 있다는 것을 안다. 오늘 Wong은 특히 스트레스를 많이 받았다. 그녀는 다가올 출산 휴가 계획에 대해 상의하기 위해 병원 책임자와 점심에 만나기로 했는데, 출산 후 4개월의 산후 휴가를 가지려는 것을 그가 좋아하지 않을 거라고 생각한다.

과거 미국의 의사와 약사는 주로 남자였고, 간호사는 대부분 여자였다. 오늘날 미국은 의사와 약사의 급격한 성비 변화를 경험하고 있다. 1970년에 약사의 13%가 여자였던 반면, 2010년에는 절반 이상이 여자이다. 여성 의사의 비율은 1970년에 8%에서 2006년 28%로 증가하였다(그림 7-4). 현재 수련을 받는 학생의 성비를 조사할 때 수치는 더욱 극적이다. 2010년 의대생 47%와 약대생 61%가 여학생이다. 반면 간호사는 오랫동안 주로 여성으로 구성된 전문직이며 성비 변화는 매우 완만하다. 간호사 중 남성 비율은 1996년 5%에서 2008년는

10%로 증가하였다.

앞서 언급한 바와 같이 평균적으로 여성은 남성에 비해 주당 근무시간이 적고 비정규직으로 일하는 경향이 있다. 그러나, 남성과 여성 보건의료인의 차이는 근무량 외에 다른 요소들이 관여하고 있다. 우선, 여성 의사는 여성 환자들의 수요가 크다. 여성 환자는 남성 환자보다 의사와 좀 더 많은 시간을 보내고 의사의 보다 명확한 설명을 선호하는데, 실제로 여성 의사들이 남성 의사들보다 환자와 더 많은 시간을 보내는 것으로 알려져 있다. 몇몇 연구에 따르면 여성 의사가 남성 의사에 비해 특히 여성 환자들에게 양질의 예방 의료 서비스를 제공한다고 보고하고 있다(Lurie et al., 1993). 또한, 여성 의사는 남성 의사와 비교할 때 성인과 아동 환자 모두에 대해 의사 소통을 더 잘하고, 환자의 생활방식과 사회적 관심사에 대해 관심있게 접근하며, 진료하는 동안 보다 더 많은 정보와 설명을 제공한다(Elderkin-Thompsom and Waitzkin, 1999; Roter et al.,2002). 이는 여성 의사는 남성 의사보다도 의학적 결정을 하는데 있어 환자를 더 참여시키는 것을 암시한다(Cooper-Patrick et al., 1999)

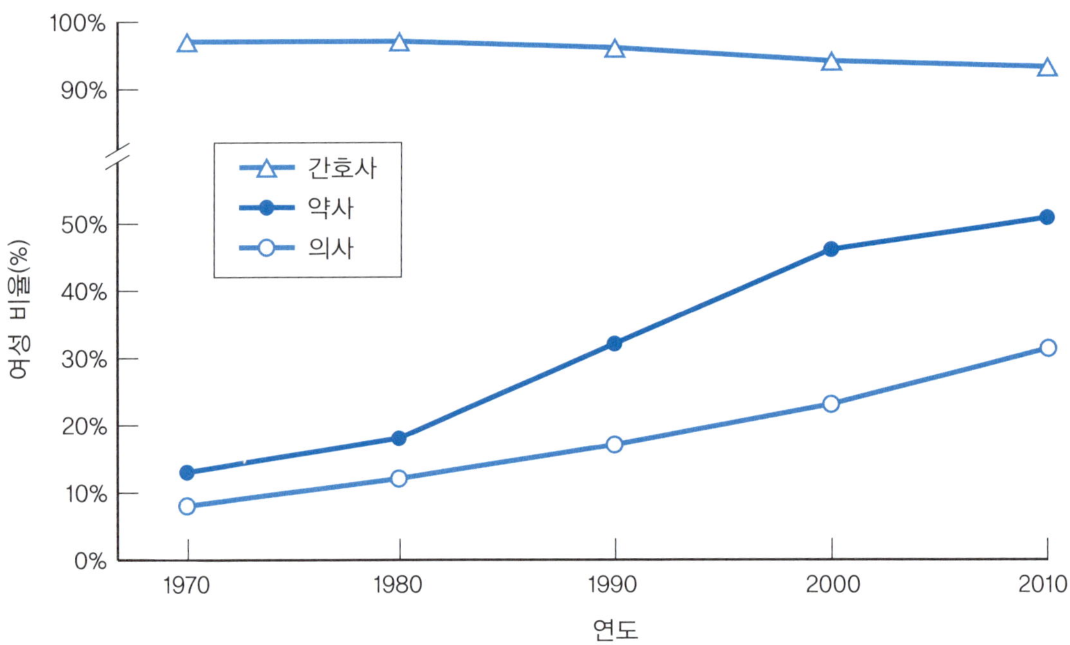

▲ 그림 7-4. 미국의 의사, 간호사, 약사 중 여성 비율
출처: US Department of Health and Human Services. The Physician Workforce: Projections and Research into current issues Affecting Supply and Demand. Health Resources and Services Administration, Bureau of Health Professions, 2008a. US Department of Health and Human Services. The Adequacy of Pharmacist Supply, 2004-2030. Health Resoures and Services Administration, Bureau of Health Professions, 2008b. US Department of Health and Human Services. The Registered Nurse Population. Findings from the 2008 National Sample Survey of Registered Nurse. Health Resources and Services Administration, Bureau of Health Professions, 2010.)

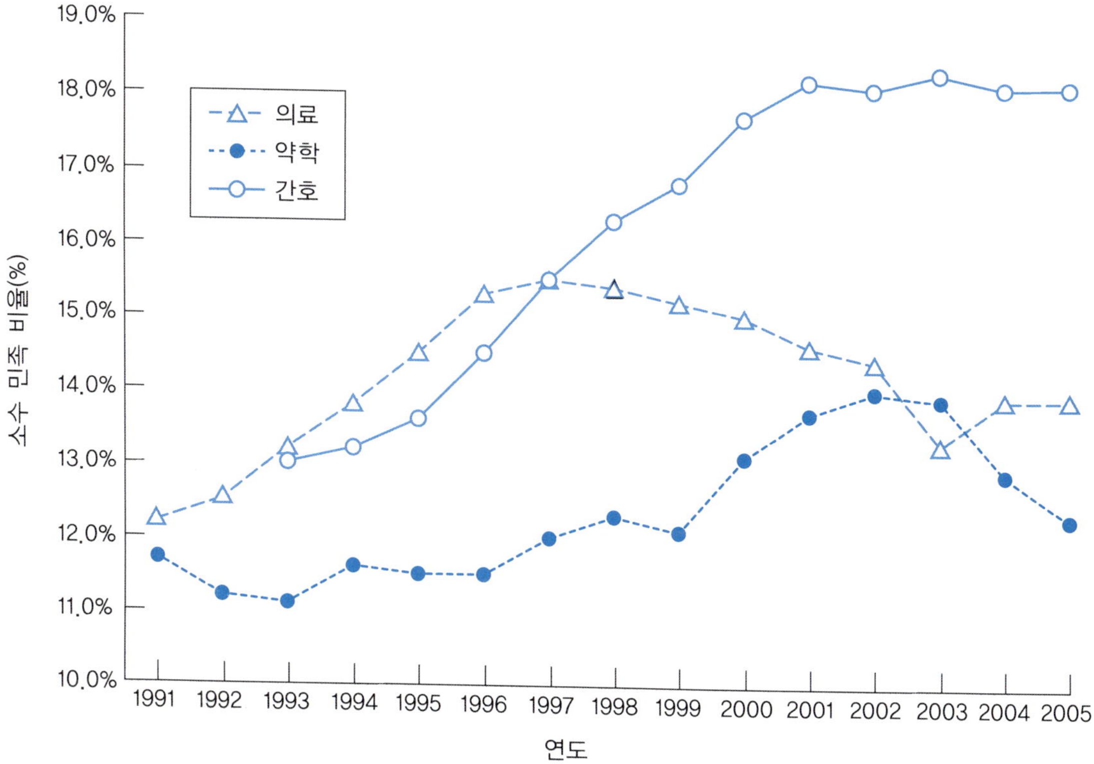

▲ 그림 7-5. 미국의 보건의료 인력 전공 학생 중 소수 민족 비율
주: 의과대학은 allopathic school만 포함
출처: American Association of Colleges of Nursing, Enrollment and Graduations in Baccalaureate & Graduate Programs in Nursing; Association of American Medical Colleges, Data Warehouse. Applicant Matriculant File. Association of Colleges of Pharmacy. Profile of Pharmacy Students Application Trends; 2007

소수 민족 출신의 보건의료 인력
UNDERREPRESENTED MINORITIES IN THE HEALTH PROFESSIONS

Cynthia Cuidado는 가족 중 처음으로 대학에 진학하여 보건의료 전문가가 되었다. 그녀의 가족은 그녀가 가족 전문 간호사 석사학위를 받은 것에 대해 매우 기뻐한다. Cynthia가 교육받은 도시의 HMO에는 전문간호사 공석이 몇 개 있었지만, 그녀는 자신이 자란 지역에 있는 이민 농부 clinic에서 일하기로 결심했다.

미국은 인종과 민족의 다양성이 매우 큰 나라이다. 2010년 미국의 인구조사 결과에 따르면 아프리카계 미국인, 라틴계 미국인, 그리고 원주민(아메리칸 인디언)이 인구의 약 1/3을 차지하지만 보건의료 인력은 인종과 민족의 다양성을 반영하고 있지 못한 것으로 나타나고 있다. 실제로, 약사의 10%, 의사의 9%, 의사 보조인력의 8%, 간호사의 10%, 그리고 치과의사의 5%만이 3개의 소수 인종과 민족 출신이다(Grombach and Mendoza, 2008).

보건의료 직종은 교육 프로그램에 더 많은 소수 인종

과 민족 학생을 모집하기 위해 노력하였다. 간호계에서는 이러한 노력이 좋은 결과로 나타났다(그림 7-5). 간호학 학부과정은 소수 집단 학생의 비율을 1991년 12.2%에서 2005년 18.1%로 증가시켰다. 반면, 의과대학은 소수 집단 학생의 비율이 1991년 12.2%에서 1997년 15.5%로 증가했지만, 1997년 이후 감소하여 2005년에는 13.9%에 머물렀다. 의과대학에 입학한 소수 집단 학생의 감소는 캘리포니아의 209 제의(Proposition 209)와 대학 입학 위원회가 지원자의 인종과 민족을 특별히 배려하도록 하는 재량을 축소시키는 Hopwood vs. Texas 연방 재판판결 같은 정책기조와 일치한다(Grombach and Mendoza, 2008). 약학대학 또한 1990년 11.1%에서 2002년 12.3%로 소수 집단 학생이 거의 증가하지 않았음을 보여주고 있다.

보건의료 직종에서 소수 집단 문제는 강력한 정책 사안이다. 제3장에서 다루었듯이 소수 집단은 근본적으로 라틴계 백인보다 건강상태가 더 나쁘고 보건의료 서비스에 대한 접근성이 떨어진다. 소수 집단 출신의 의료 전문가들만이 소수 집단이 거주하는 의료 취약지역에서 진료하고, 보험이 없거나 Medicaid 대상자와 같은 취약계층 환자들을 치료하는 경향이 있다(Moy and Bartman, 1995; Cantor et al., 1996; Komaromy et al., 1996; Mertz and Grumbach, 2001). 또한, 예방의료 서비스의 사용과 환자 만족도, 그리고 의사의 참여적인 의사결정 방식에 있어서 환자와 의료 제공자 모두 같은 소수 민족일 때 더 효과적이라는 연구결과가 있다(Saha et al., 2000; Cooper et al., 2003; US Department of Health and Human Services, 2006). 특히, 소수 민족 환자가 영어로 의사소통하는 것이 원활하지 않을 경우 본인과 동일 언어를 사용하는 의료인에게 진료를 받았을 때 더 좋은 진료결과가 나온다는 연구결과도 있다(Wilson et al., 2005). 따라서, 보건의료 직종에 종사하는 소수 민족의 비중이 상대적으로 적은 것은 단순히 기회균등만의 문제가 아니라, 미국 내 소수 민족의 보건의료 서비스 접근성과 건강상태에 영향을 주는 매우 중요한 요소이다.

결론 CONCLUSION

보건의료 인력과 관련된 이슈는 교육과정, 교육기관의 승인, 그리고 합법적으로 의료행위를 할 수 있도록 개인에게 자격증을 수여하는 것 등과 같은 내용으로 구성되어 있다. 접근성, 비용, 그리고 질, 즉 의료분야에서 가장 중요한 쟁점 3가지는 모두 보건의료 인력 노동시장의 경향과 불가분하게 연결되어 있다. 보건의료 인력의 부적절한 공급은 환자의 보건의료 서비스에 대한 접근성을 지연시키고 의료의 질을 떨어뜨린다. 하지만, 보건의료 전문가의 공급 증가는 의료 비용의 엄청난 상승을 야기한다. 그러므로, 보건의료체계에서 특정 인력이 너무 많거나 혹은 너무 적은 것에 긍정적이지 않은 반응은 그리 놀라운 일이 아니다. 간호사 부족에 대한 미국의 최근 합의점은 수요 모델과 필요 모델에 근거한 분석이 비슷한 결론에 도달한 드문 예 중 하나이다. 미국의 의사 노동력의 적절성에 관한 논쟁은 공급 적절성에 대해 합의에 이르는 것이 주요 과제이며, 이것은 국가가 의료 전문가의 필요 정도를 판단하기 위해 다른 관점을 갖는 것이 얼마나 다른 정책 결론을 낳는가를 보여준다. 보건의료 인력의 성, 인종-민족의 분포 또한 중요한 정책적 함의를 가지고 있다.

적절한 보건의료 인력의 수가 어느 정도이어야 하는지에 대한 결론을 내리기는 쉽지 않다. 하지만, 잠정적으로 다음과 같은 2가지 결론을 제시할 수 있다. 첫째, 모든 보건의료체계는 보건의료 인력이 가지고 있는 능력과 기술을 최대한 활용할 수 있도록 인력을 배치해야 하다. 그럼으로써, 각 인력은 본인이 가지고 있는 최고 수준의 역량을 발휘하여 의료 서비스를 제공하고 환자들은 최대의 이익을 누릴 수 있다. 둘째, 모든 보건의료체계는 보건의료 인력이 양질의 의료수준을 제공하기 위해 지속적인 노력을 기울여야 한다(제10장에서 다룸). 이 장의 시작 부분을 반복하자면, 보건의료체계는 그 안에서 일하는 인력, 그 자체와 다를 바 없다.

참고문헌 REFERENCES

Aiken LH. U.S. nurse labor market dynamics are

key to global nurse suffi ciency. *Health Serv Res*. 2007;42:1299.

Aiken LH et al. Hospital nurse staffi ng and patient mortality, nurse burnout, and job dissatisfaction. *JAMA*. 2002;288:1987.

Aiken LH et al. Educational levels of hospital nurses and surgical patient mortality. *JAMA*. 2003;290:1617.

Baicker K, Chandra A. Medicare spending, the physician workforce, and beneficiaries' quality of care. *Health Affairs Web Exclusive*. 2004;(suppl):W184–W197.

Bodenheimer T, Grumbach K. *Improving Primary Care: Strategies and Tools for a Better Practice*. New York: McGraw-Hill; 2007.

Brown SA, Grimes DE. A meta-analysis of nurse practitioners and nurse midwives in primary care. *Nurs Res*. 1995;44:332.

Buerhaus PI et al. Implications of an aging registered nurse workforce. *JAMA*. 2000;283:2948.

Buerhaus PI et al. The Future of the *Nursing Workforce in the United States: Data, Trends and Implications, 2009*. Sudbury, MA: Jones & Bartlett Publishers; 2008.

Bureau of Health Professions. *The Pharmacist Workforce. A Study of the Supply and Demand for Pharmacists*. Rockville, MD: Health Resources and Services Administration; 2000.

Bureau of Health Professions. *Projected Supply, Demand, and Shortages of Registered Nurses, 2000–2020*. Rockville, MD: Health Resources and Services Administration; 2002.

Cantor JC et al. Physician service to the underserved: Implications for affirmative action in medical education. *Inquiry*. 1996;33:167.

Christian S et al. *Overview of Nurse Practitioner Scopes of Practice in the United States*. University of California, San Francisco, Center for the Health Professions; 2007. http://www.acnpweb.org/files/public/UCSF_Discussion_2007. pdf. Accessed November 14, 2011.

Cooksey JA et al. Challenges to the pharmacist profession from escalating pharmaceutical demand. *Health Aff (Millwood)*. 2002;21(5):182.

Cooper RA et al. Economic and demographic trends signal an impending physician shortage. *Health Aff (Millwood)*. 2002;21:140.

Cooper LA et al. Patient-centered communication, ratings of care and concordance of patient and physician race. *Ann Intern Med*. 2003;139:907.

Cooper-Patrick L et al. Race, gender and partnership in the patient-physician relationship. *JAMA*. 1999;282:583.

Council on Graduate Medical Education (COGME). *Eighth Report: Patient Care Physician Supply and Requirements: Testing COGME Recommendations*. Rockville, MD: Council on Graduate Medical Education; 1996.

Council on Graduate Medical Education (COGME). *Sixteenth Report: Physician Workforce Policy Guidelines for the United States, 2000–2020*. Rockville, MD: Council on Graduate Medical Education; 2005.

Elderkin-Thompson B, Waitzkin H. Differences in clinical communication by gender. *J Gen Intern Med*. 1999;14:112.

Goodman D et al. The relation between the availability of neonatal intensive care and neonatal mortality. *N Engl J Med*. 2002;346:1538–1544.

Goodman D, Grumbach K. Does having more physicians lead to better health system performance? *JAMA*. 2008;299:335.

Graduate Medical Education National Advisory Committee. *Summary Report*. DHHS Pub. No. (HRA) 81-651. Washington, DC; 1981.

Grumbach K. Fighting hand to hand over physician workforce policy. *Health Aff (Millwood)*. 2002;21(5):13.

Grumbach K, Bodenheimer T. Can health care teams improve primary care practice? *JAMA*. 2004;291:1246.

Grumbach K, Mendoza R. Disparities in human resources: Addressing the lack of diversity in the health professions. *Health Aff (Millwood)*. 2008;27(2):413.

Hooker RS. Physician assistants and nurse practitioners: the United States experience. *Med J Aust*. 2006;185:4.

Hooker RS, Berlin LE. Trends in the supply of physician assistants and nurse practitioners in the United States. *Health Aff (Millwood)*. 2002;21(5):174.

Horrocks S et al. Systematic review of whether nurse practitioners working in primary care can provide equivalent care to doctors. *BMJ*. 2002;324:819.

Iglehart J. Health reform, primary care, and graduate medical education. *N Engl J Med*. 2010;363:584.

Jones PE. Physician assistant education in the United States. *Acad Med*. 2007;82:882.

Kitchen A, Brook J. Social work at the heart of the medical team. *Soc Work Health Care*. 2005;40:1

Komaromy M et al. The role of black and Hispanic physicians in providing health care for underserved populations. *N Engl J Med*. 1996;334:1305.

Lurie N et al. Preventive care for women: Does the sex of the physician matter? *N Engl J Med*. 1993;329:478.

Mertz EA, Grumbach K. Identifying communities with low dentist supply in California. *J Public Health Dent*. 2001;61:172.

Moy E, Bartman BA. Physician race and care of minority and medically indigent patients. *JAMA*. 1995;273:1515.

Mullan F. The metrics of the physician brain drain. *N Engl J Med*. 2005;353:1850.

National Council of State Boards of Nursing. *Nurse Licensure and NLCEX Examination Statistics*. 2006. https://www. ncsbn.org/1236.htm.

Needleman J et al. Nurse-staffi ng levels and the quality of care in hospitals. *N Engl J Med*. 2002;346:1715.

Pew Health Professions Commission. *Critical Challenges. Revitalizing the Health Professions for the Twenty-First Century*. San Francisco: UCSF Center for the Health Professions; December 1995.

Robert Graham Center Policy Studies in Family Medicine and Primary Care. *Physician Assistant and Nurse Practitioner Workforce Trends*. One-pagers, 37, 2005. http://www.aafp.org/afp/2005/1001/p1176.html. Accessed November 14, 2011.

Roter D et al. Physician gender effects in medical communication: a meta-analytic review. *JAMA*. 2002;288:756.

Salsberg E et al. US residency training before and after the 1997 Balanced Budget Act. *JAMA*. 2008;300:1174.

Saha S et al. Do patients choose physicians of their own race? *Health Aff (Millwood)*. 2000;19(4):76.

Spetz J. California's minimum nurse-to-patient ratios: The first few months. *J Nurs Adm.* 2004;34:571.

Starfield B et al. The effects of specialist supply on populations' health: assessing the evidence. *Health Aff Web Exclusives.* 2005;(suppl):W5-97–W5-107.

Starr P. *The Social Transformation of American Medicine.* New York: Basic Books; 1982.

US Department of Health and Human Services. The Rationale for Diversity in the Health Professions: A Review of the Evidence. Health Resources and Services Administration; 2006. http://bhpr.hrsa.gov/healthworkforce/reports/diversityreviewevidence.pdf.

US Department of Health and Human Services. The Physician Workforce: Projections and Research into Current Issues Affecting Supply and Demand. Health Resources and Services Administration, Bureau of Health Professions, 2008a. http://bhpr.hrsa.gov/healthworkforce/reports/physwfi ssues.pdf

US Department of Health and Human Services. The Adequacy of Pharmacist Supply, 2004–2030. Health Resources and Services Administration, Bureau of Health Professions, 2008b. http://bhpr.hrsa.gov/healthworkforce/reports/pharmsupply20042030.pdf

US Department of Health and Human Services. The Registered Nurse Population. Findings From the 2008 National Sample Survey of Registered Nurses. Health Resources and Services Administration, Bureau of Health Professions, 2010. http://bhpr.hrsa.gov/healthworkforce/rnsurveys/ rnsurveyfi nal.pdf

Wagner EH. The role of patient care teams in chronic disease management. *Br Med J.* 2000;320:569.

Wilson E et al. Effects of limited English profi ciency and physician language on health care comprehension. *J Gen Intern Med.* 2005;20(9):800-806.

8

고통스러운-고통스럽지 않은 비용조정

Painful Versus Painless Cost Control

Dr. Joshua Worthy는 대규모 스탭모델 HMO의 신경과 과장이며 HMO 집행 위원회에서 의사 대표를 역임하고 있다. 이제 막 국가는 강제적인 비용조정 도입을 제정하였다. HMO의 다음 해 예산은 올해의 수준으로 책정될 것이다. 과거 HMO 예산의 연간 상승률은 평균 12%이다.

의료정책 CEO는 신음소리로 위원회 회의를 시작했다. "이번 삭감은 가혹합니다! 이번 새로운 예산 제한을 맞추기 위해 우리는 직원들을 해고해야 하고, 생명을 구하는 기술을 제한해야 해요. 환자들은 고통받게 될 거에요." 한 소비자 회원이 답하기를, "우리 모두는 시스템에 낭비가 있다는 알고 있어요. 며칠 전에 한 신문에서 우리 도시에서 발생한 허리수술이 국가 평균의 두 배라는 기사가 실렸잖아요. 그래서 우리가 삭감에 대해 이야기를 하려면 아마도 우리는 당신들의 봉급과 여기서 일하는 행정직원의 수를 살펴보는 것부터 시작해야 합니다. 저는 환자들이 고통받을 것이라고 생각하지 않아요. 왜냐하면 우리는 대다수의 국가에서 선택하고 있는 합리적인 지출 한도를 채택할 것이기 때문이죠."

Dr. Worthy는 회의에서 종일 침묵으로 일관했다. 그는 스스로에게 물었다. "CEO가 옳은가? 지출 억제는 피할 수 없는, 우리의 환자들이 가치 있는 의료서비스를 받지 못하게 할 고통의 과정인가? 그렇지 않으면 우리는 이미 쓰고 있는 자원을 가지고 더 나은 일을 할 수 있을까? 우리의 HMO는 우리 환자의 건강을 고려하는 데 있어 비교적 고통 없이 비용조정을 실행할 방법이 있을까? 위원회는 Dr. Worthy의 침묵을 거대한 염원과 판단으로 해석을 하였고, 새로운 현실적인 예산에 맞추기 위한 비용조정을 개발하기 위해 만들어진 HMO 대책 위원회의 의장직을 그에게 일임하였다.

의료비용 증가에 대한 우려가 미국의 의료정책 의제를 지배하고 있다. 무시할 수 없는 또 다른 의료정책에 대한 우려는 적절한 보험의 결여와 수천만 명의 환자들의 의료 접근성에 관한 사항이다. 이는 부분적으로 비용증가를 일으키는 원인이 된다. 보건의료 비용 상승은 많은 가족들과 노동자들이 의료보험과 의료 서비스를 사용할 수 없게 만들었다.

미국의 민간 그리고 공공의 지불자는 보건의료 비용 상승을 비판하고 지출 상승을 억제하려는 일련의 혁신 전략을 이행했다. 전략에는 이용조사에 대한 새로운 관점을 만들거나 HMO 등록을 고취시키는 것, 환자에게 더 많은 본인부담금을 내도록 하는 것 그리고 여러 다른 정책들이 해당된다. 이러한 접근은 미국에서의 보건의료 지출의 상승에 뚜렷한 영향을 주지 않았다. 일인당 국민 의료비 지출은 1980년에 비해 2009년에 7배 이상 증가

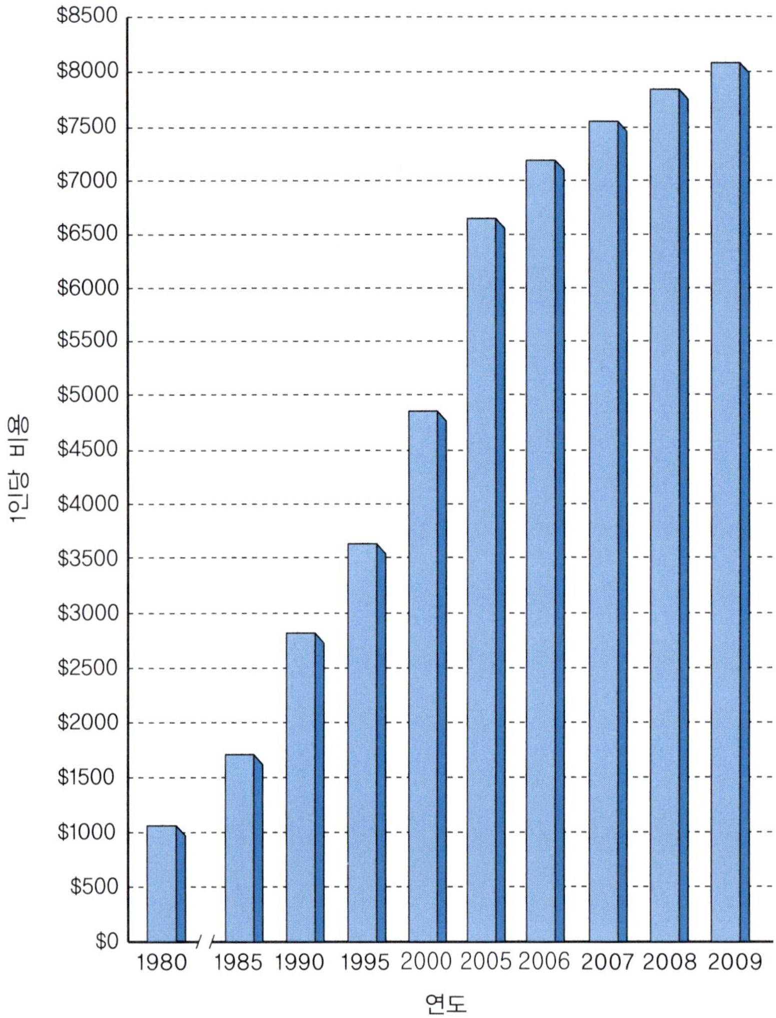

▲ 그림 8-1. 국민 1인당 보건의료비용 (Martin A et al. Recession contributes to slowest annual rate of increase in health spending in five decades. Health Aff (Millwood). 2011;30:11.)

하였고, 이는 일인당 1,110달러에서 8,086달러로 상승하였다(그림 8-1). 국가총생산(GDP)의 차지하는 비율로 보면 미국의 의료비 지출은 1980년 9.2%에서 2009년 17.6%로 증가하였다(그림 8-2). GDP 대비 의료비 지출 비율은 2019년에 19.6%까지 상승할 것으로 예측된다(Sisko et al., 2010).

보건의료 제공자는 유한한 자원의 시대에 적응해야 한다고 생각한다. Dr. Worthy처럼 의사와 다른 의료 제공자들은 지출 상승 제한이 환자의 건강에 얼마나 영향을 미칠 것인지에 대해서 숙고해야 한다. 비용조정은 반드시 고통스러워야 하며 유익한 서비스를 제한해야 할까? 그렇지 않으면 불필요한 치료나 관리 비용을 없앰으로써 비용을 제한할 고통스럽지 않은 방법이 있을까?

이번 장에서는 고통스러운-고통스럽지 않은 비용조정

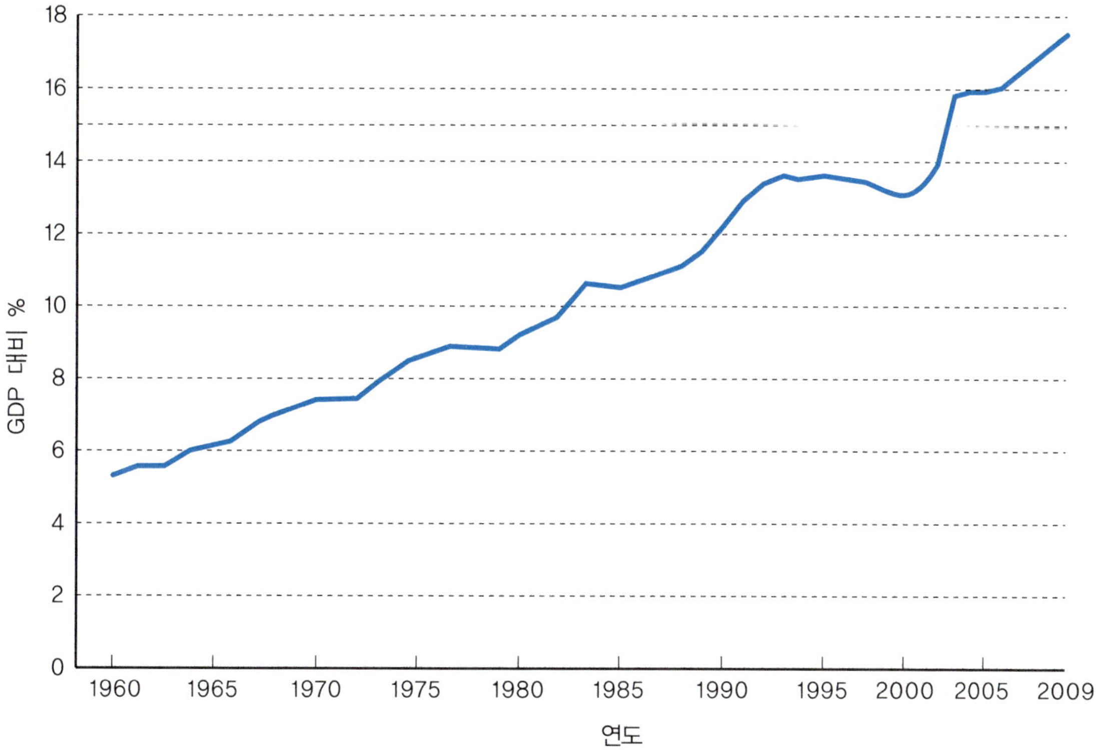

▲ 그림 8-2. 미국의 GDP 대비 보건의료비 지출 (Martin A et al. Recession contributes to slowest annual rate of increase in health spending in five decades. Health Aff (Millwood). 2011;30:11.)

논쟁을 살펴볼 것이다. 첫 번째로 보건의료 지출과 향상된 의료에 따른 이익 사이의 관계를 설명할 모델을 만들 것이다. 그리고 나서 비용 제약에 대한 서로 다른 일반적인 관점과 고통스럽지 않은 비용조정을 달성할 가능성을 다룰 것이다. 제9장에서는 특별한 비용조정 방법을 자세하게 설명할 것이다.

의료비용과 건강결과

HEALTH CARE COSTS AND HEALTH OUTCOMES

의과대학에 들어가기 전, Dr. Worthy는 중앙 아메리카의 외딴 지역의 Peace Corps에서 일했다. 그가 그 지역에 처음 도착했을 때, 영아 사망률이 매우 높았으며 대부분의 사망은 감염성 장염에 의한 것이었다. Dr. Worthy는 하수 처리 시스템과 그 지역의 정수 자원을 만들었으며, 또한 영아를 위한 경구 재수화 기술 실행 프로그램에 참여하였다. Worthy의 그곳에서의 2년 동안의 생활이 끝날 때쯤, 영아 사망률은 25%로 떨어졌다. 전체 프로그램은 일인당 15센트의 비용이 들었고 이는 세계보건기구(WHO)에서 지원하였다.

Dr. Worthy가 신경과 의사로 있을 때는 상황이 매우 달랐다. 5년 전, 그가 소속된 HMO가 위치하고 있는 인구 80만인 도시에 새 MRI 기계가 12개 넘게 설치되었다. Dr. Worthy는 MRI가 CT보다 더 좋은

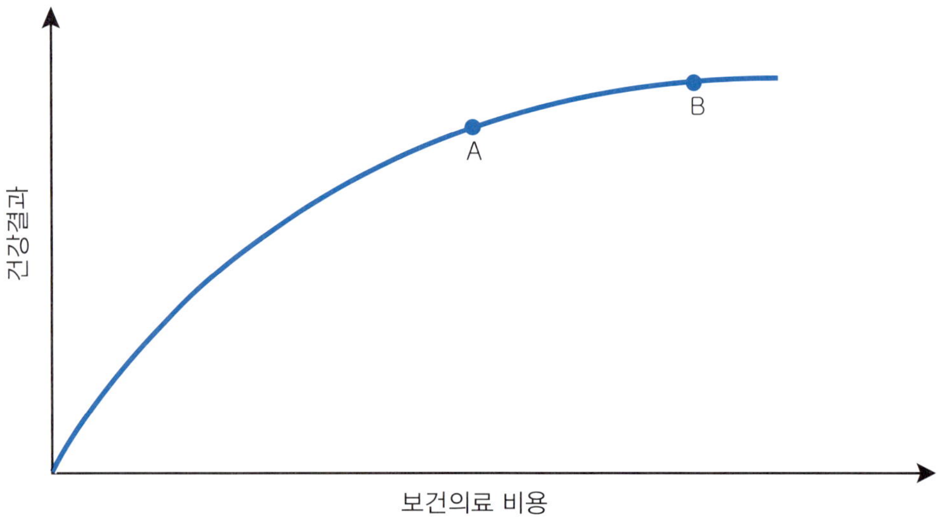

▲ 그림 8-3. 비용과 건강결과의 이론적 모델. 선상의 A에서 B로 이동하는 것은 높은 비용과 더 나은 건강결과를 의미함

영상을 제공한다는 것을 알게 되었고 이를 통해 조기의 다발성 경화증 같은 상태를 정확하게 진단할 수 있었다. 그는 뛰어난 영상이 환자에게 우월한 의료 서비스를 제공한다고 생각하지 않았다.

사회적 관점에서는 보건의료 지출의 가치는 더 나은 사람들의 건강을 구매하는 데에 있다. "더 나은 건강"이란 개념은 광범위하다. 향상된 장수와 삶의 질, 감소된 특정 질환의 사망률과 이환율, 고통의 경감, 독립적으로 기능할 수 있는 만성질환자의 향상된 기능, 질병과 죽음에 대한 공포를 경감시키는 것을 포함할 수 있다. 그러므로 보건의료의 더 많은 자원에 대한 투자가 사회의 향상된 건강을 낳을 수 있을 지, 만약 그렇다면 투자된 자원의 양과 비교했을 때 결과가 향상된 정도가 어느 정도인지 아는 것이 중요하다.

Robert Evans가 그린(1984) 그림 8-3은 보건의료 자원 투입과 보건의료 결과 사이의 이론적 관계를 나타낸 것이다. 초기에는 보건의료 자원이 증가할수록 그에 따른 결과도 증가하지만 특정 수준 이상에 도달하면 곡선의 기울기가 줄어들게 되어 보건의료에 대한 투자 증가가 좀 더 많은 한계 편익(marginal benefits)을 낳게 된다. Dr. Worthy의 경험에서, 그가 일했던 중앙 아메리카 지역은 이 비용-이익곡선에서 가파른 기울기에 해당된다. 깨끗한 물의 더 많은 공급을 만들고 저렴한 재수화요법을 도입하는 데에 자원의 작은 투자는 건강(의료)에 있어 극적인 향상의 결과를 낳았다. 반면에 MRI 기계를 CT 스캐너의 대체로 구매하는 것은 보건의료 시스템이 커브 내에 평탄한 부분을 나타낸다. 새로운 기술에 대한 큰 자원 투자는 전체 인구의 건강에 있어서 미미하고 측정하기 어려운 향상을 가져다 준다.

자연적으로 서로 다른 의료중재는 곡선의 가파른 곳(예: 아동 예방접종) 혹은 평탄한 곳 (예: 비용이 많이 드는 무뇌증 영아의 생명연장)에 위치한다. 그림 8-3의 곡선은 전체적인 보건의료 시스템의 기능을 비용-이익곡선에 집결해 놓은 것이라 할 수 있다. 이 시스템은 국가 전체 혹은 HMO와 같이 특정 가입자가 있는 작은 독립체이다.

전체적인 미국의 보건의료 시스템은 현재 곡선의 평탄한 부분에서 운영되고 있다. 그림 8-3 곡선의 점 A에 Dr. Worthy의 HMO 시스템을 놓아보자, 이때 HMO 가

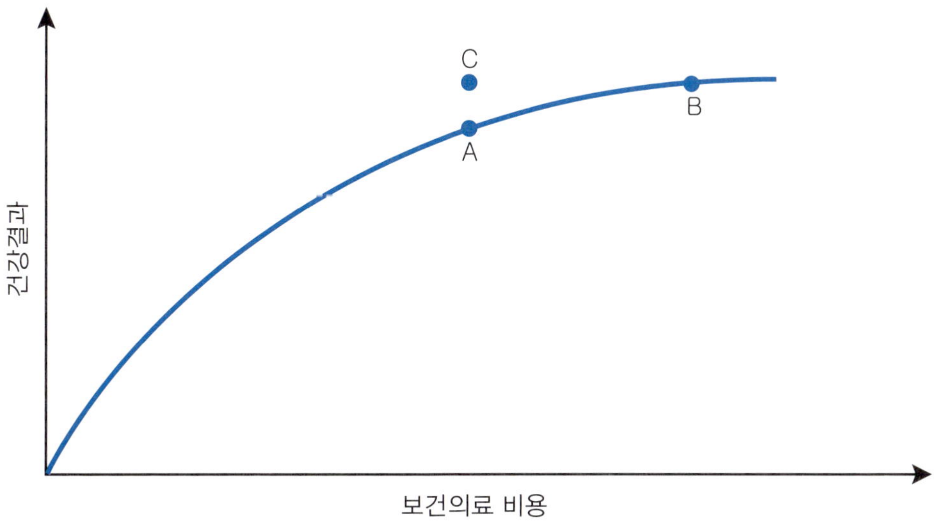

▲ 그림 8-4. 선 밖으로 이동하기. C는 비용증가 없이 건강결과 향상을 의미함

입자 일인당 드는 전체 평균 의료비 지출은 미국의 일인당 의료비 지출 평균과 같다(2009년 대략 8,000달러). 새로운 엄격한 비용 제한 정책은 HMO를 연간 지출 증가에 따라 점 B로 이동시키기보다 지출 점 A에 지출을 동결한다면 그림 8-3은 HMO가 가입자의 건강을 증진시키는 데에 점 A와 점 B의 수직 축 사이의 거리만큼 희생한 것임을 함축한다.

이러한 분석은 비용제한이 사람들의 건강에 영향을 주는 고통스러운 선택을 낳는다고 주장하는 의견을 뒷받침한다. 이 관점의 가장 강력한 지지자는 Aaron과 Schwartz로(1984년 그리고 1990년), 그들은 비용 억제가 유익한 의료를 제한하는 "고통스러운 처방(painful prescription)"으로 묘사하였다. 그림 8-3에서, y축 상에서 점 A와 점 B 사이의 거리는 얼마나 많은 의료 "고통 (pain)"이 점 B 대신에 점 A에서의 지출 제한과 동반되는지 측정한다. 몇몇 고통의 정도는 곡선에 내재되어 있다. Evans(1984)는 "어디에서건 양의 기울기라면, 유한한 자원인 이 세계에서는 충족되지 않는 욕구가 불가피하다"고 하였다. 우리가 곡선의 어디에 있건, 우리가 더 많이 지출할수록 우리는 좀 더 나은 것을 할 수 있다는 것은 항상 진실이다.

그림 8-3에서 곡선의 기울기가 상대적으로 평탄한 부분인 점 A와 점 B에서 두 점의 사이의 y축 거리가 짧다. 하지만 상대적으로 적은 지출 억제 고통에 대한 안심시키기는 의사로 하여금 메스를 쥐고, 환자 주위를 맴돌다 "이건 아마 단지 작은 피해에 불과할거야"라고 말하는 것을 연상하게 했다. 작은 고통이 비록 불가피하더라도 고통이 없는 것과 같지 않다. 또한 Fuchs(1993)는 "'적은' 이익의 의료는 '무' 이익 의료가 아니다"라고 하였다.

우리들 스스로(그리고 Dr. Worthy)가 불가피한 지출 억제의 고통을 분하게 여기기 전에, 우리는 효용의 새로운 차원을 추가했다. 우리는 점 A와 같은 지출이지만 결과는 향상된 점 C를 그릴 수 있다(그림 8-4). 곡선을 벗어난 점 C를 이 모델은 어떻게 설명할 것인가?

점 C로의 이동은 곡선의 이동을 만들어(그림 8-5), 새롭고 좀 더 효율적인(혹은 생산적인) 지출과 의료 결과 사이의 관계를 설명한다(Donabedian, 1988). 보다 더 큰 효용으로 가는 가능한 방법은 많다. 예를 들면, 진단적 방사선 영상 서비스는 미국에서 빠르게 지출이 과장되고 있다. 한 연구에서는 20~40% 정도의 영상 서비스

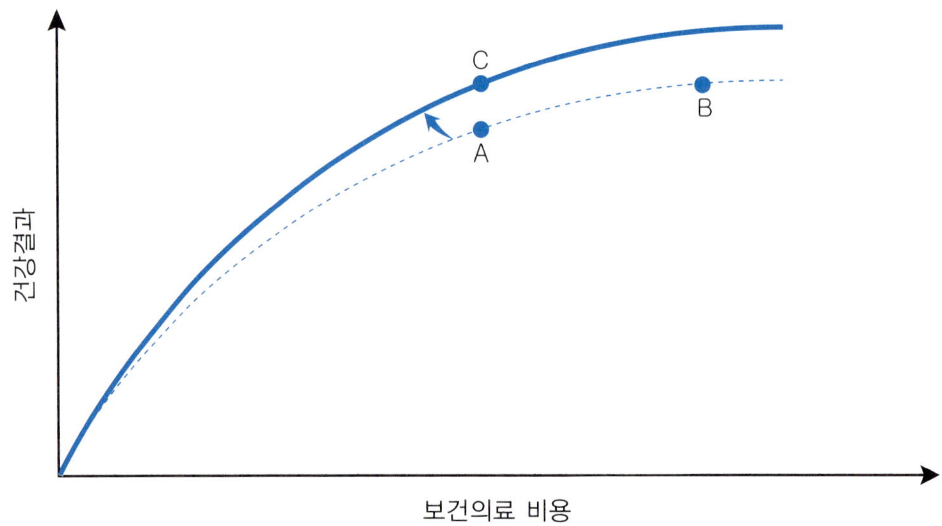

▲ 그림 8-5. 선 옮기기. 선의 이동은 비용과 건강결과가 효율적인 관계로 이루어짐을 의미함

가 임상적으로 필요하지 않고 진단적 엑스레이에 의한 방사선 노출은 악성 암을 유발할 위험이 있다고 설명한다(Brenner and Hricak, 2010). 합병증이 없는 긴장성 두통 환자들에게 머리 CT(Head CT)와 같은 불필요한 진단적 방사선적 프로시저를 제거하면 보건의료 지출을 감소시키는 동시에 의료의 질을 향상시킬 수 있다. 이 장의 나머지 부분에서 우리는 같은 Dr. Worthy의 비용 제한 대책 위원회가 보건의료 "비용(buck)"보다 더 많은 의료 "성과(bang)"를 내기 위해 고려할 수 있는 다양한 가능한 방법들에 대해서 상세하게 다룰 것이다. 하지만 이것을 본격적으로 논의하기 전에 이러한 비용-결과 모델에 대한 세 가지 전제를 분명히 할 필요가 있다.

1. 이 모델에서 관심을 가지는 적절한 성과는 한 환자 개인의 건강이라기 보다는 한 인구 집단의 전반적인 건강이다. 많은 저자들은 의사들이 전통적으로 그래왔듯이 각각의 환자들에게 가능한 최선의 의료 서비스를 제공하도록 하는 좁은 영역에 집중할 뿐 아니라, 일반 인구의 건강을 아우를 수 있도록 그들의 시각을 넓힐 필요가 있다고 강조해왔다(Eddy, 1991; Greenlick, 1992). 그림 8-3~5에 묘사된 것과 같은 비용과 결과에 대한 인구 중심 모델은 많은 의사들이 특정한 환자를 관리할 때에는 잘 맞지 않을 수 있다. 개개인의 환자 수준에서 결과는 있거나 없거나 둘 중 하나일 것이다(예: 환자는 수술을 받으면 거의 확실히 살 수 있지만 수술을 받지 않는다면 죽을 것이다). 그리고 그 결과는 그래프와 기울기를 통해서 쉽게 생각되지 않는다. 그래프의 곡선은 특정한 의료 행위나 환자에 집중하기 보다는 의료 시스템의 관리 하에 있는 인구 집단에 대한 의료 시스템의 전반적 기능을 통합적으로 나타낸다(인구 건강 관점에 대한 윤리적 논쟁들은 제13장에서 다루도록 한다).
2. 이 모델에서는 인구 집단 수준에서 의료를 정량화할 수 있다고 가정한다. 전통적으로 이 수준에서 건강 상태는 수명, 영아 사망률과 같은 생명 유지와 관련된 통계 수치를 이용하여 비교적 조잡하게 측정되어 왔다. 영아 사망률과 같은 지표는 중앙 아메리카 시골 지역의 의료 서비스와 공중 보건 프로그램의 영향력

을 평가할 수 있는 의미있는 방법으로서 민감할 수는 있지만, 그런 일반적인 지표들이 부유한 선진국들에서도 보건 의료 서비스의 영향력을 정확히 측정할 수 있을지에 대해서는 많은 분석가들이 의구심을 품어왔다. 부유한 선진국들에서는 의료의 많은 부분이 만성 질환을 가진 개개인의 기능수행 상태와 삶의 질 향상과 같은 보다 부드러운 건강결과-사망률, 그리고 생명유지와 관련된 통계수치보다 인구 집단 수준에서 관찰하기 어려운 것들에 집중한다. 다시 말해, 가난한 국가에서 위장염을 치료하는 것의 효과와 미국 내에서 MRI기를 새로 들이는 것의 효과를 모두 나타낼 수 있도록 그림 8-3~5의 y축 척도를 개념화하는 것은 어려운 일일 것이다.

3. 인구 집단의 건강상태를 평가할 때, 건강에 대한 의료 시스템의 영향을 가난, 교육, 생활습관, 그리고 사회적 응집력(제3장 참고)과 같은 기본적인 사회적 요소들의 영향과 분리하는 것은 어렵다. 우리가 비용조정에 대해 논의하는 목적을 위해, 우리는 그림 8-3~5에서 나타난 곡선이 그 자체로는 더 넓은 경제적 그리고 사회적 환경보다는 의료 시스템(공중 보건을 포함하는)의 역할을 나타낸다고 본다. 따라서 우리는 건강결과라는 용어를 y축을 나타내기 위해 사용할 것이다. 이 용어는 우리가 의료 시스템의 직접적인 영향 아래에서 건강상태의 그러한 측면들에 대해서 평가할 것이라는 것을 의도한 것이다. x축은 공식적인 의료 서비스에 대한 비용을 나타낸다.

▶ 가격과 양 Prices and Quantities

우리는 희생 없는 비용조정이 이론적으로 가능하다고 생각해왔다. 하지만 그러한 효율성의 향상이 실제로도 가능할까? Dr. Worthy의 비용조정 전담반이 그들의 HMO를 그래프 곡선의 A 지점에서 C 지점으로 이동시키기 위해 제안할 수 있는 전략은 무엇이 있을까? 이러한 질문들에 대한 대답은 의료 분야에서의 자원 비용에 대한 더 면밀한 검토를 필요로 한다.

비용은 다음과 같이 나타낼 수 있다:

비용 = 가격 × 양

가격은 하루 병실비용이나 정기적인 외래 방문에 대한 진료비와 같은 것들을 말한다. 양은 의료 서비스 이용의 횟수와 강도를 나타낸다(예: 중환자실에 입원한 기간 또는 입원 기간 동안 시행한 주요 진단 검사의 수와 종류). Lomas와 그의 동료들은(1989) 이와 같은 가격(Ps)과 양(Qs)의 구별에 대해 언급하면서 비용 절약은 의료 비용에서의 "가격과 양에 주의하는 것"이라고 말한다.

비용 = 가격 × 양이라는 공식의 예를 살펴보도록 하자:

Blue Shield는 Dr. Morton에게 한 번의 외래 진료당 60달러씩 총 10회의 외래 진료에 대해 600달러를 지불한다. 다음 해, 보험자는 Dr. Morton에게 한 번의 외래 진료당 72달러씩 10회 진료에 대해 총 720달러를 지불한다.

Prudential은 Dr. Norton에게 10회의 외래 진료에 대해 600달러를 지불하고, 다음 해에는 12회의 외래 진료에 대해 720달러, 즉 일 회당 60달러의 같은 비용을 지불하였다. 동일한 비용의 상승이 있었지만 Dr. Morton에게는 가격의 상승에 의한 것이었지만, Dr. Norton에게는 양의 증가에 의한 것이었다.

가격과 양의 변화는 환자와 의료 서비스 제공자들에게 서로 다른 의미를 가진다(Reinhardt, 1987). 위의 예에서, 두 의사의 수입은 모두 120달러씩 증가하였다(그리고 두 의사의 보험자들 역시 그들의 비용 지출이 증가하였다). 하지만 가격의 상승이 있다면 추가로 수입을 증가시키기 위해 노동의 양을 늘릴 필요가 없다. 그렇지만 환자들의 경우, 더 많이 외래진료를 받기 위해 추가적으로 소비한 120달러가 더 많은 양의 의료 서비스를 받도록 해준다(간단하게 생각하기 위해, 우리는 모든 외래진료가 동일하고 가격 상승이 의료 서비스의 질 상승을 반영하지 않으며, 단순히 같은 상품에 대해 가격이 상승하였음을 의미한다고 가정한다.) 추가적인 의료 서비스의 양 증가 없이 단순히 가격이 상승함으로써 발생하는 비용의 증가는 환자들의 시각에서 볼 때 자원의 비효율적인 사용이다. 그림 8-3, 8-4의 그래프로 돌아가서, 만약 의료 시스템에서 실제 비용이 단지 일반적인 물가 상승보다

의료 서비스의 가격 상승이 더 커서 증가하는 것이고, 인구 한 명당 받는 의료 서비스의 양은 일정하다면 의료 비용의 증가는 건강 결과의 향상을 가져오지 못할 것이다. 그리고 전반적인 그래프의 곡선은 편평해질 것이다.

비용조정 전략 COST CONTROL STRATEGIES

▶ 가격 인상 통제 Controlling Price Inflation

진지한 숙고 끝에 Dr. Worthy의 비용조정 전담반은 "희생 없는 비용 절감"을 위한 계획을 HMO의 집행 위원회에 제출하였다. 첫 번째 제안은 HMO에게 물품, 장비 그리고 약품의 가격을 공격적으로 낮추도록 요구하였다. 그리고 이러한 가격 인하는 HMO가 선택적으로 판매자들과 대량 구매 계약을 맺고, 같은 치료효과를 가지는 한, 약물과 상품의 종류를 더 제한하여 재고를 채움으로써 가능하였다. 제안서는 또한 1년에 150,000달러 이상을 버는 모든 HMO 직원들에 대해 봉급을 10%씩 인하할 것을 요구하였을 뿐 아니라, HMO의 의사 그룹에 지불하는 개인별 비용도 10% 인하할 것을 요구하였다. 하지만 제안된 수입 감소에 대해 격렬한 논쟁이 일어났기 때문에 집행 위원회는 전담반이 제시한 계획의 이 부분을 절대 그냥 받아 넘기지 않았다.

최근 수십 년간 가격의 인상은 의료 비용을 증가시킨 주요 원인으로서 기여해왔다. 1947년부터 1987년까지 미국의 의료 비용은 매년 2.5%씩 상승하여 전체 경제 성장률보다도 빠르게 증가하였다. 이러한 높은 성장률의 2/3, 즉 1.6%는 의료 서비스의 가격이 전체 경제에서의 물가 상승보다 더 빠르게 증가하였기 때문이다. 나머지 0.9%는 전반적인 상품과 서비스의 양에 비해 의료 서비스의 양이 증가하는 비율에 차이가 있기 때문에 발생한 것이었다(Fuchs, 1990).

의료 서비스 가격의 빠른 증가는 미국 내에서 처방되는 약물의 가격이 종종 다른 국가에서 판매되는 동일한 상품의 가격에 비해 50% 이상 더 높다는 것을 통해 더 확실히 나타난다. 또한 전문의들의 수입도 빠르게 증가해왔다. 더 높은 가격이 다른 선진국들에 비해 미국 내에서 더 높은 의료 비용의 많은 부분을 설명한다(Peterson and Burton, 2007). 이러한 종류의 가격 인상을 제한하는 것이 공공 보건에 희생을 일으키지 않고 비용지출을 축소시킬 수 있는 한 방법이다.

▶ 비효과적이고 부적절한 서비스 감축 Eliminating Ineffective and Inappropriate Care

격렬한 분노를 잠재우기 위해 잠시 동안 중단되었던 HMO의 집행 위원회가 다시 소집되었다. Dr. Worthy는 자신의 임상적인 경험을 이야기하면서 그의 전담반에서 제시하는 두 번째 권고안—진료 가이드라인의 타당성 개발—을 제안하였다. Dr. Worthy가 HMO에 처음 왔을 때, 신경과 의사들은 그들의 뇌졸중 환자들을 물리치료를 시작하기 전 일주일 동안 침상에 누운 채로 두고 있었다. Dr. Worthy는 반대로 그들의 신경학적 상태가 안정적인 순간부터 뇌졸중 환자들이 물리치료를 받을 수 있도록 하고 퇴원 계획을 세웠다. 그의 뇌졸중 환자들의 평균 재원일수는 3일이었고, 다른 신경과 의사들의 경우는 9일이었다. Dr. Worthy는 병례검토회에서 침상에서 하루 동안 있으면서 소실된 근력을 다시 회복하기 위해서 4일 동안의 운동이 필요하다는 것을 발표하였다. 이는 뇌졸중 환자들이 그의 동료들 보다는 그의 진료 하에서 더 나은 결과를 내면서 더 적은 자원—더 짧은 재원 기간과 더 적은 재활기간—을 사용할 것이라는 것을 의미하였다. Dr. Worthy는 이것을 HMO가 얼마나 자원을 비효율적으로 또는 심지어 해로운 치료를 위해 소모할 수 있는지에 대한 하나의 예로서 제시하였다.

가격을 조절하는 것이 희생 없이 비용을 조절하기 위한 하나의 접근방식이라면, 이로운 치료를 희생시키지 않는 방식으로 "양(Q factor)"을 유지하기 위한 방법도 존재할까? 이전에 우리는 불필요한 진단적 영상검사를 대부분의 경우, 아무런 건강상의 이득을 주지 못하면서

표 8-1. 고통없는 비용조정의 예

수가와 의료제공자 소득 조정
제약 및 물자 가격 삭감
행정비용 감축
건강이익이 보장되지 않는 의료행위 제거
저비용이며 효과적인 기술로 대체
비용 효과적인 예방 서비스 제공 증가

비용만을 증가시키는 서비스의 양적 측면에서의 비효율적인 자원 낭비의 한 예로서 언급하였다. 많은 연구자들이 미국 내에서 일어나는 상당한 양의 불필요한 진료에 대해 확실한 증거들을 발견해왔다(Brook and Lohr, 1986; Leape, 1992; Brownlee, 2007; Kilo and Larsen 2009). 미국의 의사들은 많은 수의 부적절한 시술을 행한다(Schuster et al., 1998; Deyo et al, 2009), 그리고 부적절한 심지어 해로울 수도 있는 새로운 기술들이 증명된 효과보다는 산업의 영향으로 의사들에 의해 수용될 수 있다(Grimes, 1993; Avorn, 2007).

설득적인 증거들이 Fisher, Wennberg와 동료들의 연구로부터 나왔다. 이들은 일부 도시(예: 마이애미)에서는 다른 도시(예: 미네아폴리스)에 비해 1인당 메디케어(Medicare) 비용이 2배 이상 더 높다는 것을 발견하였다. 이러한 차이는 의료 서비스의 가격 또는 환자들 질병의 정도에 의해서 설명되지 않으며, 제공된 의료 서비스의 양과 관련이 있고, 따라서 고 비용 지역에서 전문의들이 우위를 점하고 있는 것과도 연관이 있다(Fisher et al., 2003). 더구나, 사회 경제적인 특성과 질병 부담을 조정하더라도, 인구 1명당 병상수가 더 많은 지역의 주민들은 1인당 병상수가 더 적은 지역의 주민들보다 30%까지 더 많이 입원하는 경향이 있다(Fisher et al., 2000). 이러한 소비의 내가로서 의료 서비스의 질과 건강결과는 오히려 가장 높은 소비를 보이는 지역에서 의료 서비스의 이용이 덜한 지역에 비해 더 열악하다. 이러한 발견들은 많은 불필요한 의료 서비스들이 고비용 지역에서 행해지고 있음을 나타낸다.

의료 시스템이 곡선을 편평하게 하거나(의학적 이득이 없음) 음의 기울기를 갖게 하는(부적절한 수술적 치료나 뇌졸중 후 침상에 누워 있는 기간을 연장시키는 것과 같이 이로움보다 해가 더 많음) 비용 증가 요소를 제거할 수 있다면 비용-이익 곡선의 기울기는 더 나은 방향으로 변할 것이다. 하지만 의사와 환자들이 선택적으로 불필요한 치료 행위를 제거하도록 유도하는 것은 쉬운 일이 아니다.

▶ 행정적 낭비 Administrative Waste

Dr. Worthy의 희생 없는 비용 절감 계획의 세 번째는 HMO의 행정 비용을 겨냥하였다. 전담반은 HMO의 텔레비전, 라디오 광고 예산을 없애고, 모든 HMO 행정 직원의 25%를 해고하며, 고용주들과의 계약을 다루는 부서에서 50명 중 25명의 직원들을 새로운 부서로 재배치할 것을 제안하였다. 새로운 부서에서는 보험에 가입한 사람들 전부에게 가장 최신의 소아 백신과 성인 질병 예방 서비스를 HMO가 제공할 수 있도록 하는 프로그램을 개발하게 하였다. HMO의 마케팅 부장은 Dr. Worthy에게 비록 원칙적으로는 이러한 권고안들에 동의하지만, HMO의 시장 점유율 유지를 위태롭게 할 수 있는 방식으로 비용을 절감하는 것은 그들의 HMO에게 최선이라 생각하지 않는다고 끈질기게 설명하였다.

현실적으로 의료 비용 공식에서 모든 수치가 다 의학적인 것은 아니다. 미국 의료 시스템의 상당한 행정적 간접비용이 최근 수년 간, 의료 비용 지출의 비효율성에 대한 원인으로서 점점 더 많이 면밀한 검토의 대상이 되어왔다. Woolhandler와 그의 동료들(2003)은 미국 의료비용 지출 1달러당 31센트가 실제의 의료 서비스가 아닌 보험 마케팅, 비용 청구 처리, 그리고 이용조사와 같은 행정비용으로 사용된다고 예측하였다. 미국의 행정비용은 캐나다와 같은 나라들의 행정 비용에 비해 2배 이상 더 높으며, 국가 전체의 의료 비용 증가율보다도 더 빠르게 증가해왔다. 어느 정도 수준의 행정 서비스는 의료 재정 관리와 그 외 관련된 활동들, 예를 들어 의료의 질 확보를 위해 필요하지만, 급증하는 행정 및 마케팅 업무가 의미

있는 환자 건강의 향상으로 이어진다라고 주장하는 사람들은 거의 없다. 행정 서비스를 줄이는 것은 희생 없는 (painless) 비용 절감을 위한 또 다른 방법이다.

비효율적인 의료 서비스이거나 불필요한 행정 업무라서 순전히 낭비적인 의료 서비스의 양을 없애는 것은 희생 없는 비용조정의 비교적 간단한 접근 방식이다. 이러한 접근에 있어서 모토는: 임상적으로 이득이 없는 것을 하지 말자 이다. 효율성에 대한 접근은 단순히 생산적이지 못한 활동을 완전히 멈추자는 개념보다 다른 방식으로 하자라는 것이다. 다른 방식으로 하는 것의 예를 들면, 더 적은 비용으로 같은 효과가 나는 활동을 하자는 것으로 예방의학과 자원을 비용 대비 더 효과가 있는 활동으로 재분배 하자는 방법 등을 포함한다.

이번에 각각에 대한 예를 살펴 보자.

혁신과 비용절약 Innovation and Cost Savings

보건의료에 있어서 혁신의 과정은 보다 나은 건강결과 혹은 같은 효과를 낼 수 있는 비용효과적인 방식을 찾는 것이다. 신약이 이전의 약들과 비교 하였을 때 효능이 같고 더 값이 싸게 개발되는 것을 예로 들 수 있다. 또한 인건비가 비싼 의사를 통해서 서비스가 제공되는 대신에 같은 의료의 질을 제공할 수 있는 간호사, N.P.(Nurse Practitioner) 혹은 P.A.(Physician Assistant)가 의료서비스를 제공 할 수 있다. 임상 연구 결과 많은 항암치료가 입원해서 치료받는 대신에 보다 외래에서 안전하게 행해질 수 있고 비용이 절감될 수 있다고 한다. 가끔 새로운 기술이 소개가 될 때 새로운 기술이 이전에 치료 방법보다 더 비용을 아낄 수 있을 것이라고 기대한다.

하지만 새로운 기술의 도입도 때로는 비용 절감효과를 가져 오지 못한다(Bodenheimer, 2005). 복강경 담낭절제술의 예를 살펴보자. 섬유광학을 이용하면서, 이전에 비해 최소한의 시술을 통해서 담낭을 절제할 수 있었다. 이는 또한 수술 후 병원에서 회복하는 시간도 단축시키는 효과를 낳았다. 이렇게 병원에 입원해 있는 시간을 단축 시키면서 수술에 대한 비용을 절감할 수 있었고 수술 후 합병증의 감소로 이전에 비해서 더 좋은 결과를 보였다. 즉 비용의 감소와 효과의 증대를 보였다. 하지만 여기서 우리가 주목 할 점이 있다. 담낭절제술의 필요성은 담석이 있는 환자 모두에게 필요한 것은 아니다. 많은 환자들은 남석 때문에 가끔, 약간의 증상을 보일 뿐이며 수술을 받는 것보다 참고 견디길 원한다. 하지만 복강경 기술의 도입으로 담낭절제술의 시행률이 급속하게 증가하게 되었다. 그 이유는 심하지 않는 증상의 환자들이 담당절제술을 받기로 결심하기 때문이다. 한 HMO에 따르면 복강경이 도입된 후에 담낭절제술의 빈도가 1988년에서 1992년 사이 59%가 증가하였다. 당남절제술의 평균 가격은 25% 감소하였지만 HMO에 있어서 담낭절제술에 대한 총 비용을 11%가 증가 되었는데 이는 시술 횟수가 증가 하였기 때문이다(Legoreta et al., 1993).

예방의 정도 Ounces of Prevention

한 번의 예방이 16번의 치료만큼의 효과를 가지고 있다면, 말기 상태에 비싼 치료 보다는 저렴한 비용으로 예방을 하는 것이 "고통 없는 비용조정"의 훌륭한 예가 될 것이다. 예방을 하기 위해서 투자를 하는 것은 가끔 의료 비용의 효과적인 사용을 할 수 있게 한다 (예를 들면, 아이들의 예방접종을 하는 것이 이미 감염된 아이를 치료하는 것보다 비용을 절감할 수 있다(Amstrong, 2007). 그러나 예방이 간단한 이야기 만은 아니다. 많은 부분에서, 포괄적인 예방 프로그램을 시행하기 위해서 드는 비용이 질병을 치료하는 데 드는 비용을 초과하기도 한다. 예를 들어 살펴보자. 일반인들에게 고혈압 선별 검사를 하고 중간에서 중등도의 고혈압을 지닌 환자가 뇌졸중과 다른 심혈관 합병증을 예방하기 위해서 장기간 치료를 시행하는 것이 관련 합병증을 치료 하는 것보다 더 많은 비용이 든다(Russell, 2009). 몇몇 질병에서는 성공적인 빠르고 치명적인 합병증을 야기 하기 때문에 예방이 성공적으로 이루어진다면 높은 의료 비용이 들기는 하지만 수명을 연장시킬 수 있다. 비슷하게 정기적인 유방 촬영과 이상소견이 있을 시 시행하는 유방생검은 유방암을 조기에 발견하는 이점에 비해 비용이 더 들게 된다. 혈압과 유방암 선별검사 프로그램은 결과적으로 공공의 건강증진을 야기 하지만 추가적인 자원의 투입 또한 필요하다.

비용효과 분석과 우선순위
Prioritization and Analysis of Cost Effectiveness

Dr. Worthy의 특별 대책 위원회의 4번째 권고안은 대장암에 대한 진단과 치료에 관한 내용을 포함하고 있다. 많은 HMO의사들은 대장암의 조기 발견을 위해서 50세가 넘는 환자들에게 대장 내시경을 받을 것을 권한다. 모든 HMO의 종양학과 의사들은 대장암 전이가 있는 환자들에게 강력하게 항암치료를 받을 것을 권한다. 비용 효과적 분석 결과 대장암 선별검사로 대장 내시경을 시행하는 것이 대장암의 전이로 인해 항암 치료를 받는 것보다 1달러당 더 오랜 생존율을 보였다는 것을 알 수 있었다. 항암치료를 받는 전이된 환자들은 6~12개월 정도의 생명 연장밖에 기대할 수 없다. 특별 위원회는 HMO의사들이 스크리닝 대장 내시경을 시행해야 한다는 안건을 제시하였고 HMO 보험은 대장암 전이에 대한 항암치료를 보장하지 말아야 한다고 하였다.

보건의료를 좀더 효과적으로 하기 위해서 가장 논란이 되고 있는 부분은 비용대비 큰 효과가 있는 서비스로 자원을 재분배하자는 것이다. 이러한 접근방식은 일반적으로 비용 효과 분석에 의한 것으로 Eisenverg(1989)에 의해 다음과 같이 정의내릴 수 있다.

서비스가 제공될 때 드는 순비용(=지출－남은 금액)을 측정한다. 건강결과들은 하나의 측정단위로 나타내질 수 있고, 아니면 일반적인 임상적 결과(증가한 생존기간)로 나타내질 수 있고 공통단위를 통해서 측정된 여러 결과들을 통합하여 나타내질 수 있다. (Eisenberg, 1989)

심질환을 예방하기 위한 다른 전략들의 비용효과 분석의 한 예를 들어보면 담배를 끊는 간단한 방법으로 연장된 수명연수는 비용으로 일년에 1,000달러가 소요된다. 하지만 심하지 않은 고혈압 치료를 위해 정기적으로 방문하는 데에는 24,000달러를 써야 하고 높은 콜레스테롤 수치를 조절하기 위해서 약을 사용하는 데에는 거의 100,000달러가 든다(Cummings et al., 1989). 보건의료에서 가장 큰 효과를 얻기 위해서 이 분석은 제한된 자원 하에서는 콜레스테롤 스크리닝이나 치료를 하기 전에 금연을 시키는 것이 자원을 최대화 시킨다고 보여주고 있다.

비용효과 분석은 주의해서 사용되어야 한다. 만약 사용된 자료가 정확하지 않다면 그 자료를 통해 나온 결론도 부정확 할 것이다. 게다가 비용효과 분석은 장애를 가진 사람에게 차별적일 가능성이 있다. 연구자들은 장애가 없는 사람에 비해 장애가 있는 사람의 일련 생존 의 가치를 적게 평가한다. 이러한 "질 보정 생존기간" 을 이용한 분석은 독립적으로 활동할 수 있는 사람에 비해서 그렇지 않은 사람에 대해서 고정적인 편향성을 지니고 있다(Menzel, 1992).

Dr. David Eddy(1991, 1992, 1993)은 Journal of the American Medical association에 연속적으로 도발적인 연구를 게재하였다. 연구는 비용효과 분석을 의료분야에 적용하는 데 실질적이고 윤리적인 과제들에 대해서 다루고 있었다. 이 글 중 2개의 내용은 X-ray 촬영에 있어서 사용하는 조영제에 관한 내용이었다. HMO에서는 본래에 사용하던 보다 값싼 조영제를 사용할 것인지 아니면 알레르기 반응을 일으킬 가능성이 낮은 저삼투압조영제를 사용할 것인지 고민하고 있었다. 저삼투압 조영제를 사용할 경우 매년 조영제로 인해서 생기는 40건의 알레르기 반응을 피할 수 있다. 하지만 HMO는 이전 조영제를 주로 사용하고 알레르기가 있는 사람에게만 저삼투압 조영제를 사용하는 것에 비해 1년에 3,500,000달러를 더 지출해야 한다. 같은 3,500,000달러를 자궁경부암 스크리닝 검사를 확대하는 데 쓴다면 매년 자궁경부암으로 사망하는 사람 중 100명의 목숨을 예방할 수 있다.

이러한 지원을 가장 효과적으로 사용하기 위해서 Eddy는 임상의에게 쟁점이 되는 중요한 점을 설명하고 있다.

1. 우선 자원이 한정되어있다는 점에 동의를 해야 한다. 저삼투압 조영제와 자궁경부암 스크리닝 검사의 비용효과성은 매우 다르지만 두 개의 프로그램 모두 이득

이 있다. 만약 자원이 한정되지 않았다면 가장 좋은 정책은 두 프로그램 모두에 투자를 하는 것이다.

2. 만약 자원이 한정되어 있고 비용 효과성을 고려하여 두 가지 프로그램에 대해 균형을 이루기 위해서는 낮은 비용 효과성 때문에 선택되지 못한 서비스를 통해서 절약된 자원을 비효율적인 의료 서비스나 높은 이익을 창출해내는 의료 서비스에 투자하는 것보다 보다 높은 비용 효과성을 지니고 있는 서비스에 투자되는 것이 합리적이다.
3. 환자 개개인과 대비되는 그룹이나 인구 전체를 위한 건강 증진을 최대화시키기 위해서는 윤리적인 문제가 존재한다. 한 영상의학과 의사가 이전에 조영제를 환자에게 주입하였을 때 환자가 심한 알레르기 반응을 보인 경험을 한적이 있다면 불특정 그룹인 환자 중에서 자궁경부암으로 인해서 미래에 발생할 수 있는 죽음을 예방하는 것은 영상의학과 교수의 입장에서는 추상적인 이익이라고 생각이 될 수 있다. 이는 영상의학과 의사가 가능한 자신의 환자들에게 최고의 의료 서비스를 제공하고 싶은 마음과 충돌할 것이다.

비용효과 분석방법에 대해서 의문을 품은 사람들을 포함한 많은 분석가들은 Eddy의 결론에 공감하였다. 의사는 자신의 시각을 넓혀서 자신이 돌보는 환자의 필요와 HMO든 국가 보건의료체계 하에 있는 국민의 전체의 필요에 대해서 균형을 맞출 필요가 있다고 하였다(제13장 참조). 의사의 전문성에 대한 윤리에는 환자 개개인의 의료 서비스에 대한 임상적인 책임감과 더불어 국민 건강과 자원 활용에 있어서도 사회적인 책임감을 포함시켜야 한다(Greenlick,1992;Hiatt,1975).

Dr. worthy의 특별 대책 위원회의 마지막 추천은 HMO에서 가장 비용대비 효과적 활동을 정하여 알려 줄 컨설턴트를 고용하는 것이었다. 컨설턴트의 보고서를 기다리면서 특별 대책 위원회는 HMO가 의사, N.P. 혹은 P.A.가 금연에 대해 상담할 시간을 가질 수 있도록 흡연을 하는 환자가 방문 시 마지막 5분은 금연 상담을 하는데 시간을 할애 하도록 할 것을 제안하였다. 또한 HMO 회원을 대상으로 24개의 지역 사회 금연 클래스를 개설할 것을 제안하였다. 이러한 활동에 대한 비용은 HMO의 관상동맥 스텐트에 대한 예산에서 지원하기로 되었고 이번 해 동안 관상동맥 스텐트 시술이 작년에 보다 30건 이하로 이루어지도록 제한하기로 하였다. 다음 간부회의 미팅에서 HMO 건강교육 관리자는 Dr. worthy에게 점심을 사면서 그의 새로운 깨인 관점 에 대해서 칭찬하였다. 점심을 먹고 돌아오는 길에 순환기내과의 책임자가 Dr. worthy에게 다가와서 불만 섞인 목소리로 말했다. "심한 관상동맥질환이 있는 수십 명의 환자를 데려다가 그냥 쏴 죽이는 게 어때? 그들에게 필요한 스텐트 시술을 부정하는 대신에 그냥 빨리 그들을 죽게 해라."

결론 CONCLUSION

건강결과와 보건의료비용간의 관계는 단순하지 않다. 비용-이익곡선을 보면 자원의 투자가 증가하더라도 국민건강에 있어서는 미미한 증진만 있을 뿐이다. 이러한 곡선자체는 자원이 효과적으로 투자되었는지 여부에 따라서 상승할 수도, 하락할 수도 있다.

이상적인 비용조정 방법은 현재 자원을 더 효과적으로 사용할 수 있는 고통 없는 방법을 통해서 전체 건강결과를 증진시키는 것이다. 이러한 접근의 예는 가격인상을 제한하고, 행정상의 불필요한 비용을 줄이고, 적절하지 못하고 불필요한 서비스를 줄이는 것이 있다. 반면에 고통스러운 비용 절감으로는 의학적으로 이득인 서비스의 수를 줄여 지출비용을 조절하는 것을 들 수 있다. 상대적인 비용의 효과성을 기초로 한 서비스 간의 균형을 유지하는 것은 관점에 따라서 고통스러울 수도 고통스럽지 않을 수도 있다. 어떤 개인은 앞으로 이득이 될만한 서비스가 받아 드려지지 않을 때에는 고통을 경험할 수도 있지만 자원을 좀더 효율적으로 사용하여 국민 전체의 건강증진을 얻는다는 관점에 있어서는 고통스럽지 않을 수가 있다.

현실적으로 비용절감 문제는 완전히 고통스럽지도 혹

은 고통스럽지 않지도 않다(Ginzberg, 1983). Dr. Worthy의 경험에서 보듯 실전에 있어서 고통 없는 비용 관리는 정치적, 조직적 그리고 기술적 장애물 의해 방해받기도 한다. 가격 조절은 경제적인 관점에서 타당하지만 서비스 제공자들은 극심한 반대를 할 수 있다. 행정적인 절감 비용은 단순히 HMO나 서비스 제공자의 그룹의 관리를 넘어 보건의료체계 전체의 점검을 통해서 이루어진다. 적절하지 못한 임상 활동을 파악하고 변화시키는 것은 어려운 일이지만 비용 효율성 측면에 있어서 우선되어야 하는 점이다. 고통 없는 비용 관리는 달성하기 어렵고 현재의 미국의 보건의료체계에서 최대 효율성에 가까운 비용 관리가 이루어진 일은 거의 없다. 높은 보건의료비용을 지출하는 지역이 더 나은 건강결과를 내는 것은 아니다(Fisher et al., 2003). 미국에서 영아 사망률과 기대수명 같은 나라의 지표를 보면 보건의료에 더 많은 투자를 한다고 해서 국민 건강이 더 좋아지는 것은 아니었다(Davis et al, 2010). 현존하는 자원을 더 효과적으로 사용하기 위해서는 비용조정 정책에 있어서 우선순위를 정해야 한다.

참고문헌 REFERENCES

Aaron H, Schwartz WB. Rationing health care: The choice before us. *Science*. 1990;247:418.

Aaron H, Schwartz WB. *The Painful Prescription: Rationing Hospital Care*. Washington, DC: Brookings Institution; 1984.

Armstrong EP. Economic benefits and costs associated with target vaccinations. *J Manag Care Pharm*. 2007;13(Suppl S-b):S12.

Avorn J. Keeping science on top in drug evaluation. *N Engl J Med*. 2007;357:633.

Bodenheimer T. High and rising health care costs. Part 2: technologic innovation. *Ann Intern Med*. 2005;142:932.

Brenner DJ, Hricak H. Radiation exposure from medical imaging. *JAMA*. 2010;304:208.

Brook RH, Lohr KN. Will we need to ration effective health care? *Issues Sci Technol*. 1986;3:68.

Brownlee S. *Overtreated*. New York: Bloomsbury; 2007.

Cummings SR et al. The cost-effectiveness of counseling smokers to quit. *JAMA*. 1989;261:75.

Davis K et al. *Mirror, Mirror on the Wall*. New York: Commonwealth Fund; 2010.

Deyo RA et al. Overtreating chronic back pain: Time to back off. *J Am Board Fam Med*. 2009;22:62.

Donabedian A. Quality and cost: Choices and responsibilities. *Inquiry*. 1988;25:90.

Eddy DM. Applying cost-effectiveness analysis. *JAMA*. 1992;268:2575.

Eddy DM. Broadening the responsibilities of practitioners. *JAMA*. 1993;269:1849.

Eddy DM. The individual vs. society: Is there a conflict? *JAMA*. 1991;265:1446.

Eisenberg JM. Clinical economics. *JAMA*. 1989;262:2879.

Evans RG. *Strained Mercy: The Economics of Canadian Health Care*. Toronto, Ontario, Canada: Butterworths; 1984.

Fisher ES et al. The implications of regional variation in medicare spending. *Ann Intern Med*. 2003;138:273.

Fisher ES et al. Associations among hospital capacity, utilization, and mortality of US Medicare beneficiaries, controlling for sociodemographic factors. *Health Serv Res*. 2000;34:1351.

Fuchs VR. No pain, no gain: Perspectives on cost containment. *JAMA*. 1993;269:631.

Fuchs VR. The health sector's share of the gross national product. *Science*. 1990;247:534.

Ginzberg E. Cost-containment: Imaginary and real. *N Engl J Med*. 1983;308:1220.

Greenlick MR. Educating physicians for population-based clinical practice. *JAMA*. 1992;267:1645.

Grimes DA. Technology follies: The uncritical acceptance of medical innovation. *JAMA*. 1993;269:3030.

Hiatt HH. Protecting the medical commons: Who is responsible? *N Engl J Med*. 1975;293:235.

Kilo CM, Larsen EB. Exploring the harmful effects of health care. *JAMA*. 2009;302:89.

Leape LL. Unnecessary surgery. *Annu Rev Public Health*. 1992;13:363.

Legorreta AP et al. Increased cholecystectomy rate after the introduction of laparoscopic cholecystectomy. *JAMA*. 1993;270:1429.

Lomas J et al. Paying physicians in Canada: Minding our Ps and Qs. *Health Aff (Millwood)*. 1989;8(1):80.

Martin A et al. Recession contributes to slowest annual rate of increase in health spending in five decades. *Health Aff (Millwood)*. 2011;30:11.

Menzel PT. Oregon's denial: Disabilities and the quality of life. *Hastings Cent Rep*. 1992;22:21.

Peterson CL, Burton R. U.S. *Health Care Spending: Comparison with Other OECD Countries* (RL34175) [Electronic copy]. Washington, DC: Congressional Research Service; 2007. http://digitalcommons.ilr.cornell.edu/key_workplace/ 311/. Accessed November 14, 2011.

Reinhardt UE. Resource allocation in health care: The allocation of lifestyles to providers. *Milbank Mem Fund Q*. 1987;65:153.

Russell LB. Preventing chronic disease: An important investment, but don't count on cost savings. *Health Aff (Millwood)*. 2009;28:42.

Schuster M et al. How good is the quality of health care in the United States? *Milbank Q*. 1998;76:517.

Sisko AM et al. National health spending projections: The estimated impact of reform through 2019. *Health Aff (Millwood)*. 2010;29:1933.

Woolhandler S et al. Costs of health care administration in the United States and Canada. *N Engl J Med*. 2003;349: 768.

9

비용통제의 기전
Mechanisms for Controlling Costs

제8장에서 우리는 비용과 건강결과에 대한 일반적인 관계에 대해서 토론하였고 비용조정 문제에 대한 고통스러운 그리고 고통 없는 접근법에 대한 긴장 관계에 알아 보았다. 이번 장에서 우리는 비용을 관리하는 방법들에 대해서 알아 볼 것이다. 우리는 이러한 비용 관리의 방법들의 차이를 알아보고 각 방법의 의미와 타당성에 대해서 알아볼 것이다. 또한 간단히 이러한 방법들이 어떻게 비용과 건강 결과에 영향을 미치는지에 대해서 살펴볼 것이다.

민간 혹은 공공 건강보험에서 재정적인 거래를 다음 2가지 요소로 나누어 볼 수 있다 (제2장, 그림 2-2~4).

1. 재정: 개인과 고용주가 보험회사에 돈을 지불하는 것. 보험료 혹은 세금을 통해서 지불하고 이것은 민간 보험 혹은 국가 프로그램에 사용된다.
2. 상환: 보험에서 의사, 병원, 다른 의료 제공자에게 돈을 지불하는 것.

비용관리 전략은 자금의 흐름과 관련하여 목표를 재정으로 하느냐 아니면 상환하느냐에 따라서 나누어진다 (그림 9-1, 표 9-1).

재정관리 FINANCING CONTROLS

건강보험에 있어 재정에 목표를 둔 비용조정은 건강보험으로 가는 흐름을 제한함으로써 보험의 상환을 조절하도록 압력을 가하는 것이다. 재정관리에는 규제와 경쟁이라는 두 가지 특성이 있다.

▶ 규제전략 Regulatory Strategies

독일에 사는 목수인 Dieter Arbiter는 국가 건강보험 중 하나인 목수협회에서 운영하는 "sick fund"에 가입하였다. 매달 Dieter는 펀드에 자신의 봉급의 7.5%를 보험료로 지불하였고 그의 고용주도 같은 보험료를 지불하였다. 독일 정부는 이러한 보험료율을 조절한다. 정부에서 이를 8.5%로 올리겠다고 발표했을 때, Dieter와 그의 동료들은 이러한 인상에 반대하는 시위를 하였다. 결국 정부는 굴복했고, 전과 마찬가지로 7%를 유지하였다. 하지만 그 결과로 의사들에 대한 수가는 증가되지 않았다.

세금을 이용한 건강보험제도를 운영하는 나라에서는 세금을 관리함으로써 보건의료 서비스에 대한 공공지출을 규제한다. 이러한 규제의 역할은 건강보험료를 납부하는 형식의 독일과 미국의 메디케어(Medicare)에서 가장 명백하게 찾아 볼 수 있다. 사회보험의 보험료율을 올리기 위해서는 세율을 올리는 법이 제정되어야 한다. 세율 인상에 대한 국민의 반감이 보건의료 인플레이션의 방어막이 될 수 있다.

재정 규제에 대한 다소 다른 모델이 클린턴 대통령 시

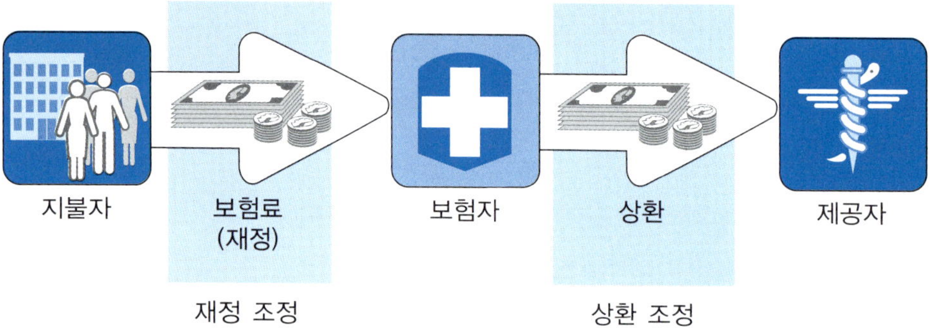

▲ 그림 9-1. 비용조정 방법은 의료보험 체계 하의 보건의료 재정의 두 요소인 재정과 상환에 모두 적용할 수 있다.

기인 1994년에 제안되었다 (하지만 결코 승인되지 못했다). 이 제안은 민간보험의 보험료를 국가에서 규제해야 한다는 내용이 있었다.

▶ 경쟁전략 Competitive Strategies

미국에서는 보건의료 비용 증가를 막기 위한 앞서 설명한 규제전략보다 다소 다른 방식으로서 경쟁전략을 사용하려는 시도가 있다. 경쟁전략의 기본적인 전제는 고용주, 근로자 그리고 개인이 자신의 보험 선택에 있어서 비용을 좀 더 신경쓰게 한다는 것이다. 건강보험은 가격을 통해 경쟁함으로써 더 낮은 가격을 제시한 보험에 더 많은 수의 사람이 가입할 것이다. 정부에서 재정을 규제하는 대신에 이러한 시장에서의 경쟁이 보험료의 인상과 다른 비용 문제에 있어서 효과적으로 압력을 가할 것이라고 생각된다.

표 9-1. 비용조정의 종류

- 재정 조정
  - 규제적: 세금 또는 보험료 제한
  - 경쟁적
- 상환조정
  - 가격 조정
    - 규제적
    - 경쟁적
- 이용(양) 조정
  - 통합적 지불단위: 인두제, DRGs, 총액계약제
  - 환자 본인부담
  - 이용도 조사
  - 공급 제한
- 혼합된 조정

Giovanni Costas는 GA(General Auto)에서 일하고 있다. 1985년에 그와 그의 가족은 Blue Cross보험에 가입하였는데, 이 보험은 본인공제액이 없으며 그가 선택한 보건의료 서비스 제공자를 통해서 대부분의 건강 서비스를 보장하고 있었다. 모든 보험료는 회사에서 지불하고 있기 때문에 Giovanni 는 보험료가 얼마인지 알지 못하였다. 그는 종업원복지부서에 일하고 있는 친구에게 회사에서 그의 보험료를 부담스러워 하는지 물어 보았다. "좀 부담스럽긴 하지" 그의 친구가 말했다. "하지만 큰 문제는 아니야 왜냐하면 회사에서 보험료를 대주면 이에 대한 세금공제가 있거든 그리고 우리가 너한테 월급을 지금보다 더 준다고 하면 너는 이에 대해서 세금을 지불해야 해. 하지만 우리가 더 나은 보험 보장을 준다고 하면 너는 이에 대해서 세금을 낼 필요가 없어. 그래서 우리 둘 모두에게 이익인 거지. 결국에는 정부에서 보험료의 일부를 내준다고 생각할 수 있어."

보험 가입자들을 비용에 더 신경 쓰게 하기 위해 경쟁

전략에서 고려해야 할 점은 건강보험의 비용 지불자가 정말로 누구 인가이다. 직장 건강보험에서 지불자인 고용주가 어떤 보험을 들지 선택하는 것일까? 아니면 근로자가 보험 중에서 자신에게 맞는 구체적인 보험제품을 선택하는 것일까? 앞선 케이스에서는 둘 나 해당하였다. 회사가 어떤 보험을 근로자들에게 제공할지 선택하였고 보험료를 어떻게 할 지 결정하였다. 그리고 Giovanni는 회사에서 제공 한 보험 중에서 특정 상품을 선택하였다.

역사적으로 여러 요인이 고용주와 근로자가 건강보험을 구입할 때 비용을 고려하는 것을 막고 있다. 근로자는 보험료를 걱정하지 않아도 되기 때문에 건강보험 혜택을 제공하는 고용주가 근로자의 민간보험에 많은 보험료를 지불한다는 사실을 크게 인식하지 못한다. 근로자는 건강보험료가 자신 때문에 발생된 비용이 아니라 고용주가 부담해야 하는 비용이라고 생각한다. 사실 많은 근로자는 건강보험료가 저렴할수록 더 많은 임금을 받을 수 있다. 하지만 그들은 일반적으로 건강보험이 하나의 혜택이라고 인식하지 않는다.

게다가 고용주 그리고 근로자 모두에게 건강보험에 대한 세금을 부과하지 않는 연방정책은 근로자가 포괄적인 보험급여를 받기를 희망하게 하였고, 고용주의 건강보험 비용 부담을 덜어주었다. 건강보험에 고용주가 1달러를 사용하는 것이 근로자가 임금으로 1달러를 더 받고 여기서 소득세가 나가고 자신의 건강보험을 가입하는데 사용하는 것보다 더 효율적이다. 이러한 역학관계는 2010년에 연방정부에 2,600억달러를 사용했음에도 불구하고 (Gruver, 2010), 근로자가 건강보험의 실제 가격을 여전히 잘 알지 못하고 보험을 선택할 때 비용에 덜 민감하도록 만들었다.

고용주는 1950년대와 1960년대의 건강보험료 인상에 대해서 큰 반대가 없었는데 그 이유는 경제가 발전 중이었고 보험료 지출이 회사 전체 지출에 있어서 차지하는 비율이 크지 않았기 때문이다. 그러나 건강보험료가 증가하고 경제성장이 점점 느려지면서 고용주는 건강 보험료에 더욱 민감하게 반응하였다(제16장 참고).

2010년에 GA는 Giovanni Costa에게 3가지 보험의 선택권을 주었다. 하나는 HMO로 가족 보장까지 한 달에 1,000달러를 지불해야 하고 이 금액의 70%는 GA서 지불하고 나머지 30%는 Giovanni 가 지불한다. PPO는 한 달에 1,200달러를 지불해야 하고; fee-for-service는 한 달에 1,400달러를 지불해야 한다. 만약 Giovanni가 HMO를 선택한다면 GA는 700달러(70%)를 한 달에 지불하게 되고 Giovanni가 300달러(30%)를 지불하게 된다. 만약 Giovanni가 PPO를 선택한다면 GA는 700달러를 지불하고(3가지 중 최소 보험료의 70%), Giovanni는 500달러를 지불해야 한다. 마지막으로 행위별 수가제 보험을 선택하게 되면 GA는 마찬가지로 700달러를 지불하고 Giovanni는 그 나머지 금액인 700달러를 지불해야 한다. GA는 이 3가지 건강보험조직과 앞으로 3년 동안 보험료를 2008년도의 보험료율로 동결시킬 것을 협상하였다. 이러한 협상을 시도하였던 4번째는 보험자는 거절하였고 GA는 근로자에게 이러한 협상을 받아들인 3개의 보험에 대한 선택권을 주었다. 그러나 2011년 이후에 3개의 보험조직 모두 1년에 12%의 보험료 인상을 요구하였고, 증가된 비용은 GA와 Giovanni의 몫이었다.

건강보험 재정에 있어서 경쟁적인 접근은 고용주와 근로자 모두를 비용에 민감하게 하였다. 고용주에게 있어서 경쟁적인 전략은 사업적으로 보험조직과 보험료율에 대해서 더 강력하게 협상할 수 있게 하였다. 고용주는 좀 더 활발하게 건강보험을 두고 협상을 하게 되었고 근로자에게 특정 수준 이하의 보험료율을 유지하는 보험만 제공 하였다. 고용주는 지불할 보험료의 상한선을 정함으로써 근로자 보험을 선택할 때 좀더 비용을 인식하도록 하였다. 즉 보험료의 전액을 지불하기 보다는 주로 가장 저렴한 보험을 기준으로 일정한 금액만 지불하였다. 이는 근로자가 나머지 부분을 자신들이 지불하게 되면서 좀 더 합리적인 가격의 보험을 선택할 수 있게 하였다. 경제 학자 Alain Einthoven은 경쟁전략의 찬성자 중 한 명으로 이런 전략을 관리경쟁(managed competition)을 칭하였다(Einthoven, 2003). 또한 정해진 기여

(defined contribution)라고도 알려져 있다.

경쟁전략이 비용을 조정하는 데 있어서 성공적이었을까? 2000년부터 2010년까지 직장 건강보험료는 114% 증가했다. 즉 비용조정은 실패했다(Clxton et al, 2010). 하지만 미국에서 실질적인 경쟁이 도입된 것은 아니었다. 주요 대도시 보험시장의 94%는 고용주에게서 상승한 보험료를 받아 낼 수 있는 한두 개의 거대한 민간 보험회사를 통해 운영되고 있다고 볼 수 있다(Arnst, 2009). 보험은 저렴한 비용으로 좋은 품질의 상품을 소비자에게 제공하기 보다는 저비용의 가입자를 선택하는 방식으로 시장에서 경쟁했다. 여러 연구결과가 많은 Medicare HMO에서 이러한 전략을 사용해왔다는 것을 보여주었다(Mehrotra et al, 2006).

만약 경쟁이 비용증가를 억제하는 데 효과적이라면 이러한 결과는 고통스러운 아니면 고통스럽지 않은 비용조정일까? 시장중심적 개혁에 대한 기본적인 우려는 건강결과를 위협할 수 있는 고통을 감수해내야 하는 층이 주로 저소득층이라는 점이다. 경쟁 하에서 고소득층은 높은 보험료를 내더라도 더 좋은 건강보험에 가입할 수 있지만, 저소득층은 보험료를 지불할 수 없기 때문에 저가의 보험을 선택하게 된다. 보험료의 차이가 커질수록, 저가의 보험에 가입한 사람은 낮은 수준의 의료와 좋지 않은 건강결과를 얻게 될 것이다.

재정통제의 단점 The Weakness of Financing Controls

비용조정에 있어서 규제의 방법이든 경쟁의 방법이든 보건의료 방정식에서 재정부분이 성공적이려면 상환으로 지출되는 돈을 축소하는 것이다. 정부는 보건의료에 투자되는 세금을 제한할 것이다. 그러나 의사, 병원 그리고 다른 보건의료 서비스 제공자에 대한 지불이 빠르게 증가하면서 재정과 상환 사이의 불균형이 보건의료 재정부족을 가져오게 되고 결국 정부는 세금을 올릴 수 밖에 없다. 비슷하게, 경쟁 하에서 보험자는 더 많은 고객을 끌어들이기 위해서 보험료 증가를 억제할 것이다. 건강보험이 병원과 의사, 약국 그리고 다른 보건의료 서비스 제공자들에게 적정한 지불을 하지 못하게 되면, 그들은 보험료를 올려야 하는 상황에 이르게 될 것이고 경쟁으로 보건의료 인플레이션을 조정하려는 것은 달성하기 힘들게 된다. 방정식에 있어서 상환 부분은 보건의료 비용조정에 있어서 브레이크의 역할을 할 것이다. 공공재정으로 운영되는 보험이 시행되는 국가의 정부는 단순히 건강보험 재정뿐만 아니라 보건의료 서비스 제공자들의 상환 또한 관리할 것이다. 경쟁은 공공 서비스에 비해 민간보험 서비스에 더 영향을 미쳐서 상환 비용을 관리 할 것이다. 지금 우리는 상환에 있어서 자금의 흐름을 조절하기 위한 민간 그리고 정부가 할 수 있는 선택사항에 대해서 알아 보려고 한다.

상환통제 REIMBURSEMENT CONTROLS

제8장에서 우리는 보건의료 비용에 있어서 가격(Ps)과 양(Qs)를 구분하였다. 보건의료 비용은 다음과 같은 식으로 나타낼 수 있다.

$$C=P \times Q$$

상환을 통해 비용을 조정하기 위한 방식은 위의 식에서 보이는 것처럼 가격이나 양을 조정하는 것이다(표 9-1 참조).

가격통제 Price Controls

캘리포니아 주 행위별 수가제 메디케이드(Medicaid)에 의해 Dr. Vincent Lo가 진찰료로 받는 상환액은 지난 8년간 25달러 미만이었다.

Medicare는 백내장 수술에 대한 Dr. Ernesto Ojo의 수가를 1,600달러에서 900달러로 삭감하였다.

지역의 모든 병원에 MRI 뇌촬영 비용(1,200달러)을 전액 지불하는 반면에 Apple a Day HMO는 MRI 촬영을 800달러에 하겠다는 병원하고만 계약을 하여 촬영이 필요한 가입자들이 계약한 병원에서만 촬영할 수 있게 하였다.

메트로폴리탄 병원은 Apple a Day HMO 와 일당정액제 1,750달러에 계약을 맺고 싶어하였다. 하지만 Apple a day HMO는 크로스타운 병원과 일당정액제 1,400달러로 이미 계약을 한 상태였다. 메트로폴리탄 병원은 계약을 하기 위해서 어쩔 수 없이 일당 1,400달러를 받기로 하였다. 그 결과로 발생되는 350달러의 적자를 메우기 위해서 메트로폴리탄 병원은 다른 민간보험 환자들이 내야 하는 가격을 인상하였다.

캐나다와 다른 유럽국가에서는 공공 그리고 준 공공기관이 의사와 병원에 대한 단일화된 수가를 통제한다. 종종 비용지불자(여기서 지불자란 구입자와 보험자 둘 다 아우르는 개념이다: 제16장 참조)와 전문조직이 수가를 조정하는 협상을 한다. 제4장에서 언급했듯이 미국에서는 Medicare, Medicaid 그리고 다수의 민간보험이 일반적이고 관습적이고 타당한 의사 지불방식을 특정 서비스 별로 미리 정해진 가격으로 대체했다. 비용조정을 위한 경쟁전략 또한 미국에서 시도되었다. 1980년대 California 주에서는 Medicaid와 계약하기 위해 병원들간의 공개입찰을 시도했고 가장 낮은 일당정액제를 제시한 병원들에게 계약할 수 있는 기회를 주었다. 민간보험도 의사와 병원에 대한 수가를 낮추기 위해 경쟁입찰 방식을 사용하였다.

가격을 통제하는 것은 전체 보건의료 비용 증가를 저지하는데 큰 성공을 거두지 했다. 하지만, 두 개의 큰 문제가 전체 비용을 줄이기 위한 비용 통제력에 제한을 가하며, 특히 가격이 행위별 수가제를 통해 조정될 때 심하다.

1. 첫 번째 문제는 가격 소성이 서로 다른 지불자에 의해 단편적으로 시행될 때 발생한다. 메트로폴리탄 병원과 같이 의료 서비스 제공자들은 흔히 비용에 덜 제한적인 정책을 취하는 지불자에게 청구하는 금액을 증가시킴으로써 다른 지불자에 의해 부과되는 비용 통제에 대응한다.—이러한 현상은 비용전가(cost shifting)으로 알려져 있다. 비용전가 문제는 단일화된 수가가 모든 지불자에게 적용되거나(독일의 경우처럼) 또는 지불자가 하나 일 때(캐나다의 경우처럼)는 해결될 수 있다.
2. 가격이 엄격하게 통제될 때, 제공되는 의료 서비스의 양이 급격히 증가하게 되고, 일부 분석가들은 의료 서비스 제공자들이 소득을 유지하기 위해 더 많은 서비스 소비를 유도함으로써 비용 통제에 대응한다고 결론짓는다.

제공되는 서비스의 양에 제한을 가하지 않는 한, 가격통제는 비용조정의 비교적 희생없는(painless) 형태로서 매력을 가진다. 하지만 수가의 차이는 특정 인구층의 의료 서비스 접근성을 악화시킬 수 있다. Medicaid에서 상환하는 의사진료에 대한 행위별 수가는 대부분의 주에서 민간보험의 지불액에 비해 훨씬 낮으며, 이로 인해 Medicaid 환자들은 Medicaid의 상환을 받아들이는 개업의를 찾기 어려워진다. 의료 서비스 가격을 하락시키는 것은 단일화된 수가체계를 가진 국가들에서 결과적으로 "환자 휘젓기(patient churning)"(짧은 진료를 많이 하는 것)를 일으킬 것이며, 의료의 질과 환자의 만족도를 저하시킬 것이라는 우려가 있다.

▶ 이용량 통제 Utilization(Quantity) Controls

가격통제의 효과가 서비스 양의 증가로 인해 제한적일 수 있기 때문에 지불자들은 실제 서비스 이용을 억제할 수 있는 방법을 고안할 필요가 있다. 표 9-1에서 나타내는 바와 같이, 서비스 이용량을 통제하기 위해 시도할 수 있는 다양한 방법들이 있다. 우리는 한 가지 전략, 즉 지불단위를 변화시키는 것으로부터 시작하여 살펴볼 것이다. 이것은 제4장에 소개되어 있다. 그 후 서비스 양을 제한하기 위해 시도하는 추가적인 방법들에 대해서 기술할 것이다.

지불단위 변화 Changing the Unit of Payment

Dr. John Wiley는 PPO가 그의 진료비를 50달러에서 45달러로 낮추었을 때, 몹시 화가났다. 소득을 유지하기 위해, Dr. Wiley는 그의 진료시간을 30분 늘렸고, 그는 더 많은 환자를 받을 수 있었다.

Dr. Jane Stuckey는 HMO에서 그녀의 환자 1명당 매달 인두세를 15달러에서 12달러로 인하했을 때, 화가 났다. 그녀는 더 많이 진료를 보는 것으로 수입을 유지할 수 없었다. 더 많이 진료를 보는 것을 통해 더 돈을 많이 벌 수 없었기 때문이다. 그녀는 더 많은 HMO 환자들이 그녀에게 등록해서 그녀가 더 많은 인두세를 받을 수 있길 바랬다.

양적인 요소를 이해하기 위한 한 가지 단순한 방법은 지불 단위를 재정의하는 것을 통해서 가능하다. 제4장에서 우리는 인두제, 진단군별 지불방식, 질환별 상환제 등을 통해 어떻게 의료 서비스가 더 통합적인 지불단위로 묶일 수 있는지에 대해서 논의하였다. 지불단위가 더 크게 묶일 수록, 서비스 양이 더 예측 가능해지는 경향이 있다. 예를 들어 행위별 수가제로 상환을 받는 Dr. Wiley의 경우, 진료환자 수, 수술 및 진단검사 시행 수를 증가시켜 비용을 늘릴 수 있는 가능성이 크다. 지불단위가 인두세일 때에는, Dr. Stuckey의 경우와 같이, 양은 진료 횟수가 아니라 한 명의 의사 또는 보험에 등록한 개인의 수로 결정된다. 보험조직의 관점에서 '비용 = 가격 × 양' 공식은 의사 진료비가 인두제 방식으로 지불될 때에도 여전히 적용된다. 하지만 이 때 가격은 인두세이고 양은 보험에 의해 보장을 받는 사람의 수이다. 출산율을 늘리는 것 말고는, 의사들이 전체로서의 보건의료 시스템에서 인두제 개념의 "양"을 증가시킬 수 있는 방법은 없다. 마찬가지로 병원 총액계약제 하에서 가격은 병원당 총 예산액을 뜻하고 양은 병원의 수이다.

지불을 더 통합된 단위로 옮기는 것은 지불자에게 양적 요소에 의해 발생하는 비용 증가에 대항하기 위한 한 방법으로서 분명한 매력을 지닌다. 하지만 이것이 항상 간단하지만은 않다. 제4장에서 우리는 더 통합된 지불단위가 어떻게 재정적인 위험을 의료 서비스 제공자들에게 전가할 수 있는지에 대해서 논의하였다. 위험의 전가를 설명하는 또 다른 방법은 양 문제에 대한 한 사람의 해결책이 다른 사람에게는 새로운 양 문제를 일으킬 수 있다는 것이다. 행위별 수가제 대신 총액계약제에 의해 상환을 받는 병원은 이제 병원에서 제공하는 의료 서비스의 양을 감시하여, 이 양으로 인한 병원 운영비가 총 예산을 넘기지 않도록 해야 한다. 제공자가 좀더 포괄적인 지불체계 하에서 자원을 관리하지 못할수록, 그들은 통합된 지불단위의 가격을 인상시키도록 압박하게 된다.

지불단위에 대한 정책 변화는 비용조정 전략에 대한 다른 개혁과는 별도로 드물게 나타나기 때문에 지불단위의 변화의 특정 효과를 구분짓기 어렵게 한다. 예를 들면, 의사 인두제는 보통 관리의료 조직 내에서 다른 체계적인 비용조정 맥락에서 일어난다. 예를 들면, 고용주로부터 인두제 지불액을 받고 의사에게는 봉급으로 지급하는 그룹, 스태프 모델 HMO는 제공되는 서비스의 양, 특히 입원율을 줄임으로써 지불을 줄이는 것을 보여주었다 (Hellinger, 1996; Bodenheimer, 2005).

1983년 행위별 수가제에서 DRG를 기본으로 한 병원 상환방식을 변화시킨 Medicare는 Part A 지출을 천천히 증가시켰다. 하지만 병원은 낮은 DRG 수익을 만회하기 위해 비용을 민간보험 지불자에게 전가시킬 수 있었고, 전체 국민의료비 지출은 Medicare의 새로운 지불방식에 영향을 받지 않았다(Rice, 1996). 캐나다의 병원 총액계약제는 병원 비용을 제한하는 주요한 성공 요소였다 (Rice, 1996).

독일과 캐나다의 몇몇 주의 보건의료 시스템은 의사지불방식을 지출상한선이라 불리는 총액계약제를 도입함으로써 행위별 수가제에 대응하고자 했다 (Bodenheimer, 2005). 예산은 한 지역의 모든 의사 서비스를 바탕으로 계획된다. 개업의는 행위별 수가제를 기반으로 지방 건강보험자에게 청구하고, 서비스 이용 증가로 인해 전체 비용이 예산을 초과하게 되면 수가는 지출상한선 아래로 인하된다 (또는 다음 해의 수가 인상분이 희생된다). 캐나다의 예는 지출상한선의 시행이 1990년대 중반의 의사 비용의 안정화와 연관이 있다고 설명한다(Barer et al, 1996). 미국의 Meidciare는 "지속가능한 성장률"로 알려진 덜 가혹한 의사 비용의 지출상한선 채택했다(Vladeck, 2010). 의사 지불의 지출상한선은 지불자가 공식의 가격부분에 집중하도록 했다. 제6장에서 다루었던 새로운 Medicare 책임 의료기관이 제안한 공유된 저축 프로그램은 행위별 수가제를 조정하기 위해 총액예산 피드백을 제공하는 전략과 관계가 있다.

환자 본인부담 Patient Cost Sharing

Randy Payton은 모든 서비스에 대해 2,000달러 공제액과 20%의 공동부담을 요하는 보험에 가입되어 있다. 만약 의료비용이 6,000달러가 발생하면, 그는 첫 2,000달러와 함께 4,000달러의 20%, 총 2,800달러를 지불하여야 한다.

Joseph Mednick의 건강보험은 그가 약을 처방 받을 때마다 20달러를 지불하도록 한다. 20달러를 초과하는 비용은 건강보험에서 지불한다. 그는 당뇨, 고혈압, 관상동맥질환을 앓고 있기 때문에 여러 약에 대한 공동부담액은 연가 1,200달러이다.

본인부담은 보건의료 비용의 일부분을 환자가 직접 부담하는 것이다. 관리경쟁 하에서 본인부담은 건강보험을 구매할 때 발생하는 재정거래의 일부분으로 나타난다. 이 장에서 우리는 환자들이 의료 서비스를 받을 때 발생하는 재정거래의 일부분으로서 전통적인 개념의 본인부담—공제액, 공동부담액, 비급여 서비스 비용—을 살펴볼 것이다.

관리의료에서 본인부담은 건강보험을 구매하려는 순간에 재정적인 처리 과정의 일부분으로 나타난다. 이 부분에서 우리는 환자들이 의료 서비스를 받는 순간에 비용의 몫을 지불하도록 하는 배상 처리의 일부분으로서의 공제액, 근로자의 본인부담, 비급여 서비스 등을 이용하여 비용분담의 좀 더 전통적인 개념에 대해 살펴볼 것이다.

의료 서비스를 받을 때 본인부담을 적용하는 일차적인 의도는 환자의 서비스 수요를 제한하기 위해서이다(본인부담은 제3장 지불자의 많은 비용을 환자 본인에게 직접 부담시키기도 한다). 제3장에서 언급했듯이, 건강보험에 가입한 사람은 보험이 없을 때보다 더 많은 서비스를 이용하는 경향이 있다. 개인 재정위기에 대한 보호가 보험의 필수적인 혜택 중 하나인 반면에 보험은 본인부담에서 발생하는 비용에 대한 장벽을 제거한다.

의료 서비스를 받을 때의 본인부담은 무작위배정 연구에서 철저한 평가를 받은 몇 안 되는 비용통제 중 하나이다. 랜드 건강보험연구(Rand Health Insurance Experiment)에서, 개인은 다양한 정도의 본인부담을 가지는 건강보험에 무작위로 배치되었다. 본인부담이 있는 보험을 가진 개인은 본인부담이 없는 보험을 가진 개인보다 1/3 정도 덜 외래와 입원 서비스를 사용했다(Newhouse et al., 1981).

무작위배정 연구는 하나의 비용통제 방법의 효과를 면밀하게 살펴볼 수 있는 훌륭한 실험을 제공하지만, 몇몇 관찰자들은 통제된 연구 디자인을 기반으로 한 분석이 현실 세계의 보건정책에서는 일반화할 수 없는 결과를 만들 수 있다고 경고한다. 예를 들면, 미국은 많은 선진국들에 비해서 본인부담의 수준이 높으면서 전체 의료비 지출 또한 가장 높다. 기존 연구는 본인부담이 실험상에서 적은 수의 환자보다 많은 수의 환자의 서비스 이용량을 낮출 때, 의사들은 더 나은 급여를 보장받는 환자들의 서비스 양을 증가시킬 것이라고 발표하였다(Beck and Horne, 1980; Fihs, 1992). 게다가 보건의료 지출의 70%는 인구의 10%, 즉 몹시 아파서 막대한 돈을 중환자실 이용과 다른 주요한 지출에 쓰고 있는 사람들이 초래한다. 본인부담은 진료의 이러한 부분에는 거의 영향을 미치지 않는다. 별로 아프지 않은 환자가 외래를 방문할지 말지 결정하는 미시적 관점과 비교했을 때 거시적 관점에서의 환자의 본인부담은 큰 규모이며, 증가하는 총 지출로부터 단지 일부에 불과한 조각을 제거하는 것과 같다(Bodenheimer, 2005).

랜드 연구 또한 본인부담이 의료의 적정성과 건강결과에 미치는 영향을 평가했다. 본인부담은 의학적으로 부적절한 서비스 사용을 선택적으로 줄이지 못했고 부적절한 서비스와 마찬가지로 적절한 서비스의 사용도 제한하였다. 본인부담 환자(특히 저소득층)는 예방 서비스를 덜 받았고, 본인부담이 없는 환자들보다 고혈압 조절이 거의 되지 않았다(Brook et al, 1983). 본인부담 정책 예를 들면 Meicare Part D의 "Donut hole"(제2장 참조) 때문에 환자들은 필요한 약을 구입하지 않는 경향을 보였으며, 만성질환을 관리하지 못했고, 더 많은 응급 입원을 초래했다(Hsu et al, 2006; Tamblyn et al, 2001;

Goldman et al, 2007; Schneeweiss et al, 2009). 이러한 연구결과는 본인부담이 비용통제의 고통스럽지 않은 형태가 아니라는 것을 보여준다.

응급의학과 치료에서의 본인부담은 환자의 건강결과에 불리한 영향을 초래하지 않으면서 부적절한 사용을 줄일 수 있었다(Goodell et al, 2009). 본인부담은 고통스럽지 않는 비용통제가 될 수 있다. 적절한 선에서, 저소득층 환자를 제외하고, 환자의 모든 서비스 이용을 제한하는 대신에 그들이 비용 효과적인 의료 서비스를 사용하도록 권장하기 때문이다.

이용도 조사 Utilization Management

Thelma Graves는 심한 갑상선항진증을 앓고 있었다. 그녀와 주치의는 갑상선 수술을 받는 것에 대해 동의하였다. 수술 일정을 잡기 전에 의사는 사전 허가을 받으려고 보험회사에 전화를 했으나 보험자는 수술을 승인할 수 없다고 했다.

Fred Brady는 급성 심근경색으로 입원했다. 병원은 Brady의 보험자의 이용도 조사 회사에 연락해서 5일 입원을 승인받았다. 4일째에, Brady의 심박수가 분당 36회로 증가하였고 일시적 심장박동기의 삽입과 입원기간을 10일 더 늘려야 했다. 5일째 이후로, Brady의 의사는 왜 보험자가 입원비를 계속 지불해야 하는지 설명하기 위해 이용도 조사 회사에 매일 2번씩 전화를 걸어야만 했다.

Derek Jodan은 소아 당뇨를 앓았고 그가 당뇨의 합병증으로 인해 영구적인 장애가 생긴 42세가 되던 해에 Medicare의 수혜요건이 되었다. 그는 괴저에 걸린 발가락을 치료하기 위해 병원에 입원했다. Medicare의 DRG 방식의 지불방식에 따라 병원은 Derek이 2일을 입원하건 12일 입원하건 같은 비용을 받았다. 병원은 Derek의 주치의에게 가능한 한 빨리 데릭을 퇴원시킬 것을 요구했다. 병원 이용도 조사 간호사는 매일 Derek의 차트를 검토하고 주치의에게 Derek은 더 이상 급성 입원을 요구하지 않는다고 이야기했다.

이용도 조사는 비용통제를 목적으로 의사의 임상 활동에 대한 감시와 중재를 포함한다(Grumbach and Bodenheimer, 1990). 환자의 행동에 영향을 줌으로써 보건의료 사용을 제한하는 본인부담과는 반대로 이용도 조사는 의사의 행동에 영향을 준다. 의사의 결정에 영향을 주는 방법은 간단하고 직접적이다. 불필요하다고 생각되는 의료 서비스에 대한 지불 거부가 바로 그것이다.

이용도 조사는 다음과 같은 방식으로 지불단위와 관련이 있다. 재정적인 위험을 가지고 있는 자는 누구든지(제4장 참조) 이용도 조사를 수행한다. 행위별 수가제 하에서 보험회사는 병원과 의사들에게 지불하는 비용을 줄이기 위해 이용도 조사를 수행한다. DRG 체계에서 병원은 환자가 너무 오래 병원에 머물러 재정적인 손실을 입을 위기에 놓여 있을 때, 이용도 조사를 수행한다. HMO와 일차진료 의사그룹의 인두세 계약 하에서 의사그룹은 이용도 조사를 수행하여 받은 인두세보다 더 많은 비용을 의사들에게 지불하지 않을 수 있도록 한다. 만약 HMO가 병원에 일당정액제로 비용을 지불한다면 HMO는 매일 병원에 이용도 조사 간호사를 파견하여 환자들이 퇴원할 준비가 되었는지 검토하도록 할 수 있다.

Micromanage, Inc.는 몇몇 보험회사들을 위해 이용도 조사를 수행한다. 매일 Rebecca Hasselbach가 이들 보험회사들의 보장을 받고 병원에 입원한 모든 환자들의 차트를 검사한다. 그 환자들이 퇴원할 준비가 되었는지 결정하기 위해서이다. 때때로, Ms. Hasselbach는 환자 케이스에 대해 병원장과 환자 주치의와 논의한다. 대개 주치의가 환자를 병원에 남기고자 원하면, 주치의의 의견은 존중받는다. 조기 퇴원을 강요함으로써 Ms. Hasselbach와 전국에 있는 Micromanage 동료들 및 병원장은 그들의 보험자가 매년 거의 1,000,000달러를 절약할 수 있도록 한다. 이용도조사를 수행하는데 드는 비용은 매년 900,000달러이다.

이용도 조사의 사례연구 일부에서 보듯이 입원 및 수술 시행 비율이 단기간 동안 감소하였음에도 불구하고, 이러한 접근방식이 상당한 비용 조정을 가져올 것이라는 명백한 증거는 거의 없다. 특히 이용도 조사 프로그램 자체를 관리하는 간접 비용을 고려할 때 더욱 그러하다(Wickizer, 1990). 만약 비용을 조정시키는 데 성공적이라면, 이용도 조사는 비용 조절을 위한 희생 없는(painless) 방법처럼 보였을 것이다. 왜냐하면 이용도 조사는 부적절하거나 불필요한 치료를 선택적으로 줄이려고 하기 때문이다. 하지만 검토위원들은 종종 명백한 가이드 라인이나 기준 없이 경우에 따라 결정을 내리고, 그 결과, 같은 케이스에 대해서 서로 다른 검토위원들 사이에 결정이 일치하지 않고, 서로 다른 케이스에서 한 사람의 검토위원이 일관성 없는 결정을 내릴 수도 있다(Light, 1994).

이용도 조사는 임상적 결정의 사소한 것까지 간섭하는 과정으로서 의사-환자 관계를 방해하고 반갑지 않은 행정적인 부담을 의사와 그 외 다른 의료 서비스 제공자들에게 지우는 것으로 비난을 받아왔다. 미국의 의사들은 "서구 선진 민주국가의 의사들 중 가장 추측을 많이 하고, 문서 업무에도 가장 많이 시달리는 의사들"로 불려왔다(Lee and Etheredge, 1989). 의사들은 상당한 시간을 승인 거부에 항소하고 수행한 의료행위의 타당성에 대해 보험자를 설득하는데 사용한다. 의사와 대중의 이용도조사에 대한 반발은 1990년 후반까지 많은 건강보험 플랜들이 그들의 이용도 조사 업무를 완화하도록 하였다. 하지만 비용이 증가함에 따라 많은 플랜들이 2003년을 전후로 이용도 조사를 재도입하였다(Mays et al., 2004).

케이스별 이용도 조사의 한계성을 극복하기 위해 이용도 조사에 대한 몇몇 접근방식들이 개발되었다. 진료정보 수집은 지역 사회의 다른 의사들에 의해 정해진 표준으로부터 상당히 멀리 떨어진 의료 서비스를 제공하는 의사들을 파악하기 위해 요약 데이터를 사용한다. 이렇게 진료정보 수집을 통해서 파악된 아웃라이어 의사들은 다양한 간섭을 받게 된다. 캐나다와 독일에서 이러한 개입은 지역 의료단체에 의해 행해지는 교육과 감시 활동으로 구성되어 있다. 하지만 일부 데이터는 의심스런 정확도를 가지고 있고, 실제 변이를 부분적으로 설명할 수 있는 환자들의 임상적 필요에서의 근본적 차이를 고려할 필요성이 있기 때문에 진료 정보 수집은 비용조정 도구로서 제한된 유용성을 가진다(Bindman, 1999). 이용도 조사의 가장 직설적인 형태는 플랜이 단순히 체외수정이나 암에 대한 실험적 치료와 같이 어떤 분야 전체의 의료 서비스에 대해 보장을 거부할 때일 것이다. 이러한 접근에 대해서는 제13장에서 더 자세하게 다룰 것이다.

공급 제한 Supply Limits

Bob은 캐나다 앨버타에 있는 환자이다. 그는 요통이 생겼고 주치의를 몇 번 방문한 끝에, 디스크 질환을 배제하기 위한 척추 MRI 촬영을 요청하였다. 주치의는 추간판탈출증을 의심하지 않았지만 MRI 촬영 대기 리스트에 그의 이름을 올리는 데 동의하였다. MRI 촬영은 위급하지 않은 경우 5달 동안 기다려야 했다.

Rob은 앨버타에 살고 있다. 작업장에서 36kg의 물건을 들어올린 후 그는 심한 요통을 겪었고, 통증은 그의 오른쪽 다리로 방사되는 양상이었다. Straing-leg-rasing 테스트를 한 결과 오른쪽에서 양성반응이 나오고, 오른쪽 발목의 반사가 소실되었다. 주치의는 영상의학 전문의에게 요청하여 응급 MRI를 3일 내로 찍을 수 있도록 하였다.

공급 제한은 의사와 그 외 다른 의료 서비스 제공자의 수를 제한하고 물질적인 자원 예를 들어, 병상 수나 MRI와 같은 장비를 조절하는 것이다. 공급 제한은 미국의 HMO와 같은 조직화된 의료 서비스 전달 시스템 내에서 또는 캐나다 지역과 같이 지리적인 지역 전체를 대상으로 행해질 수 있다.

긴급하지 않은 수술 및 심도자술과 같이 침습적 시술이 일인당 시행된 횟수는 인구 한 명당 외과의, 순환기내과의가 증가함에 따라 증가한다(Bodenheimer, 2005). 이러한 현상은 종종 "공급자 유인 수요(supplierinduced demand)"라고 불린다(Evans, 1984; Rice and Labelle, 1989; Phelps, 2003). 의사의 공급을 조절하는 것을 통해 의료진이 제공하는 서비스의 이용을 줄일 수 있고 따라서 비용 조정에 기여할 수 있다.

공급자 유인 수요는 의사 공급뿐 아니라 시설 및 장비 공급에도 적용된다. 행위별 수가제의 Medicare 환자가 지출하는 인구 한 명당 의료비용은 미국 내 일부 지역에서 다른 지역에 비해 2배 이상 더 높다(Gawande, 2009, www.dartmouthatlas.org). 이러한 상당한 비용 차이는 그 지역 인구의 인구학적 특징의 차이나, 의료 서비스의 가격 차이, 또는 질병 수준의 차이를 통해 설명되지 않는다. 이는 제공되는 의료 서비스의 양 때문이다. 인구 한 명당 병상수가 더 많은 지역의 주민들은 병상수가 더 적은 다른 지역 사람들에 비해 30%까지 더 많이 입원을 하는 경향이 있다(Fisher et al., 2000). "빈 병상은 채워지려는 경향이 있다."는 격언은 로머의 법칙이라고 알려져 있다(Roemer and Shain, 1959). 반대로, 심장 수술을 행하도록 허용된 병원의 수를 엄격하게 규제하는 것은 행해질 수 있는 심장수술의 총 수에 제한을 가한다. 제한된 공급 상황에서 의사들은 어떤 환자가 제한된 의료 서비스를 가장 필요로 하는지 결정해야 한다. 이상적으로는, 의사들이 정말로 의료 서비스를 필요로 하는 사람(Rob)과 그렇지 않은 사람(Bob)을 구별하는 지혜를 가지고, 꼭 필요한 사람들이 적절한 의료 서비스에 대한 접근성을 획득하도록 한다.

서비스의 공급과 이용 사이에 항상 정비례하는 관계가 성립하는 것은 아니나, 서비스 생산능력의 제한이 서비스 사용을 제한하는 분명한 사례들이 있다. 예를 들어, 국가간 비교는 관상동맥재관통술(관상동맥우회술와 관상동맥혈관성형술)의 시행에서 국가간의 큰 차이를 나타낸다. 영국에서는 이 수술이 비교적 낮은 비율로 행해지고, 캐나다에서는 중간 정도의 비율로 행해지며, 미국에서는 가장 높은 비율로 행해진다. 이러한 비율은 이들 국가들이 심장수술을 행할 수 있는 병원의 수에 규제를 가하는 정도와 일치한다(미국의 경우 가장 규제가 최소화되어 있다). 인구 1명당 수술이 시행되는 횟수가 미국이 영국에 비해 거의 네 배 정도 더 많듯, 공급되는 의료 서비스 양에서 국가 간 차이는 크다. 하지만 그럼에도 불구하고, 이들 국가들 사이에 심장병으로 인한 사망률에는 차이가 거의 없다(OECD, 2009).

한 "자연적 실험(natural experiment)"은 고비용 자원의 공급을 제한하는 것이 어떻게 환자들의 임상적 결과에서 비교적 고통 없는 방식으로 시행될 수 있는지 제시한다. 갑작스럽게 간호사 부족을 겪은 미국의 한 병원은 중환자실 병상 수를 18개에서 8개로 줄였다(Singer et al., 1983). 의사들은 흉통으로 병원에 입원한 환자 중에서 심근경색을 일으킨 환자들만 중환자실로 입원시키도록 엄격한 기준을 세워야 한다. 중환자실 병상의 사용을 제한하는 것은 실제로 심근경색을 일으키고도 중환자실이 아닌 곳에 입원한 환자들을 포함해서, 일반 병실에 입원한 모든 환자들에게 어떤 나쁜 건강 결과도 발생되지 않았다. 이 연구는 공급을 제한하였을 때 의사들이 선택적으로 불필요한 서비스를 줄일 수 있도록 임상적인 근거를 바탕으로 환자들에게 우선순위를 부여할 수 있다고 주장한다. 타당성과 환자 필요의 위급성을 바탕으로 의사들이 의료 서비스에 우선순위를 부여하도록 공급을 제한하는 것은 비교적 제한이 없는 의료 서비스의 생산 환경에서 개개의 서비스를 승인하거나 거부하는 외부 당사자에 의존하는 이용도 조사와는 매우 다른(그리고 덜 부담스러운) 비용 조정에 대한 접근방식이다.

공급의 종류 통제 Controlling the Type of Supply

공급을 조절하는 구체적인 한 방법으로 의료 서비스 제공자의 종류(*types*: 총 수가 아니라)를 통제하는 것이 있다. 제5장에서 우리는 의료 시스템 내에서 일반의 수와 전문의 수의 균형에 대해 살펴보았다. 일반의 비중이 증가하는 것은 두 가지 이유에서 절약을 야기할 수 있다. 첫째, 일반의는 전문의보다 더 낮은 수입을 얻는다. 둘째, 총비용에 더 큰 영향을 끼치는데, 일반의는 병원과 연구실의 서비스를 더 적게 사용하는 것을 포함하여, 자원을 덜 사용하는 방식의 의료행위를 하며, 더 적은 의료비를 발생시킨다(Bodenheimer and Grumbach, 2007).

결론 CONCLUSION

비용조정 전략들은 실상에서 정적인 시스템 내의 단일한 사건으로서 적용되지 않는다. 대신 재정조달 방식, 의료 전달체계의 조직 그리고 비용조정과 관련된 일련의 정책들이 모두 합쳐진 형태로 나타난다. 관리의료는 비용조정 방법들이 혼합된 것을 활용하는 전략이다: 지불단위의 변화, 이용도 조사, 가격인하, 그리고 공급 제한이 그 방법들이다. 또 캐나다의 의료 시스템(제14장 참조)은 가격의 규제, 포괄적 예산 그리고 공급 조절에 의존한다.

의료비를 조정하기 위한 완벽한 방법은 없다. 여러 전략들은 비용을 조정시키고, 건강 결과를 위태롭게 하지 않으면서 가능한 최소한의 희생을 요구하는 방식으로 행해질 수 있다는 점에서 그들이 거둔 상대적인 성공에 따라 평가되어야 한다. Dr. John Wennberg의 관점에서 미국 내 비용 조정의 핵심은 다음과 같다.

> *의사-환자 관계를 사소한 것까지 간섭하는 것이 아니라 생산능력과 예산을 관리하는 것이다. 미국의 문제는 합리적으로 공급 조절장치를 설정하려는 의지를 갖는 것이다(Wennberg, 1990).*

미국의 관리의료와 캐나다 지역 건강 플랜은 때때로 의료 시스템 개혁을 위한 패러다임과 전혀 상반된 것처럼 보인다. 하지만 캐나다의 플랜과 미국의 그룹-스탭 모델 HMO는 모두 비용조정 문제 접근의 바탕을 Wennberg가 말한 "생산 능력과 예산의 관리"에 두고 있다. 캐나다에서 이러한 관리는 의사 공급, 의사와 병원 예산, 그리고 기술 도입에 규제를 가함으로써 공공의 통제 하에 이루어지고 있다. 미국에서는 그룹-스탭 모델 HMO들이 예산, 의사와 병상 및 고비용 장비의 수를 정함으로써 그들의 "조정장치"를 운영한다.

지난 수십 년간 미국에서 의료비를 조절하기 위해 시도한 것들로부터 얻은 교훈이 있다면, 의료 서비스 제공자들의 상환방식에 영향을 끼치는 비용조정 정책은 사소한 것에 간섭하기 보다는 더 큰 것을 통제하는데 집중해야 한다는 것이다.

개인 환자 수준에서 비용을 조정하기 위해 노력하는 것은(즉 의료 서비스에 대한 가격 규제, 일상적인 의료 결정 행위 감시, 또는 모든 처방전과 외래진료에 대한 본인부담) 전반적인 비용 지출을 줄이는 데 있어서 번거롭고 매우 비효율적인 전략이다. 더구나 한 지불자의 비용을 줄이기 위해 또 다른 지불자에게 비용을 전가시키는 것은 시스템 전체 수준의 비용 조정을 일으킬 수 없다. 급격한 의료비 상승 완화에 가장 성공적이었던 시스템들은 전체적인 비용 조정 도구를 강조하는 경향이 있다. 인두세 또는 그 외 다른 통합적인 단위로 비용을 지불하거나, 의사 인력의 규모와 전문성에 제한을 두는 것, 그리고 고도로 발달한 기술을 필요로 하는 의료 서비스를 지역 병원에 집중시키는 것 등이 그 예이다. 미국의 비용조정에 대한 향후 논쟁의 중심은 이러한 비용조정 전략들이 가격 경쟁시장에서 운영되는 민간 건강보험사에 의해 가장 잘 시행될 수 있을지 아니면 의료 서비스 제공자와 공급자들에 대한 공공 규제에 의해서 가장 잘 시행될 수 있을 지가 될 것이다.

참고문헌 REFERENCES

Arnst C. In most markets, a few health insurers dominate. *Business Week*. July 23, 2009.

Barer ML et al. Re-minding our Ps and Qs: Cost controls in Canada. *Health Aff (Millwood)*. 1996;15(2):216.

Bindman AB. Can physician profiles be trusted? *JAMA*. 1999;281:2142.

Bodenheimer T. High and rising health care costs. *Ann Intern Med*. 2005;142:847, 932, 996.

Bodenheimer T, Grumbach K. Improving primary care. *Strategies and Tools for a Better Practice*. New York: McGraw-Hill; 2007.

Brook RH et al. Does free care improve adults' health? *N Engl J Med*. 1983;309:1426.

Claxton G et al. Health benefits in 2010. *Health Aff (Millwood)*. 2010;29:1942.

Enthoven AC. Employment-based health insurance

is failing: now what? *Health Aff (Millwood).* 2003;(suppl web exclusives):W3-W237.

Enthoven AC. The history and principles of managed competition. *Health Aff (Millwood).* 1993;12(suppl): 24-48.

Evans RG. *Strained Mercy: The Economics of Canadian Health Care.* Toronto, Ontario, Canada: Butterworths; 1984.

Fisher ES et al. Associations among hospital capacity, utilization, and mortality of U.S. Medicare beneficiaries, controlling for sociodemographic factors. *Health Serv Res.* 2000; 34:1351.

Gawande A. The cost conundrum. *The New Yorker.* June 1, 2009.

Goldman DP et al. Prescription drug cost sharing: associations with medication and medical utilization and spending and health. *JAMA.* 2007;298:61.

Goodell S et al. *Emergency Department Utilization and Capacity.* Robert Wood Johnson Foundation Policy Brief. No. 17, July 2009. www.rwjf.org/files/research/45929.emergency utilization.brief.pdf. Accessed November 14, 2011.

Gruber J. *The Tax Exclusion for Employer-Sponsored Health Insurance.* National Bureau of Economic Research. February 2010. www.nber.org/papers/w15766. Accessed November 14, 2011.

Grumbach K, Bodenheimer T. Reins or fences: A physician's view of cost containment. *Health Aff (Millwood).* 1990;9(3):120.

Hellinger FJ. The impact of fi nancial incentives on physician behavior in managed care plans: A review of the evidence. *Med Care Res Rev.* 1996;53:294.

Hsu J et al. Unintended consequences of caps on Medicare drug benefits. *N Engl J Med.* 2006;354:2349.

Lee PR, Etheredge L. Clinical freedom: Two lessons for the UK from U.S. experience with privatisation of health care. *Lancet.* 1989;1:263.

Light DW. Life, death, and the insurance companies. *N Engl J Med.* 1994;330:498.

Mays GP et al. Managed care rebound? Recent changes in health plans' cost containment strategies. *Health Aff (Millwood).* 2004;(suppl web exclusive):w4-427-36.

Mehrotra A et al. The relationship between health plan advertising and market incentives: Evidence of risk-selective behavior. *Health Aff (Millwood).* 2006;25:759.

Newhouse JP et al. Some interim results from a controlled trial of cost sharing in health insurance. *N Engl J Med.* 1981;305:1501.

OECD. Health at a Glance. Organization for Economic Cooperation and Development, 2009. www.oecd.org/health.

Phelps CE. *Health Economics.* Boston, MA: Addison Wesley; 2003.

Rice TH. Containing health care costs. In: Andersen RM, Rice TH, Kominski GF, eds. *Changing the U.S. Health Care System.* San Francisco, CA: Jossey-Bass; 1996.

Rice TH, Labelle RJ. Do physicians induce demand for medical services? *J Health Polit Policy Law.* 1989;14:587.

Roemer MI, Shain M. *Hospital Utilization Under Insurance.* Chicago, IL: American Hospital Association; 1959.

Schneeweiss S et al. The effect of Medicare Part D coverage on drug use and cost sharing among seniors without prior drug benefits. *Health Aff (Millwood).* 2009;28:w305.

Singer DE et al. Rationing intensive care: Physician responses to a resource shortage. *N Engl J Med.* 1983;309:1155.

Vladeck BC. Fixing Medicare's physician payment system. *N Engl J Med.* 2010;362:1955.

Wennberg JE. Outcomes research, cost containment, and the fear of health care rationing. *N Engl J Med.* 1990;323:1202.

Wickizer TM. The effect of utilization review on hospital use and expenditures: A review of the literature and an update on recent findings. *Med Care Rev.* 1990;47:327.

10 의료 서비스의 질 관리

Quality of Health Care

매년 미국에서는 수백만 명의 사람들이 병원에 가고, 의사를 방문하여 양질의 의료 서비스를 받는다. 하지만 이것이 모든 케이스에 해당되는 것은 아니다. 일부 환자들은 보건의료체계와 충분한 상호 작용을 하고 있지 못하다(Institute of Medicine, 1999, 2001).

21세기 초, 미국 병원에서는 매년 32,000명 정도로 추산되는 사람들이 예방 가능한 의료 과오로 사망한다(Zahn and Miller, 2003). 또한, 미국 내 57,000명 정도의 사람들이 적절한 의료 서비스를 받지 못해 사망한다. 이들 대부분은 고혈압이나 고지혈증과 같이 흔한 의학적 상태가 제대로 조절되지 않았기 때문이다(National Committee for Quality Assurance, 2010). Medicare 환자들의 중증도 보정 사망률(Risk-adjusted mortality rate)은 병원 간에 큰 차이가 난다. 2000년에서 2002년까지, 예상치 보다 높은 사망률을 보여 주는 병원들이 예상치 사망률 수준으로 낮춘다면 연간 17,000명에서 21,000명 정도 더 적은 수의 사망자가 발생할 것으로 추계되고 있다(Schoen et al., 2006).

외래 환자에서 발생한 지명적인 의약품 사용 과오는 1983년부터 1993년까지 두 배로 증가했다(Phillips et al., 1998). 외래 처방전의 7.6%에서 처방 오류가 발생하며, 2004년 그 수가 2억 2천 8백만 건에 달했다(Gandhi et al., 2005). 2007년에는 약 25%의 노인 환자들이 고위험 약물을 처방받았다(Zhang et al, 2010). 진단 오류의 발생률은 10%정도에 이른다(Wachter, 2010). 일부 일차진료 현장에서는 검사 결과를 환자들에게 알려주지 않는 경우가 20%를 넘는다(Casalino et al, 2009).

성인의 45%가 권고되는 만성 치료 및 예방 의료 서비스를 받지 못하며, 급성 질환으로 의료 서비스를 찾는 환자의 30% 정도가 적응증과 상반되는 치료를 받는다(Schuster et al., 1998; McGlynn et al., 2003). 고혈압 환자 중 오직 50%만이 제대로 된 치료를 받고 있다(Egan, 2010). 당뇨환자의 63%는 관리가 매우 부족하다(Saydah et al., 2004). 많은 연구들에 따르면, 소수 인종, 소수 민족이 백인에 비해 더 낮은 질의 의료 서비스를 경험한다(Agency for Healthcare Research and Quality, 2010). 소득이 높은 인구집단에 의료 서비스를 제공하는 병원에 비해 소득이 낮은 소수 집단 환자들이 큰 비중을 차지하는 병원의 경우, 의료과실 및 의료태만으로 환자에게 피해를 입힐 가능성이 세 배가량 높은 것으로 관찰되고 있다(Burstin et al, 1993a; Ayanian, 1994; Fiscella et al., 2000). 다양한 방법으로 의료의 질을 측정한 최근 연구에 따르면, 미국은 지속적으로 의료의 질 문제를 겪고 있으며, 다른 선진국에 비해 의료의 질적 수준이 뒤쳐져 있는 것으로 나타났다(Schoen et al, 2006).

Institute of Medicine 보고서(2001)에서는 우리가 아는 것과 우리가 하는 것 사이에는 매우 큰 차이가 있다고 결론짓고 있다. 의료의 질과 관련된 문제는 과다 사용(overuse), 과소 사용 혹은 불충분한 사용(underuse) 그

표 10-1. 양질의 의료서비스의 구성 요소

의료서비스 접근성
적절한 과학적 지식
유능한 의료제공자
재정과 의학적 의사결정의 분리
의료의 질을 극대화시키기 위한 의료기관의 조직

리고 오용(misuse)으로 분류되어 왔다(Chassin et al., 1998). 이 장에서는 의료의 질을 낮추는 데 기여하는 요소에 대해 검토하고, 의료 서비스의 질을 가능한 가장 높은 수준으로 끌어 올리기 위해 할 수 있는 일이 무엇이 있는지 분석하고자 한다.

양질의 의료 서비스의 구성요소
THE COMPONENTS OF HIGH-QUALITY CARE

양질의 의료 서비스란 무엇인가? 그것은 건강한 사람이 건강을 유지할 수 있도록 돕고, 급성질환을 치료하며, 만성질환을 가진 환자가 가능한 오랫동안 만족스러운 삶을 살 수 있도록 하는 것이다. 양질의 의료 서비스를 구성하는 요소는 무엇일까?(표 10-1)

▶ 적절한 접근성 Adequate Access to Care

Lydia와 Laura는 시골에서 고등학교를 함께 다닌 친구이다. 둘은 모두 임신을 하게 되었다. 중산층인 Lydia의 부모는 그녀를 가까운 산부인과에 데려갔지만 사회보장 연금에 의존하여 살아가는 Laura의 가족은 Medicaid 환자를 받아주는 의사를 찾을 수 없었다. 결국 Lydia는 건강한 아기의 엄마가 되었지만, Laura는 산전 진찰을 전혀 받지 못한 채로 임신 상태를 유지하던 중 심각한 폐질환을 가진 저체중아를 출산하였다.

양질의 의료 서비스를 받기 위해서는 의료 서비스에 접근할 수 있어야 한다. 의료 서비스의 접근성이 낮은 사람들은 접근성이 좋은 사람들에 비해 건강 결과가 좋지 않다(불충분한 의료 서비스 이용(underuse)에 따른 의료의 질적 문제: 제3장 참조). 양질의 의료 서비스를 위해서는 평등이 요구된다(Schiff et al., 1994).

▶ 적절한 과학적 지식 Adequate Scientific Knowledge

Brigitte Levy는 1960년 폐경이 되었을 때부터 에스트로겐 대체요법을 받아 왔다. 그녀의 주치의는 에스트로겐 호르몬제를 10년간 처방해주었다. 1979년 그녀는 자궁암을 진단 받았고, 암은 수술과 방사선 치료에도 불구하고 복강 전체로 퍼졌다. 그녀는 1980년, 68세의 나이로 사망하였다.

의사들이 환자의 문제를 해결하기 위해 무엇을 해야 할지 알려주는 지식체계가 있어야 한다. 만약 과학적 지식이 효과적인, 비효과적인 또는 해로운 의료행위들을 구별할 수 없다면 의료의 질은 떨어질 것이다. 1960년대 의학은 에스트로겐 대체요법이 프로제스틴의 복용 없이도 안전하다고 가르쳤다. 불행하게도, 에스트로겐 대체요법에 의해 발생한 자궁암 발병은 몇 년이 지난 후에야 비로소 나타난다. Brigitte Levy의 주치의는 그 시대의 표준 치료를 따랐지만, 그 당시 의료수준은 오늘날에 비하면 불충분한 과학적 지식에 의존하고 있었다. 의사들이 행하는 의료행위 중 상당 수는 엄격한 과학적 실험을 통해 평가된 적이 없는 것들이다(Eddy, 1993). 그리고, 많은 치료법들은 부작용에 대해 충분히 확인되지 않았다. 불확실한 안전성과 효과성을 가진 치료행위들은 해를 끼칠 수 있고 매년 수십억 달러의 추가적인 비용을 발생시킬 수 있다.

▶ 실력을 갖춘 의료 제공자 Competent Health Care Providers

77세의 Yu는 호흡곤란과 쌕쌕거림으로 한 밤중에 깨어나곤 하였다. 그녀의 주치의는 그녀가 천식을 가지고 있다고 진단하고 기관지확장제로 albuterol을 처방하였다. 2일 후 Ms. Yu는 심장마비로 심혈

관 센터에 입원하였다. 내과 과장에게 쓴 편지에서, 순환기내과 전문의는 Ms. Yu의 주치의가 심부전에 의한 쌕쌕거림을 천식으로 잘못 진단하여 치료했다고 비난하였다. 또한, 순환기내과 전문의는 잘못된 약물치료가 심장마비를 유발하였다고 비난하였다.

의료 서비스 제공자들은 질병을 진단하고 적절한 치료법을 선택할 수 있는 기술을 가지고 있어야 한다. 의사의 불충분한 능력으로 인해, Ms. Yu가 낮은 질의 의료 서비스를 받게 되었다.

1984년 Harvard Medical Practice 연구는 뉴욕 주에 있는 51개 병원의 30,000여 의무기록을 검토하였다(Studdert et al., 2004). 이 연구에서는 입원환자의 약 4%가 의료사고를 겪는 것으로 밝히고 있다. 이것이 오용(misuse)에 의한 의료의 질 문제이다. 2006년 발표된 최근 연구에서는 의료사고를 겪는 입원 환자의 비율을 13.8%로 보고하였다(Meurer et al., 2006). 의료사고는 부주의에 의한 것과 그렇지 않은 것으로 분류할 수 있다.

Jack은 설파제(sulfa drug)를 처방받았다. 그는 첫 알을 복용하자 마자 피부가 붉게 변했고, 쌕쌕거리기 시작하였으며 쓰러졌다. 그는 응급실로 실려갔으며, 매우 치명적인 알레르기 반응 중 하나인 아나필락틱 쇼크로 진단받았다. 응급실 의사는 Jack이 과거 마지막으로 설파제를 복용하였을 때, 발진이 일어났었다는 사실을 알게 되었다. Jack의 주치의는 그가 설파제에 알레르기가 있는지 전혀 물어보지 않았고 Jack은 처방전이 설파제를 포함하고 있다는 사실을 알지 못했다.

Mack은 설파제를 처방받은 후 아나필락틱 쇼크를 일으킨 적이 있었다. 하지만 처방전을 받기 전 그의 주치의가 설파제에 알레르기가 있냐고 물었을 때, Mack은 "아니오."라고 대답하였다.

'의학적 부주의'는 동일 전문 분야의 의사들이 행하는 의료 행위의 표준에 도달하지 못하는 것으로 정의된다. 따라서 Jack의 약물 반응은 의학적 부주의로 생각할 수 있다. 하지만 Mack의 경우는 그렇지 않다. Harvard 연구에서 발견된 의료사고의 28%는 부주의로 인한 것이었나. 또한 사망을 일으킨 의료사고의 51%도 부주의와 관련이 있다. 가장 흔한 의료사고는 약물 반응(19%)과 창상 감염(14%)이다. 의료사고의 8%는 환자 상태 진단의 실패와 관련이 있으며 이들의 75%가 부주의에 의한 것이다. 의료사고를 겪은 모든 환자의 70%는 6개월 내로 완전히 회복이 되지만 진단을 놓친 환자의 47%는 심각한 장애를 가지게 된다(Brennan et al., 1991; Leape et al., 1991).

부주의함은 무능함과 동일시 될 수 없다. 어떤 훌륭한 의사라도 정신적으로 부주의할 수 있고, 중환자실에서의 긴 당직으로 피곤할 수 있으며, 또는 중요한 새로운 연구 결과를 익히지 못할 수도 있다.

▶ 재정과 의료의 질
Money and Quality of Care

Nina Brown은 56세로 평소에 당뇨를 앓고 있었다. 그녀는 지난 달 몇 차례 발생한 흉통으로 주치의를 찾아갔다. 주치의가 Ms. Brown을 진찰하고 심전도를 찍었으나, 특별한 이상은 발견되지 않았다. 의사는 근육통으로 진단하고 ibuprofen을 복용하도록 권고하였다. 5분 후 Ms. Brown은 주차장에서 심근경색으로 쓰러졌다. Ms. Brown이 가입한 의료보험에서는 일차진료의가 응급실 이용과 상급 의료기관으로의 전원(referral services)을 지역 평균 아래로 감소시킬 경우 보너스를 지불하였으며, 이를 통해 일차진료의들이 인센티브를 받도록 하고 있었다.

매우 건강한 45세 Henry Fung은 지역 내 YMCA에서 시행하는 운동부하검사를 마지못해 받기로 하였다. 검사 결과는 정상에서 약간 벗어나 있었고 (possibly abnormal), 행위별 수가제 보험에 들어있던 Mr. Fung은 순환기내과 전문의를 찾아 상담을 하였다. 순환기내과 전문의는 운동부하 검사가 건강한 사람들에서도 종종 이상소견을 나타낼 수 있다는

것을 알았다. 그는 관상동맥조영술을 지시했고, 그 결과는 완전히 정상이었다. 검사 3시간 후, 카테터를 삽입한 대퇴동맥에서 혈전이 생겼고, Mr. Fung의 다리를 구하기 위해 응급수술을 해야 했다.

불안정성 관상동맥질환이 가능한 상황에서 왜 주치의가 Ms. Brown을 응급실 대신 집으로 돌려보냈는지는 아무도 모른다(과소 사용, underuse). 또, 왜 행위별 수가를 받는 순환기내과 전문의가 Mr. Fung에게 적절성이 의심되는 침습적인 관상동맥조영술을 지시했는지도 알 수 없다(과다 사용, overuse). 하지만 주의를 끄는 한 가지 요소가 있다. 바로, 의료 서비스의 양(그리고, 이에 따른 의료 서비스의 질)에 대한 재정적 고려사항의 영향이다(Relman, 2007). 제4장에서 언급한 것과 같이, 행위별 수가제는 의사들이 더 많은 서비스를 제공하도록 유도하는 반면 인두제 지불방식은 더 적은 서비스를 행하는 의사들이 더 많은 보상을 받게 된다.

40여 년 전 Bunker(1970)는 미국이 영국에 비해 인구 한 명당 수술적 치료의 수가 두 배 정도 더 많다는 것을 발견하였다. 그는 이러한 차이가 미국에 인구 1명당 외과의사 수가 더 많기 때문일 수도 있다고 상정하였으며, "수가 지불방식이 중요한 역할을 한 것으로 보인다"라고 결론지었다. 미국에서 대부분의 외과의사들은 행위별 수가제를 통해 의료비를 지불받는 데 반해, 영국의 의사들은 대부분 봉급제로 임금을 받는다. 수술의 종류에 따라 차이가 있지만, 8~86%의 수술들이 불필요한 것으로 밝혀졌으며, 이로 인해 상당수의 피할 수 있는 사망과 장애가 발생하였다(Leape, 1992). 한 예로, 척추융합 수술(spinal fusion surgery)이 1996년부터 2001년까지 77% 증가하였지만 수많은 케이스에서 이 수술을 지지하는 근거는 빈약하였다. 이 수술은 합병증이 흔하게 발생하고, 재수술률(통증 완화에 실패하거나 통증이 악화되어 시행한)도 높다. 한편, 이 수술에 대한 보험 수가는 정형외과의사와 신경외과 의사가 행하는 대부분의 다른 시술들보다 더 높다(Deyo et al., 2004).

훌륭한 저녁식사였다. 이 회식은 병원의 영상의학과 의사가 주최했지만 자기공명영상기(MRI scanner)를 제조하는 회사에 의해 지불되었다. 식사 후에 홍보가 있었다. "만약 선생님들이 투자를 하신다면 우리는 MRI기 한 대를 우리 병원 근처에 설치하겠습니다. MRI가 수익을 내면, 여러분은 모두 그 이익을 나누게 됩니다." 한 내과의사가 나중에 말했다. "내가 10,000달러를 투자한 후에는 MRI를 찍으라고 지시하지 않고는 못 배기겠더라고요. 두통, 요통 그리고 무릎의 문제 등 MRI의 적응증이 애매해요. 때문에 처방을 내릴 수도 있고 안 내릴 수도 있죠. 이제 저는 MRI를 찍으라고 합니다."

Relman(2007)은 의료의 상업화에 대해서 글을 썼다. "전문의들에게 새로운 기술이 소개되고, 의료보험의 급여 기준이 확대되며, 규제되지 않은 행위별 수가제 지불방식이 적용되는 것이 모두 더해져 보건의료체계 내로 자본의 흐름이 빠르게 증가하고 있다. 그리고 이 때문에 또다시 새로운 이윤 추구 산업이 씨를 뿌리게 되었다."

1980년대에 많은 의사들은 동업을 하고 합작투자를 하여 실험실, MRI기, 그리고 외래 간이수술 센터의 공동 소유권을 가졌다. 플로리다에서 활동하는 의사의 40%는 그들이 환자를 의뢰하는 서비스를 소유하고 있다. 진단 영상검사 시설의 93%, 외래 간이수술 센터의 76%, 그리고 주 내에 있는 임상 실험실의 60%를 전체적으로 또는 부분적으로 의사들이 소유하고 있다. 의사가 소유한 시설일 경우, 비의료인이 소유한 시설에 비해 MRI와 CT 촬영 비율이 높다고 보고되고 있다(Mitchell and Scott, 1992). 국가 전체를 대상으로 한 연구에서, 엑스레이와 초음파 검사를 본인의 진료실에서 행하고 진료비를 받는 의사들이 영상의학 전문의에게 검사를 의뢰하는 의사들에 비해 4배 정도 더 많이 검사를 시행하는 것으로 나타났다. 하지만 이 두 그룹에서 환자들의 특성은 비슷하였다(Hillman et al., 1990).

2000년 이후, 수익성이 높은 진단검사, 영상검사 그리고 수술들이 빠른 속도로 병원에서 개인 의사가 소유한 외래 간이수술 센터, 내시경 센터, 그리고 영상검사 센터로 옮겨갔다(Berenson et al., 2006). 예를 들어, 2000

년부터 2005년까지, Medicare 환자들에게 CT를 촬영하는 횟수가 65% 증가하였다. 그 동안 MRI 촬영 횟수도 94%로 뛰었다(Bodenheimer et al., 2007). 해마다 CT 촬영 횟수가 10% 이상 증가하고, 이로 인해 방사신 관련 암 발병의 위험도 증가하고 있다(Smith-Bindman, 2010). 외과의사가 외래수술 센터를 소유하고 있는지의 여부와 수술건수 사이에는 중요한 양의 상관성이 있다. 외과의사들이 수술 센터를 인수하자마자 바로 수술건수는 증가하는 것으로 관찰되고 있다(Hollingsworth et al, 2010).

인두제 지불방식 또는 영리사업에서의 봉급제 채용은 적절한 의료 서비스의 제공에 적대적인 환경을 만들 수 있다. 1970년대에, 선불제 건강 플랜(prepaid health plan; PHP)이라고 불렸던 일련의 HMO들은 캘리포니아의 Medicaid 환자들에게 의료 서비스를 제공하기 위해 나타났다. 하지만 몇몇 PHP의 의료 서비스의 질은 캘리포니아에서 매우 큰 수치가 되었다. 한 PHP에서는 운영자가 의료 서비스 제공자들에게 메시지를 보냈다: "PHP 환자들을 위해서 당신이 할 수 있는 한 최소한만 하세요." 그리고 California Health Department의 감사를 받은 차트에서는 불충분한 치료를 한 수많은 케이스가 밝혀졌다. PHP는 등록한 각 환자들에 대해 일정액을 지불 받았고, 이는 실제로 제공하는 의료 서비스의 비용이 낮을수록 PHP의 수익이 커진다는 것을 의미했다(US Senate, 1975).

의료 서비스의 양과 질은 서로 불가분의 관계에 있다. 너무 지나치거나 너무 부족한 경우 해로울 수 있다. Fisher et al(2003)의 연구는 비슷한 인구집단을 가진 서로 다른 지역에서 수술을 시행하는 비율과 재원일수에서 큰 차이가 나며, 두 그룹 간 임상적 결과에는 차이가 없다는 것을 보여주었다.

▶ 보건의료체계와 의료의 질 Health Care Systems and Quality of Care

인원 삭감은 끔찍했다. 보조 인력이 오직 2명뿐인 상황에서, 근무조당 정규 간호사의 수가 4명에서 2명으로 줄어들었다. Shelley Rush는 정규 간호사로서, 2시간 전에 약물 투여 업무를 하였고, 환자들의 복잡한 복약 스케줄에 맞추어 다섯 번의 인슐린 투약을 하였다. 그런데 어떤 환자의 가족이 간호국으로 달려와 말했다. "엄마와 같은 병실에 있는 여자가 안 좋아 보여요." Shelley는 달려가 환자의 의식이 없는 것을 발견하였다. 그녀는 빠르게 혈당을 체크하였고, 환자의 혈당은 20mg/dL로 심각하게 낮은 상태였다. Shelley는 50% 포도당을 공급했으며, 환자는 다시 의식을 찾았다. 그 때, 그녀의 머릿속으로 번쩍 무언가 떠올랐다. 그녀가 엉뚱한 환자에게 인슐린 주사를 놓았던 것이다.

보건의료 기관은 충분한 수의 숙련된 직원들로 잘 조직화되어야 한다. Shelley Rush는 훌륭한 간호사였다. 하지만 직원 부족으로 그녀는 심각한 실수를 하게 되었다. Berwick et al.(1990)이 저술한 Curing Health Care라는 책에서는 가슴 아픈 사례를 하나 소개하고 있다.

그녀는 죽었다. 하지만 그녀는 세상을 떠날 필요가 없었다. 전공의 한 명이 중환자실 간호국 사무실에서 눈물을 흘릴 듯 앉아 있었다. 시간은 새벽 2시였고, 그 전공의는 막 마지막 심정지를 겪은 23살 대학원생의 생명을 살리기 위해 32시간 동안 싸우고 있었다.

전공의는 커다란 노란 봉투를 책상 위로 밀었다. "이 것 좀 보세요." 그가 말했다. "10개월 전 찍은 흉부 엑스레이 검진 사진입니다. 암이 바로 저기 있어요. 그리고 그때는 완치가 가능했습니다. 8개월 후 두 번째 사진을 찍었을 때, 그녀는 통증을 느끼고 있었으므로 이미 매우 늦은 상태였어요. 암은 온몸에 퍼져있었고, 나을 가능성은 절망스럽게도 거의 없었습니다. 그 때부터 우리가 한 것은 단지 희망을 품는 것 뿐이었습니다. 우리는 기회를 놓쳤습니다. 그녀는 기회를 잃었어요." 기진맥진한 상태로 전공의는 손으로 얼굴을 가리고 울었다.

2개월 후 질 보장 위원회(Quality Assurance Committee)는 조사를 마쳤습니다. "우리는 이 비극적인 사례에서 입원 환자의 관리는 칭찬할만하다고 생각했습니다." 그는 계속해서 간단한 보고를 마쳤다. "하지만 10개월 전에 잠재적으로 완치 가능한 단계에서 암 발생을 인지하지 못했다는 것이 안타깝습니다…" 이 보고서의 어디에도 왜 첫 번째 흉부 X-ray 결과가 치료행위로 이어지지 않았는지 정확하게 명시하고 있지 않다. 그것은 아무도 모른다.

1년 후 … 새벽 2시, 야간 관리인이 영상의학과 사무실을 청소하고 있었다. 그가 캐비닛 뒤를 쓸기 위해 파일이 쌓인 캐비닛을 옆으로 이동시키면서, 그는 캐비닛과 벽 사이에 끼어 있던 먼지에 쌓인 황갈색 봉투를 언뜻 보았다. 그 봉투 안에는 노란색의 영상검사 보고서 한 장이 들어 있었고, 보고서의 날짜—거의 2년 전—는 관리자가 그것을 쓰레기라고 확신하도록 하였다… 그는 그것을 다른 쓰레기들과 함께 쓰레기통에 던져 넣었다. 4시간 뒤, 그것은 다른 쓸모 없는 물건들과 함께 소각되었다(Berwick et al., 1990).

이 환자는 치료법이 과학적으로 입증되어 있는 질병에 대해 치료를 받을 수 있는 완벽한 접근성을 가졌을 수 있다. 그녀는 어떻게 진단을 하고, 어떻게 적절한 치료를 행해야 할지 아는 의사를 만났을 수도 있다. 그럼에도 불구하고, 그녀가 받은 의료 서비스의 질은 심각하게 부족하였다.

수십 명의 사람과 수백 가지의 과정들이 하나의 질병을 가진 한 사람을 돌보는 데에 영향을 끼친다. 그녀의 경우, 한 사람—아마도, 수천 장의 영상의학 검사 보고서를 다루는 일에 거의 완벽한 문서 정리원—이 하나의 보고서에 대한 통제를 잃고, 그 병원에는 X-ray 보고서가 도착 했는지 점검할 시스템이 없었다. 그 결과는 가장 비극적인 의료 질 관리의 실패, 즉 젊은이의 불필요한 죽음이었다.

보건의료 시스템과 의료기관이 어떻게 조직화되는지가 의료 서비스 결과에 중요한 영향을 끼친다. 예를 들어, 22개 대도시 지역에 있는 큰 다전문의 집단 개원(multispecialty group practices)에서는 동일한 지역에 분산된 형태로 존재하는 개원의들에 비해 더 낮은 비용으로 더 높은 질의 진료를 제공한다(Weeks et al, 2009). 연구 결과에 따르면, 간호사의 수가 더 많은 병원일수록 수술 합병증 발생률이 더 낮고(Kovner and Gergen, 1998), 사망률도 더 낮다(Aiken et al, 2002).

Oliver Hart 는 80,000명 인구 규모의 소도시에 살았다. 그는 승모판 결함으로 인해 발생한 울혈성 심부전으로 근처 병원에 입원하였으며, 판막을 교체하기 위해 심장수술을 받아야 한다고 들었다. 순환기내과 전문의는 "여기서 48km 정도 떨어진 대학병원에서 수술을 받을 수도 있고, 여기서 수술을 받을 수도 있습니다."라고 말했다. 하지만 그 전문의는 그 병원이 지난 해 7건의 심장수술만 시행했다는 것은 말하지 않았다. Mr. Hart는 지금 입원한 병원에서 수술을 받기로 하였다. 수술 도중, 장비의 중요 부분이 제대로 작동하지 않았고 그는 수술대 위에서 사망하였다.

의료의 질은 단순히 각 의료기관뿐 아니라, 지역 의료 시스템의 맥락에서 바라보아야 한다(제6장 참조). 한 연구에 따르면, 수술건수가 적은 병원에서 시행한 관상동맥우회술(CABG) 관련 사망의 27%는 수술 경험이 많은 병원으로 전원시킴으로써 예방 가능하다고 보고되고 있다(Dudley et al., 2000). 따라서 의료의 질은 의료 서비스를 제공하는 사람들의 경험에 따라 향상된다(Kizer, 2003; Peterson et al., 2004). Mr. Hart가 자신이 입원한 병원과 매해 500건의 심장수술을 하는 타 지역 대학병원의 수술관련 사망률의 차이에 대해 들었다면, 그는 48km 떨어져 있는 병원으로 이송되는 것을 선택했을 것이다. 병원에서 수술을 시행하는 횟수뿐 아니라, 특정 외과의사에 의해 집도된 수술건수도 의료의 질에 영향을 미치는 중요한 요소이다(Birkmeyer et al., 2003).

Donald Berwick 박사를 비롯한 학자들(1989)은 의료의 질이 단순히 의사나 다른 의료 서비스 종사자들의 숙련도만의 문제가 아니라는 것을 인식하게 되었다. 만약 의료 서비스를 제공하는 의료기관의 조직체계가 잘 정립되어 있지 않다면, 의료기관들 간에 그리고 의료기관 내의 복잡한 시스템들은 양질의 의료 서비스를 제공하고자 하는 전문가들의 노력을 좌절시킬 수 있다.

질 향상의 문제에 대해 두 가지 접근방법이 있다. … [한 가지는] Bad Apples 이론(썩은 사과 이론)이다. 이것을 지지하는 사람들은 썩은 사과를 발견해서 창고에서 제거함으로써 가장 좋은 질을 얻을 수 있다고 믿는다… 썩은 사과 이론은 손쉽게 '내 사과는 좋아요. 감사합니다' 반응(the my-apple-is-fine-thank-you response)을 일으키게 한다… 그리고 이해하려고 하기 보다는 벗어나려고 한다. [다른 방법은] Continuous Improvement 이론(지속적인 향상 이론)이다… 사람 자체가 결함의 근본적인 원인일 때 조차도… 문제는 일반적으로 동기나 노력 부족이 아니라, 오히려 부실한 직무 설계, 리더십의 실패, 또는 명확하지 않은 목적에 있다. 사람들이 이미 열심히 노력하고 있으며 나태하지 않다고 가정할 때, 질은 훨씬 더 향상될 수 있다. 징계에 대한 두려움은 질 향상을 막는다. 왜냐하면 이는 필연적으로 배움의 기회를 잃도록 하기 때문이다.

실제로 질적 향상은 낭비와 중복, 복잡성을 감소시키려는 지속적 노력을 통한 조직 전체에 걸친 끊임없는 개선에 달려 있다. 한 사람이 스스로의 목적에 대해서 명확하고 또 변함이 없을 때, 두려움이 분위기(따라서, 정보까지도)를 좌지우지 하지 않을 때, 배움이 정확한 정보에 의해 인도될 때… 그리고 모든 직원들의 마음과 재능이 더 나은 길을 추구하기 위해 모일 때, 질 향상의 가능성은 거의 무한하다… 사라진 검사 결과, 일정 수준에 도달하지 못한 전문의, 잊어버린 요청, 처방의 오해, 중복된 서류작업, 사라진 기록, CT 촬영을 기다리는 긴 줄, 믿을만 하지 않은 비상 대기 시스템—이런 것들이 전부 우리에게 너무나 익숙한 낭비, 중복, 복잡성, 그리고 의사들의 일상에서의 과오의 예들이다… 평균적인 의사들에게 있어서는 시스템이 실패할 때 질 저하가 발생한다(Berwick et al., 1989).

▶ 요약: 의료의 질 구성요소
The Components of Quality: Summary

높은 수준의 의료는 많은 단계로 약화될 수 있다.

Angie Roth는 관상동맥 질환을 앓고 있어 CABG 수술이 필요할 거 같다. (1) 그녀가 의료 보험이 없고 의사를 찾아갈 수 없다면 높은 수준의 의료를 받는 것이 불가능하다. (2) 누구에게 CABG 수술이 이로운지 아닌지에 관한 명백한 가이드라인이 존재하지 않는다면, Roth를 담당하는 의사는 잘못된 선택을 내릴 것이다. (3) 명백한 가이드라인이 존재하더라도 의사가 Roth의 질환을 올바르게 평가하지 못하거나 수술 실력이 부족한 외과의사에게 그녀를 보낸다면, 의료의 질은 나쁠 것이다. (4) 수술 적응증이 Roth의 case에서 명백하지 않고 외과의사가 수술을 함으로써 경제적으로 득을 본다면 적절하지 못한 수술을 수행할 것이다. (5) 수술이 적절하였고 훌륭한 외과의사에 의해 수행되었다고 하여도 수술실의 장비가 불완전하고 간호사가 수술 합병증을 인지하는 교육을 받지 않았다면 나쁜 결과가 있을 것이다.

Institute of Medicine은 2001년 보고서 Crossing the Quality Chasm에서 의료 서비스 질의 여섯 가지 측면을 개념화했다: 안전, 치료효과, 환자 중심의 의료, 적절한 시기, 효율, 그리고 형평성이다. 이러한 관점들은 표 10-2에서 좀 더 자세히 정의되어 있으며 앞서 언급한 의료의 질의 구성요소들과 일치한다.

의료의 질 향상을 위한 제안
PROPOSALS FOR IMPROVING QUALITY

병원에 있는 일부 신생아들은 에피네프린을 잘못 처

표 10-2. Institute of Medicine에 의해 제안된 양질의 의료 서비스의 목표

- 안전성(safe): 환자를 돕기 위해 제공된 의료 서비스가 환자에게 피해나 상해를 주지 않는 것
- 효과성(effective): 의료 서비스로부터 이득을 볼 수 있는 모든 환자에게 과학적 근거에 의해 의료 서비스를 제공하는 것 반면에 의료 서비스로부터 이득을 볼 가능성이 없는 환자에게는 의료 서비스를 제공하지 않는 것 과소사용(underuse)과 과다사용(overuse) 모두 피하는 것
- 환자중심의 의료(patient-centered) : 환자의 개인적인 선호, 필요, 가치를 존중하고 반영하여 의료 서비스를 제공하고 모든 의학적 결정을 하는 것
- 적절한 시기(timely): 대기 시간을 줄이는 것. 특히 해가 되는 지연을 줄이는 것
- 효율성(efficient): 장비, 재료, 아이디어, 에너지 등의 낭비를 줄이는 것
- 형평성(equitable): 성, 민족, 거주지역, 인구 사회학적 특징 등과 같은 환자의 특징에 따라 제공되는 의료 서비스가 달라지지 않는 것

Source: Institute of Medicine. Crossing the Quality Chasm: A New Health System for the 21st Centry. Washington, DC: National Academies Press; 2001.

방 받아 심각한 의료사고로 고통받는다. 한 연구에서 일부 약사들이 같은 실수를 한다고 보고하였다. 약국에서 비타민 E 약병과 에피네프린 약병이 동일한 모양이기 때문에 문제가 발생했다. 이것은 시스템 오류였다.

심장병동에서 발생한 의문의 죽음이 조사되었다. 죽음의 시기는 한 개인의 스케줄과 연관성이 있었고, 이것은 한 간호사의 책임으로 결론지어졌다. 그녀가 환자에게 치사량의 디곡신을 주입한 것으로 나타났다. 이것은 시스템 오류가 아니다.

의료의 질에 관한 쟁점은 그것이 시스템 오류인지, 아니면 특정 의료인의 문제인지 결정하기 위해 조사되어야 한다. 전통적으로, 질 평가는 bad apples 접근방식에 따라 개별 의료 제공자와 기관에 초점이 맞추어져 있었다. 최근에는 예외적으로 열악한 의료의 질을 갖고 있는 이상치(異常値, outlier)뿐 아니라 모든 진료의 임상적 수행능력을 향상시키기 위한 Continuous quality improvement(CQI) 방식에 의해 의료의 질을 개선하고자 한다. CQI 접근방식으로의 움직임은 의료 서비스의 표준화와 의료의 질을 평가하기 위해 보다 체계적인 자료 수집을 요구한다(표 10-2).

전통적인 질 보장: 낮은 수준의 질(bad apples)에 대한 지적과 제재

Traditional Quality Assurance: Licensure, Accreditation, and Peer Review

전통적으로, 보건의료 시스템은 보건의료 인력과 의료기관의 전문성과 실력을 보장하는 면허 및 인증에 크게 의존해왔다. 보건의료 전문가들은 엄격한 교육을 받고, 최소한의 기본 지식과 숙련성을 갖추고 있다는 것을 보장하는 면허 시험을 통과한다. 그러나 성공적으로 교육을 마치고 면허 시험에 통과한 모든 사람이 능숙한 의사가 되는 것은 아니다. 이러한 사실은 의학교육과 면허체계의 실패를 암시하기도 한다. 혹은, 시험을 볼 당시에는 능숙한 의사였지만 그의 실력은 점차 퇴보되고 알코올, 약물 사용, 우울, 혹은 다른 상황에 의해 의사로서 결함이 생길 수도 있다(Leape and Fromson, 2006).

미국의 면허 기관은 주기적으로 면허(licensure)에 대한 재시험을 볼 것을 요구하지 않는다. 대부분의 경우 면허 기관은 의료인의 태만성 혹은 비전문적인 의료행위에 대한 환자의 민원에 대응할 뿐이다. 전문의 인증기관(specialty board certification)은 전문의가 전문의로서 유효한 실력을 유지할 수 있도록 하기 위해 주기적으로 재인증시험(re-examinaiton on certification)을 통과할 것을 요구한다. 또한, 일부 전문의 분야에서는 전문의 자격과 전문성을 유지하기 위한 방법으로 의사 본인이 자신의 임상 업무에 대해 체계적인 질 평가를 하고 문서화 하도록 요구한다.

질 보장에 대한 또 하나의 전통적인 접근은 병원, HMO 그리고 크게는 의료 사회 내의 동료 압력에 강하게 의존하고 있다. 동료 심사(peer review)란 같은 전문성을 가지는 다른 의사에 의해 의료 서비스의 적절성과

질을 평가받는 방법이다. 동료 심사는 수십 년간 의료의 일부분으로 기능해 왔는데 1965년 Medicare 법 제정 이후 더욱 본격적으로 실시되었다.

Medicare는 미국병원협회 산하에 있는 병원신임기구(Joint Commission on Accreditation of Hospitals, 오늘날 간단하게 Joint Commission이라고 불리움)에게 의료의 질이 부족하다고 판단되는 병원은 Medicare program에 참여할 수 없도록 결정할 수 있는 권한을 주었다. Joint Commission은 병원의 의료진들에게 의료의 질적 수준을 유지하려는 목적으로 동료심사위원회를 설립하도록 요구했다.

Joint Commission은 의료의 질 평가 기준으로 구조(structure), 과정(process), 진료결과(outcome) 지표를 사용한다. 구조적 기준은 응급의학 제세동기가 적절히 작동하는지와 같은 요소를 포함하고 있다. 과정적 기준은 의무 기록이 적절한 시기에 기록되고 승인되는지, 위원회에서 회의시간을 지키는지를 포함한다. 진료 결과 지표는 수술 후 사망률, 예방 가능한 사망률, 그리고 약물 부작용과 창상 감염 발생률과 같은 내용을 포함한다. Medicare는 Medicare 수혜자들의 진료를 맡은 의사들이 제공하는 의료 서비스의 질을 향상시키기 위해 각 주의 질 향상 기구(quality improvement organizations; QIOs)와 계약을 한다.

1972년에 Medicare는 새로운 질 모니터링 체계인 professional standards review organization를 만들었다. 이는 1982년에 peer review organizations (PROs)로 대체되었다. PROs는 각 주 혹은 지역에서 입원의 적절성과 질을 감시하기 위해 설립되었다. 불필요하다고 판단되는 입원에 대한 Medicare 보험급여를 거부하는 권한과 함께, PROs는 질 향상 프로그램으로 위장한 비용조절 기전(cost control mechanism)처럼 보였다. 최근에는 Medicare가 PRO를 진정한 질 향상 조직(quality improvement organization; QIOs)로 변형시켰다.

57세의 Angela Lopes는 전이성 난소암을 앓고 있다. 하지만 상태가 좋아 9개월 정도 더 살 수 있을 거라고 기대했다. 그녀의 아들은 가족 중 처음으로 대학에 진학하였고 그녀는 아들의 졸업을 보는 것을 소망했다. 의사는 복강 내로 직접적으로 화학요법제를 주입하기로 결정했다. 약물이 복강으로 들어갈 때 환자는 심한 압박을 느꼈고, 간호사에게 약물 투입을 중단해 달라고 요청했다. 간호사가 의사를 불렀지만 그는 걱정할 필요 없다고 말했다. 2시간 후, Lopez는 가쁜 숨을 쉬었고 투약 중단을 요구했다. 간호사는 다시 의사를 불렀지만 한 시간 뒤 Lopez는 사망했다. 그녀의 배는 액체로 팽팽해져 폐를 밀고, 하대정맥을 통한 순환을 멈추게 했다. 질 보장위원회는 이 사례를 예방 가능한 사망으로 판단하고 너무 많은 액체(약, fluid)를 투입하고 간호사의 요청에 적절히 반응하지 않은 것에 대해 의사를 비난했다. 의사는 자신의 잘못이 아니라고 대답했다. 간호사가 그에게 환자가 얼마나 아픈지 말하지 않았다고 비난했다.

면허와 동료 심사와 같은 전통적인 질 보장 전략은 질 향상에 그리 효과적이지 않은 것으로 평가 되고 있다. 동료 심사는 종종 bad apples 이론을 고수하여 교육을 통해 업무를 향상시키기보다 의사들의 실수를 훈계하려고 시도한다. Lopez의 예방 가능한 죽음을 야기시켰던 의사는 실수를 통해 배우기 보다 간호사에게 책임을 돌림으로써 동료 의사의 비난에 대응했다. 매일 시간에 쫓겨 결정하는 수백 가지의 의사 결정 속에서, 심각한 실수는 오히려 임상 업무에서 보편적으로 여겨질 수 있다. 최근에 이루어진 의사 대상 설문조사에 의하면, 의사의 42%는 환자에게 일어난 심각한 실수에 대해 한번도 말하지 않은 것으로 밝혀졌다(Gallagher et al, 2006). 실수를 정정하기 보다 숨기려 하는 것은 가혹한 질 평가 장치의 유산이다(Leape, 1994).

진정한 bad apple에 대해 강력한 제제를 가하는 것이 효과적일지라도 이러한 조치가 근본적인 질 문제를 해결하지는 못한다. 반론의 여지가 없는 bad apple을 제거한다 해도 적절하게 업무를 수행하지 못하는 의료 제공자로부터 발생하는 모든 질 문제를 다루게 되지는 않는다.

보건의료체계는 기본적인 임상 수행능력을 보장하기 위해 노력해야 하며, 강력한 개선 노력에도 불구하고 최소한의 수준에 못 미치는 의료 제공자를 제재해야 한다. 그러나, 질이 매우 열악한 이상치(異常値, outlier)를 잘라내는 방법뿐 아니라, 전체적으로 의료 서비스가 높은 수준으로 이동하도록(shift of curve)하는 조치들 또한 필요하다.

동료 심사가들은 종종 동일 케이스에 대한 의료 질 평가에 있어 의견을 달리한다(Laffel and Berwick, 1993). 이러한 한계 때문에, 임상지침을 사용하여 의료를 표준화하고 개인 의사에 대한 동료 심사 대신 전반적인 의료 서비스의 질을 평가하는 방향으로 접근이 달라지고 있다(표 10-3).

표 10-3. 의료서비스 질 개선을 위한 접근방법

- 의료의 질이 매우 떨어지는 'bad apple'을 찾아 내고 제거
- 임상진료지침
- 진료 패턴의 측정과 평가
- 지속적 질 개선 활동(Continuous quality improvement)
- 진료 정보의 전산화
- 질 평가 결과의 공표
- 질 평가 자료 제출에 대한 지불(Pay for reporting)
- 치료 성과에 따른 지불(Pay for performance)
- 재정에 영향을 받지 않는 의학적 의사결정

임상진료지침 Clinical Practice Guidelines

Dr. Benjamin Waters는 요실금 때문에 내원한 환자로 인해 갈등을 느꼈다. 그는 한 번도 이런 증세에 대해 의과대학에서 배운 적이 없어서 비뇨기과 의사에게 환자들을 보내곤 했다. 의사 Waters의 관리의료계획(managed health plans)으로부터 그가 과다하게 환자를 전문의에게 의뢰하는 것으로 알려져 진퇴양난의 느낌이 들었다. 그는 문제를 해결할 수 없었지만 다른 곳으로 환자를 보내고 싶지 않았다. 그는 요실금 패드와 기저귀를 처방함으로써 딜레마를 해결했지만 마음이 편치 않았다.

Dr. Denise Drier는 가정의학과 교육을 할 때 요실금에 대해서 배웠지만 그 문제를 치료를 하는데 확신이 서질 않았다. 인터넷에서 그녀는 "성인 요실금: 임상적 지침 업데이트"를 찾아냈다. 그녀는 방법을 공부해 요실금 환자에게 적용했다. 몇 명 환자를 성공적으로 치료한 후에 그녀와 환자들은 만족감을 느꼈다.

임상 현장에서 환자를 진단하고 치료하는 데는 더 나은 방법과 더 나쁜 방법이 있다. 교육과정의 차이, 제한된 경험 및 시간, 새로운 기술을 배우는 데 대한 동기 부여의 불충분함 등의 이유로 의사는 더 나은 방법을 알지 못할 수도 있다. 이러한 문제들에 있어서 임상지침이 진료의 질을 향상시키는 데 도움을 준다. 1989년에 미국 국회는 Agency for Health Care Policy and Research를 설립했다(오늘날, Agency for Health Care Research and Quality(AHRQ)라 불리움). 이 기구는 다양한 업무를 포함하여 임상진료지침(practice guideline) 개발 임무를 맡게 되었다. 전문가 패널에 의해 개발된 임상진료지침은 당뇨, 골다공증, 요실금, 백내장 등과 같은 특정 질환에 대한 표준화된 진료 지침을 제안하고 있다. 그러나 몇몇 영향력 있는 의사 이해단체는 요통(back pain)에 대한 수술요법에 반대하는 권고를 한 AHRQ 진료지침을 달갑게 여기지 않고, AHRQ의 예산을 감축하도록 의회를 압박하고 AHRQ가 임상진료지침을 개발하지 않도록 제한을 가하고 있다.

2,000개 이상의 임상진료지침이 존재한다. 많은 조직에 의해 쓰여졌고, 과학적인 신뢰도가 다양하다. 대부분은 의료 전문가 단체에 의해 개발되었다(Steinbrook, 2007). 이상적으로 진료지침은 과학적 근거에 대한 철저하고 객관적인 검토를 기반으로 한다. 하지만, 한 조사에 의하면 진료지침을 개발한 저자의 87%가 제약회사와 유착되어 있다(Shaneyfelt and Centor, 2009). 예를 들면, 콜레스테롤을 낮추는 스타틴 약제의 광범위한 사용을 권고하는 가이드 라인의 저자 9명 중 8명은 스타틴을 생산하거나 판매하는 회사와 재정적으로 결부되어 있다

(Abramson and Starfield, 2005). 게다가 진료지침은 한 가지 만성질환을 앓고 있는 젊은이와 같이 좁게 정의된 환자군을 대상으로 한 연구를 기초로 하여 개발되었기 때문에 복합 질환을 가진 노인 환자와 같은 실제로 임상 현실에서 흔하게 접할 수 있는 환자군에게는 적용할 수 없는 제한점이 있다(Boyd et al., 2005).

실제로, 임상 현장에서 진료지침을 적용하기에 적합하지 않은 상황에 종종 부딪친다. 불확실성은 임상 현장에 만연하고, 진료지침은 오직 우리가 무지의 바다에 있는 지식의 섬을 즐기는 것과 같은 경우에만 적용할 수 있다. 진료지침은 높은 질의 의료 서비스를 위한 임상적 판단을 보조할 수는 있으나 대체할 수는 없다.

59세의 Pedro Urrutia는 야간뇨와 빈뇨가 있다는 것을 알았다. 그의 친구가 전립선암을 앓고 있어 그는 걱정이 되었다. 비뇨기과 의사는 그의 전립선이 단지 약간 커져 있으며 전립선 특이 항원(혈액검사)은 정상이라 수술이 필요치 않다고 말했다. Urrutia는 수술을 원했고 수술을 하기 위해 다른 비뇨기과 의사를 찾았다.

82세 때 James Chin은 야간뇨와 절박뇨가 있다는 것을 알았다. 그는 아내의 생일에 와인 두 잔을 마신 뒤 밤에 소변을 볼 수 없었다. 그는 응급실로 향했으며, 혹이 없이 전립선이 커져있다는 것을 알았고 카테터 시술을 받았다. 비뇨기과 의사는 강력하게 전립선의 경뇨도적 절제를 추천했다. Chin은 추천을 거절하고 술 때문에 잔뇨가 있는 것이라고 생각했다. 5년 후에도 그는 전립선이 온전한 채로 건강을 유지했다.

양성 전립선비대증 수술과 같이 수술 적응증을 명확하게 정의하는 것이 어려운 경우는 환자의 선호가 매우 다양하기 때문이다. Urrutia와 같은 환자는 수술이 필요 없음에도 불구하고 전립선 수술을 원한다. 반면, Chin과 같은 환자는 수술을 해야 할 명백한 이유가 있음에도 환자가 원하지 않는다. 이와 같이 임상진료지침은 과학적인 데이터 뿐 아니라 환자의 요구 또한 고려해야 한다(O' Connor et al., 2007).

임상진료지침이 본질적으로 의료의 질을 향상시키는가? 선행 연구들에 의하면 진료지침은 의사의 의료 행위에 영향을 주는 데 성공적이지 못한 것으로 보고되고 있다(Cabana et al., 1999). 그러나, 진료지침은 질 향상 전략의 중요한 기반으로 활용될 수 있다. 가령, 진료 지침에 의해 특정 서비스가 필요한 것을 컴퓨터 시스템화하여 의사에게 알려줄 수 있다. 또한, 의료계의 리더(opinion leader)나 의사 소 그룹이 중심이 되어 진료지침을 검토하고 사용하도록 독려하는 것도 하나의 전략이다(Bodengeimer and Grumbach, 2007).

▶ 진료패턴의 측정 Measuring Practice Patterns

CQI 접근의 중요한 원리 중 하나는 각 의료 제공자, 기관, 조직이 얼마나 잘 하고 있는지 평가하기 위한 체계적인 모니터링의 필요성이다. 진료 성과를 평가하기 위해 사용되는 2개의 기본적인 지표가 있다. 과정과 결과 지표이다. 진료 과정이란 의료 제공자에 의해 제공된 의료 서비스의 유형을 말한다. 예를 들면, 관상동맥질환 환자에게 아스피린을 처방하거나, 병상에서 움직이지 못하는 환자의 욕창을 방지하기 위해 규칙적으로 환자의 자세를 바꾸어주는 것 등이다. 진료 결과는 죽음, 증상, 정신 건강, 육체적 기능 등으로 측정되며, 의료의 질을 평가하는 골드 스탠다드로 여겨지고 있다. 그러나, 결과 (특히, 건강 관련 삶의 질을 다루는 경우)는 측정이 쉽지 않다. 사망과 같은 결과는 쉽게 측정되지만 드물게 발생하는 결과이다. 또한, 결과는 환자가 받는 의료의 질만이 아니라 질병의 중증도에 의해 크게 영향을 받고 환자의 특성과 연관이 있다(King and Wheeler, 2007). 따라서 진료 결과를 측정할 때, 환자 상태의 중증도와 특성을 보정('risk adjust')하는 것이 반드시 필요하다. 의료의 질을 모니터하는 장치로서 결과 지표를 사용하는 데 있어서 이러한 어려움 때문에 과정 지표가 좀 더 흔하게 쓰인다. 과정 지표가 질 평가의 유효한 지표가 되기 위해서는 먼저 과정이 실제로 환자의 결과에 미치는 영향을 증명할 수 있는 연구가 반드시 이루어져야 한다.

Dr. Susan Cutter는 공포를 느꼈다. 늘 해 오던 자궁적출술이 예정되어 있었다. 왜 그런지 몰라도 그녀는 부주의로 환자의 대장을 찢었다. 환자는 45세 여자로 증상이 있는 자궁근종이 있었으나 수술 전에는 그 외에 건강 상에 문제가 없었다. 장내 세균이 배 안에서 빠져 나왔고 중환자실에서 오랫동안 투병 끝에 환자는 패혈 쇼크로 사망했다.

Dr. Cutter는 병원 외과장을 만났다. 과장은 Dr. Cutter의 사례를 검토하였고, 지난 5년 동안 Dr. Cutter의 모든 수술 케이스의 통계치를 보여주는 보고서도 꺼냈다. 보고서는 Dr. Cutter의 사망률과 합병증률이 병원 의사 중에 가장 낮다는 것을 보여주었다. 하지만 외과장은 다른 외과의사인 Dr. Dehisce가 합병증률이 다른 외과의사들보다 훨씬 높다는 것을 주목했다. 외과장은 Dr. Cutter에게 분과 위원회로 Dr. Dehisce의 care를 검토하고 좋지 못한 수행능력을 해결할 방법을 생각해보도록 Dr. Dehisce를 만날 것을 요청했다.

질 감시에 대한 현재의 접근법은 소수의 개별 케이스를 조사하는 것을 넘어 환자 집단의 과정이나 결과를 측정하는 것으로 움직이고 있다. 예를 들면, 전통적인 동료심사는 수술 중 사망한 환자의 모든 케이스를 검토하는 것이다. 개별 케이스를 검토하는 것은 외과의사나 수술팀의 어디서 오류가 발생했는지 이해하는 데 도움이 될 것이다. 하지만, 이러한 방법은 그 케이스가 일반적으로 수술 결과가 좋은 외과의사나 팀의 예외적으로 발생한 나쁜 결과를 나타내는지 혹은 보다 더 광범위한 문제를 나타내는지 알 수 없다. 이러한 물음에 답하기 위해서는 외과의사 및 수술팀이 수술한 모든 환자의 데이터를 조사하여 이들 환자군과 비슷한 특성을 갖는 다른 환자군의 자료와 비교하는 것이 필요하다.

Mel Litus는 당뇨 환자의 교육을 담당 하는 간호사이다. 하지만, 발 절단을 했거나 심장마비로 고통받은 후 클리닉을 다시 찾아온 당뇨 환자들을 본 후, Mel은 어떻게 하면 클리닉 팀이 당뇨 합병증을 막기 위해 좀 더 나은 일을 할 수 있을까 고민했다. 클리닉 팀은 최근에 새로운 전산화된 클리닉 정보 체계를 갖추었다. Mel은 컴퓨터 시스템을 책임지는 관리자를 만나 모든 임상병리검사 결과, 환자 의뢰(referral), 그리고 당뇨 환자들의 약 처방에 관련된 인쇄물을 정리했다. Mel이 인쇄물을 검토했을 때 그는 많은 환자들이 병원 예약일을 잘 지키지 않았고 정기적인 안과 검진이나 당뇨 손상으로부터의 신장을 보호하는 약을 처방받는 것과 같은 중요한 서비스를 받지 않았다는 알았다. Mel은 질 향상 의료 책임자를 만나 클리닉 직원들과 이러한 정보를 공유하고 당뇨 환자의 케이스를 보다 더 가까이에서 감시하는 시스템을 만들 계획을 논의했다.

많은 의료기관, 의원에서부터 HMO와 같은 관리의료 조직에 이르기 까지 진료 패턴을 모니터링하고 조직 내 의사와 직원들에게 진료에 대한 피드백을 제공하기 시작했다. 이러한 피드백의 목적은 최적의 표준에 미치지 않은 의료진 및 의료기관의 진료 패턴을 변화시키는 데 있다. 이는 진료과정을 향상시키기 위한 노력을 고무하기 위해서이다. 개별 의사들이 특정 환자군에 대한 자료를 검토하고, 조직 전체의 진료 체계를 다시 디자인하는 활동을 포함한다. 진료 패턴에 대한 자료수집의 전형적인 예는 당뇨 환자들의 안과 검사율, 주기적인 HbA_{1c} 레벨 검사율, 그리고 신장 기능 평가 검사율 등 권고된 서비스를 받는 비율을 측정하는 것이다.

지속적인 질 향상 활동 Continuous Quality Improvement

각 의료 제공자의 우수한 역량을 극대화하는 것은 높은 수준의 의료 서비스에 도달하는 데 하나의 요소에 불과하다. CQI 기술을 통해 의료 기관 전체를 향상시키는 것은 또 다른 요소이다. CQI란 구체적인 문제를 인지하고, 이와 관련된 자료를 수집하고, 해결책을 제안하고 실행하기 위해 학제 간의 팀을 형성하는 것을 포함한다.

Salt Lake City의 LDS 병원에서 의사들 간의 창상 감염률 차이가 예방적 항생제를 투여하는 시간과 관계가 있는 것으로 관찰되었다. 수술 2시간 전에 항생제를 투여 받은 환자들이 가장 낮은 감염률을 보였다. 이 병원의 외과는 모든 환자가 정확하게 수술 2시간 전에 항생제를 투여받도록 하는 정책을 채택했다. 이후 수술 후 창상 감염률은 1.8%에서 0.9%로 떨어졌다(Burke, 2001).

이러한 성과는 보건의료 질의 하나의 점에 불과하지 지배적이지 않다(Solberg, 2007). Institute for Healthcare Improvement(IHI)는 의료기관들이 비용을 줄이면서 의료의 질과 의료 서비스에 대한 접근성을 향상시키도록 도와주는 "collaboratives"라는 후원을 통하여 CQI를 전파시키고자 노력하고 있다. 수백 개의 의료조직이 만성질환 진료를 향상시키고, 시간 낭비를 줄이고 생애 말기 치료를 향상시키고, 약물 부작용을 줄이는 것과 같은 주제에 관심이 있는 collaborative에 참여하고 있다. collaborative은 다양한 기관으로부터 나온 팀들이 빠르게 변화하는 질 향상 방법론의 적용을 논의하는 교육 세션을 운영 한다. IHI의 성공은 만성질환 영역에서 일어났는데, 대형 의료기관부터 작은 지역병원에 이르기까지 기관의 다양성과 함께 당뇨, 천식, 울혈성 심부전과 같은 상태의 결과를 향상시키기 위해 만성질환진료모델을 시행했다(Bodengeimer et al, 2002). 대조군과 비교한 결과 collaborative의 만성질환 진료 모델은 환자 상태의 미미한 향상을 보여주었다(Vargas et al., 2007). IHI는 환자 안전 면에서 병원 내 사망률을 감소시키기 위해 100,000 Lives Campaign (www.ihi.org)을 시작하였고 2006년과 2008년 사이에 5백만 개의 캠페인이 뒤따랐다. 미국의 4,000개 이상의 병원이 이 캠페인에 참여했다. 영향력의 규모에 대해서는 논란이 있지만 병원 내 사망률을 줄이는 데 이 캠페인이 기여했다는 증거는 있다(Berwick et al, 2006; Wachter and Pronovost, 2006).

▶ 의료 정보의 전산화
Computerized Information Systems

정부의 전산화는 의료의 질을 향상시키고, 인구집단 전체에 대한 의료 서비스 제공 과정과 결과를 모니터링 할 수 있는 기회를 주었다. 전자의무기록은 만성질환 관리 혹은 예방 의료 서비스의 기한이 지난 환자들의 리스트를 만들어 의사와 환자들에게 즉각적으로 알려줄 수 있다(Baron, 2007). 병원에서 발생하는 처방 오류는 종이 처방전을 사용하는 것보다 컴퓨터를 통해 직접 처방전을 입력하는 시스템인 computerized physician order entry(CPOE)를 사용하면서 줄었다. 컴퓨터는 의사가 부적절한 약의 용량을 사용하거나 환자에게 알레르기가 있는 약을 사용하려 할 때 이를 알려 준다(Kaushal et al, 2003). 하지만, 전자 의무기록을 사용한 병원의 현저한 질 향상은 아직 증명되지 못했다(Eslami et al., 2007; DesRoches et al., 2010). 이는 전산화된 정보 시스템만으로는 질을 향상하지 못하는 것을 암시한다. 전산화는 정보화 과정 체계의 변화와 동반되어야 한다(Bodenheimer and Grumbach, 2007).

▶ 의료의 질에 대한 공개
Public Reporting of Quality

CQI 접근은 의료 서비스의 시스템적인 관찰을 강조하였는데 이를 통해서 의사와 의료기관이 더 나은 의료 서비스를 제공하도록 하는 피드백을 주기 때문이다. 의료 서비스의 질을 감시하는 다른 방법 중 하나는 질 평가 결과를 대중들에게 알려주는 것이다. 이는 주로 'health care report card'라고 불리우는데, 소비자들이 좀 더 우수한 의료 제공자와 의료기관을 선택할 수 있게 하는 도구로 평가된다. 이러한 방식을 지지하는 자들은 이러한 정보를 가진 환자들과 고용주는 좀 더 정보를 가지고 의사결정을 할 수 있고, 더 나은 report card 점수를 받은 의료 기관을 우선적으로 찾을 수 있다고 주장하였다.

개별 의사에 대한 report card는 1990년대 New York 주 보건당국에 의해 시작되었다. 보건당국은 주의 각 병원에서 행해진 관상동맥 우회술에 대한 위험도 보정 사망률을 발표하였다. 또한, 1992년에 사망률은 각 심장외과의사별로 발표되었다. 해마다 이 리스트는 큰 뉴스거리였고 큰 논쟁거리였다. 하지만, 이런 측정에 있어서 어려움은 1년 안에 46%의 외과의사가 상위 50%에서 하위 50%로 이동하였다는 사실을 통해서 알 수 있다.

이 프로젝트에서 몇 가지 놀라운 결과가 나타났다. (1) 환자들은 사망률이 높은 병원에서 더 낮은 병원으로 옮겨가지 않았다. (2) 위험도 보정 사망률이 주 평균에 비해 2.5에서 5배 가량 높은 외과의사들이 뉴욕 주에서 관상동맥우회술을 하는 것을 그만 두었다. (3) 4년 동안 전체 위험도 보정 관상동맥우회술 사망률이 41% 감소하였다. (4) report card를 걱정한 어떤 외과의사들은 자신의 순위를 생각해서 수술하기 매우 위험한 환자는 수술하기를 꺼려 하였다. 이것은 부분적으로 수술 사망률의 감소가 수술하기 까다로운 환자의 수술을 거부한 데서 기인했을 가능성을 제시한다. 뉴욕 주의 이러한 시도는 수술 결과가 좋지 않은 병원의 질 향상을 위한 동기는 충분히 제공하였으나 환자들이나 고용주들의 의료 제공자 선택 결정에는 큰 영향을 주지 못하였다(Marshall et al., 200; Jha and Epstein, 2006).

2011년에 Centers for Medicare and Medicaid Services(CMS)가 Physician Compare website를 열었다. 여기에서 특정 의사들에 대한 의료의 질 평가 내용을 2015년까지 확인해 볼 수 있다(www.medicare.gov/find-a-doctor/provider-serach.aspx).

가장 중요한 report card program은 Health Plan Employer Data and Information Set(HEDIS)이다. 대형 HMO와 대형 고용주들의 의해 관리되는 National Committee for Quality Assurance(NCQA)에 의해 만들어진 HEDIS는 2010년도에 71가지 이상의 항목에 대해 질을 평가하였다: 소아 예방주사 접종률; 자궁경부암 검사(Pap smears)/대장암 검사/유방암 검사/녹내장 검사 수진율; 임신 초기 1/3 기간 동안 산전진찰 받은 임산부 비율; 안과 검사를 받은 당뇨 환자 비율; 흡연자 중 의사가 금연 제의를 시도한 비율; 천식, 기관지염, 골다공증, 우울증 치료의 적절성 등. NCQA는 주로 의료보험을 대상으로 평가하고 있다. 어떤 사람들은 의사와 병원을 평가하는 것이 더 도움이 될 것이라고 말한다. 하지만, 문제는 고용자들이 직원들을 위해 의료보험을 선택하는데 있어 이러한 정보를 이용하는 경우가 거의 없다는 것이다. 대부분의 고용자들이 보험을 선택함에 있어서 비용이 가장 중요한 요소이다(Galvin and Delbanco, 2005).

"셀 수 없다면 그것을 나아지게 할 수 없다." "수로 셀 수 있는 모든 것이 다 중요한 것은 아니다. 또한 중요한 모든 것들을 다 수로 셀 수는 없다" 점점 갈수록 의료의 질에 대한 초점이 가격 대비 질을 나타나는 것으로 변화하고 있다. 이와 같이 가격이 증가할수록 질이 증가하는 것이 중요한 것이 아니라 안정적이거나 비교적 저렴한 가격에서 질이 증가하는 것이 중요한 것이다(Owens et al, 2011).

▶ 질 평가 자료 제출에 대한 지불 Pay for Reporting

2003년, Medicare 프로그램은 심장마비, 심부전 그리고 폐렴에 대해 병원별로 위험도 보정(risk-adjusted) 의료의 질을 평가하는 공공 보고서 작성을 시작하였다. 최근에는 수술 후 관리와 다른 항목들도 평가에 포함되었다. 각 병원에 대한 보고서는 프로그램 홈페이지(www.hospitalcompare.hhs.gov)에서 확인해 볼 수 있다. 'Hospital Quality Initiative' 라고 이름 붙여진 이 프로그램은 병원의 자발적 참여로 이루어졌지만, 참여하지 않은 병원에 대해서는 Medicare 보험급여를 삭감하였다. 어떤 이들은 이 프로그램에 참여하지 않은 병원에게는 Medicare 보험급여를 지불하지 말아야 한다고 주장한다. 이 프로그램에 포함된 평가 대상 의료 서비스의 질은 개선되고 있는 것으로 관찰된다(Chassin et al, 2010). 하지만, 병원은 이 프로그램에서 요구하는 특정 항목의 의료 서비스에 대해서는 질 향상 노력을 하고 있지만, 평가 대상이 아닌 의료 서비스 영역에 대해서는 의료의 질 개선 활동을 중점적으로 하고 있지 않은 실정이다(Pham et al, 2006).

2007년 Medicare는 Physician Quality Reporting System을 시작하였다. 이 프로그램에 참여하여 지정된 질 평가 자료를 제출하는 의사에게는 Medicare 보험급여에 대해 2% 추가금이 지불된다. 하지만 병원 프로그램과 달리 의사별 질 평가 보고서는 공개되고 있지 않다(www.cms.hhs.gov/pqri/).

▶ 치료 성과에 따른 지불 Pay for Performance

2003년, 새로운 개념인 '치료 성과에 따른 지불방법(pay for performance, P4P)'이 보건의료 분야에서 넓게 수용되었다(Epstein et al, 2004). P4P 방식에 의하면 의사와 병원은 그들이 제공한 의료 서비스의 질 측정치가 특정 기준 이상이거나 지난 해에 비해 향상되었을 때 보너스처럼 더 높은 보험급여를 받게 된다.

가장 큰 P4P 프로그램 중 하나는 Califronia의 Integrated Healthcare Association(IHA)이다. IHA는 2002년에 출범되었는데, 고용주, 보험 회사(health plans), 병원, 의사들이 가입되어 있으며, 단일화된 질 지표에 의해 의료의 질을 평가한다. 2010년, 7개의 보험 회사와 221개의 의사 조직, 35,000명의 의사, 1억 명의 환자가 가입되어 있다(www.iha.org).

2010년에, IHI는 의사들에게 P4P 보너스로 4천 9백만 달러를 지불하였다. 의사들은 진료(암 건강검진, 예방접종, 천식, 당뇨, 심혈관질환)의 질 증가와 환자 만족도, 그리고 정보기술 활용을 증명해 보이면 이에 대한 보상을 받았다. 2009년, IHI는 비용 절감에 관한 지표를 추가하였는데 이 지표에는 입원비용, 재입원률 그리고 제네릭 약의 사용에 대한 것이 포함되어 있었다. 질의 평가 지표는 프로그램이 시작한 이후 어느 정도 향상되었으나(5%에서 12% 향상), 환자 만족도는 그렇지 않았다. 이러한 프로그램의 한계점은 우선 보너스 비용이 작았다는 것이다(의사 수익의 2% 정도 밖에 되지 않음). 그리고 자료를 수집하고 보고하기 위해 추가적인 비용이 든다는 것이다(Damberg et al., 2009). 게다가 health plan들은 그들이 생각했던 만큼 투자에 비해 원하는 결과를 얻지 못했기 때문에 P4P에 대해 점차 관심을 잃어 갔다(Integrated Healthcare Organization, 2009).

IHA 프로그램은 2가지 이유 때문에 특별함을 가진다. 모든 주요 health plan들이 치료성과에 대한 보너스를 주는 기준이 되는 질 지표를 결정하는 데 협력했다는 점과 캘리포니아 주의 대부분의 의사들이 큰 medical group이나 독립적인 practice association에 가입되어 있었다는 점이다. 만약 단 하나의 health plan만 P4P 프로그램을 만들었다면 의사들의 의료의 질을 정확하게 측정할 수 있을 만큼 충분한 환자 표본이 확보되지 못했을 것이다. 모든 health plan이 참여하고, 의사에 등록된 많은 환자가 이러한 측정에 포함되어 있어 표본수가 많았다. 만약 P4P가 큰 의사조직들 대신 개별 의사들의 평가에 초점을 맞추었다면 환자의 적은 표본 수는 의료의 질 평가 결과를 왜곡하였을 것이다. 많은 수의 환자 표본을 모을 수 있는 California였기 때문에 보다 정확한 질 측정과 평가가 가능하였다.

Health plan 대신 고용주(employer)가 시작한 P4P 프로그램은 'Bridges to Excellence'이다. 이 프로그램에는 80개가 넘는 고용주, 규모가 큰 health plans 그리고 15개가 넘은 주에서 3,000명의 의사들이 참여하고 있다. 자동화 사무실 시스템을 사용하거나 당뇨, 천식, 만성폐질환, 심장질환, 요통 그리고 고혈압 환자들에게 좀 더 나은 질의 의료를 제공한 의사들은 보너스를 받았다. 양질의 의료 서비스를 제공한 의사들은 표창을 받고 보너스를 받았다. 고용주가 이러한 프로그램에 비용을 지불하는 이유는 양질의 의료 서비스는 결국 비용을 낮추게 되는 것을 의미하기 때문이다. 질 평가 대상은 이러한 프로그램에 참여하고 있는 고용주들의 고용인인 환자들에게 제공된 의료 서비스였다. 실제로, 각 의사별로는 대상 환자 수가 몇 명 되지 않는 경우가 많았다(www.bridgestoexcellence.org).

2003년, Medicare에서는 268개의 병원을 대상으로 심장마비, 심부전, 폐렴, 관상동맥우회술 그리고 고관절치환술, 무릎관절치환술에 대한 질을 평가하는 프로그램을 출범시켰다. 높은 수준으로 평가된 병원은 보너스를 받았고 최하로 평가된 곳은 패널티를 받았다. 어떤 연구에 따르면 P4P에 참여하는 병원과 참여하지 않은 병원을 심장마비, 심부전 그리고 폐렴 등 10가지 측정항목으로 비교해 보았을 때 P4P 참여 병원이 좀 더 개선된 의료의 질을 보였다(Lidenauer, 2007). 하지만, 다른 연구에서는 P4P에 참여하는 병원과 참여하지 않은 병원에서 치료받은 1백만 명의 심질환자를 2003년에서 2006년 동안 관찰했을 때 질 측정값이 별다른 차이를 보이지 않았다고 한다(Glickman et al, 2007). 2003~2008년 이 프로그램에 참여한 병원은 질 평가 점수가 18% 상승하였지만(CMS, 2010) 이는 참여하지 않은 병원에 비해 단지 2~4% 상승한 정도였다(Mehrotra et al., 2009).

P4P는 일차진료의 질을 증가시키려는 의도로 시작된 프로그램으로 이러한 프로그램을 시행한다는 것은 정말 대담한 일이다. 이 프로그램은 2004년 영국에서 시행되었고 이에 대한 자세한 내용은 제14장에서 다룰 것이다.

어떤 저자들은 P4P 프로그램을 시행할 경우 일부 의사와 병원은 높은 평가 점수를 받기 위해 고위험군 환자를 피하려 할 수 있다고 충고하였다. 또 하나 어려운 점은 대다수의 환자들은 1년 동안 여러 의사들을 만나기 때문에 그 환자의 치료 성과에 대한 performance bonus를 어떤 의사에게 줄지 결정하는 것이 거의 불가능 하다는 점이다(Pham et al., 2007). 게다가 P4P 프로그램은 자칫 계층 간의 의료의 질의 불균형을 가져올 수 있는 소지가 있다. 의료의 질 향상을 위한 투자가 가능한 환경에 있거나 고소득층 환자를 주로 돌보는 병원과 의사들은 환자의 치료 결과가 좋아 performance 보너스를 받을 가능성이 크다. 반면, 투자 자원이 좋지 않은 환경에서 취약한 인구를 진료하는 의사와 기관은 상대적으로 치료 결과가 좋지 않아 패널티를 받을 가능성이 높기 때문이다(Caslaino et al, 2007).

▶ 재정적으로 중립적인 의사결정
Financially Neutral Clinical Decision Making

의료의 질을 개선시키기 위해서는 과다 사용 혹은 과소 사용에 대해 재정적 보상을 하지 않는 지불 구조, 그리고 의학적 의사결정과 수입이 분리되는 지불 구조를 갖추어야 한다. 인두제 혹은 봉급제와 행위별 수가제의 요소를 합친 균형잡힌 의료비 지불체계는 의사의 진료와 지불 간의 복잡한 결합을 최소화시키고, 의사가 수입에 신경 쓰지 않고 환자에게 진정으로 필요한 의료행위를 하는 것을 가능하게 할 것이다. 의료 서비스에서 의학적 의사결정을 하는 데 있어 재정적인 요소를 전혀 고려하지 않는 것은 이상적이기는 하지만 현실적이지는 않다.

의료과실제도의 개선
WHERE DOES MALPRACTICE REFORM FIT IN?

Ivan Romanov는 관상동맥조영술을 받는 과정에서 혈전이 뇌에 도달해서 심한 뇌졸증을 일으키게 되어 왼쪽 팔 다리를 사용할 수 없게 되었다. 관상동맥조영술은 적절하게 시행되었고 별다른 기술적인 문제가 없었다. Ivan은 의료행위로 인해 손상을 받았지만 이것은 의료진의 부주의에 의해서 생긴 것이 아니었다.

소파술을 시행하던 중 Judy Morrison의 의사는 자신도 모르게 자궁을 천공시키고 대장에 찰과상을 입혔다. Morrison은 심한 통증을 호소하였으나 별다른 조치 없이 집에 돌아갔다. 그녀는 지속되는 통증과 내부 출혈을 주소로 1시간 후 응급실에 다시 돌아오게 되었다. 그녀는 4개월에 걸쳐 2단계의 재건 수술을 받게 되었고, 이러한 의료적 손상은 의사의 부주의로 인해 발생한 것으로 판결이 내려졌다.

의료과실 책임제도(malpractice liability system)라는 특이한 제도는 미국의 의료 제도에 있어 중요한 부분을 차지하고 있다(Sage and Kersh, 2006). 이러한 의료과실 제도의 목적은 다음과 같은 두 가지이다. 첫 번째로, 의료사고로 고통 받는 환자를 재정적으로 보상해주는 것과 두 번째로, 부주의로 인해 의료 사고를 일으킨 의사 및 보건의료인을 보호하려는 것이다.

그러나 현재의 의료과실제도는 이 두 가지 목적을 모두 달성하지 못하고 있다. Harvard Medical Practice study에 따르면 의사의 부주의로 인해서 의료사고를 당하여 소송을 제기한 환자의 2% 정도만이 보상을 받을 수 있었다. 이것은 앞서 설명하였던 첫 번째 목적 달성에 실패하였다는 것을 의미한다. 게다가 의사의 부주의로 인해 생긴 과실의 98%는 보상해주지 않았기 때문에 두 번째 목적 달성에도 실패하였다. 또한 최근의 연구들은 이러한 하버드 연구결과를 지지하고 있다(Sage and Kersh, 2006).

반면에 의료 과실 청구 건의 40% 정도는 의료과실이 아니다. 의사의 부주의로 인한 과실은 매우 극소수를 차지하고 있다. 그럼에도 불구하고 이러한 부적절한 청구를 한 환자의 1/4은 금전적인 보상을 받는다. 환자가 의료 과실로 인해서 보상을 받는 1달러에 대해서 법적 비용과 수수료는 54센트를 차지하는 것으로 보고되고 있다(Studdert et al, 2006).

의료 과실 제도는 의료 활동에 있어서 심각한 영향을 미치고 있는 것으로 지적되고 있다(Localio et al, 1991).

1. 이 제도는 의사들이 많은 돈을 의료과실 보험료로 지불하고 의료과실 소송으로 의한 스트레스를 받는 것이 낮은 의료의 질을 제공한 데 대한 일종의 벌이며, 이러한 것이 의료의 질을 향상시키는 합리적인 방법이라고 여긴다. Bad Apples 이론에 따르면 의사들의 소송에 대한 두려움이 의사들로 하여금 의료의 질을 향상시키려는 마음가짐 보다는, "나는 하지 않았다"는 회피하는 반응을 만들어 낸다고 하였다. 즉 의료과실 소송이라는 환경이 의료의 질에 대한 명확한 분석을 할 수 없게 만든다는 것이다.
2. 이 제도에 있어서 막대한 의료과실 보험금이 변호사 선임, 소송, 그리고 보험의 간접비용에 쓰여 많은 낭비를 낳고 있다(Mello et al., 2010). 많은 의료과오 소송은 별로 가치가 없고 많은 낭비와 의사들에게 불필요한 스트레스만 가할 뿐이다. 의료 과실이 인정이 되어 보상금을 받는 환자 중 일부는 부주의한 치료를 받은 것이 아니고, 정말로 부주의한 치료를 받은 환자들은 오히려 보상금을 받지 못하는 경우도 있다(Bernnan et al, 1996). 이러한 의료과실과 관련된 비용은 2008년에 5,560억 달러였으며, 이는 국가 전체 의료비 지출액의 2.4%를 차지한다(Mello et al., 2010).
3. 이 제도는 배심원에 의한 재판이 의사의 부주의가 있었는지 여부를 결정하는 가장 좋은 방법이라고 여겨지는 데 이것이 가장 의문스러운 점이다.
4. 수입이 낮은 사람은 의료과실 보상에서도 적은 보상은 받는다. 왜냐하면 의료 사고로 인해서 손실된 임금이 많지 않기 때문이다. 이것은 보상금에서 일정 비율을 수수료로 가져가는 변호사들에게는 매력적이지 못한 사실이다. 따라서, 의료 사고를 당할 확률이 더 높은 저소득 환자는 고소득 환자에 비해서 의료 소송을 재기하는 확률이 더 낮다(Burstin et al., 1003b).

요약하면, 의료과실 제도는 실제로 잘못이 없는 의사들에게 비싸고 근거 없는 소송으로 인한 스트레스를 안겨주고, 정말로 의료 부주의로 과실을 저지른 의사들에 대한 교육과 의사의 부주의로 인해서 의료 사고를 겪은 환자를 보상해 주는 데에는 실패하였다.

Mei Tagaloa는 목디스크로 인해 생긴 척수 압박으로 신경외과 수술을 받았다. 수술에서 깨어났을 때 그는 팔, 다리 모두 움직일 수가 없었다. 3개월 간의 재활치료 끝에 양쪽 하지 마비로 휠체어를 타야 하는 신세가 되었다. 그는 그의 신경외과 의사와 가정의학과 의사를 고소하였다. 의사의 의료 과실 보험회사에서는 그들의 입장을 대변해 줄 수 있는 변호사를 고용하였다. Tagaloa의 변호사는 'system of contingency fees'를 사용하였는데, 만약 이 케이스에서 이기게 될 경우 받게 되는 보상금의 1/3을 변호사가 받고 만약에 지게 된다면 아무 것도 받지 않는다는 것이었다.

18개월 후 이 케이스는 공판에 들어갔다. 의사들은 3주 동안 법정에 출두하였다. 의사들은 하루에 몇 시간씩 변호사와 이야기하고 기록을 살펴보는데 사용하였다. 수술에 대해서 아무런 것도 행하지 않았던 가정의학과 의사는 매우 화가 나 나중에는 궤양이 생겼다. 배심원은 가정의학과 의사는 무죄라고 하였지만 신경외과 의사는 부주의하여 유죄라고 판결을 내렸다. 가정의학과 의사는 소송 도중 의료 활동을 하지 못하였기 때문에 8,000달러의 손실을 입었고 신경외과의 의료과실 보험은 90,000,000달러

를 보상금으로 주었는데 이 중 300,000달러는 변호사에게 돌아갔다.

위의 사례를 통해 의료과실에 대한 문제점이 많이 있고 이를 수정해야 한다는 것을 알 수 있다(Mello and Gallagher, 2010).

▶ 의도적인 혹은 부주의한 과실행위 개선 Tort Reform

의료과실은 자칫 더 큰 의료과실 행위(의도적으로 혹은 부주의하게 행한 잘못된 행동 이나 사고)를 유발할 수 있다. California Medical Injury Compensation Reform Act and the Indiana Medical Malpractice Acts는 불법행위를 개혁하기 위해 생긴 것으로서 환자의 손상 정도에 따라 보상금의 한계를 정하였고, 변호사의 contingency fees를 제한하였다. 불법행위 개선은 의사들의 의료과실 보험료 증가의 감소를 도와주었다. 하지만 보상금에 한계를 두는 것은 환자에게 불공평할 수도 있다. 그 이유는 최악의 손상을 입은 환자에게도 보상금액에 한계를 두기 때문이다(Mello et al., 2003; Localio, 2010: 표 10-4).

표 10-4. 의료과실제도의 개혁안

Tort reform	환자에게 지불되는 의료과실 보상금액에 한도 책정
대안적 중재 (Alternative dispute resolution)	의료소송을 중재 및 타협으로 대체
임상진료지침 활용	의료과실의 원인이 의사의 태만인지 판단하는 능력의 개선
No-fault reform	의료과실의 원인이 의사의 태만인지 여부에 관계없이 의료과실로 상해를 입은 환자에게 보상
기업 책임 (Enterprise liability)	의료과실에 대해 의료기관에게 책임을 물어 (no-fault 원칙에 근거하여), 의료기관에 질 향상 활동의 동기 부여

▶ 대안적 중재 Alternative Dispute Resolution

의료과실 소송을 대신할 수 있는 대안 프로그램으로 '대안적 중재'가 있다. 대안적 중재는 의료 소송 비용을 줄임으로써 손상을 입은 환자에게 더 많은 보상을 줄 수 있어야 한다. 그리고 분쟁에 의한 해결보다는 좀 더 과학적이고 덜 감정적인 방법에 의해 중재해야 한다.

▶ No-fault Malpractice Reform No-Fault Malpractice Plan

의료사고의 보상방법을 기존의 'tort system'에서 'no fault plan'으로 바꾸자는 제안이 있어 왔다(Studdert and Brennan, 2001; Localio, 2010). No fault plans에서는 의료과실이 의료 제공자의 부주의로 인해 발생한 것인지 여부에 관계 없이 환자들을 보상해 준다. 이렇게 되면, 그 동안 지불해 왔던 비싼 변호사 수수료와 배심원 비용이 불필요하게 되어, 소송 비용은 20~50% 이상 감소할 것이다. 그리고 이 제도에서는 더 많은 사람들을 보상해줄 수 있는 반면, 총 소요 비용은 기존의 제도와 비슷할 것으로 전망되고 있다(Johnson et al., 1992). 더불어, 이 제도에서는 의사들이 자신의 의료과실을 더 인정하게 되고, 의료과실을 개선하기 위해 좀 더 개방된 논의를 할 것으로 판단된다(Studdert et al., 2004).

▶ 기업 책임 Enterprise Liability

새롭게 제안되는 의료과실제도 개혁안의 아이디어는 의료과실의 책임을 개별 의료 제공자보다 의료기관(주로 병원과 HMO)에 안겨주자는 것이다(Studdert et al., 2004; Sage and Kersh, 2006; Chan, 2010). No-fault 제도에서 의료과실이 의사의 부주의로 생긴 것인지 여부와 상관없이 의료사고를 입은 환자는 보상받게 되어 있는 반면, 의료과실을 많이 범하고 있는 의료기관에 더 높은 의료과실 보험금을 지불하게 만들자는 것이다. 이 경우, 의료과실은 의료기관의 시스템 잘못으로 생긴 것이든 의사의 잘못으로 생긴 것이든 상관없이 취급된다. 한편, 병원과 HMO는 의료의 질을 개선시킬 경우 재정적인 보상을 받게 된다.

결론 CONCLUSION

해마다 미국 사람들은 10억 회 이상 의사를 방문하고 급성기 치료 병원에 1억 일 이상 입원한다. 병원에 갈 때마다 대부분 좋은 질의 의료 서비스를 받지만, 보건의료체계의 목표는 모든 환자에게 매번 높은 수준의 의료 서비스를 제공하는 것이다. 이러한 목표는 의료 제공자와 의료기관에 있어서 중요한 도전이 된다. 의사는 환자에게 어떤 질문을 해야 하는지, 신체의 어느 부분을 검사해야 하는지, X-ray 촬영을 해야 하는지, 얼마나 위급한지, 어떤 진단을 내려야 하며 어떤 치료를 하고, 언제 환자를 follow-up 해야 하는지, 다른 의사와 협진이 필요한지를 포함해서 수백 가지가 넘는 의사결정을 매일 해야 한다. Nurse practitioners, Physician assistants, 간호사, 그리고 다른 의료 종사자들도 마찬가지로 여러 의사결정을 해야 한다. 이러한 의사결정을 매일매일 정확하게 하는 것은 인간으로서 무리이다. 높은 수준의 의료 서비스를 제공하기 위해서는 오류를 최대한 줄여야 하며, 최악의 결과가 나오는 오류는 반드시 줄여야 한다. 이러한 오류를 줄이기 위해서는 오류를 발견하고 고칠 수 있는 시스템이 있어야 한다. 설사 모든 의사결정이 기술적으로는 정확하다고 해도 의료 종사자들이 무시하거나, 환자들에게 선택할 수 있는 부분에 대해 충분한 정보를 제공해 주지 않는다면 의료의 질은 낮아지게 된다.

국민들이 받는 의료 서비스의 질을 보호하기 위해 국가는 적절한 법과 규제를 갖추어야 한다. 가령, 보건의료 인력에 대한 교육의 표준화, 보건의료 인력의 최소한의 자격을 보증해 주는 자격증 관리, 합법적인 의료행위를 위반했을 경우 이에 대한 엄격한 조치, 의료의 질에 대한 평가결과를 환자, 의사, 의료기관에 제공하는 것 등이 그 예가 될 것이다. 의료 서비스의 질은 미국의 수도인 워싱턴의 규제기관에 의해서만 조절되는 것이 아니다. 대형 대학병원, 작은 지역병원, 그리고 의원 등 의료기관의 규모와 상관없이 각 의료기관은 의료 서비스의 질 향상을 위한 노력을 하는 것이 중요하다.

참고문헌 REFERENCES

Abramson J, Starfi eld B. The effect of conflict of interest on biomedical research and clinical practice guidelines. *J Am Board Fam Pract*. 2005;18:414.

Agency for Healthcare Research and Quality. National Healthcare Disparities Report, 2009. www.ahrq.gov. Accessed August 22, 2011.

Ash JS et al. The extent and importance of unintended consequences related to computerized provider order entry. *J Am Med Inform Assoc*. 2007;14:415.

Ayanian JZ. Race, class, and the quality of medical care. *JAMA*. 1994;271:1207.

Baker AM et al. A web-based diabetes care management support system. *Jt Comm J Qual Improv*. 2001;27:179.

Baron RJ. Quality improvement with an electronic health record: Achievable but not automatic. *Ann Intern Med*. 2007;147:549.

Berenson RA et al. Hospital—physician relations: Cooperation, competition, or separation? *Health Aff Web Exclusive*. December 5, 2006:w31.

Berwick DM. Continuous improvement as an ideal in health care. *N Engl J Med*. 1989;320:53.

Berwick DM et al. *Curing Health Care*. San Francisco, CA: Jossey-Bass; 1990.

Berwick DM et al. IHI replies to "The 100,000 Lives Campaign: A scientific and policy review." *Jt Comm J Qual Patient Saf*. 2006;32:628.

Birkmeyer JD et al. Surgeon volume and operative mortality in the United States. *N Engl J Med*. 2003;349:2117.

Bodenheimer T et al. The primary care—specialty income gap: why it matters. *Ann Intern Med*. 2007;146:301.

Bodenheimer T, Grumbach K. *Improving Primary*

Care: Strategies and Tools for a Better Practice. New York: McGraw-Hill; 2007.

Bodenheimer T et al. Improving primary care for patients with chronic illness. *JAMA.* 2002;288:1775, 1909.

Boyd CM et al. Clinical practice guidelines and quality of care for older patients with multiple comorbid diseases. *JAMA.* 2005;294:716.

Brennan TA et al. Incidence of adverse events and negligence in hospitalized patients. *N Engl J Med.* 1991;324:370.

Brennan TA et al. Relation between negligent adverse events and the outcomes of medical-malpractice litigation. *N Engl J Med.* 1996;335:1963.

Buerhaus PI. Is hospital patient care becoming safer? A conversation with Lucian Leape. *Health Aff Web Exclusive.* October 9, 2007:w687.

Bunker J. Surgical manpower. *N Engl J Med.* 1970;282:135.

Burke JP. Maximizing appropriate antibiotic prophylaxis for surgical patients. *Clin Infect Dis.*2001;33(suppl 2):S78.

Burstin HR et al. The effect of hospital financial characteristics on quality of care. *JAMA.* 1993a;270:845.

Burstin HR et al. Do the poor sue more? *JAMA.* 1993b;270:1697.

Cabana MD et al. Why don't physicians follow clinical practice guidelines? *JAMA.* 1999;282:1458.

Casalino LP et al. Will pay-for-performance and quality reporting affect health care disparities? *Health Aff (Millwood).* 2007;26:405.

Casalino LP et al. Frequency of failure to inform patients of clinically significant outpatient test results. *Arch Intern Med.* 2009;169:1123.

Centers for Medicare and Medicaid Services (CMS). Hospital Premier Quality Incentive Demonstration Fact Sheet, December 2010. (www.cms.gov/HospitalQualityInits/35_HospitalPremier.asp).

Chan TE. Organisational liability in a health care system. *Torts Law Jl.* 2010;18(3): 228.

Chassin MR et al. The urgent need to improve health care quality. *JAMA.* 1998;280:1000.

Chassin MR et al. Accountability measures—using measurement to promote quality improvement. *N Engl J Med.* 2010;363:683.

Choudhry NK et al. Relationships between authors of clinical practice guidelines and the pharmaceutical industry. *JAMA.* 2002;287:612.

Damberg CL et al. Taking stock of pay-for-performance: A candid assessment from the front lines. *Health Aff (Millwood).* 2009;28:517.

DesRoches CM et al. Electronic health records' limited successes suggest more targeted uses. *Health Aff (Millwood).* 2010;29:639.

Deyo RA et al. Spinal fusion surgery—the case for restraint. *N Engl J Med.* 2004;350:722.

Dudley RA et al. Selective referral to high-volume hospitals: Estimating potentially avoidable deaths. *JAMA.* 2000; 283:1159.

Eddy DM. Three battles to watch in the 1990s. *JAMA.* 1993;270:520.

Egan BM et al. US trends in prevalence, awareness, treatment, and control of hypertension, 1988-2008. *JAMA.* 2010; 303:2043.

Epstein AM et al. Paying physicians for high-quality care. *N Engl J Med.* 2004;350:406.

Eslami S et al. Evaluation of outpatient computerized physician medication order entry systems. *J Am Med Inform Assoc.* 2007;14:400.

Fiscella K et al. Inequality in quality. *JAMA.* 2000;283:2579.

Fisher ES et al. The implications of regional variations in Medicare spending. Part 1: The content, quality, and accessibility of care. *Ann Intern Med.* 2003;138:273.

Gallagher TH et al. US and Canadian physicians' attitudes and experiences regarding disclosing errors to patients. *Arch Intern Med.* 2006;166:1605.

Galvin RS, Delbanco S. Why employers need to rethink how they buy health care. *Health Aff (Millwood).* 2005;24:1549.

Gandhi TK et al. Outpatient prescribing errors and the impact of computerized prescribing. *J Gen Intern Med.* 2005;20:837.

Glickman SW et al. Pay for performance, quality of care, and outcomes in acute myocardial infarction. *JAMA.* 2007;297:2373.

Hillman BJ et al. Frequency and costs of diagnostic imaging in offi ce patients: A comparison of self-referring and radiologist-referring physicians. *N Engl J Med.* 1990;323:1604.

Hollingsworth JM et al. Physician-ownership of ambulatory surgery centers linked to higher volume of surgeries. *Health Aff (Millwood).* 2010;29:683.

Institute of Medicine. *To Err Is Human: Building a Safer Health System.* Washington, DC: National Academies Press; 1999.

Institute of Medicine. *Crossing the Quality Chasm: A New Health System for the 21st* Century. Washington, DC: National Academies Press; 2001.

Integrated Healthcare Organization. The California Pay For Performance Program, June 2009. www.iha.org.

Jha AK, Epstein AM. The predictive accuracy of the New York State coronary artery bypass surgery report-card system. *Health Aff (Millwood).* 2006;25:844.

Johnson WG et al. The economic consequences of medical injuries: Implications for a no-fault insurance plan. *N Engl J Med.* 1992;267:2487.

Kaiser Family Foundation. *Annual Employer Health Benefits Survey* Menlo Park, CA: Kaiser Family Foundation; 2003.

Kaushal R et al. Effects of computerized physician order entry and clinical decision support systems on medication safety. *Arch Intern Med.* 2003;163:1409.

King TE, Wheeler MB. *Medical Management of Vulnerable and Underserved Patients.* New York: McGraw-Hill; 2007.

Kizer K. The volume-outcome conundrum. *N Engl J Med.* 2003;349:2159.

Laffel GL, Berwick DM. Quality health care. *JAMA.* 1993;270:254.

Leape LL et al. The nature of adverse events in hospitalized patients. *N Engl J Med.* 1991;324:377.

Leape LL. Unnecessary surgery. *Annu Rev Public Health.* 1992;13:363.

Leape LL. Error in medicine. *JAMA.* 1994;272:1851.

Leape LL, Fromson JA. Problem doctors: Is there a systemlevel solution? *Ann Intern Med.* 2006;144:107.

Lindenauer PK et al. Public reporting and pay for performance in hospital quality improvement. *N Engl J Med.* 2007;356:486.

Localio AR et al. Relation between malpractice claims and adverse events due to negligence. *N*

Engl J Med. 1991;325:245.

Localio AR. Patient compensation without litigation: A promising development. *Ann Intern Med*. 2010;153:266.

Marshall MN, et al. The public release of performance data. *JAMA*. 2000;283:1866.

McGlynn EA et al. The quality of health care delivered to adults in the United States. *N Engl J Med*. 2003;348:2635.

McMahon LF et al. Physician-level P4P—DOA? *Am J Manag Care*. 2007;13:233.

Mehrotra A et al. Pay for performance in the hospital setting: What is the state of the evidence? *Am J Med Qual*. 2009;24:19.

Mello MM et al. The new medical malpractice crisis. *N Engl J Med*. 2003;348:2281.

Mello MM et al. National costs of the medical liability system. *Health Aff (Millwood)*. 2010;29:1569.

Mello MM, Gallagher TH. Malpractive reform—opportunities for leadership by health care institutions and liability insurers. *N Engl J Med*. 2010;362:1353.

Meurer LN et al. Excess mortality caused by medical injury. *Ann Fam Med*. 2006;4:410.

Mitchell JM, Scott E. New evidence of the prevalence and scope of physician joint ventures. *JAMA*. 1992;268:80.

Morrison J, Wickersham P. Physicians disciplined by a state medical board. *JAMA*. 1998;279:1889.

National Committee for Quality Assurance. *The State of Health Care Quality*, 2009. NCQA, 2010.www.ncqa.org.

O'Connor AM et al. Toward the "tipping point": Decision aids and informed patient choice. *Health Aff (Millwood)*. 2007;26:716.

Owens DK et al. High-value, cost-conscious health care. *Ann Intern Med*. 2011;154:174.

Peterson ED et al. Procedural volume as a marker of quality for CABG surgery. *JAMA*. 2004;291:195.

Pham HH et al. The impact of quality-reporting programs on hospital operations. *Health Aff (Millwood)*. 2006;25:1412.

Pham HH et al. Care patterns in Medicare and their implications for pay for performance. *N Engl J Med*. 2007;356:1130.

Phillips DP et al. Increase in US medication-error deaths between 1983 and 1993. *Lancet*. 1998;351:643.

Relman AS. *A Second Opinion: Rescuing America's Health Care*. New York: Public Affairs; 2007.

Robinson JC. Blended payment methods in physician organizations under managed care. *JAMA*. 1999;282:1258.

Roland M. Linking physicians' pay to the quality of care—a major experiment in the United Kingdom. *N Engl J Med*. 2004;351: 1448.

Rouf E et al. Computers in the exam room. *J Gen Intern Med*. 2007;22:43.

Sage WM, Kersh R. *Medical Malpractice and the US Health Care System*. New York: Cambridge University Press; 2006.

Saydah SH et al. Poor control of risk factors for vascular disease among adults with previously diagnosed diabetes. *JAMA*. 2004;291:335.

Schoen C et al. US health system performance: A national scorecard. *Health Aff Web Exclusive*. September 20, 2006:w457.

Schuster MA et al. How good is the quality of health care in the United States? *Milbank Q*. 1998;76:517.

Shaneyfelt TM, Centor RM. Reassessment of clinical practice guidelines. *JAMA*. 2009;301:868.

Smith-Bindman R. Is computed tomography safe?

N Engl J Med. 2010;363:1.

Solberg LI. Improving medical practice: A conceptual frame-work. *Ann Fam Med.* 2007;5:251.

Steinbrook R. Guidance for guidelines. *N Engl J Med.* 2007;356:331.

Studdert DM, Brennan TA. No-fault compensation for medical injuries. *JAMA.* 2001;286:217.

Studdert DM et al. Medical malpractice. *N Engl J Med.* 2004;350:283.

Studdert DM et al. Claims, errors, and compensation payments in medical malpractice litigation. *N Engl J Med.* 2006;354:2024.

US Senate. Hearings Before the Permanent Subcommittee on Investigations, Committee on Government Operations, March 13 and 14, 1975. Prepaid Health Plans. US Government Printing Offi ce; 1975.

Vargas RB et al. Can a chronic care model collaborative reduce heart disease risk in patients with diabetes? *J Gen Intern Med.* 2007;22:215.

Wachter RM. Why diagnostic errors don't get any respect—and what can be done about them. *Health Aff (Millwood).*2010;29:1605.

Wachter RM, Pronovost PJ. The 100,000 Lives Campaign: A scientific and policy review. *Jt Comm J Qual Patient Saf.* 2006;32:621.

Weeks WB et al. Higher health care quality and bigger savings found at large multispecialty medical groups. *Health Aff (Millwood).* 2009;29:991.

Zahn C, Miller MR. Excess length of stay, charges, and mortality attributable to medical injuries during hospitalization. *JAMA.* 2003;290:1868.

Zhang Y et al. Geographic variation in the quality of prescribing. *N Engl J Med.* 2010;363:1985.

11 질병예방

Prevention of Illness

예방이란 무엇인가? WHAT IS PREVENTION?

2009년도에 미국은 2.5조를 보건의료에 사용하였다. 하지만 질병을 예방하기 위한 공공보건 활동에 측정된 금액은 전체의 3% 도 되지 않았다.

유명한 의료 역사가인 Henry sigeris는 1941년에 국가 보건의료 프로그램에 꼭 들어가야 하는 주요 항목에 대해서 글을 남겼다. 3가지 항목은 모두에게 건강 교육을 포함한 무상 교육이고, 최상의 작업환경 및 주거환경, 그리고 최상의 쉼과 여가 활동이다. 건강보험은 4번째 항목이었다. Sigerist(1941)는 다음과 같이 말했다.

건강보험은 의료기관과 의료인력에 관한 시스템으로서 모두가 혜택을 받을 수 있어야 하며, 국민의 건강에 책임을 지고, 준비되어 조언하고 도와서 사람들이 건강을 유지할 수 있게 하고 예방이 되지 않았을 때 회복시켜주는 시스템이다(sigerist 1941).

의료와 공중보건에 종사하는 많은 사람들은 예방이 잘 안 된다고 이야기한다. 가끔은 현재 과학 지식이 질병을 예방하기 충분치 않기 때문이기도 하지만 더 큰 이유로는 사회가 질병을 예방하기 위한 자원과 노력이 불충분하기 때문이다.

일차예방은 질병이나 사고가 일어나는 것을 방지하는 것이다. (예: 소아마비 백신과, 담배의 이용을 줄이기 위해서 세금을 매기는 것이다.) 이차예방이라는 것은 질병을 조기에 발견하고 질병이 진행되는 것을 막거나 늦추는 것이다. (예: 자궁경부의 전구악성 병변이나 악성병변을 스크린하기 위해 시행하는 팝스미어(pap smear)와, 유방암을 조기 발견하기 위한 유방촬영술을 들 수 있다.)

건강을 유지하고 질병을 예방하기 위한 활동은 다음 3가지의 다른 전략과 수준을 포함하고 있다(Terris, 1986; 표 11-1).

1. 가장 우선적이고 포괄적인 단계는 질병의 근본적인 사회적 결정 요인을 포함해야 한다. 제3장에서 본 것과 마찬가지로, 낮은 임금은 높은 유병률 및 사망률과 관련이 있다. 실직을 줄이거나 없애기 위한 일자리 창출 프로그램 등을 통해서 삶과 사회의 불평등을 개선시키게 되면 특별한 건강 프로그램이나 의료 서비스를 제공하지 않아도 질병의 예방하는 데 큰 도움이 된다.
2. 예방의 두 번째 단계는 인구 전체의 질병 발생률을 줄이기 위해 공공의료 프로그램을 시행하는 것이다. 예를 들면, 물을 정화시키는 제도, 일터에서 금연하기, 학교에서 HIV에 대한 예방교육 시행 등을 들 수 있다. 이러한 전략은 주로 일차예방을 구성하고 있다. 제11장을 시작할 때 나왔던 3%이라는 수치는 이러한 공공보건 활동을 가리킨다.
3. 예방의 세 번째 수준은 각각의 환자들에 대해서 개개인의 의료 제공자들이 예방적인 중재를 하는 것이다.

표 11-1. 예방의 전략

전략	예
1. 생활 수준의 향상	일자리 창출 최저 임금 상승
2. 인구에서의 질병의 발생률을 감소시키기 위해 공중보건을 중재	저개발국에서의 수질정화 시스템 담배의 소비를 줄이기 위해 담배 소비세 인상 고지방 식이를 하는 위험군에 대중교육 실시
3. 의료 제공자들에 의해 예방적 의료가 수행되도록 함	고혈압 치료 및 검사 주기적인 유방검사 및 유방 조영상 산전 관리

출처: Terris M, What is health promotion? J public Health Policy, 1986.

이것은 일차 혹은 이차예방일 수도 있다. The United States Preventive Services Task Force와 관련 기관에서는 이러한 예방 의료 서비스를 위해 정기적인 계획을 세워왔다(Us Preventive Services Task Force, 2010).

제1의 역학 혁명
THE FIRST EPIDEMIOLOGIC REVOLUTION

현대까지, 인구에서 가장 많은 질병을 일으키고 사망하게 하는 요인은 감염병이었다. 감염병의 사망률은 그 원인을 알기도 전에 일차로 먼저 감소하였다. 18세기와 19세기에 식량 생산량이 서양에서 크게 증가하면서 였다. 19세 초에 감염질환에 의한 사망률은 영국, 웨일즈, 스칸디나비아에서 감소하였는데 아마도 어린 아이들의 영양수준이 증가하여 감염에 대해서 면역력이 증가하였기 때문이라고 여겨진다. 질환예방의 첫 성공은 특별한 공중보건정책이나 의료적 중재를 통해서가 아니라 삶의 환경개선을 통해서 발생하였다(McKeown, 1990).

19세기에 과학자와 공중보건 전문가들은 감염병을 일으키는 여러 가지 요인을 발견하였다. 이러한 원인들(세균과 바이러스)과 감염병에 걸리기 쉬운 위험인자(빈곤, 인구 고밀도, 나쁜 영양상태, 그리고 오염된 물과 음식의 공급)에 대해서 이해하기 되면서 보건 정책(수질정화, 하수구 처리, 우유의 파스퇴르화)이 만들어져 적용되었고 이로 인해 감염병의 발생률이 현저하게 감소하였다. 이것은 첫 번째 역학의 혁명이었다(Terris, 1985).

1870년에서 1930년까지 감염병으로 인한 사망률은 빠르게 감소하였다. 예방접종이라 항생제 치료와 같은 의료적 중재는 감염병으로 인한 사망률의 큰 감소가 일어난 다음에 생겨났다. 1949년에 개발된 결핵치료제 스트렙토마이신(Streptomycin)이 결핵에 대한 사망률을 낮춘 것은 3%에 불과하였다. 백일해, 홍역, 성홍열 기관지염, 그리고 폐렴에 대한 사망률은 예방접종이나 항생제 치료가 나타나기도 전에 비슷하게 낮은 수준으로 떨어졌다. 저온 살균법과 물의 정화가 영아 사망률의 감소의 주된 이유였다(Mckeown, 1990).

의료적 중재보다 환경개선이나 공중보건법의 역할로 인해 이런 효과가 나타났다는 것이 다른 질환에 대해서는 적용되지 않을 수도 있다. 수두, 소아마비, 그리고 파상풍에 대한 예방접종과 임질에 대한 항균치료는 이 질환들의 사망률에 큰 영향을 끼쳤다. 그러나 감염병 질환을 묶어서 생각해 보면 의료적 중재방안은 지난 세기 동안 감염병의 사망률을 감소시키는 데 5%도 기여하지 않았다 (Mckinlay et al, 1989; McKeown, 1990).

20세기 중반까지 감염병의 중요성은 줄어갔다. 대신 기대수명이 증가하면서 비감염성 만성질환의 비율이 빠르게 증가하였다. 1900년대, 미국에서 전체 사망자의 40%가 11개의 주요 감염병에 의한 것이었다. 하지만 1980년대에는 그 비율이 10% 미만이었다. 대신에 심장질환 암, 뇌혈관질환이 1900년대에 사망원인의 16%였는데 1980년대에는 64%가 되었다(Mckinlay et al, 1989).

제2의 역학 혁명
THE SECOND EPIDEMIOLOGIC REVOLUTION

50년 전에 역학자들은 비감염성 만성질환의 원인을 이해하지 못했다.

이러한 만성질환의 발생을 예방할 수 없었기 때문에 우리는 한 발 물러서서 차선책으로 조기 발견과 치료등 이차예방을 실시하기로 하였다. 그러나 이차예방은 일차예방에 비교해 볼때 그 효과가 실망스러웠다. 정기적인 신체 검진과 암 발견센터, 다면적인 스크리닝, 환자의 다양성에 맞춘 스크리닝은 효과 대비 많은 비용의 지출을 초래하였다. 하지만 자궁경부암에 있어서는 조기 발견이 드라마틱하게 효과적이었고 제일 효과가 없는 것은 유방암이었다.

1950년 대에, 비감염성 질환의 역학 분야에 있어서 드라마틱한 일이 생겼다. 다가올 30년 동안 역학자들은 사망의 주요 원인들과 싸울 수 있는 강력한 무기로 무장하였다. 그렇게 함으로써 우리는 이차역학 혁명을 시작할 수 있는데, 이 혁명을 통해 조기 사망과 장애를 상당수 감소시킬 수 있을 것이다 (Terris, 1992b).

표 11-2. 2007년 미국에서의 사망 원인(2007)[a]

총계	2,424,000
사망 원인 10위	
심장질환	616,000
암	563,000
뇌혈관질환	136,000
만성 폐쇄성 폐질환	128,000
의도치 않은 사고에 의한 상해(사고)	124,000
당뇨	71,000
폐렴, 인플루엔자	53,000
신장질환	46,000
패혈증	35,000
사망률에 영향을 주는 3대 요인	
담배	435,000
식이와 비활동	365,000
알코올	85,000

a. Xu J et al. Deaths: final data for 2007. National Vital Statistics Reports, Vol 59, No. 19. US Centers for Disease Control and Prevention, May 2010. www.cdc.gov; Heron MP et al. Deaths: final data for 2006. National Vital Statistics Report, Vol 57, No. 14. *Center for Disease Control and Prevention, 2009. www.cdc.gov*

두 번째 역학 혁명 동안, 주요 질환은 주요 원인이 있고 많은 부분에서 예방이 가능하다는 사실을 알게 되었다. 2004년에 240만 명이 미국에서 사망했다(표 11-2). 놀랍게도 몇 가지의 위험인자가 37%의 이러한 사망의 원인이었다. 담배는 435.000명의 사망에 관련이 있었고, 고지방 음식과 불충분한 활동이 365,000 이상의 사망에 영향을 미쳤으며 술은 매년 미국에서 85,000명의 죽음과 관련이 있다(heron et al, 2009; Xu et al, 2010). 담배와 고지방, 그리고 운동 부족과 같은 위험인자를 발견하고 이를 사람들에게 교육시킴으로써 두 번째 역학 혁명은 매우 성공적이었다고 볼 수 있다. 1980년에서 2006년까지 나이 보정한 CHD에 의한 사망률은 놀랍게도 61%나 감소하였다. 이러한 감소는 인구집단에서 담배 소비 감소와 혈중 콜레스테롤 수치의 감소와 관련이 있다. 한세기 이전 감염 질환과 같이 이러한 감소의 많은 부분은 담배와 음식과도 같은 공중보건 중재가 큰 영향을 미쳤다(US Department of Health and Human Services, 2009). 이러한 성공에 있어서 불운한 점은 고학력층에 비해 저학력층의 사망률이 높다는 점이다(Loucks, 2009).

개인인가? 인구집단인가?
INDIVIDUAL OR POPULATION?

만성질환 예방은 다음과 같은 2개의 다른 관점으로 바라볼 수 있다. 바로 개인과 인구집단이다(Rose, 1985). 의학적 모델은 고위험군인 개인을 찾아서 개개인에게 보호를 제공하였고, 금연과 저지방 식이와 같은 문제에 대해서 상담을 하였다. 공공의료적 접근은 인구집단 전체에서의 질환을 감소하는 방법으로 전체 교육, 음주운전에 반대 하는 캠페인을 실시하였으며, 담배에 세금을 붙여 가격을 올리는 일 그리고 지방과 콜레스테롤 성분을 음식에 표기하는 방법을 사용하였다. 두 가지 방법, 즉 개인과 인구집단 전체로 바라보는 관점은 장점이 있으나 의학적 모델은 몇 개의 문제점을 가지고 있다.

의학적 모델의 접근방식 중 개인중심의 접근방법은 질환의 예방과 주의 측면에 있어서 한계를 가지고 있다. 콜레스테롤을 예를 들어 설명하겠다.

Ancel keys(1970)는 나라별로 관상동맥질환을 비교하는 유명한 연구를 하였다. 핀란드에서 관상동맥질환은 흔한 질병이고 섭취한 음식의 칼로리의 20%는 포화지방에서 얻어졌고 40~59세 남성의 56%는 콜레스테롤 수치가 250 이상이였다. 하지만 일본에서서는 CHD는 흔치 않은 질환이다. 일본인은 섭취한 음식의 칼로리 중 3%만이 포화지방에서 얻어졌고 40~59세 남성의 7%만이 혈중 콜레스테롤 수치가 250 이상이었다. 같은 식이를 하고 동 핀란드에 살고 있는 두 사람—콜레스테롤 수치가 200mg/dL인 사람과 100mg/dL인 사람—을 비교해보면, 개인에 따른 콜레스테롤 수치 변이는 식이가 아닌 유전적 혹은 다른 요인에 의해 야기된다고 결론지을 수 있다. 반면 우리가 개인적 특성을 제외하고 전체적인 인구집단을 살펴보고 동 핀란드와 일본의 평균 콜레스테롤 수치와 식이에서의 지방 비율을 연구해 봤을 때, 우리는 고지방식이가 고콜레스테롤 수치와 관상동맥질환에 걸릴 높은 확률과 일치한다고 결론지을 수 있다.

한 국가 내에 개개인의 변이는 종종 국가 간의 변이보다 덜 중요하다. 질환의 원인에 대한 단서는 "집단 간의 차이 또는 집단 내에 시간에 따른 변화에서 발견되어야만 한다."(Rose, 1985).

의학적 모델은 또한 잘못된 개개인에 대한 중재를 목표로 할 수도 있다. 계속해서 콜레스테롤로 예를 들어보자. 미국에서는, 높은 콜레스테롤 수치를 가진 대부분의 사람들이 수년 동안 건강한 상태를 지속하고 낮은 수치를 가진 몇몇 사람들이 젊은 나이에 심장마비에 걸린다. 왜 그런 것일까? 왜냐하면 관상동맥질환의 위험도가 콜레스테롤 수치가 높은 사람이든 낮은 사람이든 큰 차이가 없기 때문이다. 심지어 낮은 위험도를 가진 사람의 경우, 관상동맥질환이 가장 큰 사망원인이 될 수 있다. 미국 사람들 모두가 이 질환에 걸릴 위험이 있다. 180mg/dL의 "낮은" 콜레스테롤 수치는 미국 기준에 비해 낮은 것이나, 가난한 나라의 수치와 비교해 봤을 때 높다. 한 질환에 걸릴 위험이 적은 많은 사람들이 높은 위험을 가진 소수의 사람들보다 질환의 더 많은 케이스들을 생기게 한다(Brown et al., 1992). 이러한 사실이 예방에 대한 의학적 모델의 "고위험" 접근방식을 제한한다. 공공보건 접근(예: 식품 내용 표지 레벨과 풍부한 식이의 건강 효과에 대한 대중 교육 캠페인)은 평균 콜레스테롤 수치를 낮추기 위해 노력한다. 전체 인구의 콜레스테롤의 수치를 10% 감소하는 것은 콜레스테롤의 수치가 300mg/dL 이상인 소수의 개인의 콜레스테롤 수치를 30%를 감소하는 것보다 심장질환 발생률을 훨씬 더 감소시킨다.

사람들은 일반적으로 만성질환을 예방하는 접근방식으로 의학적 모델을 선호한다. 이는 비감염성의 만성질환 영역에서 개인이 흡연, 음주, 고지방 식이와 같은 행동에 의해서 각자 자신의 질환을 야기시킨다는 가정이다. 이 관점의 당연한 결과로 만성질환의 사망률은 자신의 생활습관을 바꿈으로써 줄일 수 있다. 이는 사실이긴 하지만 이것이 전부는 아니다.

또 다른 측면으로 생각해보면, 만성질환 예방을 공공보건 접근방식을 접근하는 방식인데 이는 현대 산업사회가 심장질환, 암, 뇌졸중, 그리고 다른 주요한 만성질환을 만들어 내고 있다고 보는 것이다. 담배 광고, 가공 처리한 고지방, 고염식의 음식의 상당한 비중, 주류의 손쉬운 판매, 사회적 스트레스, 도시화와 교외의 존재로 운동을 자동차가 대신하는 것, 그리고 현저하게 불공평한 부의 분배가 만성질환의 최근의 급속한 확산을 만들었다. 이러한 세계관은 만성질환 예방을 위해서 개인적인 전략보다는 사회적 전략을 강조하였다(Fee and Krieger, 1993).

질병에 대한 개인과 사회 모두의 책임을 고려하여 이차역학 혁명을 일으키기 위해서는 의학적 모델과 공중보건모델을 모두 병합하여 접근해야 한다. 보건의료 제공자는 그들 개인 환자들의 고위험 생활양식을 변화시키도록 노력해야 하고 사회는 담배, 술, 기름진 음식의 소비를 줄이는 방법을 찾아야 한다. 이러한 개별적 의료와 공공의료를 연결하는 모델로는 지역사회 중심의 일차진료가 있다. 이러한 모델에서는 일차진료 의사는 구조적으로 특정 주민을 정하여, 그들의 건강에 있어서 필요한 것들을 결정하고 지역 기반을 중심으로 하여 그들의 필요한 것을 만족시키기 위해 다양한 중재전략을 계발한다 (Nutting, 1990). 이렇게 정해진 주민들은 일차진료에 등록한 환자들로 할 수도 있고 좀 더 크게는 동네 전체 주민을 대상으로 할 수 있다. 예를 들면, 소아과 의사는 그녀에게 등록된 환자의 목록을 살펴보고 비만인 아이들은 찾아낼 수 있을 것이다. 그녀의 진료를 보는 환자들의 가족 상담을 해주는 것과 더불어서, 지역사회 중심의 일차진료 모델에서 소아과 의사는 또한 지역 구성원과 같이 일을 할 수 있고 공공의료에 관련된 단체와 함께 일할 수 있을 것이다. 이렇게 같이 일하면서 학교 점심의 질 개선과 지역 학교의 체육시간을 증가하도록 하거나, 또는 지역 마트에서 음료수 대신에 물을 마실 수 있도록 장려하는 캠페인 등을 할 수 있을 것이다.

예방의 모델 MODELS OF PREVENTION

질환을 예방하는 데 있어 다른 관점들의 예를 들기 위해서 우리는 미국의 두 가지 심각한 건강 문제, 즉 관상동맥질환과 유방암에 대하여 논의하기로 하였다.

▶ 관상동맥질환 Coronary Heart Disease

관상동맥질환은 4개의 주요한 위험인자와 관련이 있다: 기름진 음식, 높은 혈청 콜레스테롤 수치, 흡연, 고혈압이 그것이다(Stamler, 1992b).

관상동맥질환의 원인은 잘 알려져 있기 때문에 일차예방 전략을 관상동맥질환에서 사용할 수 있다. 일차 관상동맥질환 예방은 금연, 기름진 음식을 저지방 식이로 대체, 고혈압 조절과 같은 위험인자를 줄이는 것과 관련이

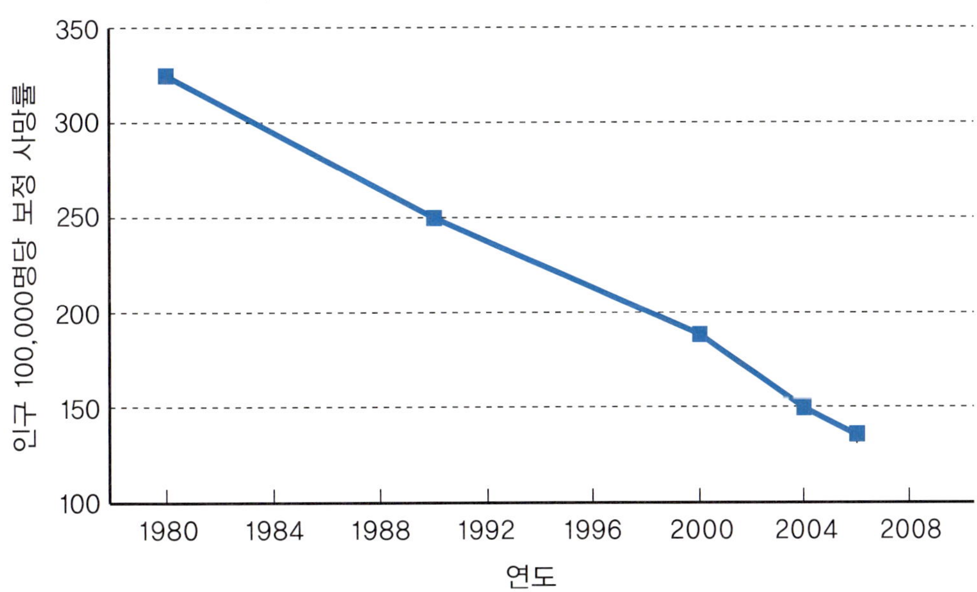

▲ 그림 11-1. 1980년부터 2006년까지 관상동맥 심장질환에서의 보정 사망률 추이

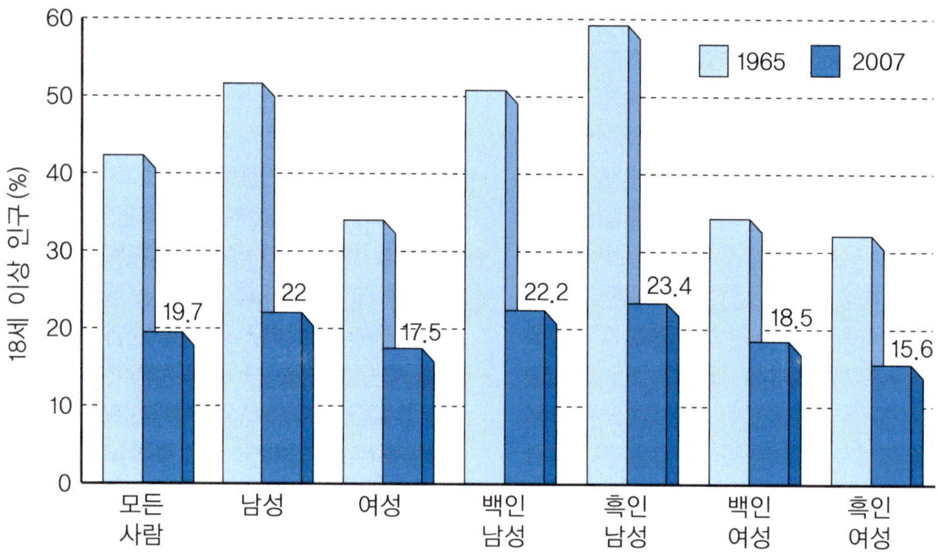

▲ 그림 11-2. 연한 파란색(1965년도), 어두운 파란색(2007년도) 막대 그래프: 미국에서 18세 이상의 성인에서 흡연자 수. 퍼센트는 연령 보정률 반영(US Health & Human Service. 2009년)

있다. 이러한 전략은 관상동맥질환 사망률을 크게 감소시키는 역할을 했다(그림 11-1).

흡연 Cigarette Smoking

담배는 만성질환의 두창바이러스(smallpox virus, 스몰팍스 바이러스)라고 불린다. 즉 지구로부터의 해로운 물질의 박멸이 인류에 이득이 된다(Fee and Krieger, 1993). 1964년 흡연에 의한 건강 결과라는 첫 번째 보고서의 발간 이후에 미국 인구의 흡연율은 극적으로 변화했다. 1965년에서 2007년 사이에, 나이를 보정한 현재 성인 남자 중 흡연자는 51%에서 22%로 떨어졌으며, 성인 여자의 경우 34%에서 18%로 감소했다(그림 11-2). 이러한 흡연율의 감소로 1964년과 2000년 사이 대략적으로 3백만 명의 사망을 피했다. 이는 주요한 공공보건의 성과이다(Warner, 1989). 하지만 흡연율은 낮은 교육수준의 사람들에서 훨씬 더 높아 여전히 흡연은 미국에서 사망의 가장 큰 원인이다(US Department of Health and Human Services, 2009).

흡연을 반대하는(금연, antismoking) 캠페인은 고학력층에서는 비교적 성공적이나 가난한 경향이 있는 저학력층의 사람들에게 있어서 그렇지 못하다. 1974년에서 2007년 사이에 저학력층의 흡연율이 38% 감소한 반면 고학력층은 67%가 하락했다. 2006년에는 고학력층 중 30%만이 흡연을 한 것과 비교했을 때, 저학력층 중 9%가 흡연을 하였다 (US Department of Health and Human Services, 2009).

라디오와 텔레비전 담배광고 금지를 한 1969년 이후로, 담배 산업은 인쇄 매체와 지역사건의 후원을 통한 광고비 지출을 급속하게 증가시켰다. 2005년, 담배 광고 지출은 130억 달러를 넘어섰다. 이는 1999년에 비해 거의 두 배가 증가한 것이다(Bayer et al., 2002; Cokkinides et al., 2009). 지난 30년 동안의 흡연을 반대하는 캠페인은 예방의 의학적 모델과 공중보건 모델을 융합했다. 의사의 상담은 금연에 많은 영향을 주었다. 하지만 2006년 저소득층의 흡연자 34%만이 그들의 의료제공자에게 금연 상담을 했으며(Cokkinides et al.,

2009), 적극적인 치료를 받고 금연을 한 사람들의 재발률이 12개월째에 77%에 달하였다(Mannino, 2009). 담배 가격을 10% 인상하는 것은 담배 소비를 약 3~5% 줄인다. 하지만 다른 선진국과 비교했을 때 미국은 상대적으로 담배에 대해 낮은 세금을 부여하고 있다(Cokkinides et al., 2009; Schroeder and Warner, 2010).

고열량 식이 Rich Diet

고열량 식이는 지방, 포화지방, 콜레스테롤, 염분, 주류를 포함하며, 에너지 소비량을 봤을 때 고칼로리 섭취와 관련된 음식을 가리킨다(Stamler, 1992b). 기름진 음식은 일차로 저밀도 콜레스테롤(Low-density-lipoprotein cholesterol)의 증가를 가져와 관상동맥질환을 낳는다. 콜레스테롤 수치를 낮추는 것이 관상동맥질환에 의한 심장마비의 위험을 감소시킨다.

1980년대 후반, 주요 국가 캠페인이 혈청 콜레스테롤 수치를 낮추기 위해서 National Institutes of Health (NIH)에 의해 시작되었다. 이러한 National Cholesterol Education Program은 의학적 모델에 기초를 두고 의료 제공자가 높은 콜레스테롤을 가진 사람들을 스크리닝하고 식사요법이나 콜레스테롤 수치를 낮추는 약을 복용하게 함으로써 이상 지질혈증 환자들을 치료하는 것이다. 2004년, 프로그램은 관상동맥질환의 일차예방을 위해서 좀더 적극적으로 콜레스테롤을 낮추는 치료를 필요로 했다(Grundy et al., 2004).

공중보건 분석가들은 NIH 전략이 너무 비싸고 효과는 미미한 의학적 모델에 크게 의존하고 있다고 비판하였다. NIH 접근방식은 식이 변화가 필요한 1억 명 이상을 대상으로 하고 또한 이들 중 많은 사람들에게 약물 치료를 추천한다.

이미 관상동맥질환이 있는 사람들(이차예방)과 그렇지 않은 사람들(일차예방)의 이상 지질혈증을 치료하기 위한 스타틴의 사용은 관상동맥질환에 의한 사망과 모든 원인의 사망을 감소시키는 것을 보여주었다(Steinberg and Gotto, 1999). 그러나 일차예방이 아닌 이차예방이 목적이라면 약물 치료의 효과가 더 효과적이다 (Hayward et al., 2010). 일차예방에서는 53명의 환자가 치명적이거나 혹은 치명적이지 않은 관상동맥질환과 관련된 사건을 경험할 한 명의 환자를 막기 위해서 5년 동안 스타틴을 복용해야 한다. 이차예방에서는 이미 알고 있는 관상동맥질환을 가진 환자, 스타틴이 매년 생명을 구할 가장 최소의 비용으로 치명적이지 않은 심근경색 혹은 치료받은 10명의 환자당 한 명의 죽음을 막을 수 있다(Pharoah and Hollingworth, 19966; Lloyd-Jones, 2001).

NIH의 콜레스테롤 수치 감소 전략은 일차의료의 역설을 강조한다: 건강한 인구 집단 내에 예방은 중증도의 위험군에 해당되는 다수의 사람들 사이에서 위험을 줄이기 위한 광범위한 공공보건 노력에 의한 것이 고위험군을 대상으로 한 집중적인 의료중재에 의한 것보다 더 비용효과적이다(Rose, 1985). 개개인의 환자를 향하는 내과의사의 전통적인 의학적 모델은 의료 전문가와 NIIH가 높은 콜레스테롤 수치를 가진 고위험군 환자들의 식별과 치료를 강조하도록 이끌었다. 제약회사와 같은 영리 위주의 이해관계 또한 약 처방에 의존하는 의학적 모델을 고취시키는 데 관심이 있다. 이상 지질혈증 환자들의 개별적인 콜레스테롤 수치를 낮추는 것보다 미국 인구 집단의 평균 콜레스테롤 수치를 낮추는 것이 장기적으로 더 나은 일차예방의 결과를 가져올 수 있다.

현재, 기름진 음식의 소비를 제한하는 공공보건의 노력은 실패한 상태이다. 2008년 미국 성인의 74%가 1960년대 초 46%에 비해 과체중 혹은 비만으로 분류된다 (Ogden and Carroll, 2010). 식품 산업은 수십억 달러를 광고에 쓰며, 고지방 패스트푸드의 판매를 촉진시키는 광고가 상당한 부분을 차지한다. 고지방 식품의 이용을 줄이기 위해 담배 제한 캠페인에서 사용한 전략을 따라해야 한다는 제안이 있었다: 예를 들면, 건강에 좋지 않은 음식(unhealthy food)에 세금을 부과하거나 학교 점심 식단에서 지방 성분을 줄이는 일, 어린이들에게 직접적인 식품 광고를 제한하는 일, 학교에 캔디와 탄산음료 자판기를 없애는 것은 대중의 지지를 얻은 일차예방책이다(Frieden et al., 2010). 저비용, 고과당 옥수수 감미료와 다른 고칼로리 가공 식품에 의한 국가적 홍수에 기여하는 옥수수를 재배하는 영농에 지급되는 연간 수십억 달러에 달하는 연방정부 보조금에 관심이 점점 증가하고 있다. 공공 보건 지지자들은 곡물 생산에 대한 보조금을 줄이고 건강한 과일과 채소에 적합한 농업에 대한 더 많은 보조를 제공하기 위해 연방 농업법안의 개혁을 요구하고 있다 (Pollan, 2007; Wallinga, 2010).

고혈압 Hypertension

고혈압의 위험인자는 고염식이, 낮은 칼륨 섭취, 칼륨 대비 높은 나트륨 섭취, 비만, 과한 음주를 포함한다: 다른 중요한 위험인자도 존재할 것이다. 현대 농업의 출현 전에는 나트륨의 섭취가 적고 칼륨의 섭취가 높았으며 많은 신체 활동은 사람이 과체중화되는 것을 막았다.

관상동맥질환의 위험은 혈압상승과 연관된다. 심지어 혈압상승의 상대적으로 중증도에 해당되더라도 말이다. 수축기 혈압이 130~140mmHg인 사람은 110mmHg 미만인 사람보다 심혈관계 질환 위험도가 약 두 배 이상이다. 고혈압과 관련된 심혈관계 죽음의 1/4은 경계성 고혈압(borderline hypertensives)에서 일어나고 미국의 35~57세 남성 중 90%는 과도한 심혈관계 위험을 보일 혈압 수치를 가지고 있다. 그러므로 관상동맥질환의 위험인자로서의 높은 혈압은 확실한 고혈압을 가진 20~25%의 인구만의 문제가 아니라 전제 인구의 문제라고 이야기할 수 있다. 콜레스테롤 수치와 비슷하게, 고혈압과 관련된 관상동맥질환의 사망률을 줄이는 데는 단지 매우 혈압이 높은 사람들에게 집중하기 보다는 많은 경계성 고혈압인 사람들의 혈압을 감소시키는 것이 더 큰 효과를 가져올 것이다(Stamler, 1992b).

한 사람이 하루에 섭취하는 소금의 양을 3g 줄임으로써 고혈압의 일차예방을 할 수 있다. 현재 미국에 사는 평균 남성의 하루 소금 섭취량은 10.4g이고, 여성의 경우 7.3g이다. 이러한 변화를 통해 매년 60,000건의 새로운 관상동맥질환을 예방할 수 있다. 이와 같은 공중보건적 접근은 고혈압을 가진 미국 내 6천 5백만 명의 환자들에게 혈압을 조절하기 위한 약물 치료를 하는 것만큼 효과적일 것이다(Bibbins-Domingo et al, 2010).

고혈압의 예방은 높은 혈압을 선별하여 초기에 치료하는 것에 집중되어 있다. 이러한 방법들은 높은 혈압을 질병으로 인식함으로써 이차예방(조기 진단과 중재)으로 여겨진다. 하지만 관상동맥질환의 측면에서는 일차예방(발병의 방지)으로 분류될 수 있다. 미국 의료계는 고혈압을 낮추는 데 있어서는 좋은 성적을 거두지 못하고 있다. 고혈압 환자의 50%만이 적절하게 혈압을 조절하고 있다(Egan et al, 2010)

▶ 유방암 Breast Cancer

1960년대 후반부터 심혈관질환으로 인한 사망률은 감소하고 있는 것에 비해 암으로 인한 사망률은 1990년 계속 증가해왔다. 1990년부터 2006년까지 암 사망률은 16% 감소하였으며 이는 흡연 감소의 결과라고 생각된다. 같은 시기에 유방암 사망률 역시 감소하였다. 하지만 유방암으로 인한 사망은 백인 여성들에 비해 아프리카계 미국인 여성들 사이에서 훨씬 더 높았다(US Department of Health and Human Services, 2009).

하나의 질병에 대해 효과적인 일차예방을 설계하는 것은 일반적으로 그 질병의 역학에 대해서 이해하는 것에 달려있다. 폐암의 경우, 흡연과의 연관성이 발견되면서 광범위한 일차예방 프로그램이 개발되었다. 하지만 많은 암들은 그 원인이 아직도 불분명하다. 즉, 예방 전략은 일차예방보다는 이차예방을 활용해야 한다. 자궁경부암을 조기에 발견하기 위한 자궁경부 세포진 검사, 대장암의 조기 발견을 위한 대변 잠혈 검사와 대장 내시경, 그리고 유방암을 조기 진단하기 위한 유방촬영술(mammography)은 모두 이차예방의 예이다.

유방암의 다양한 위험 요소는 아직 밝혀지지 않았다. 이러한 위험요소들에는 65세 이상의 나이, 유방암 가족력, 유방 생검에서 비정형 증식증 소견, 북미 또는 북유럽 출생, BRCA 유전자형과 관련된 유전적 감수성 등이 있다. 배란을 하는 생리주기를 더 여러 해 거치는 여성들의 경우 더 높은 위험을 가지며, 이를 통해 유방암 호르몬의 영향을 받는다는 사실을 알 수 있다(American Cancer Society, 2011).

하지만 오직 1/4 정도의 유방암 케이스만이 이러한 위험 요소들로 인해 설명이 가능하다. 또 미국 내에서, 나이를 보정했을 때, 높은 또는 낮은 유방암 위험도를 가진 두 그룹 사이의 차이는, 미국과 같이 유방암 발병률이 높은 나라와 유방암 발병률이 낮은 나라들 사이의 차이(일반적으로 후진국들)와 비교했을 때 작다. 아마도 현대 산업화와 관련된 알려지지 않은 요인들이 유방암의 일차 원인일 것이다. 반면에 여성 호르몬의 역할은 질병의 이차 촉진자이다.

나이를 보정한 유방암의 발병(새로운 유방암 케이스들)은 2002년과 비교할 때, 2003년 급격히 감소하였으며, 2006년에도 지속적으로 약간 감소하였다. 이러한 현상은 일시적으로는 미국 내에서 여성들에게 호르몬 대체 요법 사용을 중단한 것과 관련이 있으며, 호르몬 대체 요법의 위험에 대해 새로운 자료를 제시한 the Women's Health Initiative의 널리 알려진 보고서에 의해 발생하였다(Ravdin et al., 2007). 이러한 연관성을 통해 에스트로겐을 유방암의 중요한 원인인자이며 촉진제로 생각할 수 있다.

유방암과 식이 지방과의 연관성에 대한 연구결과는 일관되지 않고 근거가 약하다. 그리고 환경적 발암물질의 역할에 대한 연구 역시 필요하다(American Cancer Society, 2011). 1940년대부터 1980년대까지 합성 유기화학물질의 산업적 생산이 매년 십억 파운드에서 4천 억 파운드로 증가하였고, 유해한 폐기물의 양 또한 같은 기간 동안 400배 증가하였다(Epstein, 1990, 1994). 한 연구에서는 직장에서 접하는 독성 화학물질들이 인간에게 발병하는 모든 암의 20%정도에 책임이 있다고 예측한다(Landrigan, 1992). 에스트로겐은 닭과 소의 사료에 첨가물로 사용되어 왔으며, 제초제의 잔여물에 포함된 에스트로겐과 유사한 화합물이 유방암을 일으킨다(Davis and Bradlow, 1995). 일부 연구에서 유방암의 위험을 유기염소 살충제, 다환 방향족 탄화수소(Polycyclic aromatic hydrocarbons: PAH), 유기 용매와 연관시킨다. 하지만 이러한 유방암의 환경적 원인에 대한 연구는 아직 불충분하고 일관성도 없다(Broy and Rudel, 2003).

지식의 부족으로 인해 현대 의학은 이 질병을 가진 여성들에서 사망률을 낮추기 위한 이차예방(예: 유방검진과 유방촬영술을 통한 조기 진단)으로 후퇴할 수 밖에 없다. 다행스럽게도, 유방암은 자궁경부암과 같이 이차예방 기술에 적합하다. 주기적인 유방촬영술은 50세 이상의 여성들에게서 유방암으로 인한 사망률을 감소시킨다. 하지만 많은 유방암 운동가들은 상대적으로 보잘것없이 적은 예산이 유방암의 원인을 연구하는 기초 역학 연구로 투입 되는 것을 문제점으로 지적한다.

요약 Summary

관상동맥질환과 유방암의 예는 질병예방의 서로 다른 측면을 보여준다. 일차예방은 관상동맥질환에 의한 사망율을 감소시키는 데 성공적이었다. 공공보건과 의학적 접근 모두 사용되어 왔으며, 둘 중 후자에 더 큰 힘을 실어왔다. 이차예방은 유방암으로 인한 사망률을 낮추는데 일부 성공을 거두었다. 하지만 이 질병의 발병률은 여전히 높고, 일차예방이 몹시 시급한 상태이다.

예방은 의료비용을 낮추는 데 도움이 되는가? DOES PREVENTION REDUCE MEDICAL CARE COSTS?

의료비용에서 예방의 영향은 복잡하다. 보통은, 공공 보건의료 수단을 사용한 일차예방이 의학적 관리를 통한 이차예방에 비해 훨씬 더 비용 효율적이다. 공공보건 방식은 의료인력과 비싼 일 대 일 상호작용을 수백만 번 해야 할 것을 요구하지 않기 때문이다.

개인에 대한 질병예방에서 어떤 방법들은 비용을 절감하지만 다른 방법들은 그렇지 못하다. 홍역, 유행성 이하선염, 풍진의 예방접종에 투자된 모든 비용은 훨씬 더 많은 의료비용을 절약할 수 있다. 의사가 환자와 금연에 대해서 상담하는 것은 적은 비용으로, 흡연과 관련된 질환을 가진 사람들을 돌보는 데 필요한 비용 수십억을 절약할 수 있도록 하는 활동이다. 이러한 예방적 활동들은 장기적으로 의료 지출을 줄인다. 반대로, 콜레스테롤과 고혈압을 낮추기 위한 의료행위들은 보건의료 시스템에 의미있는 비용 절감효과를 가져다 줄 가능성이 낮다(Cohen et al, 2008).

공공보건 활동을 통한 일차예방은 질병에 시달리는 사

람들의 부담을 줄여주고, 질병을 치료하는 비용을 감소시켜주는 데 있어서 상당히 효율적이다. 1900년부터 1940년까지 국가의 공공보건 노력에 의해 장티푸스로 인한 사망률이 97% 감소하였고, 디프테리아에 의한 사망률은 97%; 감염성 설사에 의한 사망률은 92%; 홍역, 성홍열, 그리고 백일해의 사망률을 91%; 결핵에 의한 사망률은 77% 감소하였다(Winslow, 1944). 담배 한 갑당 2달러의 세금 인상이 가지는 부담이 매년 담배와 관련된 질환에 의해 발생하는 비용 5백억 달러를 낮출 수 있으며, 동시에 매년 수백억 달러의 세금 수익을 발생시킬 수 있다. 이것은 실제로 수입을 일으키는 이상적인 예방 방법이다. 관상동맥질환, 암, 뇌졸중의 발병률을 낮추는 것으로 알려진 세 가지 일차예방법(예: 흡연감소, 콜레스테롤 수치 감소, 혈압 강하)이 강화된다면 이러한 질병으로 인해 발생하는 의료 비용이 50% 감소할 수 있다. 이러한 세 가지 질병들은 미국 내에서 개인의 의료비용 지출의 20%를 차지하며, 이들 질병의 발병율을 낮춤으로써 매년 수십억 달러의 비용을 절감할 수 있다. 하지만 이러한 비용 절감은 과장되어 있는 측면도 있다. 왜냐하면 질병 X에 걸리지 않고 살아남은 사람에게 질병 Y 또는 질병 Z가 닥치면서, 질병 X를 예방함으로써 절약된 돈은 궁극적으로 질병 Y 또는 질병 Z를 치료하기 위해서 사용될 것이기 때문이다.

결론 CONCLUSION

질병 예방의 목적은 장애의 발생과 사망을 연기하고 일생에서 질병 없이 살아가는 기간을 최대화하기 위한 것이다. 삶의 수준 향상, 공공보건 방식, 그리고 예방적 의학관리는 이러한 목적을 달성하는 데 엄청난 기여를 해왔다. 사회 전체의 건강상태를 더욱 향상시키는 것은 늘어나는 빈부 격차를 줄이고 질병의 예방에 의료 지출의 더 많은 부분을 투자하는 것에 달려 있다.

참고문헌 REFERENCES

American Cancer Society. What are the risk factors for breast cancer, 2011. www.cancer.org/cancer/breastcancer/detailedguide/breast-cancer-risk-factors. Accessed November 15, 2011.

Bayer R et al. Tobacco advertising in the United States. *JAMA*. 2002;287:2990.

Bibbins-Domingo K et al. Projected effect of dietary salt reductions on future cardiovascular disease. *N Engl J Med*. 2010;362:590.

Brody JG, Rudel RA. Environmental pollutants and breast cancer. *Environ Health Perspect*. 2003;111:1007.

Brown EY, Viscoli CM, Horwitz RI. Preventive health strategies and the policy makers? paradox. *Ann Intern Med*. 1992;116:593.

Cohen JT et al. Does preventive care save money? *N Engl J Med*. 2008;358:661.

Cokkinides V et al. Tobacco control in the United States: recent progress and opportunities. *CA Cancer J Clin*. 2009;59:352.

Davis DL, Bradlow HL. Can environmental estrogens cause breast cancer? *Sci Am*. 1995;273:167.

Egan BM et al. US trends in prevalence, awareness, treatment, and control of hypertension, 1988-2008. *JAMA*. 2010;303:2043.

Epstein SS. Losing the war against cancer: Who's to blame and what to do about it. *Int J Health Serv*. 1990;20:53.

Epstein SS. Environmental and occupational pollutants are avoidable causes of breast cancer. *Int J Health Serv*. 1994;24:145.

Fee E, Krieger N. Thinking and rethinking AIDS: Implications for health policy. *Int J Health Serv*. 1993;23:323.

Frieden TR et al. Reducing childhood obesity through policy change. *Health Aff (Millwood).* 2010;29:357.

Grundy SM et al. Implications of recent clinical trials for the National Cholesterol Education Program Adult Treatment Panel III guidelines. *Circulation.* 2004;110:227.

Hayward RA et al. Optimizing statin treatment for primary prevention of coronary artery disease. *Ann Intern Med.* 2010;152:69.

Heron MP et al. Deaths: Final data for 2006. *Natl Vital Stat Rep.* 2009;57(14):1–134.

Keys A. Coronary heart disease in seven countries. *Circulation.* 1970;41(suppl 1):11.

Landrigan PJ. Commentary: Environmental disease: A preventable epidemic. *Am J Public Health.* 1992;82:941.

Ling PM, Glantz SA. Using tobacco industry marketing research to design more effective tobacco control campaigns. *JAMA.* 2002;287:2983.

Lloyd-Jones DM et al. Applicability of cholesterol-lowering primary prevention trials to a general population. *Arch Intern Med.* 2001;161:949.

Loucks EB et al. Life-course socioeconomic position and incidence of coronary heart disease. *Am J Epidemiol.* 2009;169:829.

Mannino DM. Why won't our patients stop smoking? *Diabetes Care.* 2009;32(suppl 2):S426.

McKeown T. Determinants of health. In: Lee PR, Estes CL, eds. *The Nation's Health.* Boston, MA: Jones & Bartlett; 1990.

McKinlay JB et al. A review of the evidence concerning the impact of medical measures on recent mortality and morbidity in the United States. *Int J Health Serv.* 1989;19:181.

Nutting PA, ed. *Community Oriented Primary Care: From Principle to Practice.* Albuquerque, NM: University New Mexico Press; 1990.

Ogden CL, Carroll MD. Prevalence of overweight, obesity, and extreme obesity among adults: United States, trends 1976–1980 through 2007–2008. June 2010. www.cdc.gov.

Pharoah PD, Hollingworth W. Cost effectiveness of lowering cholesterol concentration with statins in patients with and without pre-existing coronary heart disease. *Br Med J.* 1996; 312:1443.

Pollan M. You are what you grow. *N Y Times Mag.* April 22, 2007.

Ravdin PM et al. The decrease in breast-cancer incidence in 2003 in the United States. *N Engl J Med.* 2007;356:1670.

Rose G. Sick individuals and sick populations. *Int J Epidemiol.* 1985;14:32.

Schroeder SA, Warner KE. Don't forget tobacco. *N Engl J Med.* 2010;363:201.

Sigerist HE. *Medicine and Human Welfare.* New Haven, CT: Yale University Press; 1941.

Stamler J. Established major coronary risk factors. In: Marmot M, Elliott P, eds. *Coronary Heart Disease Epidemiology.* New York: Oxford University Press; 1992a.

Stamler R. The primary prevention of hypertension and the population blood pressure problem. In: Marmot M, Elliott P, eds. *Coronary Heart Disease Epidemiology.* New York: Oxford University Press; 1992b.

Steinberg D, Gotto AM. Preventing coronary artery disease by lowering cholesterol levels. *JAMA.* 1999;282:2043.

Terris M. The changing relationships of epidemiology and society: The Robert

Cruikshank Lecture. *J Public Health Policy*. 1985;6:15.

Terris M. What is health promotion? *J Public Health Policy*. 1986;7:147.

Terris M. Concepts of health promotion: Dualities in public health theory. *J Public Health Policy*. 1992a;13:267.

Terris M. Healthy lifestyles: The perspective of epidemiology. *J Public Health Policy*. 1992b;13:186.

US Department of Health and Human Services. Health United States. 2009. www.cdc.gov.

US Preventive Services Task Force. *Guide to Clinical Preventive Services*. 2010–2011. August 2010. www.ahrq.gov.

Wallinga D. Agricultural policy and childhood obesity. *Health Aff (Millwood)*. 2010;29:405.

Warner KE. Smoking and health: A 25-year perspective. *Am J Public Health*. 1989;79:141.

Winslow CEA. Who killed Cock Robin? *Am J Public Health*. 1944;34:658.

Xu J et al. Deaths: final data for 2007. *Natl Vital Stat Rep*. 2010;59(19):1–135.

장기요양
Long-Term Care
12

어느 날 Eddie Taylor는 아침에 깨어났을 때 말을 할 수 없고 오른쪽 몸을 움직일 수 없었다. 하지만, 주변 사람들의 말은 알아들을 수 있었다. 병원에서 응급상태로 3일을 보내고, 뇌졸중 재활센터에서 3주를 보낸 후에도 상태는 호전되지 않았다. 그는 더 이상 병원 치료가 필요하지 않았기 때문에 Medicare 병원비 보험급여 대상에서 제외되었다. 테일러의 부인은 심한 류마티스관절염으로 휠체어 생활을 하고 있어 그를 돌보아 줄 수가 없기 때문에 그를 요양원으로 보냈다. Medicare는 하루 180달러가 되는 비용을 부담하지 않았다. 2년 후 Medicaid는 요양원 프로그램을 택했다. 테일러가 50년간 일하며 번 노후 대비 저축의 대부분을 Medicaid 자격을 얻는 데에 썼다. Medicaid는 하루에 90달러만 지원했기 때문에 레크레이션 활동을 제공받지 못한 테일러는 하루에도 몇 시간씩 소리를 지르는 치매 환자 옆 침대에 누워 매일 시간을 보냈다. 비인간적인 그의 삶에 대해 그는 불만을 이야기할 수 없어 심각한 우울에 빠졌고 먹지 않아 3개월 내에 사망하였다.

고등학교 졸업식 날 밤 Lyl은 몇 잔의 술로 축하 파티를 하고 여자 친구 집으로 차를 몰고 갔다. 그는 나무에 차를 받아 경추에 심각한 손상을 입어 팔과 다리를 움직일 수 없게 되었다. 재활치료실에서 9개월을 보낸 뒤에도 Lye은 사지마비 상태였다. 그는 집으로 돌아와 하루에 200달러의 비용이 드는 24시간 서비스를 제공하는 가정간호를 받았으나 보험에서는 이를 부담하지 않았다. 회사원인 그의 아버지는 시립교향악단의 플르트 연주자인 아내가 Lye을 돌보기 위해 오케스트라를 그만두지 않는 것에 대해 화를 내었다. 1년 후 장기 치료 비용이 75,000달러가 되었고 Lye의 부모는 이혼 직전까지 이르렀다. 어느 날 밤 릴의 아버지는 식은땀을 흘리며 잠에서 깼다. 꿈 속에서 그가 Lye의 머리에 비닐봉투를 씌우고 숨을 조이고 있었다.

의료현장에서 의료 제공자들은 국가 보건의료체계의 실패로 인한 만성질환의 비극을 자주 목격하게 된다. 장기 치료의 어려움은 두 가지로 나타난다. 첫째, 매년 수천 명의 가구가 가족들의 만성질환 치료를 위해 저축한 돈을 소비한다. 둘째, 장기 치료는 종종 만성질환자들의 마지막 남은 인간의 존엄성까지 빼앗는 비인간적인 기관에서 이루어진다.

장기 치료는 신체적, 정신적, 인지적으로 제한이 있는 사람들에게 필요한 건강, 사회, 집, 교통 그리고 다른 보조 서비스를 포함한다. 장기 치료 서비스에 대한 수요는 일상생활 활동(activities of daily living; ADL, 즉 식사하기, 옷 입기, 씻기, 용변 보기 그리고 침대 혹은 의자에 앉거나 일어나기) 장애와 (수단적 일상생활활동: instrumental activities of daily living; IADL, 즉 세탁, 집안일, 음식 준비하기, 식료품점 쇼핑, 교통수단 이용하기, 재정관리, 약 복용, 그리고 전화하기) 장애 수준

표 12-1. 장기요양 서비스에서 필요로 하는 서비스

일상생활 활동(Activities of daily living(ADL); 기초생활 기능)
- 식사하기
- 옷 입기
- 목욕 혹은 샤워하기
- 화장실 가기
- 침대나 의자에 앉고 일어나기
- 요실금 조절

수단적 일상생활 활동(Instrumental activities of daily living (IADL); 독립적으로 생활하기 위해 필요한 기능)
- 가사일과 세탁하기
- 음식 준비하기
- 시장보기
- 교통수단 이용하기
- 돈 관리하기
- 약속정하기
- 예약하기
- 약 복용하기
- 전화하기

을 평가함으로써 결정된다(표 12-1). 미국의 1,200만 명의 사람들은 하나 이상의 ADL 혹은 IADL의 보조를 필요로 하므로 이를 장기 치료 서비스의 수요라고 여길 수 있다(Kaye et al., 2010).

미국의 노인인구 증가 추세는 가히 놀랄만하다. 2000년 65세 이상 인구 수는 3천 5백만 명이었으며, 2030년에는 7천 2백만 명에 도달할 것으로 예상된다. 85세 이상 인구는 2000년 4백 2십만 명에서 2030년 8백 7십만 명으로 거의 두 배로 증가할 것이다. 80세 이상의 노인은 56% 정도가 심각한 장애를 가지고 있기 때문에 장기 치료에 대한 수요가 훨씬 더 크다(Administration on Aging, 2010). 이와 같이 장기 치료에 대한 수요가 점점 더 늘어남에 따라 다음과 같은 두 가지 질문에 대한 답이 시급해지고 있다. 국가는 어떻게 장기 치료의 재원을 마련할 것인가? 대부분의 장기 치료를 기관 혹은 한 사람의 가정과 지역사회에서 제공해야 할까?

장기 치료 비용을 누가 지불할 것인가?
WHO PAYS FOR LONG-TERM CARE?

Phoebe McKinnon은 넘어져 엉덩이가 부러지고 수술 후 관절 감염에 걸리기 전까지는 건강했다. 그녀는 3개월 동안 항생제를 복용하며 완전히 침대에서만 생활하였고, 이후 또 다른 수술을 받았다. 미망인인 맥키논은 혼자 살았으며, 하나뿐인 딸은 1,500마일 떨어진 곳에 살았다. 맥키논은 24시간 도움이 필요했기 때문에 사회복지사는 재정적 선택을 조사한 끝에 맥키논에게 요양원에서 3개월 간 지내는 것을 조심스럽게 제안했다. 맥키논과 그녀의 딸은 동의했지만 1일 비용이 220달러이며, 총 치료비용이 19,800달러가 될 것이라는 사회복지사의 이야기를 듣고 충격을 받았다.

표 12-2. 장기요양 서비스의 지출 규모, 2009년[a]

	환자본인 부담금	사보험	Medicare	Medicaid	기타
너싱홈	29%	8%	20%	34%	9%
가정간호	9%	7%	44%	36%	4%
계[b]	22%	8%	28%	34%	8%

a. Martin A et al: Recession contributes to slowest annual rate of increase in health spending in five decades, Health Affairs 2011;30:11.

b. 성인 주간보호(adult day care), 기타 지역사회 기반 서비스, 의료장비, 가족에 의한 보살핌 등과 같은 비용은 포함되지 않았음.

미국은 2009년 너싱홈 치료에 1,370억 달러 지출을 포함하여 장기 치료에 2,050억 달러를 지출했다(Martin et al., 2011). 2006년 당시 요양원에서 지내는 데는 연평균 76,000달러의 비용이 들었다.

2009년 당시 미국의 장기 치료 서비스의 환자 및 가족의 본인부담금은 총 진료비의 22%에 해당되었다. Eddie Taylor의 사례는 흔히 발생하는 시나리오이다. 사람들은 노후 대비 저축의 일부를 장기 치료에 쓰고 나면 마침내 Medicaid 장기 치료 보험을 적용받을 수 있는 자격이 된다. Medicaid는 미국의 장기치료 지출의 41%를 지불한다(표 12-2). 많은 사람들은 Medicare 프로그램이 요양원 입원비를 지불해 줄 것을 기대하며, Phoebe Mckinnon과 그의 딸처럼 Medicare가 그들을 보조해 주지 않는다는 사실에 충격을 받는다. 장기 치료 비용 중 28%만이 Medicare가 재정적으로 부담한다(Martin et al., 2011).

Medicare 수혜자의 평균 진료비 본인부담금은 2005년에 가족 수입의 20%에 해당하였다. 이러한 지출의 1/5 요양원으로 흘러 들어갔다(Kaiser Family Foundation, 2009). 장기 치료 서비스의 재정에 있어서 Medicare, Medicaid, 그리고 사보험의 역할은 정확히 무엇인가?

▶ Medicare 장기요양 보험급여
Medicare Long-Term Coverage

Glenn Whitehorse는 당뇨병 환자로, 오른쪽 무릎 위에 절단을 요하는 괴저가 생겼다. 그는 병원의 급성기 병동에서 장기요양 병동으로 옮겨졌고, 물리치료를 받았다. 그는 전체적으로 노쇠하였기 때문에 도움 없이는 침대에서 의자로 움직일 수 없었다. Whitehorse의 물리치료사와 작업치료사는 그가 집으로 가서 가정 물리치료와 요양 진료를 받는 것이 더 좋다고 판단했다. 이러한 모든 서비스는 Medicare에 의해 보장되었다.

Whitehorse의 아내는 파킨스병을 앓고 있어 남편이 목욕할 때, 침대에서 나올 때, 그리고 화장실을 갈 때 도와줄 수 없었다. 그녀는 돌보는 역할을 보조할 수 있는 누군가를 고용해야만 했다. 이러한 서비스는 Medicare로 보장되지 않았다. Whitehorse는 더 이상의 호전을 보이지 않아 Medicare는 그의 가정치료 서비스의 보험급여를 철회했다. 상황은 더욱 악화되었고 그는 돌봄을 받기 위해 요양원으로 가게 되었다. Medicare는 요양원 비용을 부담하지 않았다.

요양시설 혹은 가정에서 제공되는 어떤 서비스가 Medicare에 의해 보장되는가? 중요한 차이는 Medicare가 지불하는 "숙련된 치료(skilled care)"와 일반적으로 Medicare가 보장하지 않는 "보호 치료 (custodial care)"이다. Medicare는 보통 급성기 질환으로 인한 입원(acute hospitalization) 후에 몇 주 혹은 몇 달 동안은 필요한 서비스를 보장하지만 종종 안정적인 만성질환에 요구되는 치료에 대해서는 지불하지 않는다.

Skilled care와 custodial service의 예는 무엇이 있을까? 병원 간호 시설, 요양원 또는 가정간호 기관의 공인된 간호사는 다양한 서비스를 제공한다. 상처 부위 드레싱을 교체하고 혈압을 재고, 심부전 혹은 폐렴을 알아내기 위해 심음과 폐음 청진을 하고, 약에 대한 환자의 복약 순응도를 검토하고 당뇨, 고혈압, 심부전 그리고 다른 질환에 대해 환자에게 교육을 제공하는 것이 이에 속한다. 물리치료사와 작업치료사는 뇌졸중, 고관절 골절 그리고 기타 다른 질환 환자들이 잠재된 최대한의 기능을 할 수 있도록 도와주기 위해 함께 일한다. 언어치료사는 의사소통에 장애를 가진 뇌졸중 환자들을 가르치는 어려운 역할을 수행한다. 이러한 것은 모두 skilled services이며 일반적으로 Medicare에 의해 보장된다.

Custodial service는 질환의 과정과 관련된 치료 혹은 재활 요법보다는 ADL와 IADL를 보조하는 것을 포함한다. 요리, 청소, 쇼핑 또는 환자가 화장실 가는 것을 도와주는 것이다. 이러한 서비스는 보통 간호조무사, 가정간호 보조원, 주부 혹은 가족 구성원에 의해 제공되며, 비숙련된 서비스라고 여겨져 종종 Medicare에 의해 보장되지 않는다.

Medicaid 장기요양 보험
Medicaid Long-Term Coverage

혼자 사는 Willie Robinson은 변형된 퇴행성 관절염을 앓고 있어 의자에 앉는 것 이상의 어떤 활동도 할 수 없다. 로빈슨은 숙련된 서비스가 필요하지 않기 때문에 Medicare는 어떠한 보조도 해주지 않았다. Medicaid와 지역 복지관은 주당 20시간 도움을 제공하기 위해 해당 가정에 비용을 지원하지만 충분치 않다. 로빈슨은 요양원에 들어가는 것 이외에는 달리 방법이 없다. 왜냐하면 그것은 Medicaid에 의해 보장되는 24시간 도움을 받을 수 있는 유일한 방법이기 때문이다.

Medicaid는 요양원 비용을 지불하는 데 있어 Medicare와 차이가 있다. 가정간호의 경우, Medicaid는 일반적으로 스스로 돌볼 수 없는 사람들에게 하루종일 보호 서비스(custodial service)를 보장하지 않는다.

Medicaid가 제공하는 요양원 보장의 완전성은 Willie Robinson과 같은 많은 저소득 장애인들이 하루 24시간 내내 돌봐줄 수 있는 가족이 없을 경우, 그들이 요양원으로 들어가도록 유도한다. Medicaid가 제공하는 요양원 보장을 받을 수 있는 자격이 되려면, 가족들은 자산이 매우 낮은 수준이 될 때까지 가산을 탕진해야 한다. 몇몇 주의 Medicaid는 요양원에 입원한 사람들의 배우자가 자산의 일부를 유지할 수 있도록 허락한다.

Medicaid의 자택간병제도(home health service)의 보장범위는 가정 그리고 지역 기반의 의료 서비스의 결과로 증가하였다. 이 프로그램은 요양원에 입원하는 것을 막기 위해 노력했으며, Medicaid 수혜자들이 이전보다 더 많이 자택간병 서비스를 받을 수 있도록 하였다. 2005년, Oregon 주에서 Medicaid 장기요양 보험 예산의 71%를 이 프로그램에 할당하였지만, 전국적으로는 35%만이 가정 그리고 지역 기반의 의료 서비스 제공에 사용되었다(Kaiser Family Foundation, 2006a).

장기요양 민간보험
Private Long-Term Care Insurance

Sue MacPherson과 Lew MacPherson은 모두 72세로 그들의 미래에 대해 걱정하였다. 그들의 사촌은 장기요양 보험회사에 고혈압이 있다는 이유로 가입을 거절당했고, 후에 재산 전부를 요양원 비용으로 쏟아 부었다. 32,000달러의 저축을 지킬 수 있길 바랬던 그들 부부는 질병이 그들을 보험에 들지 못하게 하기 전에 장기요양 보험을 신청하기로 결심했다. 보험 설계사는 1년에 6,000달러를 지불하거나, 1년에 20,000달러인 그들 수입의 30%를 지불하는 두 상품의 비용을 계산하였다. 이 액수로 가입을 하면 Sue와 Lew는 몇 년 안에 그들 저축의 대부분을 보험료로 써버려야 했다. 그들은 보험 가입을 거절하였다.

민간보험은 장기요양 재정에서 작은 역할만 한다. 오직 8%의 장기 요양 비용만이 민간보험에 의해 보장된다(표 12-2) 경험료율(experience rating: 제2장 참조)은 민간 장기요양의 역할에 큰 영향을 끼쳐왔다. 이러한 종류의 보험에서 가장 큰 소비자는 노인인구이다. 경험료율에 의한 보험에서 노인들은 높은 보험료를 낸다. 왜냐하면 그들은 장기요양 서비스를 받게 될 위험성이 높기 때문이다. 2009년, 65세 이상 노인인구 수입의 중간값은 31,000달러이다(US Census Bureau, 2010). 또, 70~74세의 가장을 둔 가정의 17%만이 평균적인 장기요양 보험을 감당할 수 있는 형편이다(Kaiser Family Foundation, 2006b). 장기요양 보험회사들이 주로 매력을 느끼는 소비자층은 젊은 취업 인구이다. 하지만, 이 그룹의 일부만이 장기요양 보험에 관심을 갖는다. 이들이 그런 돌봄을 필요로 할 가능성은 매우 먼 미래에나 존재하기 때문이다.

장기요양 보험(long-term care insurance)에 가입하는 사람들은 이것이 좋지 못한 투자라고 생각할 수 있다. 몇몇 민간보험 정책들은 보험 계약자가 자택간병 서비스(home health service)를 위한 혜택을 받기 전에, 세 개 이상의 일상생활능력(ADL)에서 남에게 의존하는 상태여야 한다고 명시한다. 그러나 세 개 미만의 일상생활능력(ADL) 장애가 있는 많은 사람들 역시 장기요양 서비스가 필요하다. 이런 사람들의 경우, 보험은 아무 것도 지불해주지 않는다.

장기요양 보험은 보통 요양원 서비스에 대해 높은 공제 금액(요양원 입원일수로 산출한)을 가진다. 그리고 대부분의 보험정책에서 실제 금액을 상환하기 보다는 고정된 일일 요금을 지불한다. 일반적인 보험정책에서는 90일의 공제기간 후, 하루 150달러씩 지불한다. 2006년 평균적인 요양원의 일일 요금은 220달러로, 이는 70달러가 환자가 부담해야 하는 몫이라는 것을 의미한다. 따라서 1년 동안 요양원에 있을 경우 환자 본인이 부담해야 하는 비용의 총합은 39,050달러(90일×220달러=19,800달러, 275일×70달러=19,250달러)이며, 이는 보험료를 웃도는 금액이다. 대부분의 보험회사는 보장 범위를 수년으로 제한하고 있으며, 이를 통해 보험사가 지불할 금액의 양에 한도를 둔다.

누가 장기요양 서비스를 제공하는가?
WHO PROVIDES LONG-TERM CARE?

▶ 비공식적인 서비스 제공자
Informal Caregivers

Mrs. Dora Whitney는 남편이 죽은 후 혼자 살아왔다. 그녀는 71세에 건망증이 생겼고, 하루는 가스 스토브를 켜둔 채 두어 부엌에 불을 내었다. 2달 후, 그녀는 가게에 나갔다가 집에 돌아오는 길을 찾을 수 없었고, 길거리를 헤매다가 경찰에게 발견되었다. 그녀의 딸 Kimberly는 그녀를 대학 병원에 데려갔고, 그녀는 알츠하이머 치매를 진단받았다. Kimberly 어머니의 주치의, 간호사, 직업치료사 그리고 사회복지사들이 함께 회의를 한 후, Kimberly는 어머니를 돌보기 위해 교사로서의 직업을 포기하는 것이 그녀가 선택할 수 있는 유일한 길이라는 것을 받아들였다. Kimberly는 그녀의 어머니를 요양원에 모시는 것을 거절하였으나, 하루 24시간 도움을 줄 사람을 고용할 돈은 없었다.

장기요양 서비스가 필요한 대부분의 사람들은 그들의 가족과 친구로부터 요양 서비스를 받는다. 2007년 5천2백만 여 명의 사람들이 무보수로 가족을 간병하고 있으며, 이들 대부분은 여성이다. 남자들의 경우, 그들의 부인이 장기요양 서비스를 제공하고, 여자들의 경우, 그들의 딸이 흔히 간병인이 된다. 점점 더 많은 노인들이 비공식적 돌봄(informal care)을 제공하기에 충분히 가까이 사는 가족을 두지 못한다. 비공식적 간병인의 부재는 요양원으로 들어가는 가장 흔한 원인이다. 비공식적 간병인은 평균적으로 일주일에 20시간 일하고, 보수가 지불되지 않는 그들의 노동에 대해 예상되는 경제적 가치는 2007년 3,750억 달러에 이르렀다. 비공식 간병인의 37%는 50세 이상이며, 그들은 가족을 돌보기 위해 직장을 그만두거나 업무시간을 줄이는 것으로 보고되고 있다. 간병인이 있는 노인들은 병원 재원기간이 더 짧고, 재입원하는 횟수가 더 적으며, 입원 비용 역시 더 낮다. 이는 보수를 지불받지 않고 일하는 간병인들이 보건의료 시스템 내에서 엄청난 가치를 창출하고 있음을 나타낸다(Levine, 1999; AARP, 2008).

▶ 지역사회 기반 가정간호
Community-Based & Home Health Services

Ana Dominguez는 그녀의 딸 Juana가 예일 대학의 장학금을 받았다고 말했다. 49세의 Ms. Dominguez는 다발성 경화증으로 침대에 누워있거나 휠체어를 타고 다녔지만, Juana가 단지 자신을 돌보기 위해 Texas의 San Antonio에 남아 있다면 정말 큰 죄책감을 느낄 것 같았다. Juana는 떠나기 전, 재택 간병인(home care agency)에게 그녀의 어머니를 일주일에 3회 성인 주간 건강센터에 데려가도록 하고, 일주일에 3회 간호, 물리치료, 직업치료를 하도록 하였으며, 식사배달 서비스를 신청하여 놓았다. Medicare에서 이 모든 서비스에 대한 비용을 지불하였다. 하지만, Ms. Dominguez는 하루 24시간 집에서 돌봐 줄 사람이 필요했고, 이것은 Medicare에서 보장되지 않는 서비스였다.

Juana는 El Salvador에서 온 십대 불법 체류자인 Vilma를 하루 15달러로 집에 거주하도록 고용할 수 있었다. Juana는 그녀가 예일대학을 졸업할 때까지, Vilma의 임금과 식비로, 그들이 가진 42,000달러에 달하는 저축액 중 35,000달러를 쓰게 될 것이라고 생각했다.

지역 기반의 장기 간호 서비스는 재택간호 서비스(home care), 주간 보호소(adult day care), 요양시설(assisted living setting), 식사배달 서비스(home-delivered meal), 말기 질환 환자들에 대한 호스피스, 정신건강 프로그램 등과 같은 다양한 프로그램을 통해 제공된다. 1970년대, 장애를 가진 사람들 사이에 시설(병원과 요양원) 보호(institutional care)로부터 지역 기반 보호와 재택 간병(community-based and home care)으로 이동하는 활발한 움직임이 있었으며, 이러한 지역 기반 보호 또는 재택간병은 환자로 하여금 독립심을 갖게 하였다. 1980년대, AIDS 활동가들은 말기 암과 AIDS에 걸린 환자들을 위해 집중적인 재택간병 서비스(home care service)를 제공할 수 있는 호스피스 프로그램을 발전시켰다. 가정은 보통 병원이나 요양원보다 훨씬 더 치료적으로 도움이 되었고, 편안한 환경을 제공하였다.

재택간호 서비스에 대한 선호 증가와 Medicare 환자의 재원일수를 줄이기 위한 DRG(Diagnosis-related group) 지불제도의 결과물로서, 가정건강 서비스(home health service)는 1980년부터 1997년까지 빠르게 확장되었다. 그리고 그 결과, 재택간호 서비스 지출을 억제하기 위한 Medicare의 지불정책에도 변화가 나타났다. Medicare의 재택간호 서비스 지출에 대한 지나친 삭감에 대해 우려의 목소리가 나타났으며, Medicare는 2000년을 시작으로, episode-of-illness model(제4장 참조) 기반의 재택간호를 위한 전향적 지불제도를 도입하였다. 재택간호 서비스 기관들은 60일 동안의 간병 서비스에 대해 일시불로 요금을 지불받았다.

재택간호 서비스를 제공하는 팀 내에는 간호사, 물리치료사, 직업치료사, 언어치료사, 호흡요법사, 사회복지사, 재택간호 보조원, 사례 관리사(case managers), 식사배달 서비스를 하는 운전기사 등 여러 종류의 서비스 제공자가 있다. 일상생활 수행능력(ADL)과 수단적 일상생활 수행능력(IADL)에 장애가 있는 사람들을 돕는 낮은 기술력의 자리를 메우기 위해 설계된 재택 간호 서비스(home care)가 이제 점점 더 전문화되고 있다. 재택간호 서비스 기관들은 이제 항생제 정주, 모르핀 펌프, 유치 중심 정맥관, 그리고 가정 신장투석을 제공한다. 이러한 서비스들은 고도로 숙련된 정맥관리 및 창상관리 간호사, 호흡요법사, 그리고 이 외 다른 의료 전문가들에 의해 관리된다. 이러한 발전은 의료 서비스를 병원으로부터 가정으로 이동시키는 데 있어서 중요한 진전을 이루었다. 하지만 이것은 장애를 가진 사람들이 집에서 안전하게 지내기 위해서 필요한 유급의 개인 간병 서비스의 성장에 따라가지 못하였다. 마찬가지로, 호스피스 서비스 역시 말기 질환 환자들에게 매우 훌륭한 간병 서비스를 제공함에도 불구하고 일상생활 수행능력(ADL)을 보조하는 서비스에 있어서는 한계를 보인다. 호스피스 프로그램은 비공식적 간병인 없이 말기 질환 환자를 집에 두는 것을 수용하지 않는다. 따라서, 가정 호스피스 서비스가 필요한 사람들은 대부분 이러한 서비스를 받지 못한다.

요양시설은 시설에 거주하는 사람들에게 거처를 제공하면서 동시에 각자의 기능적 역량에 따라 단계별로 등급이 나뉜 서비스를 제공하는 기관이다. 요양시설은 그동안 빠르게 성장해왔다. 하지만 2009년 평균적인 연 비용은 34,000달러였으며, 이 비용 중 대부분은 본인부담금으로 지불되었다. 따라서 저소득계층이나 중산층 가족들에게 요양시설의 비용을 감당하는 것은 매우 어려운 일이다(Stevenson and Grabowski, 2010).

▶ 너싱홈 Nursing Home

매일 아침, 25~100만 명 이상의 미국인들이 nursing home에서 아침을 맞는다. 이들 중 대부분은 매우 노화되고 연약한 상태이다. 대부분은 nursing home에 오랫동안 머물 것이다. 대부분은 이곳에서 죽음을 맞이할 것 이다. [Nursing home]

거주자들은 그들의 삶의 마지막 순간을 사생활과 품위 또는 기쁨 없이 최소한의 음식과 다수의 진정제 그리고 계속되는 텔레비전 시청을 하면서 이 답답한 곳에서 보내게 될 것이다(Vladeck, 1980).

직업적인 서비스와 전문적인 기관에서 불편한 사람들이 필요로 하는 모든 서비스를 제공해 줄 수는 없다. 이러한 사람들은 너싱홈으로 가서 하루 24시간 동안 간호사의 모니터링 하에 간병인 등을 통해서 간병을 받게 된다. 2007년에 180만 명이 넘는 사람들이 미국 너싱홈에 거주하고 있다. 너싱홈에 거주하는 사람 중에서 67%는 자신의 배우자를 먼저 떠나 보낸 여성들이다(Kaye et al, 2010). 많은 경우, 여성들은 집에서 아픈 남편을 돌본 후, 자기 자신이 아프게 되면 너싱홈에 오게 되는데 그 이유는 집에서 그들을 보살펴 줄 사람이 없기 때문이다. 65세가 되는 사람들은 그들 인생의 언젠가는 너싱홈에 들어가는 사람들이 40% 정도가 된다(www.medicare.gov/longtermcare/static/home.asp).

너싱홈 거주자 중 76%는 인지장애를 가지고 있고 93%는 거동이 어렵다(Kaye et al., 2010). 너싱홈에 거주하는 사람은 그들을 돌봐 줄 가족이 없고, 많은 사람들이 치매를 앓고 있고, 집에 있는 가족들이 집에서 이들을 돌보기 어려운 상태이다.

너싱홈의 질은 매우 다양하다. 1987년 Omnibus Budget Reconciliation Act는 너싱홈의 질에 대한 기준을 만들고 이러한 기준들이 지켜질 수 있도록 조사하겠다고 하였다. 하지만 아직도 심각한 질적 문제가 존재한다. 2005년에 전체 너싱홈의 5%만이 기준에 미달하지 않았다. 2005년에 가장 자주 문제로 지적 받았던 사항은 부적절한 음식 위생, 간병 서비스의 질, 전문가적 기준, 사고 예방, 가사, 간병 계획의 부족, 감염 관리, 욕창 그리고 품위유지 등이 있었다(Harrington et al, 2006; Werner and Konetzka, 2010). 히스패닉계가 아닌 백인과 비교했을 때 히스패닉이 있는 너싱홈이 더 낮은 질의 시설이었다(Fennell et al., 2010).

저소득층의 사람들은 다른 여러 환자들과 함께 생활을 한다. 그리고 적은 보수를 받으며 적절한 트레이닝을 받지 못한 사람들의 보살핌을 받는다. 침대에 누워 있거나 텔레비전 앞에 앉아 있는 시간이 점점 많아지게 된다. 너싱홈들 사이의 삶의 질은 다르지만, 어느 너싱홈에 있던지 움직임에 대한 독립성과 우정에 대한 욕구 등을 좌절시킨다. 많은 너싱홈 거주자들은 공허함에 빠져 있고 그들은 대부분 빨리 죽고 싶어 한다(Vladeck, 1980).

가격을 낮추기 위해서 너싱홈에서 시행되는 많은 서비스들은 적은 보수를 받고 최소한의 훈련을 받은 간병인을 통해서 이루어지는데 이들은 잘 관리되지 못하고 그들이 감당할 수 있는 수보다 훨씬 많은 사람들을 돌본다. 간병인은 육체적으로 고된 다수의 역할을 수행한다. 샤워시키기, 먹이기, 같이 산책하기, 노인들이 실수했을 때 치우기, 노인들 들기, 그리고 노인들의 불만 들어주기를 해야 한다. 2005년에 모든 너싱홈의 66%는 이윤을 추구하기 위해 만들어진 곳이고, 많은 곳들은 체인을 통해 운영되고 있었다(Harrington et al., 2006). 이윤을 추구한다면 이윤을 추구하지 않는 곳에 비해서 서비스의 질이 낮고 일하는 사람의 수준이 상대적으로 더 낮을 수 밖에 없다(Comondore, 2009).

육체적으로 거동이 불편하고 장애가 있는 사람들을 좁은 장소에 함께 있게 하는 것은 인간의 존엄성을 훼손시키는 일이다. 너싱홈 개혁의 한 가지 안은 너싱홈을 폐지하고 적절하게 재정적으로 안정적인 가정 및 지역사회 기반 서비스로 전환함으로써 이러한 너싱홈의 문제를 해결할 수 있다고 보고 있다.

장기요양 서비스의 개선
IMPROVING LONG-TERM CARE

▶ 장기요양 서비스에 대한 재정
Financing Long-Term Care

Boomer는 화가 났다. 자영업자로서 그의 가족의 의료보험 보장은 매달 600달러씩 지불하였으나 치과 치료는 보험으로 보장이 안 되어 자신이 지불해야 했다. 더 화가 나는 것은 다른 사람들이 의료 서비스 혜택을 받을 수 있도록 연방과 주의 소득세와 소비

세가 Medicare와 Medicaid에 쓰이는 것과 그의 사회보장 지불금의 상당 부분이 매년 Medicare에 쓰인다는 것이다. 이러한 많은 돈을 지불해 왔지만 Boomer는 건강하였고 6년 동안 병원에 갈 일이 없었다.

어느 날 Boomer의 아버지 Abraham은 심한 뇌졸중을 앓게 되었다. 병원에 입원해 있는 동안 Medicare를 통해서 많은 부분 보장받았고, 아버지는 너싱홈에 가게 되었다. Medicare는 이러한 장기요양 서비스에 대해서는 보장을 해주지 않기 때문에 Boomer의 엄마는 모아 둔 돈을 전부 장기요양 서비스에 사용하게 되었다. Abraham이 Medicaid에 가입할 수 있게 되자 너싱홈 비용을 보장받을 수 있었다. Abrahams이 아픈 후, Boomer는 사회보장제도와 Medicare에 돈을 내는 것에 대한 불평을 멈췄다. Boomer는 그가 받은 것에 비해 더 많은 돈을 냈지만 Abraham은 그가 낸 것에 비해 더 많은 것을 받을 수 있었다. Boomer는 그의 아버지가 받은 의료서비스에 대해 만족하였으며 그도 언젠가 Abraham과 같은 입장에 처할 수 있을 거라 생각했다.

1960년대 초반에 민간보험이 65세 이상 노인들의 의료 서비스의 재정문제를 해결할 수 없을 것이라는 인식이 생겼다. 노인들에게 사용되는 의료보험 비용은 매우 많아서 경험료율에 의한 보험료를 가지고는 대다수의 노인을 보장해 줄 수 없었다. 따라서 사회보험인 Medicare가 법안을 통과하게 되었다(제2장 참조). 이와 같은 문제가 장기요양 서비스 재정에도 발생하였다. 앞서 언급한 바와 같이 장기요양 보험에 가입하고 싶어 하는 사람들은 대부분 적절한 보험에 가입하기 어려운 사람들이다. 표 12-3은 이러한 장기요양 서비스에 대한 몇 가지 안에 대해서 적어 놓았다.

표 12-3. 장기요양 서비스의 개선 방안

- 사회보험으로 장기요양 서비스 지원
- 너싱홈에서 지역사회 기반의 요양 서비스로 전환하기 위해 재정 지원
- 서비스 제공자로 가족을 훈련하고 지원
- 비용을 절감하고 노인 환자의 입원을 최소화하는 On Lock Senior Health Services를 모델로 하여 이와 유사한 요양시설의 확충

Pepper Commission(1990)은 국가가 장기요양 서비스의 재정에 대한 사회보험 프로그램을 만들어야 한다고 충고하였다. 이 프로그램은 Medicare Part A와 비슷하게 고용자와 고용인들의 사회보장 기여율을 더 증가시켜서 재정을 충당할 수 있다. 이 기금은 Medicare가 현재 보장해 주고 있지 않는 먹이기, 옷 입히기, 목욕시키기, 화장실 가기, 집안일, 식료품 구입, 이동 그리고 ADL과 IADL의 다른 도움들 등과 같은 부분을 제공자에게 지불할 수 있다. 이와 비슷한 의견이 National Health program의 의사들을 통해서 제안 되었다(Harrington et al, 1991).

장기요양서비스 제공 Providing Long-Term Care

Mei Soon Wang은 집에 매우 가고 싶어했다. 뇌종양으로 인해 그녀는 왼쪽에 마비가 왔고 대소변을 가릴 수 없게 되었다. 그녀는 돌봐줄 가족이 없기 때문에 너싱홈에서 지낼 수 밖에 없었다. Portland를 방문한 그녀의 딸은 On Lok Senior Health Services가 노쇠한 노인들을 집에서 지낼 수 있도록 도와준다는 것을 들었다. On Lok은 MS. Wang이 adult day care를 받을 수 있도록 해 주었고 그녀의 집에 음식을 배달하고 밤과 주말에 부분적으로 도움을 주었다.

환자가 아픈 후에 삶의 질과 인간적인 독립성은 너싱홈이라는 환경에서 얻기는 매우 어려운 일이기 때문에, 대부분의 장기 요양 개혁안은 장기요양 서비스는 집에서 이루어져야 한다고 주장한다. 이렇게 장기요양을 탈 시설화 하기 위한 첫 걸음은 좀 더 지역중심 그리고 가정을 기반으로 한 장기 서비스에 관심을 기울이게 할 수 있는

개정안을 만드는 것이다.

이상적인 장기요양 제공자는 환자의 가족이나 친구이다. 이와 같이 장기요양 개혁은 이러한 제공자들을 지지하고 도와야지 다른 것으로 대체시키려고 하는 것은 적절하지 않다. 간호사, 물리치료사, 직업치료사, 의사(적어도 장기요양에 대해서 알고 있는 사람), 사회복지사, 그리고 간병인들이 팀을 짜서 이러한 요양 제공자들이 매일 24시간, 일주일 내내 환자를 돌보는 것에서 쉴 수 있도록 해야 한다. 만약 이러한 서비스 제공자들이 없다면 환자들이 너싱홈에서 지내게 하는 것보다 그들이 최대한 자신의 집에서 지낼 수 있도록 장기요양 서비스를 하는 노력이 중요하다(Harrington et al. 1991).

장기요양에 대한 혁신적인 프로그램은 San Francisco에서 시행되는 On Lok 프로그램을 들 수 있다. On Lok는 중국어로 번역하면, 평화로운 행복한 집이란 의미이다. 1971년 San Francisco의 차이나 타운에서 시작된 것으로, On Lok은 adult day services, 간병, 집으로 배달하는 음식 서비스, 집안일 돕기, 돌보는 사람의 대신 돌봐주기, 병원 서비스, 그리고 skilled nursing care 등을 한 프로그램에 포함한다. On Lok에 가입할 수 있는 사람은 만성질환을 앓고 있어서 너싱홈에 들어 갈 수 있는 환자들이다. 하지만 이들 중에서 15% 정도만 너싱홈에 들어 간다. 이 프로그램에 등록한 사람들에 대한 서비스는 의사, 간호사, 사회복지사 그리고 재활치료사, 레크리에이션 치료사, 영양사들로 이루어진 팀을 통해서 이루어진다.

미국의 개인 의료비 지출의 45%가 병원과 너싱홈에 쓰이는 것에 비하면 On Lokk은 이러한 비용의 17% 정도 밖에 들지 않고 나머지 83%는 가정 및 지역 기반 서비스에 사용될 수 있다. 이러한 서비스가 훨씬 종합적이지만 On Lok의 비용은 오히려 기존의 Medicare 와 Medicaid를 통해서 노인인구가 보장받은 비용에 비해서 더 비싸지 않다(Eng et al., 1997; Bodenheimer, 1999). On Lok과 비슷한 75개의 조직이 Program of All-inclusive Care for the Elderly(PACE) 하에 있다. 그러나 PACE는 미국에서 장애가 있거나 불편한 노인들 중에서 25,000명 정도만 서비스를 제공받고 있다.

미국은 장기요양에 대한 사회보험 프로그램을 제대로 갖추고 있지 못하다. 하지만, 다른 나라는 노년인구들의 필요한 것에 대해 좀 더 사전 대책을 강구하고 있다. 1995년 독일은 장기요양에 대해 사회보험 시스템을 법안 통과시켰다. 이 프로그램은 국민이 지불하고 혜택을 받을 수 있도록 하였다(Harrington et al, 2002). PACE 컨셉과 장기요양에 대한 포괄적인 사회보장이 합쳐진 좀 더 확장된 개념이 미국의 장기요양에 대한 문제를 풀기 위한 필요한 답을 제공해 줄 수 있을 것이다.

참고문헌 REFERENCES

AARP. *Valuing the invaluable: the economic value of family caregiving, 2008 update*. AARP Public Policy Institute. November 2008. www.aarp.org/ppi.

Administration on Aging. *A Profile of Older Americans, 2010*. US Department of Health and Human Services; 2010. www.aoa.gov/aoaroot/aging_statistics/Profile/2010/docs/2010profi le.pdf. Accessed November 16, 2011.

Bodenheimer T. Long-term care for frail elderly people—the On Lok model. *N Engl J Med*. 1999;341:1324.

Comondore VR. Quality of care in for-profit and not-for-profit nursing homes: Systematic review and meta-analysis. *BMJ*. 2009;339:b2732.

Eng C et al. Program of All-inclusive Care for the Elderly (PACE). *J Am Geriatr Soc*. 1997;45:223.

Fennell ML et al. Elderly Hispanics more likely to reside in poor quality nursing homes. *Health Aff (Millwood)*. 2010;29:65.

Harrington C et al. A national long-term care program for the United States: A caring vision. *JAMA*. 1991;266:3023.

Harrington C et al. Germany's long-term care insurance model: Lessons for the United

States. *J Public Health Policy*. 2002;23:44.

Harrington C et al. Nursing Facilities, Staffi ng, Residents, and Facility Defi ciencies, 1999 through 2005. University of California at San Francisco, September 2006. www. nccnhr.org.

Kaiser Family Foundation. Medicaid and long-term care services. July 2006a. www.kff.org/medicaid/upload/Medicaid-and-Long-Term-Care-Services-PDF.pdf. Accessed November 16, 2011.

Kaiser Family Foundation. Private long-term care insurance: A viable option for low and middle-income seniors? July 2006b. www.kff.org/uninsured/upload/7459.pdf. Accessed November 16, 2011.

Kaiser Family Foundation. Revisiting "skin in the game" among Medicare beneficiaries. February 2009. www.kff.org/medicare/upload/7860.pdf. Accessed November 16, 2011.

Kaye HS et al. Long-term care: who gets it, how provides it, who pays, and how much? *Health Aff (Millwood)*. 2010;29:11.

Levine C. The loneliness of the long-term care giver. *N Engl J Med*. 1999;340:1587.

Martin A et al. Recession contributes to slowest annualrate of increase in health spending in five decades. *Health Aff (Millwood)*. 2011;30:11.

Ng T et al. Medicare and Medicaid in long-term care. *Health Aff (Millwood)*. 2010;29:22.

Pepper Commission. *A Call for Action*. Washington, DC: US Government Printing Office; 1990.

Stevenson DG, Grabowski DC. Sizing up the market for assisted living. *Health Aff (Millwood)*. 2010;29:35.

US Census Bureau. *Income, Poverty, and Health Insurance Coverage in the United States, 2009*. P60–238, September, 2010.

Vladeck BC. *Unloving Care: The Nursing Home Tragedy*. New York: Basic Books; 1980.

Werner RM, Konetzka RT. Advancing nursing home quality through quality improvement itself. *Health Aff (Millwood)*. 2010;29:81.

13

의료 윤리와 의료 서비스 사용의 제한

Medical Ehics and Rationing of Health Care

의료 서비스에 종사하는 사람들에게 윤리적 가치는 특별한 역할을 한다. 의료 윤리의 구체적인 내용은 수 세기 전 처음으로 히포크라테스 등의 말을 바탕으로 형성되었다. 의료 윤리는 오늘날까지도 현직에 종사하는 의료 서비스 제공자들과 의료 전문가들 그리고 종교 단체, 개개인의 윤리학자들에 의해 계속해서 발전하고 있다. 의료 기술, 의료 시스템의 재정 및 조직이 스스로 변화하는 것과 마찬가지로 의료 윤리의 내용 또한 새로운 상황을 받아들이고 인도하기 위해 변화해야만 한다.

의료 윤리의 4가지 원칙
FOUR PRINCIPLES OF MEDICAL ETHICS

수년 동안, 의료 시스템의 구성원들은 아픈 사람을 치유하는 것에 대한 많은 사람들의 믿음을 네 가지 주요한 윤리원칙으로 압축하였다: 선행(beneficence), 악행금지(nonmaleficence), 자율(autonomy), 정의(justice) (Beauchamp and Childress, 2008) (표 13-1).

*선행(beneficence)*은 의료 서비스 제공자가 도움을 필요로 하는 사람들을 도와 줄 의무이다.

Dr. Rolando Bueno는 대도시의 저소득 계층이 거주하는 지역에서 진료 하는 성실한 가정의학과 의사이다. 그는 환자들을 진심으로 염려했고, 그의 지식과 판단은 의사, 간호사 동료들의 존중을 받았다. 어느 날, 그의 환자가 예상치 못한 죽음을 맞았을 때, 그는 병원의 의료 질 평가위원회(hospital quality assurance committee)에 불려갔다. 그는 환자를 돌보는 데 있어서 실수가 있었음을 인정하였고, 그 사례에서 얻은 교훈을 이후의 의료행위에 적용하였다.

Dr. Bueno는 선행의 원칙을 실천하기 위해 노력하였다. 그가 항상 그럴 수 있었던 것은 아니다. 모든 의사들과 마찬가지로 그 역시 종종 의료 과오를 저질렀다. 전반적으로 그는 환자들을 그의 능력이 닿는 한 최선을 다해 치료하였다. 의료 전문직에서 선행의 원칙은 최선의 능력을 다해서 환자들을 돌볼 의무이다.

*악행금지(nonmaleficence)*는 의료 서비스 제공자들이 환자들에게 해를 끼치지 말아야 할 의무이다.

Mrs. Lucy Knight는 불면증과 파킨슨병을 가지고 있었다. 사실 불면증은 그녀를 크게 괴롭히지 않았다. 왜냐하면, 그녀는 밤에 책을 읽는 것을 좋아했기 때문이다. 하지만, 이는 그녀의 남편을 괴롭게 하였다. 그래서 Mr. Knight는 아내의 주치의에게 강한 수면제를 아내에게 처방하도록 부탁하였다. 하지만 의사는 이를 거절하면서, 파킨슨병이 있는 상태에서 수면제를 복용할 경우, Mrs. Knight의 상태를 심하게 악화시킬 위험이 커진다고 말하였다.

표 13-1. 의료 윤리의 4가지 원칙

선행(beneficence)	도움을 필요로 하는 사람을 돕는 것
악행하지 않는 것 (nonmaleficence)	다른 사람에게 피해를 주는 행동을 하지 않는 것
자율(autonomy)	환자가 자신에게 제공되는 의료 서비스를 선택할 권리를 갖는 것
정의(justice)	모든 사람을 공평하게 대하는 것

현대의 의학적 중재술의 집합체는 사람에게 좋은 영향을 줄 수도 있고, 해를 끼칠 수도 있고, 둘 다 일으킬 수도 있으며, 때문에 악행금지(nonmaleficence)의 원칙은 선행(beneficence)의 원칙과 얽혀 있다. Mrs. Knight의 경우, 진정제를 처방하는 것이 득보다 해를 가져올 가능성이 훨씬 더 많다. 특히 Mrs. Kight의 경우, 불면증을 문제라고 생각하지 않기 때문에 더욱 그렇다.

*자율(autonomy)*은 한 사람이 그의 생명과 행동에 대한 계획을 스스로 선택하고 따를 수 있는 권리이다.

Mr. Winter는 이미 노쇠한 88세 노인으로, 그의 주치의는 그에게서 간으로 전이된 대장암을 발견하였다. 암은 어떤 증상도 나타내지 않았다. 주치의는 Mr. Winter에게 수술 및 보조항암요법을 받는 방법과 증상이 나타날 때 완화 치료와 호스피스 서비스를 받으면서 주의 깊게 경과를 관찰하는 방법을 선택사항으로 제시하였다. Mr. Winter는 병원을 두려워 하였고, 집에 있는 것을 더 좋아하였다. 그는 암이 그의 생명을 앗아가기 전에 편안하게 몇 년간을 살아갈 수 있을 것이라고 생각하였다. 그는 이를 주치의와 논의한 뒤 후자를 선택하기로 결정하였다.

자율(autonomy)의 원칙은 서로 밀접한 연관을 가지고 얽혀있는 '선행'과 '악행금지(nonmaleficence)'의 원칙에 또 다른 원칙을 더한다. 만약 Mr. Winter가 선한 목적을 위해, 해를 끼칠 수 있는 공격적인 항암치료를 했더라면, 더 긴 수명을 누릴 수 있었을까? 아니면, 그는 득보다 해가 더 많을 수 있다는 것을 알았을까? 위험과 이익의 균형은 모든 의사들이 매일 겪는 도전이다(Eddy, 1990). 하지만 의학적 결정이 단순히 위험-이익 분석만으로 이루어지지는 않는다. 환자의 선호가 이 문제에서 중요한 고려사항으로 더해진다.

자율은 대부분의 인간들이 스스로의 운명을 통제하고, 삶에 대해 스스로 선택하며, 개인의 자유에 가치를 두는 사회에서 살아가고자 하는 전체적인 바람으로부터 발생한다. 의료 윤리에서 자율은 성인 환자가 치료에 동의하거나 치료를 거절할 수 있는 권리를 말한다. 의사는 환자들이 원하는 것을 존중할 의무를 가지는 동시에, 환자들이 원하는 것을 했을 경우 따라오는 결과를 그들에게 완전히 이해시킬 의무도 가진다. 아이들 혹은 의학적 결정을 내릴 수 없는 성인들은 부모, 후견인, 다른 가족 구성원, 법적 문서에서 지정하는 대리인이 환자를 대신해 자율적 대리인이 된다.

*정의(justice)*는 모든 사람을 공평하게 대우한다는 윤리적 개념이다.

Joe는 교외에 사는 백인 사업가로, 치명적인 흉통이 발생한 뒤 5분 내로 근처 민간 응급센터로 가서 응급 혈관확장술(angioplasty)을 받고 심근경색에 대해 최신의 치료를 받았다. 8km 정도 떨어진 가난한 동네에 사는 Josephine은 흑인 여성으로, 몇 차례 흉통을 겪어 응급구조대에 연락하였으며 25분 동안 도움을 기다린 끝에 공공 병원으로 이송되었으나 그곳에는 응급실 직원이 5명의 다른 급성 환자를 돌보고 있었다. 결국 적절한 치료를 받기 전에 그녀는 부정맥이 와서 사망하고 말았다.

의료 윤리에서 정의(justice)의 원칙은 선행, 악행금지, 그리고 자율의 원칙에 비해 더 새롭고, 논란의 여지가 많으며, 정의하기 어렵다. 일반적으로, 사람들은 그들이 받을 만한 것을 받았을 때 공정하게 대우받았다고 한다. 의과대학 교육과정을 수료하고 모든 필요한 시험에 통과한 사람에게 의학 학위를 주지 않는 것은 정당하지 않다. 범죄를 저지르지 않은 사람을 벌하는 것 역시 정당하지 않다. 다시 말하면, 정의란 보편적인 권리(universal right)를 말한다. 충분히 먹을 것을 받고, 주거지를 가질 여유를 누리고, 기본적인 의료 서비스와 교육에 대한 동등한 기회를 갖고, 자유롭게 말할 수 있는 권리가 그것이다. 만약 이러한 권리들을 부정한다면, 정의는 훼손될 것이다. 또 다른 말로 하면, 정의는 동등한 기회를 함축한다. 모든 사람들이 그들의 인간적 잠재성을 실현하기 위한 동등한 기회를 가져야 한다. 자신이 대우받기 원하는 만큼 남을 대우하라. 정의의 정확한 의미에 대해서 명확한 동의는 없지만, Joe와 Josephine이 서로 다른 대우를 받는 것이 정당하지 않다는 것에 대해서는 대부분의 사람들이 동의할 것이다.

▶ 분배의 정의 Distributive Justice

정의의 개념에 대해서 살펴볼 때 한 가지 중요한 것은 사회의 이익과 부담의 분배이다. 윤리적 사고에서 이러한 영역을 *분배의 정의(distributive justice)*라고 하며 이는 다음과 같은 물음과 관련이 있다. 누가 얼마 만큼의 부와 교육 또는 의료 서비스를 받을 것인가? 또 누가 얼마 만큼의 세금을 낼 것인가?

정의의 원칙은 공정성(fairness)의 개념과 연관되어 있다. 하지만, 분배의 정의에서 이익과 비용을 분배하기 위해 어떤 방식이 공정한지에 대한 합의는 없다. 모든 사람들이 같은 양으로 나누어야 할까? 더 열심히 일한 사람이 더 많이 받아야 할까? 자유경제 시장에서 정해진 것과 같이 "능력만큼 받는 것"이 적절한 방식일까? 아니면, "필요한 만큼 받는 것"이 맞을까? 비용을 분배하는 데 있어서도, 모든 사람들이 같은 정도로 부담을 해야 할까? 아니면, 더 부유한 사람들이 더 많은 부담을 져야 할까? 대부분의 사회에서는 이들 분배의 원칙들을 혼합 방식으로 만들어냈다. 실업 이익은 노력(직업을 가진 적이 있음)과 필요(직장을 잃음)를 모두 고려한다. 복지 이익은 기본적으로 필요를 바탕으로 한다. 직장에서의 승진은 실적을 근거로 할 것이다. 많은 상품들은 이를 지불할 수 있는 능력에 따라 분배된다. 이론적으로 (항상 현실과 일치하는 것은 아니지만) 일차 교육은 모든 사람들에게 똑같이 공평하게 제공되어야 한다는 신념 위에 기초하고 있다(Beauchamp and Childress, 2008; Jonsen et al., 2010).

의료 서비스 영역에서 분배의 정의의 원칙을 실현하는 공식은 무엇일까? 선진국에서는 역사를 통틀어, 의료 서비스는 이를 지불할 수 있는 능력에 따라 분배되어야 하는 특권이라는 생각과 의료 서비스는 하나의 권리이며, 따라서 필요에 따라 분배되어야 한다는 생각이 대립해왔다. 대부분의 선진국에서는, 의료 서비스를 필요에 따라 분배하는 것이 우세한 정치적 신념이 되었으며, 이는 보편적인 또는 준보편적인 건강보험 법의 통과에 의해 표현되었다. 미국에서는 국민 건강보험(national health insurance)을 법으로 제정하려는 100년간의 투쟁이 실패로 돌아간 것과 더불어 2010 Affordable Care Act에 대한 사람들의 엄청나게 다양한 의견들을 통해 특권으로서의 의료와 권리로서의 의료 사이에 아직도 대립이 진행 중임을 알 수 있다(제15장 참조).

만약 선진국의 압도적인 의견이 '의료 서비스는 필요에 따라 분배되어야 한다' 라는 것이라면, 모든 사람들이 합당한 수준의 의료 서비스에 재정적 장벽 없이 동등한 접근성을 가져야 할 것이다. 즉, 사람들은 의료 서비스를 받을 권리를 가져야 한다. 따라서, 우리는 분배의 정의의 원칙을 모든 사람이 합당한 수준의 의료 서비스를 의학적인 필요에 근거하여 지불 능력에 상관없이 동등하게 받을 수 있어야 하는 것으로 생각할 수 있다.

윤리적 딜레마

EHICAL DILEMMAS, OLD AND NEW

윤리적 갈등 혹은 딜레마(Lo, 2009)란, 의료 서비스 제공자가 의료 윤리의 4가지 원칙 중 한 가지 원칙을 지키기 위해 다른 한 가지 원칙을 위반하는 결정을 내려야만 하는 상황이다. 윤리적 딜레마는 양측 모두 각자의 입장에 대해 윤리적 근거를 바탕으로 한 분쟁을 항상 수반한다.

Anthony는 22세 청년으로 여호와의 증인 교도이다. 그는 위장관 출혈로 중환자실에 입원하였다. 그

의 혈압은 80/60mmHg였고, 지난 4시간 동안 hematocrit 수치는 38%에서 21%로 감소하였다. 내과 전공의는 Anthony에게 생명을 유지하기 위해 수혈을 받도록 설득하였으나 그는 이를 거절하며, 그의 종교에서는 혈액 제제를 수혈받는 것보다 죽음을 받아들이는 것이 더 낫다고 가르친다고 하였다. 혈압이 60/20mmHg에 이르렀을 때, 절박해진 전공의는 Anthony가 의식이 없는 사이 수혈을 하기로 결정하였다. 하지만, 그의 주치의는 그러한 계획에 반대하였다. 그는 부득이하게 환자가 사망에 이르게 되더라도 환자가 치료를 거부할 수 있는 권리를 가진다고 말하였다.

Anthony의 경우, 윤리적 딜레마는 선행(beneficence)과 자율(autonomy) 사이의 대립이다. 어떤 원칙이 더 우선하는가는 상황에 따라 다르다. 그리고 이 경우, 자율이 선행에 우선한 사례이다. 만약 이 환자가 충분한 지식을 가지지 못하거나, 정보에 근거한 선택을 내리기에 합당한 역량을 가지지 못한 어린 아이라면, 의사는 가족이 수혈을 거부하더라도 이러한 결정에 따라야 할 의무가 없다(Jonsen et al., 2010).

Pedro Navarro는 뇌로 전이된 폐암에 걸렸다. 현재 그에게는 어떤 치료도 효과가 없다. Mr. Navarro는 의식이 혼미하였고, 자신의 의학적 상태에 대해 이해할 수 없는 상태였다. Mrs. Navarro는 남편의 종양을 제거하기 위한 개두술을 해달라고 요구했다. 하지만 신경외과 의사는 수술하기를 거부하였으며, 그 수술이 Mr. Navarro의 상태에 어떤 좋은 영향도 주지 않고, 오히려 추가적인 고통만 일으킬 것이라고 주장했다.

Mr. Navarro의 경우는 자율(autonomy)의 원칙과 악행금지(nonmaleficence)의 원칙을 대립시킨다. Mr. Navarro의 합법적 의사 결정 대리인인 그의 아내는 특정 치료 방식을 원했다. 하지만 신경외과의사는 그 치료가 Mr. Navarro에게 상당한 해를 끼칠 것이며 아무런 도움도 주지 못할 것이라는 것을 알았다. 이 경우, 악행금지의 원칙이 승리하게 된다. 환자의 자율은 치료를 거부할 권리는 허락하지만, 해로운 또는 무익한 치료를 요구할 권리를 포함하지는 않는다.

의료 윤리에 대한 많은 기사와 책에서 나타난 전통적 딜레마는 선행 또는 악행금지의 원칙이 자율의 원칙과 대립하는 모습을 보여준다. 다음은 유명한 윤리적 딜레마 사례이다. 심한 뇌손상(영구적 식물인간 상태)을 입은 두 젊은 여성, Karen Ann Quinlan과 Nancy Cruzan의 가족은 의사에게 인공호흡기를 제거하고(Quinlan의 케이스) 영양공급관(feeding tube)을 제거해달라고(Cruzan의 케이스) 요구하였다. 두 케이스 모두 법원에서 재판을 받았다. Quinlan 사건에서의 판결은 환자의 생명을 유지하기 위해 꼭 필요한 것일지라도, 환자 또는 그들의 의사 결정 대리인이 그 치료를 거부할 권리가 있음을 인정했다. 하지만 Cruzan의 케이스의 경우, 생명유지 장치는 환자가 이전에 미리 명확하게 의사를 밝혔을 경우에만 제거할 수 있다고 정함으로써 자율에 제한을 두었다(Annas, 2005).

2005년, Karen Ann Quinlan과 Nancy Cruzan의 상황과 마찬가지로, 15년 동안 식물인간 상태로 지내온 Terri Schiavo의 케이스가 국가적 이슈로 부상했다. Terri Schiavo의 남편이 아내의 영양공급관을 제거할 수 있는 권리를 지지한 주 법원과 연방 법원—플로리다 주와 미국 연방의 최고 법원—의 수 차례 판결에도 불구하고, 미 의회는 대통령 조지 부시의 권고에 힘입어 공급관을 재삽입하는 것을 다시 선택사항으로 제시하는 법안을 통과시켰다. 결국, Quinlan과 Cruzan의 케이스에서의 선례를 근거로 하여 법원이 승리했고, Ms. Schiavo는 사망하였다(Annas, 2005).

전반적으로, 의료 윤리는 선행의 원칙보다 자율의 원칙을 더 우선시하는 방향으로 움직여왔다.

20세기 말, 윤리적 딜레마의 새로운 세대가 시작되었고, 이는 의사-환자 관계와 같은 개인적 문제를 넘어 더 넓은 사회적 문제를 포함하게 되었다. 이러한 사회적 윤리 문제들은 모든 사람들이 합당한 수준의 의료 서비스를 받을 수 있을 만큼의 재정적 여유가 없다는 새로운 현실로부터 출발한다. 돈과 자원이 풍부하다면, 분배의 정의의 문제는 의료 서비스의 접근성과 건강 결과의 동등함을 일컫는다(제3장 참조). 사람들이 돈과 보험이 없다는 이유로 필요한 의료 서비스를 받을 수 없다면, 이것은 정당한가? 돈과 자원이 부족해지면, 정의의 문제는 새로운 문제에 직면하게 된다. 고비용의 의학적 필요를 가진 사람들에게 행하는 치료에 제한을 가함으로써, 다른 사람들이 기본적인 의료 서비스를 받을 수 있도록 해야 할까? 아니면, 의료 서비스가 자원을 많이 소비해서 다른 사회적 필요가 희생하더라도 괜찮을까? 만약 제한이 가해진다면, 누가 그러한 제한을 결정할 것인가?

Angela와 Amy Lakeberg는 하나의 심장을 공유하는 샴 쌍둥이였다. 수술을 하지 않는다면, 그들은 단명할 운명이었다. 하지만 수술을 한다면, Amy는 죽을 것이고 Angela가 생존할 확률은 1% 미만이었다. 1993년 8월 20일, 필라델피아의 Children's Hospital에서 일하는 18명의 의사와 간호사로 구성된 팀은 쌍둥이를 분리하기 위해 하루 종일 걸리는 수술을 하였다. Amy는 사망하였다. 치료 비용은 백만 달러였고, Medicaid 프로그램에서는 하루에 700~1,000달러를 지원하였다. 병원은 나머지 비용을 부담하는 것에 동의하였다. 1994년 6월 9일, Angela가 사망하였다. 그녀는 짧은 생애를 병원에서 인공호흡기에 의지하며 보내고 말았다.

새로 직면한 현실은 두 가지 서로 관련된 딜레마를 낳았다.

1. 첫 번째는 의사가 선행의 원칙과 악행금지의 원칙을 따를 의무가 있다는 견해와 의사가 분배의 정의의 문제에 관심을 기울여야 한다는 정서의 확산 사이의 대립을 포함한다. Lakeberg 쌍둥이의 경우, 병원과 외과의사들은 선행의 원칙을 절대적으로 고수하였다. 쌍둥이 중 한 명을 도울 수 있을 것이라는 희박한 가능성일지라도 가치가 있는 듯 생각되었다. 병원은 이 수술을 시행하는 비용이 부당하게 다른 납부자(payer)들에게 전가될 수 있다고 주장하며 수술이 행해지는 것을 꺼려할 수도 있었다. 외과의사들 역시 Lakeberg 쌍둥이의 수술에 투자되는 비용이 생존의 가능성이 더 높은 다른 환자들을 위해 더 유용하게 사용될 수 있을 것이라는 근거 하에 수술을 거부했을 수도 있다. 하지만, 외과의사들은 달리 주장할 수도 있다. 누가 그 돈이 더 나은 용도로 사용될 수 있다고 보장할 수 있겠는가?
2. 사회적 윤리의 딜레마의 두 번째 영역은 환자 개인의 자율에 대한 권리와 분배의 정의에 대한 사회적 주장의 대립이다. Lakeberg의 케이스에서는 개인의 자율이 우세하였다. Lakeberg의 부모는 백 만 달러라는 사회적 비용을 두 아이 중 하나만을 살리는 1%도 안 되는 확률에 들이는 것은 지나치며, 이 것이 오히려 다른 환자들에게 간접적으로 해를 끼칠 수도 있다고 판단할 수도 있었다. 하지만 반대로 생각하면, 대부분의 부모들은 Lakeberg 부부가 한 것과 같이 하지 않을까?

의사들은 그들이 환자를 도우며, 해를 끼치지 않을 의무가 있다는 인식을 가지고 의료행위를 한다. 개인은 의료 서비스를 받을 권리를 주장하며, 다른 이들이 그것을 제한하는 것을 원치 않는다. 하지만 분배의 정의의 원칙은 (의료 서비스의 자원은 제한되어 있으며, 전체 인구에게 공평하게 분배되어야 한다라는 인식 하에) 의사들이 합법적인 의료 서비스를 거절하거나, 환자들이 치료에 대한 정당한 요구를 거부할 수도 있다.

정의의 원칙에 깔려있는 근본 사상은 많은 사람들이 하나의 사회에서 살아가기 위해 공유하는 공통의 바람이다. 조화롭게 살아가기 위해, 각각의 사람들은 개인의 관심사와 더 큰 지역 사회의 필요 사이에 균형을 맞추어야 한다. Lakeberg 쌍둥이의 수술이 행해져야 했는지 아닌지에 대해서는 정답이 없다. 하지만, 수술은 한 가지 선택사항으로서 주어져야 한다. 쌍둥이에게 투자된 백만 달러의 비용은 10,000명의 어린이들의 예방접종을 하는데 사용될 수도 있었으며, 만약 그랬다면, 전반적으로 더 큰 이익을 낳았을 것이다. 의료 자원이 부족할 때, 정의의 원칙은 개인적인 의사-환자 관계에서 나타나는 것을 넘어서, 많은 사람들과 관련된 윤리적 딜레마를 일으킨다.

의료 서비스 소비의 제한이란 무엇인가?
WHAT IS RATIONING?

Dr. Everett Wall은 health maintenance organization(HMO)에서 일한다. Betty Ailes는 두통으로 Dr. Everett의 진료를 받았다. 그녀는 MRI 검사를 받길 원했다. 하지만, 병력 청취와 검진을 끝낸 뒤 의사는 약을 처방하였고, MRI 검사는 진행되지 않았다. Ailes는 Dr. Wall이 의료 서비스를 그녀에게 제한적으로 분배했다고 불평하는 편지를 병원장에게 썼다.

Perry Hiler는 Vacant Hospital에 발열과 심한 기침으로 내원하였다. 흉부 방사선 사진에서 폐문 부위 근처에 폐렴이나 종양의 병변과 일치하는 침윤이 발견되었다. Mr. Hiler는 의료보험에 가입되어 있지 않았기 때문에 응급실 의사는 그를 주립병원으로 보냈다. 그 때, Vacant Hospital에는 35개의 빈 병상이 있었으며 의료 인력도 많았다. 회복되고 난 뒤, Mr. Hiler는 신문 기자들을 불러 불만을 털어 놓았다. 다음 날 신문에는 다음과 같은 헤드라인 기사가 떴다: "Vacant Hospital의 의료 서비스 배분 제한"

Jim Delacour는 말기 심근병증을 앓고 있는 50세 남자 환자이다. 주치의는 그를 이식센터로 보냈으며, 그 곳에서는 검사를 마친 뒤, 그가 심장 이식을 위해 이상적인 후보라고 결론지었다. 이식 가능한 공여 심장의 수보다 이식 대기자의 수가 훨씬 더 많기 때문에 Mr. Delacour는 대기자 명단에 올랐다. 하지만 6주 간의 기다림 끝에 그는 사망하고 말았다.

응급실로부터 호출을 받았을 때, Dr. Marco Intensivo의 심장은 철렁 내려앉았다. 8개의 중환자실 병상은 이미 가득 차 있었고, 이들은 모두 급성기 상태를 견뎌내기만 하면 완전히 회복될 수 있는 환자들이었다. 그는 중환자실 치료를 필요로 하는 또 다른 환자에 대해 하루 종일 걱정했다. 그 환자는 부정맥이 동반된 심근경색을 가진 55세 환자이다. 9명의 심각한 케이스 중 어떤 환자가 중환자실 치료를 받지 않게 될까? Dr. Intensivo는 빨리 결정을 내려야만 했다

일반 대중과 대중매체에서는 의료 서비스 사용을 조절하고 제한하는 것을 '의료 서비스 소비에 대한 제한(rationing)' 으로 인식한다. 즉 "이로울 것이라고 생각되는 모든 서비스가 모든 환자들에게 제공되지 않음" 으로 본다(Aaron and Schwarts, 1984). 그런 시각은 단지 부분적으로만 rationing의 개념을 설명할 수 있다. 더 정확하게 말하면, rationing이란, 공급이 부족한 상태에 있는 필요한 자원을 공평하게 분배하는 정책을 의미한다(Reagan, 1988)(표 13-2). 이러한 정의에 따르면 위에 언급한 케이스 중 마지막 두 케이스만이 rationing으로 생각될 수 있다. 첫 번째 케이스에서 Dr. Wall은 MRI가 Betty Ailes에게 필요한 의료 서비스라고 생각하지 않았다. 두 번째 케이스에서 Vacant Hospital이 Perry Hiler의 입원을 거부한 것은 환자의 건강보다 병원의 재정적 안정을 우위에 둔 민간 기관의 결정일 뿐이다. 여기에서는 의료 자원의 희생이 따르지 않았다. 심장 이식과 중환자실의 케이스에서는 반대로 공여 심장과 중환자실 병상이 실제로 부족하였다. Mr. Delacour에게 이러한 부족은 국가 전체적인 현상이며 지속적인 부족이었다.

표 13-2. 의료 서비스 사용 제한(rationing)의 2가지 정의

일반적인 정의:
모든 효과적인 의료 서비스를 모든 환자에게 공급하는 것을 제한하는 것

보다 정밀한 정의:
모든 효과적인 의료 서비스를 모든 환자에게 공급하는 것을 제한하기 위해 의료 서비스에 자원의 투입을 제한하는 것. 이를 위해 제한된 의료자원을 공평한 방법에 의해 분배하는 것

Dr. Intensivo에게 있어서 부족은 특정 시간에 특정 병원 내에서 발생한 부족이었다. 두 경우 모두 이들 자원의 분배에 대해 결단이 필요하였다.

제2차 세계대전 중, 가솔린은 군대에도 공급하고 미국 내 자가용 소유자들의 수요도 충족시키기에는 부족한 상태였다. 정부는 가솔린을 배급하였고, 이 과정에서 군대에 우선권을 주었으며, 시민들은 제한된 양의 연료만을 얻을 수 있었다. 시골에는 의료 제공자가 부족할 수 있다. 혼잡한 도시의 공공 병원에서는 병상 수가 부족할 수도 있다. 이식 분야에서는 공여 장기가 실제로 부족한 실정이다. 이들은 모두 특정 항목에서 공급이 부족한 자원의 부족 상태이다.

미국은 대부분의 지역에서 병상과 의사의 공급이 충분한 국가이다. 의료 서비스에서의 자원 부족은 미국 내에서 매우 예외적인 상황이다. 하지만, 다른 종류의 의료 자원이 부족해지고 있다. 그것은 바로 재정이다. 비용을 지불하는 사람들은 보건의료 분야로의 자금의 흐름이 제한되어야 한다고 주장한다.

비용을 지불하는 사람들은 보건의료 분야에 재정이 투입되는 것을 제한해야 한다고 주장한다. Health care rationing에 대한 논의는 원료 부족(commodity scarcity)에 대한 것이 아니라 재정부족(fiscal scarcity) 대한 것이 대부분이다.

요약하자면, 보건의료 서비스에 있어서 rationing이라는 것은 자원과(돈을 포함) 의료 서비스 이용을 제한하는 것을 의미하는 데, 이것은 모든 유익한 의료 서비스가 모든 환자에게 제공 될 수 없다는 것을 의미한다. 그리고 이러한 부족한 자원을 공평하게 분배하는 것을 의미한다.

원자재의 부족: 장기 이식의 경우
COMMODITY SCARCITY: THE CASE OF ORGAN TRANSPLANTS

원자재의 부족은 윤리와 의료 서비스 소비의 제한(rationing) 사이의 관계를 보여주는 좋은 예가 된다.

76세의 Mr. George Olds는 은퇴한 회사 경영자로, 비흡연자이며 말기 심부전 상태이다. 그의 폐와 신장은 정상이며 당뇨도 없다. 따라서 그는 심장이식에 의학적으로 적합한 상태이다. 심장이식이 없다면 그는 1개월 정도 밖에 살 수 없다. 그는 사랑하는 가족이 있고, 심장이식을 받을 수 있는 300,000달러의 돈이 있다.

46세인 Mr. Matt Younger는 3년 전에 자동차 공장에서 실직한 후 직업이 없는 이혼 남성이다. 그는 흡연을 하며 술을 마신다. 그는 심장마비가 와서 난치성 심부전이 되었고 심장이식을 받지 못한다면 1개월 정도 밖에 살 수 없다. 그의 심장과 신장기능은 정상이며 당뇨도 없기 때문에 의학적으로 심장이식에 적합한 후보자이다.

Mr. Olds와 Mr. Younger는 같은 병원에서 같은 순환기 내과의사의 치료를 받고 있다. 이 주치의는 기증된 심장을 같은 날 둘 중 한 환자에게 이식할 수 있는 기회가 있다. 그리고 이 주치의는 이 제공된 심장이 두 명의 환자 모두와 조직학적 일치를 한다는 전화를 받았다. 누가 이 심장을 이식 받아야 하는 것일까?

1951년에 Massachusetts에서 첫 번째 신장이식이 실시되었다. Dr. Christiana Barnard가 말기 심장질환 환자에 심장이식을 해준 것은 1967년이었다. 그 후 현대 의학에 장기 이식의 시대가 도래하게 되었다. 수 천명이 넘는 사람이 신장, 심장, 폐 그리고 간이식을 받고 살아가고 있다. 2010년도에 신장이식 1,700례, 심장이식 2,300례, 간이식 6,300례, 그리고 폐이식 1,800례가 미국에서 이루어졌다. 장기 이식은 대부분의 경우 목숨을 구할 수 있는 방법이다. 심장, 간 신장이식을 받은 사람들의 5년 생존율은 70~80% 가까이에 육박한다(http://optn.transplant.hrsa.gov).

이러한 장기 이식은 의학적 기적이라는 점과 함께 윤리적인 문제를 함께 가지고 있다. 장기 이식은 다음과 같은 논란을 불러 일으킬 수 있다. 사람은 언제 정말로 죽은 것일까? (그들의 장기를 장기 이식에 사용하기 위해 적출하는 것이 가능한 것일까?) 뇌사자의 장기 적출을 허락하는 가족에게는 어떤 책임이 있는 것일까? 누가 이러한 장기 이식에 돈을 지불하고 돈을 받는 것일까? 장기 공급이 부족할 때에 누가 장기를 받아야 하는 것일까? 우리는 마지막 질문에 대해 중점적으로 알아보도록 하겠다.

국가의 장기 이식 대기자 명단에 있는 사람의 수는 1988년 16,000명에서 2010년 111,000명으로 증가하였다. 하지만 장기 기증자는 14,500명 수준으로 유지되고 있다. 모든 장기 기능 가능자가 정말로 모두 장기기증을 한다고 해도 사용할 수 있는 장기의 수는 필요한 수에 훨씬 못 미친다. 대기자 명단에 있는 사람 중에서 매일 19명의 환자가 죽고 있다(www.mayoclinic.org/transplant/organ-donation.html)

장기 이식은 원자재 부족(commodity scarcity)의 전형적인 예이다. 장기의 수요에 비해 공급은 턱없이 부족하다. 명백한 공급제한(rationing)이 존재한다. 즉 이러한 구조에서 누가 장기를 받을 것인지, 받지 못할 것인지 결정하는 것은 피할 수 없는 상황이다. 심장, 폐 그리고 간이식에 있어서 rationing은 모 아니면 도이다. 즉 장기를 받는 사람은 사는 것이고, 장기를 받지 못한 사람은 죽는 것이다.

이렇게 공급과 수요에 차이가 있다면 어떤 장기이식 대기자가 장기를 받을 수 있는 것일까? 1980년도에 스탠포드 대학에 있는 심장이식의 주요 기관이 알코올중독 병력, 불안정한 직업, 반사회적 성향 혹은 정신과 질환이 있는 사람은 장기 이식 대상에서 배제하고, 안정적인 가정 혹은 직업이 있는 사람을 우선적으로 장기이식 대상으로 선정하였다. 결과로 스탠포드에서 이식받은 사람의 5년 생존율이 50% 정도 더 증가하였다. 그러나 이러한 기준으로 선택되고 되지 않고는 사느냐 죽느냐의 문제이다. 미국 보건복지부(US Department of Health and Human Services)는 이러한 스탠포드 대학의 선정기준이 직업이 있는 중산층과 부유층에게만 유리하다고 생각하였다. 그리고 심장이식을 받는 데 드는 비용인 100,000달러는 이러한 비용을 지불할 수 있거나 지불해줄 보험이 있는 사람들만 심장이식을 받을 수 있게 하였다. 이러한 생사가 걸려 있는 수술을 받는 데 사회적, 경제적 선정기준은 '분배의 정의' 에 있어 중요한 시사점을 제시한다.

1984년에 National Organ Transplantation Act가 공표되고 난 후 연방정부는 United Network for Organ Sharing(UNOS)를 조직하여 기증된 장기와 수여자를 연결시켜 주는 역할을 하였다(www.unos.org). Organ Transplantation 의 task force(1986)에 따라서, 장기의 배분은 의학적 기준, 장기 필요의 응급성, 장기 이식 성공의 가능성에 의해 정해지게 되었다. Task Force는 한 장기에 대해서 2명 이상의 환자가 똑같은 조건의 후보자일 때, 대기자 명단에 먼저 이름이 오른 순서대로 장기를 배분하는 것을 권고하였다. 2006년 미국 보건복지부는 장기이식에 대한 가이드라인을 개정하였다. 2007년 Medicare program은 장기이식을 하는 병원이 준수해야 하는 규정을 공포하였다.

UNOS는 이러한 권고를 받아 들여 장기 이식 대기자들을 전산화 된 명단에 올려두었다. 대기자들은 병의 중증도, 대기 시간, 장기 이식 성공의 가능성에 기초를 두어 점수가 매겨지고, 높은 점수를 받을수록 이식 우선순위에 있게 된다. 이는 공평한 기준을 근거로 부족한 장기를 공급하려는 진지한 시도로 평가된다.

장기 이식의 순서를 정하는 과정과 관련된 윤리적 문제는 지불 능력에 대한 문제이다. 2008년, 신장이식을 하는 데에는 259,000달러, 그리고 간 이식을 하는 데에는 534,400달러가 필요하다. 장기 이식을 받으려는 환자 중에서 이러한 비용을 보장해주는 보험이 없어서 이식 받지 못하는 경우가 종종 있다(Laurentine and Bramstedt, 2010).

재정 부족과 의료자원의 배분
FISCAL SCARCITY AND RESOURCE ALLOCATION

1980년대 의료 서비스 비용의 빠른 상승과 의학기술의 발달로 인해 의료 서비스 사용에 대한 제한(rationing)이 도래할 것이라는 예상을 할 수 있었다. 장기 이식으로 인해서 생긴 여러 윤리적 문제들이 다른 모든 의료 서비스 분야에도 생기게 되었다. 하지만 장기 이식과 일반적인 의료 서비스 사이에는 큰 차이가 존재 하고 있다.

1. 일반적으로 의료 서비스는 부족한 자원이 아니다. 많은 지역에서 시설과 인력이 넘쳐나고 있다.
2. 장기 이식의 경우, 국가에서 누가 이식을 받을 지 여부를 결정하는 구조인 반면, 의료 서비스는 전반적으로 이러한 구조가 없다.

Dr. Ernest는 HMO에서 일하고 있다. 그녀는 의료 비용을 감축하는 데 관심이 많다. 그녀는 캡슐당 1.5달러 하는 프로사신(priced) 대신 캡슐당 20센트 하는 amoxicillin을 처방해 주었다. 그녀는 요통을 호소하는 환자에게 한번에 75달러가 드는 물리치료 대신 비용이 들지 않게 집에서 운동하는 것을 권하였다. 연말이 되었을 대 그녀는 의학적 결정을 내리는 데 있어 비용을 무시했던 그녀의 동료들에 비해 수천 달러가 되는 돈을 그녀가 아꼈다는 사실을 알고 기뻐하였다. 그녀의 노력과 그녀와 같이 비용을 아끼려는 의사들 덕분에 HMO 의약품 구입 비용은 줄어들었고, HMO는 한 명의 물리 치료사 인력을 줄일 수 있었고, 덕분에 이윤을 더 증가시킬 수 있었다.

Dr. Ernest가 의료 서비스의 질을 희생시키지 않고 비용을 절감한 것은 칭찬할 만하지만 그녀의 노력이 국가 전체의 보건의료 지출과 관련해서는 어떠한 도움도 되지 않았다. 즉 절약한 금액이 더 많은 아이들이 예방 접종하는 데에 쓰이지도 않았고 의료인력이 부족한 지역에 의료인력을 고용하는 데 쓰이지도 않았다. 미국에서는 한쪽에서의 비용 절감이 다른 한쪽에서의 이득으로 나타나지 않는다. 분석가 Joshua Wiener(1992)에 따르면,

보건 비용을 사회적으로 조절하는 나라에서는 한 쪽에서 삭감된 예산을 다른 분야, 즉 우선순위가 더 높은 분야의 예산으로 사용할 수 있다. 이러한 자금의 닫힌 구조에서는 잠재적으로 끝없는 수요에 대해 자원 분배가 계획적으로 잘 시행될 수 있다. 미국에서는 환자를 위해 부가적인 자원을 사용하는 것을 거절하는 것이 어려운데, 이것은 부가적으로 쓰이는 이러한 자원이 더 좋은 곳에 쓰일 것이라는 확신이 없기 때문이다(Wiener, 1992).

미국에서는 의사들에게 다른 누군가의 의료 서비스를 향상시키기 위해 한 환자에게 드는 의료 비용을 줄이라는 것은 어린이들에게 아프리카에 있는 아이들은 굶주리기 때문에 접시 위에 있는 모든 음식을 다 먹어야 한다고 말하는 것처럼 비논리적인 것이다(Cassel, 1985).

Dr. Earnest와 같이 비용을 절약해서 사회적으로 유용하게 쓰이게 하고 싶은 의료 서비스 제공자들을 위해서는 2가지가 우선적으로 필요하다. 정부를 통해서든 HMO 조직과 같은 민간을 통해서는 global 재정을 실시하여 보건의료 재정에 있어서 닫힌 구조를 갖고, 공정한 방식으로 보건의료 재정 분배를 하는 의사결정 구조를 갖는 것이다.

다음의 토론을 위해서 미국이 재정적으로 부족한 입장에 있고, 비교적 공평하게 한 개인 혹은 한 그룹에서 다른 개인 혹은 그룹으로 자원이 분배되는 구조가 있다고 가정을 해보자. 그러면 한쪽에서는 beneficence, nonmaleficenec, autonomy 다른 한쪽에서는 justice 사이에 어떠한 윤리적인 충돌이 있을까?

의료 서비스 사용 제한과 비용 절감의 관계
THE RELATIONSHIP OF RATIONING TO COST CONTROL

미국에 Limit town이라는 곳이 있다. 이곳은 2011년 의료비용으로 25,000만 달러를 고정 예산으로 지정하였다. Limit town에는 3 군데의 영상의학센터가 있는 데 각 센터에는 한 대씩 MRI가 있다. 이 도시에는 골수이식을 시행하는 병원이 없다. 2010년, 이 도시는 80km 떨어진 병원에 골수 이식에 대한 비용으로 500만 달러를 지출하였다.

이 도시의 보건위원들은 2011년 의료비 지출이 예산

에 비해 500만 달러가 넘어 설 것으로 예상하였다. 비용 절감을 위해 2가지 대안이 고려되었다. 첫째, 3대의 MRI 장비 중 2대는 사용 중지하고 남은 1대로만 운영하는 것이다. 둘째, 도시에서 백혈병 환자를 위한 골수이식을 위해 돈을 지불하는 것은 그만 둔다.

Rationing과 비용 억제(cost containment)는 같은 것일까? 의료 서비스에 있어서 rationing이란 제한된 자원으로 인해 모든 유익한 서비스를 모든 환자에서 제공할 수 없고, 이에 따라 자원을 공정하게 배분하는 것을 의미한다. 의료 서비스에 투입되는 재원을 제한하는 것은 비용 억제임에는 분명하지만, 모든 비용 억제가 환자의 유익한 치료를 줄이는 것을 의미하지는 않는다. Limit town과 같은 경우, 500만 달러를 줄이는 데에 있어서 2가지 대안은 모두 비용 억제이다. 하지만, 두 가지 대안 중 골수이식에 대한 비용 지불을 거절하는 것만이 rationing으로 볼 수 있다. 한 시설에서만 MRI를 사용하게 하는 것은 MRI 검사를 필요로 하는 모든 환자가 검사를 받을 수 있게 하는 것이므로 rationing은 아니고, 단지 MRI 장비를 효율적으로 사용하여 비용을 낮추는 방법이다. Rationing은 고통스러운 비용 조절과 관련이 있지만(효과적인 치료를 줄여야 한다는 점에서) 비용 억제는 고통스러울 수도 있고 그렇지 않을 수도 있다(효과적인 치료를 줄이는 것이 아닐 경우)(표 13-3). 불필요한 치료와 재정의 낭비는 지난 30년 동안 미국 보건 전문가들이 미국은 효과적인 의료 서비스 사용을 억제할(즉, rationing) 필요가 없다고 결론을 내렸다(Brook and Lohr, 1986; Relman, 1990). 다른 보건정책 전문가는 rationing은 일어날 것이되, 다만 rationing이 가장 효과적인 의료 서비스를 기반으로 해서 합리적인 방법으로 행해질 것인지, 아니면, 수입이나 의료 보험을 기초로 한 비합리적인 방법으로 행해질 것인지가 문제라고 하였다(Dranove, 2003). 오늘날 Rationing이 필요하든지 그렇지 않든지 간에 의학기술의 발전은 효과적인 서비스의 rationing이 미래에 필요할 것이라는 것을 보여 준다. 하지만, 분배의 정의와 갈등 없이 선행(beneficence)과 자율성(autonomy)을 극대화시키기 위해선 모든 불필요한 행위가 줄어들 때까지 유익한 서비스의 rationing이 존재할 것이다. 고통스럽지 않은 비용 절감이 고통스러운 비용 절감보다 우선해야 한다.

표 13-3. 의료 서비스 사용 제한(rationing)과 비용 조정

모든 비용 조정이 의료 서비스 사용 제한은 아님
• Painless cost control : 효과적인 의료 서비스의 사용에 제한을 가하지 않는 경우
• Painful cost control : 효과적인 의료 서비스의 사용에 제한을 가하는 경우

말기 환자 치료
Care Provided to Profoundly Ill People

84세의 Lula Rogers는 당뇨로 인해 양쪽 다리를 절단하였으며, 여러 번의 뇌졸중을 앓은 후 움직일 수도, 음식을 삼킬 수도, 상대방과 얘기를 할 수도 없는 상태이다. 그녀는 3년 동안 nursing home에 있었는데 상태는 더 안 좋아졌다. 그녀의 아들은 영양 공급관을 제거 하기를 원했지만 주치의와 간호사들은 영양부족과 탈수로 그녀를 죽게 하는 것은 잔인하다고 생각한다. 그녀는 3년을 더 살았으며 nursing home 비용으로 300,000 달러가 나왔다.

주로 논란이 되는 주제는 회복 가능성이 없는 말기 환자에 대한 의료 서비스 제공이다. Lula roger의 의료진들이 그녀에게 가치 있는 삶을 연장시킨 것일까? 아니면 그들은 그녀의 평화로운 죽음을 방해하고 고통을 연장시킨 것일까? 비용이 이러한 의사결정에 있어서 중요한 요소가 될 수 있는 것일까? 이러한 삶과 죽음의 문제가 자율성, 선행 그리고 악행금지의 윤리원칙에 의해 다루어 질 수 있는 것일까(Luce, 1990)?

Medicare 예산의 27%가 생애 마지막 순간에 사용되고, 이 중 절반(2009년에 680억 달러) 정도가 마지막 60일에 사용된다고 한다(Lubitz and Riley, 1993;

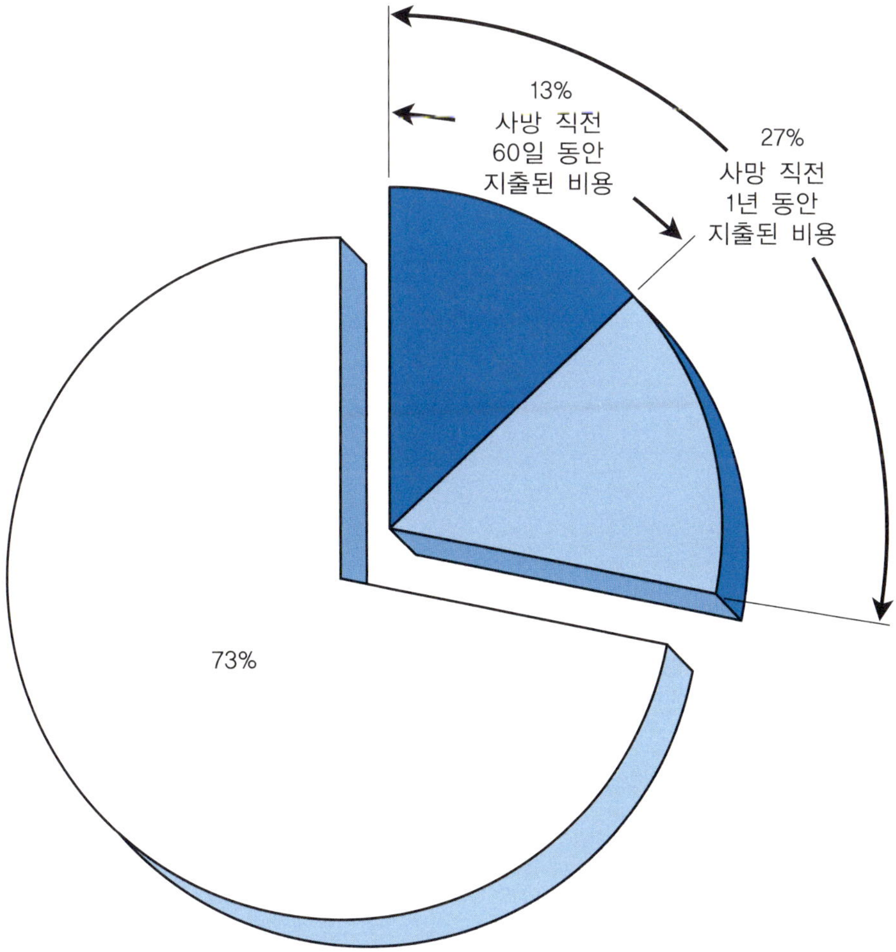

▲ 그림 13-1. 생애말기 치료에 소요되는 Medicare 지출

Hogan et al., 2001) (그림 13-1). 2000년에 67%의 환자가 병원이나 요양원에서 죽음을 맞이 하였고, 33%의 환자는 집에서 죽음을 맞이 하였다. 집에서 죽음을 맞이한 환자의 절반 정도는 호스피스 프로그램에 참여하고 있었다(Teno et al., 2004). 호스피스 프로그램에 참여한 환자는 참여하지 않은 환자에 비해 더 낮은 생애말기 비용이 들었고(Emanuel et al., 2002), 집에서 호스피스 서비스를 받은 환자의 가족들이 병원이나 요양원에서 죽음을 맞이한 환자의 가족들보다 서비스 만족도가 더 높았다(Teno et al., 2004). 이는 비용 절감이 더 나은 의료 서비스와 병행될 수 있다는 가능성을 보여 주고 있다. 이러한 비용 절감은 다른 사람들에게 더 효과적인 치료를 제공해 줄 수 있고 불치병에 걸린 환자의 의료 서비스를 개선시키는 것은 선행, 악행금지, 자율 그리고 분배의 정의와 같은 윤리원칙을 따르는 것일 수가 있다.

치료효과에 의한 사용 제한
RATIONING BY MEDICAL EFFECTIVENESS

우리는 앞에서 비용 절감과 rationing이 동일하지 않다는 것을 알았다. 소생할 희망이 없는 환자가 원치 않는 시술을 하는 것을 없애는 것이 선행과 분배의 정의를 충족하는 것임을 알 수 있었다. 그러나 정말로 필요한 서비스에 대해 rationing이 필요할 때 문제는 더욱 어려워진다. 만약 보건의료 재정 부족으로 선행의 원칙을 만족 시킬 수 없을 때 어떻게 피해를 최소한으로 줄이고, 가장 공정한 방법으로 의료자원을 배분할 수 있을 것인가? 2009년과 2010년 미연방정부법은 의료시술 간에 상대적으로 어떤 것이 더 효과가 있는가를 연구하는 새로운 구조를 만들었다.

Joy fortune은 호지킨병 혹은 림프계에 암이 생겼다. 그녀는 방사선 치료를 받고 병이 나았다. Jessica turner는 췌장암이 전이되어 생명이 위태롭다. 그녀는 항암치료를 받았으나 3일 후에 사망하였다.

의료 서비스의 치료효과는 의료 서비스의 사용을 제한하는 rationing의 가장 합리적인 기준일 것이다. 해당 의료 서비스의 제공 혹은 중단 결정은 그 서비스가 가져다 주는 치료효과의 가능성에 의해 결정될 수 있다. 방사선 치료는 종종 호지킨병을 치료한다. 하지만 항암요법은 말기 췌장암 환자에게 큰 효과를 주지 못한다. 만약에 rationing이 필요해서 위의 2가지 치료법 중 한 가지만 제공될 수 있고, 치료 효과를 기준으로 선택 결정을 내리게 된다면 말기 췌장암에 대한 치료보다는 호지킨병에 대한 치료를 허락할 것이다.

만약 치료 A가 치료 B보다 더 높은 질 보정 수명 연수(person years of reasonable-quality life)를 가져다준다면 치료 A가 의학적으로 더 효과적인 것이다. 하지만, 이것은 비용을 고려하지 않은 것이다. 만약 치료 A가 1 달러당 질 보정 수명 연수를 치료 B보다 더 증가시킨다면 치료 A는 B에 비해 비용-효과적인 것이다. 의료 서비스를 rationing하는데 있어서 어떤 것이 더 나은 기준이 될 수 있을 까? 치료 효과일까? 아니면 비용-효과성일까?

만약, 재정이 부족하지 않다면 치료 효과(이득은 최대로 피해는 최소로)가 의료 서비스 rationing의 가장 좋은 기준이 된다. 한편, 재정이 부족하지 않다는 것은 rationing 할 필요가 없다는 것을 의미한다. 그러나 비용을 무시하는 것은 비현실적인 이야기이다(Garver and Sox, 2010). Advanced cancer를 치료하는 방법으로 골수이식을 시행하게 되면 수명이 증가하게 되는데 이것은 폐렴을 치료할 때 사용되는 독시사이클린도 마찬가지 이다. 하지만, 골수이식을 하는 데는 약 150,000달러가 들고 폐렴 치료에는 10달러가 든다. 폐렴을 치료하는데 독시사이클린을 사용하는 것은 가격이 큰 문제가 되지 않기 때문에 rationing할 필요가 없다. 하지만 골수이식에 있어서는 가격이 많이 들기 때문에 rationing을 해야 한다. 따라서 치료 효과만을 고려하는 것은 의료 서비스의 rationing을 결정하는 데 부적절한 방법이다.

▶ 사회 전체에 대한 의료 서비스 사용 제한
Rationing for Society as a Whole

Smith 여사는 유방암에 걸렸고, 간과 뼈에 암이 전이 되었다. 그녀는 고용량 항암치료와 자가 골수이식 치료를 통해 나을 수 있다는 실낱같은 희망을 가지고 있었다. 치료비는 약 250,000달러였다. HDC-ABMT 치료 성적을 낙관적으로 고려해도 5% 정도이었으나, 유방촬영술을 HDC-ABMT와 비교 해보았을 때 비용-효과적 이면에서도 8배 정도 이익이 있으며 생존수명도 더 높았다.

1991년 Dr. David Eddy은 "개인 대 사회: 마찰인가?"라는 제목의 논문을 발표하였다. Dr. Eddy는 Smith 여사의 사례를 논문에 실었다. 의료 서비스가 ration되어야 한다면 HDC-ABMT보다 유방촬영술에 자금을 쓰는 것이 더 타당하다고 하였다. 왜냐하면, 유방촬영술이 HDC-ABMT보다 더 비용-효과적이기 때문이다.

우리 각자는 서로 다른 의료 서비스 행위의 가치에

대해 판단을 내릴 때 두 가지의 위치에 있을 수 있다. 하나의 위치는 우리가 건강할 때, 우리가 걸릴 수 있는 질병을 고려할 때, 그리고 세금과 보험을 위한 지출을 할 때이다. 우리는 이를 "첫 번째 위치 (first position)"라 부른다. 또 다른 위치는 우리가 실제로 병에 걸렸을 때, 의사 진료실에 앉아 있을 때, 그리고 이미 세금과 보험료를 낸 상태일 때이다 ["두 번째 위치 (the second position)"]. 당신이 smith 부인의 기업에 고용된 50세 여자라고 상상해 보자. [이 회사]는 두 가지 선택권을 제시하고 있다: (1) 유방암 선별검사를 보장한다. 또는 (2) HDC-ABMT를 보장한다. 이제 당신이 첫 번째 위치에 있다고 상상해 보자. 당신이 질병에 걸리지 않는 한(첫 번째 위치), 선택 1은 선택 2보다 항상 더 낮은 비용으로 더 많은 이익을 줄 것이다... 이제, 당신이 두 번째 위치에 있다고 상상해 보자. 당신은 이미 유방암에 걸렸고, 이미 전이가 되어 말기 상태라는 말을 들었다고 상상해 보자. 당신은 이미 유방암에 걸렸고 선별검사에서 더 이상 이득을 얻을 수 없기 때문에 당신에게 있어 선별검사의 가치는 곤두박질 치게 된다.

사람들이 두 번째 위치에 있을 때, 개별 환자를 위한 최대 치료는 개인을 위한 치료가 극대화되도록 한다. 사람들이 첫 번째 위치에 있을 때, 사회를 위한 최대 치료는 개인을 포함하여 우려의 범위가 확장된다. 예를 들면, 사회의 최소 비용으로 최대의 이익을 가져다 주는 프로그램 (선택 1)은 반드시 개별 환자의 최선은 아니다(선택 2). 또한 그 반대로 생각해도 그렇다. 그러나 이 예는 또한 개인과 사회는 구별되는 독립체가 아니란 걸 알려 준다. 더 정확히 말하면 우리 각자가 우리 삶 안에서 다양한 시간 속에 존재해서 서로 다른 위치를 나타낸다. 우리가 스스로를 두 번째 위치에 놓는다면 우리는 첫 번째 위치에 있는 우리 스스로를 해롭게 할 수 있다(Eddy, 1991a).

내과의사는 일반적으로 두 번째 위치에 있는 환자들을 진료한다. 그들이 아플 때 말이다. 하지만 두 번째 위치에 있는 그들을 치료하는 비용이 첫 번째 위치에 있는 (건강상태가 좋아 진료를 보지 않아도 될) 더 많은 사람들의 질병을 막기 위해 이용하는 자원들을 줄인다면, 개인의 선행과 자율성의 원칙이 사회의 정의의 원칙을 대신하게 된다. 두 번째 위치에 있는 사람을 위해 선택하는 것은 첫 번째 위치에 있는 사람들의 선행을 위반하는 것이라고 말하는 사람도 있다. 반면, 모든 자원이 첫 번째 위치에 있는 사람들에게 쏠린다면 (예: 생명을 위협하는 질병을 가진 사람들을 위한 고도의 기술을 가진 치료보다는 비용-효과적인 선별검사), 두 번째 위치에 있는 비용이 많이 드는 중증환자의 필요를 무시함으로써 부당함을 저지르게 된다.

분명한 것은 의료 서비스를 분배하는 이상적인 방법은 없다는 것이다. 잣대로써 비용-효과성을 사용하는 것은 윤리적 문제를 불러일으킬 수 있으며, 서로 다른 의료 서비스의 비용-효과성을 결정하는 데 어려움이 있어서 과학적으로 한계가 있다. 효과적인 의료 서비스의 사용을 제한해야 하는 골치 아픈 결정을 하기 전에 갈등 없이 비용을 통제하는 데 모든 노력을 기울여야 한다. 하지만, 분배와 사용의 제한이 불가피하다면, 수많은 정당한 필요들의 균형이 반드시 깨지게 될 것이다. 질병 예방에 대한 건강한 사람들의 우려, 갑작스럽게 아픈 사람들이 반드시 받아야 할 진단과 치료, 그리고 치료되지 않는 만성 질환자들에게 의료 서비스를 제공하고 편하게 해주어야 할 의무가 그것이다.

▶ 의료보험 프로그램 내 의료 서비스의 사용 제한: 오레곤 주의 건강보험
Rationing within One Health Program: The Oregon Health Plan

국가 전체적으로 의료 서비스의 사용 제한, 즉 rationing을 시행하는 메커니즘은 존재하지 않는다. 일반적으로, rationing의 메커니즘은 특정 의료보험 프로그램 안에서 이루어지는데 Oregon Health Plan(오레곤 주의 건강보험)이 좋은 예이다(Bodenheimer, 1997).

1994년 오레곤 주는 아무런 의료보험에 가입되어 있지 않은 십만 명의 가난한 주민들을 오레곤 주 Medicaid

프로그램에 가입시켰다. 비용을 조절하기 위해 보험급여 대상 서비스의 우선순위 목록을 개발했고, 주 입법기관은 얼마나 많은 서비스를 보장할 것인가를 결정했다. 우선순위 목록의 포함 기준은 해당 의료 서비스가 얼마나 많이 환자의 건강관련 삶의 질과 양을 향상시키는지에 근거하였다. 최종 목록은 745개의 의료 서비스를 포함하였고, 목록 중 상위 574개 서비스 항목에 대해서만 보험급여를 제공하기로 결정했다(Kilbborn, 1999). Oregon Health Plan의 윤리적 의미는 무엇이 있을까?

1. 단순한 분배 이상의 의미를 갖는다. 십 만 명 이상의 주민에 대해 의료보장 혜택을 확대시켰다. 이러한 양상은 정의의 원칙을 고취시킨다.
2. 또 다른 긍정적인 특징은 효율성을 바탕으로 의료 서비스의 우선순위를 매기려고 시도했다는 것이다. 이는 분배가 필요할 때, 어떤 서비스를 대상에서 제외할지 결정하는 데 합리적인 방법이다.

한편, Oregon Health Plan의 분배의 정의에 대한 부정적인 영향 또는 지불능력을 고려하지 않은 평등한 접근과 관련된 문제점을 반드시 검토해야 한다.

1. 1996년, 수혜자 중 12%는 우선순위 목록에서 하위에 해당되는 질병을 앓고 있어 관련 의료 서비스에 대해 보험급여를 받지 못했다. 이들 중 78%는 건강이 악화된 걸로 보고되었다(Mitchell and Bentley, 2000). 의료 서비스는 오레곤 주의 가난한 사람들을 위해 배분되었지만 누구에게나 그러지는 않았다.
2. Oregon Health Plan은 주민들에게 이로운 의료 서비스를 제공하고자 시도되었으나 상당히 많은 의료 낭비(medical waste)를 가지고 이를 달성하고자 했다. 1988년, 오레곤 주의 많은 지역의 입원률은 평균 50% 미만이었다. 사용하지 않는 병원을 폐쇄하는 것은 연간 오천만 달러를 절약할 수 있다. 이는 보험급여 대상에서 제외된 일부 의료 서비스의 비용을 지불하기에 충분한 돈이었다(Fisher et al., 1992). 오레곤 주는 골치 아픈 배분을 시작하기 전에 간단한 방법으로 비용을 조절할 수 있는 방법을 먼저 고려하지 않은 문제점이 있다.

2004년경 Oregon Health Plan은 무너지지 시작했다(Oberlander, 2006). 주는 예산 부담이 커지면서 새로운 보험료 체계와 본인부담금(copay)을 도입했는데, Oregon Health Plan 등록자들은 프로그램에서 탈퇴하는 것으로 이러한 새로운 변화에 반응했다. 보험 미가입자들의 비율은 11%에서 17%로 상승했다. 하지만, 합리적인 분배를 위해 시도했던 경험은 보건의료 정책결정자의 마음에 살아 있다.

의료기관 내 의료 서비스 사용제한: 중환자실
Rationing within One Institution: Intensive Care

Ms. Wilson은 최근에 폐암 진단을 받은 71세 여성이다. 종양이 기관지를 막아 폐렴이 생겨, Wilson은 지방 도시의 한 병원에 입원했다. 상태는 악화되어 그녀는 혼수상태에 빠져 인공호흡기가 필요했다. 8일이 지나도 그녀의 상태는 나아지지 않았다. 어느 날, 27세의 Louis Ford라는 청년이 자동차 사고로 가슴 골절과 기흉으로 병원에 왔다. Ford는 즉시 인공호흡기가 필요한 상황이었다. 중환자실에 있는 6명의 환자 모두 인공호흡기에 생명을 의존하고 있는 상태다. 6명 중 Wilson이 가장 나쁜 예후를 가지고 있고 그녀에게는 가족이 없다. 80㎞ 반경 이내에 다른 인공호흡기는 존재하지 않았다(Jonsen, 1998). Ford를 도와주기 위해 Wilson의 인공호흡기를 제거해야 할까?

의료자원은 국가 전체적으로, 그리고 일개 의료기관 내에서도 부족할 수 있다. 의료자원의 거시적 분배(macroallocaiton)는 사회 내 자원의 양과 분배를 나타내는 반면, 미시적 분배(microallocaiton)는 개인 의사 혹은 기관 수준에서 제한된 자원을 나타낸다. 거시적 분배 결정은 수천 혹은 수백만 명의 사람에게 영향을 주므로 미시적 분배보다 더 중요하게 여겨질 수 있다. 그러나 미시적 분배는 보다 즉각적인 결과를 초래하고 윤리적 딜레마에 부딪히게 한다. Wilson의 예와 관련된 미시적 분배 결정은 4가지의 윤리원칙을 포함하고 있으며 수 분 이내로 결정을 해야 하는 긴박한 의사결정을 요구한다: (1) Beneficence(신행, 자선): 누구를 위해서인가? 현재의 상황은 Wilson과 Ford 두 환자 모두에게 선행을 달성할 수 없다. (2) Nonmaleficence(악행하지 않는 것): Wilson의 인공호흡기를 제거한다면, 그녀는 손해일 것이나, Ford 씨에게는 선행이 된다. (3) Autonomy(자율성): 치료 철회는 환자 혹은 가족의 동의가 필요하다. 이는 Wilson의 경우 불가능하다. (4) Justice(정의): 자원 분배를 선착순으로 혹은 필요에 따라 해야 하는가?

비극적인 결정이다. 많은 의사들은 Wilson의 인공호흡기를 뗄 것이고, Ford를 살리기 위해 모든 노력을 할 것이다. 가장 중요하게 고려되는 사항은 치료효과가 될 것이다. Wilson이 몇 달 이상 살 확률은 미미하지만 Ford는 완치하여 몇 십 년을 살 수 있을 것이다.

삭막함은 덜 하지만 비슷한 결정을 내과의사는 매일 직면한다. 바쁜 어느 날, 어느 환자가 의사의 시간을 좀 더 얻을 수 있을까? MRI 대기 목록이 있는 공공 병원에서, 내과의사는 언제 영상의학과 의사를 불러 긴급 스캔을 위해 다투고, 그것 때문에 다른 사람들은 대기 목록 아래에 놓아야 하는가? 거시적 분배의 상황은 현실에서 왜 내과의사가 환자 사이의 이익과 개인의 이익과 사회의 이익 사이의 균형을 맞추도록 강요 받는지 보여준다.

기본 의료 서비스 패키지

A BASIC LEVEL OF GUARANTEED MEDICAL BENEFITS

Don Rich는 뉴욕 시에 있는 HMO를 통해 진료를 받았다. 그는 협심증이 걸렸으나 1년 넘게 안정적인 상태를 유지했다. 운동부하검사를 통해 경증의 관상동맥질환임을 알게 되었다. 이 검사 결과는 Rich의 상태가 약물로 충분히 관리할 수 있는 상태라는 것을 나타내었지만 그는 심장내과의사에게 관상동맥조영술을 통한 혈관성형술 혹은 관상동맥우회술을 받게 해달라고 요청했다. 그러나 HMO는 그러한 시술에 대해 한정된 자원을 가지고 있으며 해당 시술을 통해 더 큰 효과를 누릴 수 있는 환자, 즉 불안정성 협심증이고 운동부하검사에서 크게 이상이 있는 환자에 한해 해당 시술을 시행한다. Rich는 다른 주로 가서 HMO가 아닌 다른 민간 의료보험에 참여하고 있는 심장외과 전문의사에게 상담 받았으며, 자신의 비용을 들여 혈관조영술을 받았다.

대부분의 미국 사람들은 보건의료 서비스가 권리여야 한다고 생각한다. 하지만, 어느 정도의 서비스를 받을 수 있는 것이 권리일까? 모든 사람이 모든 이로운 보건의료 서비스의 혜택을 누릴 권리를 가진다면, 국가는 비용을 지불할 수 없게 될 것이고, 교육, 화재, 치안과 같은 다른 권리들을 제한할 수 밖에 없을 것이다. 이런 문제점을 해결하기 위해 보건의료 서비스에 대한 권리를 서비스의 기본 패키지로 제한하자는 관점이 있다(Don Rich의 HMO의 경우에서 안정형 협심증에 대한 혈관조영술은 기본 패키지에 포함되지 않는다). 기본 패키지에 포함되지 않는 서비스는 개인의 비용을 들여서 구매할 수 있다. 그러나, 이러한 해결책은 윤리적 문제를 낳는다. 좋은 치료효과를 갖는 의료 서비스가 기본 패키지에 포함되지 않거나 보험회사에 의해 무시된다면 이 서비스는 오직 구매할 여유가 있는 사람들만 이용 가능하게 된다. 사회는 모두가 평등하게 이용할 수 있는 기본 의료 서비스와 개인의 지불능력과 지불할 의사에 따라 구매할 수 있는 "기본 이상의 의료 서비스" 사이 어디에 선을 그어야 할까(Eddy, 1991b)? 기본 의료 서비스 패키지가 모든 이로운 의료 서비스를 보장하지 않는다면, 지불능력이 고려되지 않고 모든 사람이 평등하게 합리적인 수준의 의료 서비스를 받아야 한다는 분배의 정의가 위태롭게 될 것이다.

보건의료 재정의 윤리적 이슈

THE ETHICS OF HEALTH CARE FINANCING

Yoshiko Takahashi는 59세 때 첫 번째 심장마비를 경험했다. 다행히 증세가 가벼워 다음 날 상태가 호전되었다. 그리고 나서 진짜 쇼크가 왔다. 한편,

Yoshiko가 가입한 보험회사의 규정에 따르면, 그녀가 보험가입 당시 고혈압을 앓고 있었기 때문에 이미 심혈관질환자로 간주하고 향후 심혈관질환 발병 시 관련 치료에 대해 보험을 지불하지 않는 것으로 되어 있다. Yoshiko는 보험으로 보상되는 병원비가 한정되어 있는 것을 알고 퇴원을 요구했다. 열두 시간 후 두 번째 심장마비가 왔고 이번에는 심각했다. 그녀는 중환자실에 재입원했고 8일 이상 입원했다. 지속적인 통증 때문에 혈관조영술을 받아야 하지만 그녀는 비용 때문에 시술을 거절했다. 보험 구매 당시 그녀는 영어 이해력이 떨어져 이러한 자세한 보험 규정을 이해하지 못했다.

오늘날, 임상의사의 의사 결정은 의료자원 분배에 부분적인 영향만 미친다. 오히려, 보건의료 서비스 지불자(즉, 보험자)가 의료자원 분배에 더 큰 영향력을 가진다. 미국에서 민간 의료보험 산업 정책은 윤리적 쟁점을 불러일으켰다. Yoshiko Takahashi의 경우처럼, 그녀의 내과의사보다는 보험회사가 그녀가 어떤 종류의 의료 서비스를 받을지 결정하는 데 더 큰 역할을 한다.

민간보험은 환자의 병력에 따라 보험료 등급을 매긴다. 즉 질병의 고위험군에 속하는 사람에게 더 높은 보험료를 부과한다. 경험료율(experience rating) 체제에서는 만성질환을 가지고 있어 의료 서비스에 대한 수요가 높은 사람들이 적절한 의료보험을 구매할 가능성이 적다. 많은 사람들은 의료보험 회사가 정의의 원칙을 위반한다고 생각한다.

하지만, 의료보험 회사는 민간 의료보험이 정당하다는 다른 관점을 가지고 있다. 보험회사 광고에서는 다음과 같이 주장한다.

보험회사가 피보험자를 위험군에 따라 분류하고 보험료를 다르게 책정하지 않는다면 저위험군은 고위험군에 섞이게 될 것이다... 그렇게 되면 저위험군에 속한 환자들은 지금보다 더 높은 비용을 지불해야만 할 것이다. 이는 모든 사람에게 불공평하다(Light, 1992).

이러한 개념에 따르면 한 사람 혹은 한 그룹에게 다른 이의 수요나 부담에 대해 지불하도록 강요하는 것은 부당한 것이다. 이와 대치되는 관점에서는 분배의 정의 원칙을 인용하면서 노인과 건강하지 않은 사람들이 합리적인 비용으로 보건의료 서비스를 받을 수 있도록 젊은 사람들과 건강한 사람들이 본인이 사용하는 보건의료 서비스보다 더 많은 보건의료비를 지불해야 한다고 이야기한다. 젊고 건강한 사람이 보건의료비를 더 지불하고 나이가 들어 점점 더 아플 위험도가 커지면 돈을 덜 내는 것이 이치에 맞을 것이다.

개인의 건강 행태, 특히, 흡연, 건강하지 못한 식습관, 과도한 음주 등은 각 개인의 질병의 원인이 된다.

Jim Butts는 골초로 폐기종이 생겨 호흡부전으로 여러 번 입원하였고, 그 중에는 인공호흡기를 한 날들도 많았다. Randy Schipp은 과거에 조선소에서 일한 경력이 있으며 직업성 석면폐증에 걸려 호흡부전으로 여러 번 입원하였고 인공호흡기가 필요한 날들이 많았다. Jim이 Randy보다 의료보험에 대한 비용을 더 많이 지불해야 할까?

Gene은 저지방 식이를 하고 운동도 규칙적으로 했으나 심장질환의 강력한 가족력을 가지고 있다. 그는 44세의 나이에 심장마비에 걸렸다. Mac은 패스트 푸드를 먹고 운동도 하지 않아 44세의 나에 심장마비에 걸렸다. Mac은 Gene보다 의료비를 더 많이 지불해야 할까?

흡연, 음주 등의 물질 남용, 고지방 음식 소비와 같은 고위험 행동의 결과에 의해 병에 걸린 개인은 전적으로 그들의 행동에 책임을 져야 하며 더 높은 의료보험료를 지불해야 한다는 관점이 있다. 이에 반대하는 사람들은 이러한 주장이 "희생자를 비난하는 것(blaming the victim)"이라고 보고 고위험 행동은 유적적인 요소와 조절되지 않는 중독을 포함한 환경적인 요소를 수반한 복잡한 원인들이 작용한 것이라고 말한다. 그들은 수많은 사례를 인용하여 자신들의 주장을 옹호한다. "식품산업은 매년 수십 억 달러를 텔레비전 광고에 쓰고 있다. 평균적으로 한 명의 어린이는 매년 수천 개의 식품광고를 보고 이들 중 대부분의 상품은 별로 영양가가 없는 것이다. 담배 산업은 청소년들에게 아주 많은 광고를 한다. 불법적인 약물 사용은 가난, 절망, 쉬운 약물 사용과 관련이 있다. 알코올 중독자들이 유전적 성향이 있다는 몇몇 증거들이 있다."

위의 예들과 같이 개인의 질병이 자신의 건강 행태의 결과로만 발생하는 것이 아니므로, 건강 행태가 나쁘다는 이유로 의료보험료를 더 많이 지불하는 것은 정당하지 않을 수 있다. 반면, 흡연과 음주를 하는 사람들이 상품을 통해서 부과세를 지불하는 것은 합리적인 것으로 보인다.

의료자원을 누가 분배하는가?
WHO ALLOCATES HEALTH CARE RESOURCES?

제한된 자원으로 인한 어려움은 초원에서 방목하는 소떼로 비유된다. 총 목초지는 미국 전체의 자원으로 간주된다. 좀 더 작은 초원, 즉 의료자원 영역은 의료 서비스를 위한 목초지의 일부를 구성한다. 소떼들은 한 나라의 의사들을 나타내며, 이들은 환자에게 의료 서비스를 제공하는 과정에서 의료자원을 사용한다. 의사들은 의학의 도덕적 함축인 "환자들을 위해 가능한 모든 것을 해라"라는 지침에 따라, 지속적으로 의료자원 영역의 경계를 확장하려고 한다. 하지만 의료자원 영역 밖에 있는 다른 공동체들은 나머지 자원이 사회적 자원이라고 주장하며, 소떼들이 다른 추구를 위해 사회적으로 필요한 자원들을 침해한다고 본다(Grumbach and Bodenheimer, 1990).

의료자원의 규모, 즉 보건의료 서비스를 위한 자원을 누가 결정하는가? 전통적으로 의사와 환자는 의료자원의 크기에 대해 많은 이야기를 해 왔다. 전통적으로 미국에서는 의료 자원의 범위가 개방되어 있었다. 외래방문, 입원, 수술, 진단 검사, 의약품 등의 사용량과 가격은 의료 서비스의 총 비용을 결정한다. 이것은 정부의 보건의료 예산이 의료자원 영역에 일종의 "울타리"가 되어 이용 가능한 자원의 양을 명확하게 제한하는 다른 나라의 경우와는 다르다. 미국에서도 울타리를 만드는 것을 지지하는 몇몇 사람들은 의료자원 영역을 수많은 소 목초지로 구획화 하는 것을 생각한다. 각 구획은 HMO 혹은 고정된 선지불 예산 내에서 작동하는 각 보건의료체계를 나타낸다. 모든 목초지의 크기가 똑같지 않으며, 울타리에는 환자들이 자신이 속한 의료체계 밖의 추가적인 서비스를 구매할 수 있도록 구멍이 있을 것이다.

윤리적 고려는 개방적 그리고 폐쇄적 의료체계 모두에서 중요한 역할을 한다. 미국의 개방적 범위에서는 선행과 자율성의 원칙이 우위를 가지고 있으며 공평하지는 않지만 체계를 확장시키는 경향이 있다. 반면, 폐쇄적 의료체계는 제한된 의료 자원을 할당하기 위해 분배의 정의에 일환으로 좀 더 확장된 선행과 자율성의 원칙의 균형을 이룬다.

미국이 좀 더 폐쇄적 의료 자원을 추구한다면 누가 무엇을 얻을 것인가에 대한 결정이 필요할 것이다. 다발성 장기 부전을 가진 90세 노인 모두가 단지 몇 달의 생명을 연장해 줄 신장 투석을 받아야 하는가? 정상적인 삶을 살 확률이 매우 낮음에도 불구하고 저체중 출산아가 신생아 집중치료를 받아야 하는가? 의사들이 이런 결정을 내릴 권한이 있는가? 정부, 이익단체 혹은 전문의 협회 같은 사회적 기구가 규칙을 세워야 하는가?

의료자원의 미시적 분배(microallocation)의 이슈는 매일 발생하는 환자가 어떤 유형의 의료 서비스를 받을 것인지에 대한 임상적인 결정으로 요약된다(LO, 2009). 의사를 비롯한 의료 제공자들은 "bedside rationing", 즉 임상 현장에서 환자에게 직접적으로 영향을 주는 의료자원의 배분 결정이 선행과 자율성의 원칙을 위협할 것이라는 사실에 매우 놀랄 것이다. Levinsky(1984)는 의사는 환자마다 최선의 의료를 제공하는 데에 매진해야 한다고 주장했다:

두 명의 주인에게 봉사하도록 의사들은 점점 더 큰 압박을 받고 있다. 실제로 의사는 제공할 의료 서비

스의 종류와 양을 결정하는 데 있어서 각 환자들의 필요 뿐 아니라 사회의 필요를 고려해야 한다. 그러나 의료행위를 할 때 의사는 두 명의 주인 모두에게 기여할 수 없다. 의사의 주인은 환자여야만 한다 (Levinsky, 1984).

하지만, 의사가 의료 자원의 거시적 분배(macroallocation) 결정에서 기권을 하면, 누가 그 일을 할 것인가? 최근에는 이러한 결정을 민간 보험회사와 Medicare 및 Medicaid 프로그램이 종종 담당한다. 이러한 결정은 보험회사마다 다양하며, 심지어 동일한 보험 내에서도 비슷한 환자에게 다른 날, 다른 결정을 내릴 것이라고 여러 연구에서 보여주었다(Light, 1994). 의사가 두 명의 주인을 받아들이는 것을 거부한다면 의료는 보험회사와 정부가 미시적 자원 배분 결정을 승인하는 것이 된다. 21세기 의사들은 지속적으로 개별 환자에 대한 책임에 직면하지만 사회의 거대한 필요에 대응하여 개별 환자들의 소망의 균형을 맞추는 의무를 피하는 것이 어렵다는 것을 알게 될 것이다(Cassel, 1985; Morreim, 1989).

의사가 두 명의 주인에게 봉사하려면 (즉, 환자에게 헌신을 하는 동시에 책임감 있게 자원을 관리하는 것) 그들은 규칙이 필요하다. 이러한 규칙은 집단과 개인수준 모두에서 운영되어야 한다. 집단수준에서 사회는 이상적으로 건강보험을 통해서 총괄적으로 지불할 일반적인 치료가 어떤 것인지를 결정해야 한다. 개인수준에서는 특정 환자를 위해 자원의 우선순위를 매기는 것에 대한 결정을 이끌기 위해 규칙이 필요하다. 장기 이식의 운용은 어떻게 의사가 두 가지 주인에게 봉사할 수 있는지에 대한 모델을 제공한다. 그들은 이식환자를 위한 장기를 구하기 위해 가능한 모든 일을 하면서도 정당한 방식을 통해서 장기를 배분하려는 체계의 규칙을 받아들인다 (Benjamin et al., 1994). 현대의 보건의료 전문가는 포괄적인 윤리적 딜레마에 직면한다. 반면, 환자와 그의 가족들을 민간 보험 혹은 공공 보험을 통해 지불한 현대 기술이 제공할 수 있는 최선을 기대한다. 임상 현장에서는 선행, 악행하지 않는 것, 그리고 자율성의 원칙이 우선시 된다. 반면 심각한 부당함은 매일 일어난다. 보험에 가입하지 않은 젊은이는 완치 가능한 질병을 가지고 있으나 지불능력이 없어 의료 서비스를 이용하지 못하는 반면, 보험에 가입한 뇌졸중 환자는 누워서 지내는 상태이며, 생애 마지막 몇 주 동안 어마어마한 의료비를 지출한다. 의사는 뇌졸중 환자 곁에서 두 환자 모두를 걱정해야 하지 않을까? 임상 현장에서도 분배의 정의는 끊임 없이 의사에게 의사결정을 요구할 것이다.

참고문헌 REFERENCES

Aaron HJ, Schwartz WB. *The Painful Prescription.* Washington, DC: The Brookings Institution; 1984.

Annas GJ. "Culture of life" politics at the bedside?—the case of Terri Schiavo. *N Engl J Med.* 2005;352:1710.

Beauchamp TL, Childress JF. *Principles of Biomedical Ethics.* 6th ed. New York: Oxford University Press; 2008.

Benjamin M et al. What transplantation can teach us about health care reform. *N Engl J Med.* 1994;330:858.

Benner JS et al. An evaluation of recent federal spending on comparative effectiveness research. *Health Affairs.* 2010;29:1768.

Bodenheimer T. The Oregon Health Plan: Lessons for the nation. *N Engl J Med.* 1997;337:651, 720.

Brook RH, Lohr KN. Will we need to ration effective health care? *Issues Sci Technol.* 1986;3:68.

Cassel CK. Doctors and allocation decisions: A new role in the new Medicare. *J Health Polit Policy Law.* 1985;10:549.

Dranove D. *What's Your Life Worth? Health Care Rationing……Who Lives? Who Dies? And Who Decides?* Upper Saddle River, NJ: Prentice Hall;

2003.

Eddy DM. Comparing benefi ts and harms: The balance sheet. *JAMA*. 1990;263:2493.

Eddy DM. The individual vs society: Is there a confl ict? *JAMA*. 1991a;265:1446.

Eddy DM. What care is "essential?" What services are "basic?" *JAMA*. 1991b;265:782.

Emanuel EJ et al. Managed care, hospice use, site of death, and medical expenditures in the last year of life. *Arch Intern Med*. 2002;162:1722.

Fisher ES, Welch HG, Wennberg JE. Prioritizing Oregon's hospital resources. *JAMA*. 1992;267:1925.

Garber AM, Sox HC. The role of costs in comparative effectiveness research. *Health Aff*. 2010;29:1805.

Grumbach K, Bodenheimer T. Reins or fences: A physician's view of cost containment. *Health Aff*. 1990;9:120.

Hogan C et al. Medicare benefi ciaries' costs of care in the last year of life. *Health Aff*. 2001;20:188.

Jonsen AR et al. *Clinical Ethics: A Practical Guide to Ethical Decisions in Clinical Medicine*. 7th ed. New York, NY: McGraw-Hill; 2010.

Kilborn PT. Oregon falters on a new path to health care. *New York Times*. January 3, 1999.

Laurentine KA, Bramstedt KA. Too poor for transplant: Finance and insurance issues in transplant ethics. *Prog Transplant*. 2010;20:178.

Levinsky NG. The doctor's master. *N Engl J Med*. 1984;311:1573.

Light DW. The practice and ethics of risk-rated health insurance. *JAMA*. 1992;267:2503.

Light DW. Life, death, and the insurance companies. *N Engl J Med*. 1994;330:498.

Lo B. Resolving Ethical Dilemmas. *A Guide for Clinicians*. 4th ed. Baltimore, MD: Lippincott Williams & Wilkins; 2009.

Lubitz JD, Riley GF. Trends in Medicare payments in the last year of life. *N Engl J Med*. 1993;328:1092.

Luce JM. Ethical principles in critical care. *JAMA*. 1990;263:696.

Mitchell JB, Bentley F. Impact of Oregon's priority list on Medicaid benefi ciaries. *Med Care Res Rev*. 2000;57:216.

Morreim EH. Fiscal scarcity and the inevitability of bedside budget balancing. *Arch Intern Med*. 1989;149:1012.

Oberlander J. Health reform interrupted: The unraveling of the Oregon Health Plan. *Health Affairs*. 2006:w96-w105.

Reagan MD. Health care rationing: What does it mean? *N Engl J Med*. 1988;319:1149.

Relman AS. Is rationing inevitable? *N Engl J Med*. 1990;322:1809.

Task Force on Organ Transplantation. *Issues and Recommendations*. Washington, DC: US Department of Health and Human Services; 1986.

Teno JM et al. Family perspectives on end-of-life care at the last place of care. *JAMA*. 2004;291:88.

Wiener JM. Rationing in America: overt and covert. In: Strosberg MA et al, eds. *Rationing America's Medical Care: The Oregon Plan and Beyond*. Washington, DC: The Brookings Institution; 1992.

14 선진 4개국의 보건의료 시스템

Health Care in Four Nations

선진 국가들에서 보건의료 시스템의 재정 조달 및 구조는 넓은 스펙트럼을 가진다. 많은 국가들에서 대부분의 의료 서비스는 공공 부문에 의해 재정을 조달하거나 공공 부문에 의해 서비스가 전달된다(또는 둘 다에 해당한다). 또 다른 국가들에서는, 미국에서와 같이 대부분의 사람들이 민간 기관을 통해서 의료 서비스에 대한 비용을 지불하고 진료를 받는다.

이 장에서는 독일, 캐나다, 영국, 일본 4개 나라의 보건의료 시스템에 대해서 살펴볼 것이다. 이들 각각의 국가들은 국제적인 다양한 의료 시스템 스펙트럼 상에서 서로 다른 지점에 위치해 있다. 그들의 다양한 시스템을 살펴보는 것은 각자 자기 국가에 맞는 적당한 의료 시스템을 찾는 데 도움이 될 것이다.

제2장에서 살펴본 보건의료 시스템의 4가지 재정 조달 방식을 다시 떠올려 보자: 진료비 본인부담, 개인 민간보험, 직장 민간보험, 정부 재정지원 등이 있다. 독일, 캐나다, 영국 그리고 일본은 이들 중 마지막 두 개의 지불방식을 강조한다. 독일은 정부가 권한을 갖는 직장 민간보험을 통해 의료 재정을 조달한다. 하지만 독일의 민간 보험은 미국의 민간 보험과 차이가 있다. 캐나다와 영국은 정부 재정지원 시스템을 가지고 있다. 일본의 자금 조달 방식은 독일의 민간에 의한 재정 조달 방식과 캐나다, 영국의 정부 재정지원 모델 사이에 위치한다. 의료 서비스 전달체계의 측면에서 독일, 일본, 캐나다의 시스템은 민간에 의존하는 반면, 영국은 대부분 공공 부문에 의한다.

이들 네 국가들이 의료 시스템의 재정 조달 및 조직화 방식에 있어서 큰 차이를 보이고는 있지만 한 가지 측면에서 그들은 동일하다. 즉 그들은 모두 포괄적인(universal) 의료 서비스 보장을 제공하며, 따라서 그들 국가의 국민들이 의료 서비스에 대한 접근성을 보장받을 수 있도록 한다.

독일 GERMANY

▶ 건강보험 Health Insurance

Hans Deutsch는 독일에 사는 은행원이다. 그와 그의 가족은 그가 일하는 은행이나 다른 작업장에서 일하는 노동자들 및 그들의 가족들에 대해 보장을 해주는 질병 금고(sickness fund)를 통해 건강보험에 들어 있다. Hans가 은행으로 출근을 시작하였을 때, 그는 법에 따라 그의 고용주가 선택한 질병 금고에 가입하게 되었다. 은행은 Hans가 받는 임금의 7.3%를 질병 금고에 지불하며, Hans의 임금에서는 8.2%가 인출되어 역시 질병 금고에 지불된다. Hans의 질병 금고는 모든 가입자로부터 똑같이 15.5%의 고용주-고용인 분담금(employer-employee contribution)을 받는다.

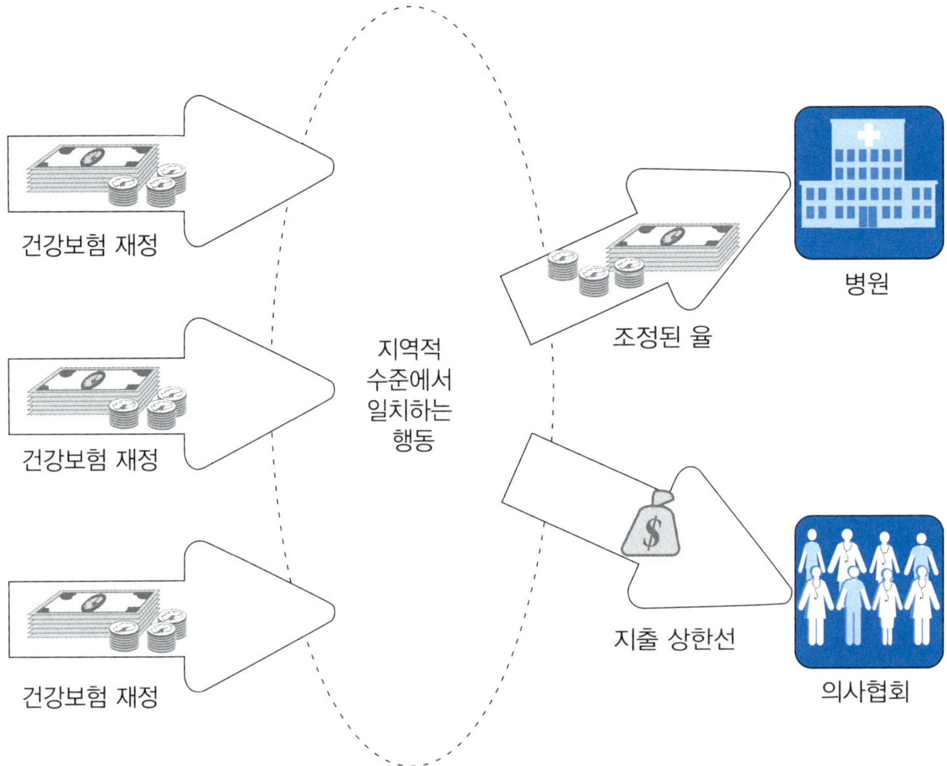

▲ 그림 14-1. 독일의 건강보험 시스템

독일은 의무적인 건강보험 법률을 제정한 첫 번째 국가이다. 1883년 제정된 이러한 선구적인 법률은 특정한 고용주와 고용인들이 기존의 자발적인 질병 금고들에 분담금을 지불하도록 요구하였고, 질병 금고에서는 고용인들의 의료 서비스에 대한 비용을 지불하였다. 초기에는 1년에 500달러 미만의 수입을 버는 산업 임금 노동자들만이 여기에 포함되었다. 하지만 이후에 질병 금고의 보장을 받는 자격을 갖춘 인구가 확대되었다.

거의 90%의 독일인들이 현재 의무적인 질병 금고를 통해 건강보장을 받고 있으며, 나머지 10%는 자율적인 건강 보험 플랜의 보장을 받는다(그림 14-1). 질병 금고의 몇 가지 분류가 있다. 37%의 사람들(대부분 블루 칼라 노동자들과 그의 가족들)이 지리적 지역에 의해 조직화된 금고에 속해 있다. 33%(화이트 칼라 노동자들 가족의 대부분)는 전국적인 "대리" 기금에 속해 있고, 21%는 자체적으로 질병 금고를 소유한 700개의 회사에서 일하는 노동자들과 그들의 부양자들이다. 그리고 6%는 특정 기술직에 일하는 모든 노동자들에 대해 보장하는 기금에 속한다(Busse and Riesberg, 2004; Busse, 2008).

2010년, 수입에서 질병 금고로 지불되는 비용의 비율은 15.5%로 설정되었으며, 이 중 47%는 고용주가, 나머지 53%는 고용인이 지불하였다. 이전에는 이러한 분담금이 바로 질병 금고로 지불되었으며, 질병 금고는 비영리 기관이면서, 또 엄격하게 통제된 기관으로서 민간과 공공 부문 사이에 놓여 있었다. 하지만 2009년 이후로, 고용인과 고용주의 분담금은 정부가 운영하는 건강 기금(government-run health fund)에서 징수하며, 모인 기금은 각 개인의 건강위험도와 연령을 고려하여 (나이

들고 더 아픈 사람들에게 더 많은 양을 배정함) 각 건강 기금에 분배하고 있다(Ornyanova and Busse, 2009). 질병 금고의 수는 감소하고 있는 추세로, 1000개의 질병 금고가 2011년에는 200개 미만으로 감소하였다. 기금이 질병 때문에 사람들의 가입을 거부하는 것이 허용되지 않으며, 나이와 의학적 상태에 따라 분담금의 비율을 인상하는 것도 허용되지 않는다. 즉, 그들은 경험 요율(experience rating)을 적용할 수 없다. 기금은 병원과 의료진의 서비스, 처방약, 치과 치료, 질병의 예방적 치료 및 임산부 관리를 포함하는 넓은 범위의 이익을 보장하도록 되어 있다. 의료 재정을 지원하는 임금이 의료비와 비교할 때 감소하고 있기 때문에 고용주들은 그들의 분담금을 임금의 7%로 제한하며, 따라서 더 이상의 증가분에 대해서는 고용인들이 부담할 것을 제안하고 있다(Zander et al, 2009)

Hans의 아버지, Peter Deutsch는 철강공장에서 기계공으로 일하다가 퇴직을 하였다. 그가 일했을 때, 그의 가족들은 철강회사의 노동자들의 위해 세워진 질병 금고를 통해 건강보장을 받았다. 기금은 반은 노동자들을 대표하고 나머지 반은 고용인들을 대표하는 이사회에 의해서 운영되었다. 퇴직한 후, Peter의 가족들은 같은 질병 금고를 통해서 혜택의 변화 없이 보장을 계속해서 받을 수 있었다. 질병 금고는 가족들의 의료비 중 거의 60%를 계속해서 지불하였고(현직 노동자와 고용주의 분담금에서 보조금이 지급되었다) 나머지 40%는 Peter의 퇴직 연금으로부터 지불되었다.

Hans의 사촌 Georg는 전에 Hans가 사는 도시의 주유소에서 일했지만 현재는 실직상태이다. Georg는 직장을 잃은 뒤에도 그의 질병 금고를 계속 유지하고 있다. 그의 분담금은 정부에 의해 지불되고 있다. 은행에서 Hans의 가장 친한 친구가 림프종을 진단받고, 영구적으로 장애를 가지게 되어 더 이상 일을 할 수 없게 되었다. 그 역시 정부가 분담금을 지불해주며, 질병 금고를 유지하였다.

퇴직을 하거나 실직을 한 뒤에도 사람들은 자신과 가족들의 질병 금고 회원 자격을 유지한다. 독일에서 건강보험은 미국에서와 마찬가지로 직장에 기반을 둔다. 하지만 독일의 건강 보험은 미국에서와 달리, 어떤 이유로 이직을 하거나 실직을 하더라도 상관없이 가입자들에 대한 보장을 지속해야 한다.

Hans의 삼촌 Karl은 은행에서 부행장이다. 그는 매년 49,500유로 이상을 벌었기 때문에 질병 금고에 가입할 필요가 없었다. 대신 그는 민간 건강보험을 구매하기로 선택할 수 있었다. 많은 고임금 노동자들이 질병 금고를 선택한다. 그들은 저임금 노동자들을 위해 고용주가 선택한 기금에 가입할 필요는 없다. 하지만 그들은 15개의 전국 "대리" 기금(national "substitute" funds)에 가입할 수 있다.

매년 49,500유로 이상을 벌어들이는 10%의 독일 국민(2011)들은 자율적인 민간 보험을 선택한다. 민간 보험은 질병 금고에 비해 훨씬 더 높은 금액을 의사들에게 지불하며 때때로 그들의 보험계약자가 의사의 진료를 받을 때 특별 대우를 받을 수 있도록 해준다. 요컨대, 독일에 사는 대중의 88%가 의무적인 질병 금고 시스템(mandatory sickness fund system)에 가입하고 10%는 민간 보험을 선택하며 2%는 군대 또는 경찰에 속한 자로서 의료 서비스를 받고, 0.2% 미만(이들은 모두 부유하다)은 아무 보험 혜택도 받지 않는다.

독일의 의료재정 조달은 사회보험과 공적부조의 융합 형태이다(이들 개념에 대한 논의는 제2, 12, 15장 참조)를 통해 이루어진다. 따라서 스스로 건강보험 분담금을 지불하는 고용된 사람들과 정부에 의해 분담금이 지불되는 실직자들 사이에는 아무런 차이가 없다.

▶ 의료 서비스 Medical Care

Hans Deutsch는 걸어가는 도중 흉통이 발생하여 걱정이 되었다. 그는 아는 의사가 없었고, 한 친구가 그에게 Helmut Arzt라는 일반의 한 명을 추천하였

다. Hans는 어떤 외래진료 의사라도 선택할 수 있는 자유가 있었기 때문에, Dr. Arzt를 찾아갔다. 그는 Hans가 협심증—관상동맥질환을 가지고 있다고 진단하였다. Dr. Arzt는 몇 가지 약을 처방하고 저지방 식이를 권고하였다. 하지만 통증은 지속되었다. 어느 날 아침, Hans는 매우 극심하고 질식할 것 같은 흉통으로 잠에서 깨었다. 그는 Dr. Arzt에게 연락하였고 Dr. Arzt는 앰뷸런스가 Hans를 가까운 병원으로 데려가도록 신고하였다. Hans는 심근경색으로 입원하였고, 순환기내과 의사인 Dr. Edgar Hertz의 치료를 받았다. Dr. Arzt는 병원으로 Hans를 보러 오지 않았다. Dr. Hertz는 Hans가 퇴원하자마자, Dr. Arzt에게 진료기록서를 보냈고, Dr. Arzt는 Hans의 진료를 다시 이어서 하였다. Hans는 한 번도 청구서를 받지 않았다.

독일의 의료계는 외래진료 의사(ambulatory care physicians)와 병원기관 의사(hospital-based physicians)의 엄격한 구분을 유지한다. 대부분의 외래진료 의사들은 병원에서 입원 환자들을 치료하는 것이 금지되어 있다. 그리고 대부분의 기관 의사들은 외래 환자를 보기 위한 개인 진료소를 가지고 있지 않는다. 일반 국민들은 종종 그들 자신의 일차진료의를 두고 있다. 하지만 일차진료의의 요청 없이도 외래 전문의에게 진료 예약을 할 수 있도록 허용되어 있다. 51%의 독일 의사들은 일반의이며 이는 35%에 불과한 미국과 비교할 때 높은 비율이다. 독일의 의료 시스템 조직은 외래진료 의사들과 병원들 사이의 협력이 거의 없는 분산 모델(제5장 참조)의 성격을 띠고 있다(Busse and Riesberg, 2004).

의사와 병원에 대한 지불방식 Paying Physicians and Hospitals

Dr. Arzt는 그의 지역 의사협회에 비용을 청구하고 각각의 외래 환자와 진료 도중 시행한 각각의 시술들에 대해 일정 금액을 지불받는 것에 익숙해져 있었다. 1986년, 그는 외래진료 의사에 대한 총 예산에 지불 한도가 있었다는 것을 알고 충격을 받았다. 어떤 해의 첫 사분기에 그의 지역 의사협회 의사들이 예상보다 더 많은 환자들에 대해 비용을 청구한다면, 다음 사분기에는 각각의 환자들에 대한 지불액이 대개 감소할 것이었다. 만약 제공하는 의료 서비스의 양이 계속해서 증가한다면, 세 번째, 네 번째 사분기에도 역시 지불액이 감소할 것이었다. Dr. Arzt는 그의 친구 Dr. Hertz와 이 상황에 대해 논의하였다. 하지만 Dr. Hertz는 병원에 속한 의사로서 봉급을 받고 있었고, 지불 한도에 의해 아무런 영향도 받지 않았다.

외래진료 의사들은 그들의 지역 의사협회에 가입해야 한다. 질병 금고는 의사들에게 직접 비용을 지불하는 대신, 매 해 그들 지역에 있는 의사협회에 총액을 지불하고, 그러면 의사협회에서는 의사들에게 상세한 금액 명세서에 따라 금액을 지불한다. 이 총액은 각 지역 의사협회의 의사들이 진료하는 환자들의 수에 근거하여 정해져 왔다. 하지만 2007년, 좀 더 심각한 건강 문제를 가진 인구에 대해 비용을 증가시키는 위험-조정제도들이 도입되었다. 1986년 이후, 의사협회는 그들의 전체 예산을 내에서 비용을 지불하려는 노력의 일환으로, 협회에 속한 의사들이 제공하는 의료 서비스의 양이 지나치게 많을 경우, 분기에 따라 지불액을 낮추어왔다. 질병 금고는 미국의 Medicare 프로그램에서 사용하는 것과 같은 포괄 수가제(diagnosis-related groups)와 비슷한 방식에 근거하여 병원에 비용을 지불한다. 그리고 이 금액 안에는 의료기관 의사들의 봉급이 포함되어 있다(Busse and Riesberg, 2004).

비용관리 Cost Control

1977년 독일의 비용 절감 법안(German Cost Containment Act)은 국가의 의료 서비스 제공자들, 질병 금고, 고용인들, 노동조합 그리고 서로 다른 수준의 정부 기구들의 대표자들로 구성된 Concerted Action이라는 기구를 설립하였다. Concerted Action은 매해 두 번씩 소집되며, 매 해 봄마다 의사 급료, 병원 진료비, 그리고 약품과 그 외 다른 물품의 가격에 대한 가이드 라인을 정한다. 이 가이드 라인에 근거하여 질병 금고, 지역 의사협회, 그리고 병원들 사이에 Concerted Action 가이드 라인을 반영하여 의사 비용과 병원 진료비를 책정하기 위한 협상이 열린다. 1986년 이래로, 의사 급료만 통제된 것이 아니라, Dr. Arzt의 일화에서 이야기한 것과 같이, 의사들에게 흘러 들어가는 총 금액이 제한되어 왔다. 이러한 노력의 결과로 독일의 의료비 지출은 실제로 1985년부터 1991년까지 국내 총생산의 8.7%에서 8.5%로 감소하였다.

하지만 1991년 독일의 의료비는 다시 크게 증가하기 시작하였으며, 이는 질병 금고의 예산 증가를 제한하는 1993년의 비용절감 법안 제정의 길을 닦아놓았다. 2004년, 독일은 개인의 공동 분담금(copayment)을 인상하고 일반 의약품에 대한 보장을 중단하였으며, 약품 가격에 대한 새로운 규제 법안을 제정하였다(Stock et al., 2006). 2008년, 독일의 GDP에서 의료비 지출이 차지하는 비율은 선진국들 중 다섯 번째로 높았다. 하지만 이러한 상황은 2000년 이후로 더 증가하지 않고 지속적으로 유지되고 있으며, 이는 질병 금고의 예산 규모를 제한하여 비용을 절감하는 방식이 성공적임을 나타낸다.

캐나다 CANADA

▶ 건강보험 Health Insurance

Maple 가족은 캐나다의 작은 마을, Outer Snowshoe에서 소규모 식료품점을 운영하고 있다. Maple 할아버지의 심장은 정기적으로 그의 주치의인 Dr. Rebecca North에게 진료를 받아야 하는 상태이다. 나머지 가족들은 건강하며, 사소한 건강 문제가 있거나, 소아 백신과 같은 예방적 조치를 필요로 할 때 Dr. North를 찾아간다. Maple 가족은 건강보험에 대해서 한 번도 걱정하지 않았다. 그들은 주정부로부터 플라스틱 카드를 받고, Dr. North의 진료를 받을 때마다 그 카드를 제시한다. Maple 가족은 세금에 대해서 걱정을 한다. 연방 개인 소득세, 상품 및 서비스 관세, 그리고 다양한 주 세금이 가족 수입의 거의 40%를 차지한다. 하지만 Maple 가족은 절대 누구도 건강보험제도가 없어지는 걸 원하지 않는다.

1947년 Saskatchewan 주는 북미에서 처음으로 공적으로 자금을 조달하는 포괄적 병원 보험 프로그램을 도입하였다. 다른 주에서도 곧 이를 따라 하였으며, 1957년 캐나다 정부는 병원보험법(Hospital Insurance Act)를 통과시켰고, 이 법안은 1961년에 완전히 시행되었다. (이에 따라) 병원의 의료 서비스는 보장을 받았지만 의사들의 진료는 그렇지 못했다. 1963년 Saskatchewan 주는 보다 앞서 의사들의 진료에 대한 의료 보험 플랜을 입법화 하였다. 캐나다의 연방정부는 포괄적인 건강보험을 1966년 통과시켰고, 이 프로그램은 1971년 완전히 실행 준비가 갖추어지게 되었다(Taylor 1990).

캐나다는 세금에 의해 자금을 조달하는 공공의 단일 지불자 의료 시스템(tax-financed, public, single-payer health care system)을 가진다. 각각의 캐나다 주에서 단일 지불자는 주정부이다(그림 14-2 참조) 1970년대에 연방정부는 의료 서비스 비용의 50%를 세금으로 지불하였다. 하지만 1996년까지 연방정부의 분담금은 22%까지 감소하였으며, 이는 연방정부와 주정부 사이의 갈등을 불러 일으켰다. 이러한 정치적 논쟁에 대한 대응으로 주정부의 분담금은 2001년 증가하기 시작하였다. 현재, 연방정부는 주 의료비 지출의 거의 1/3을 지불한다(Canadian Institute for Health Information, 2010). 주 세금은 각 주마다 그 종류가 다양하며, 소득세, 급여세 그리고 판매세를 포함한다. 일부 주들, 예를 들어 British Columbia 주와 Alberta 주는 의무적인 건강보험료—본질적으로는 목적세—를 부과하여 그들의 의료비 예산의 일부를 충당한다.

독일과 달리 캐나다는 직장과 건강보험이 서로 연결되어 있다. 부유하거나 가난하거나, 직장이 있거나 없거나, 퇴직을 했거나 18세 미만이거나 상관없이 모든 캐나다 사람들은 같은 방식으로 건강보험에 들어 있다. 캐나다 사람들은 직장을 떠나거나 이직을 하거나 퇴직을 하거나 실직을 할 경우, 이것이 그들의 건강보험에 어떤 영향을

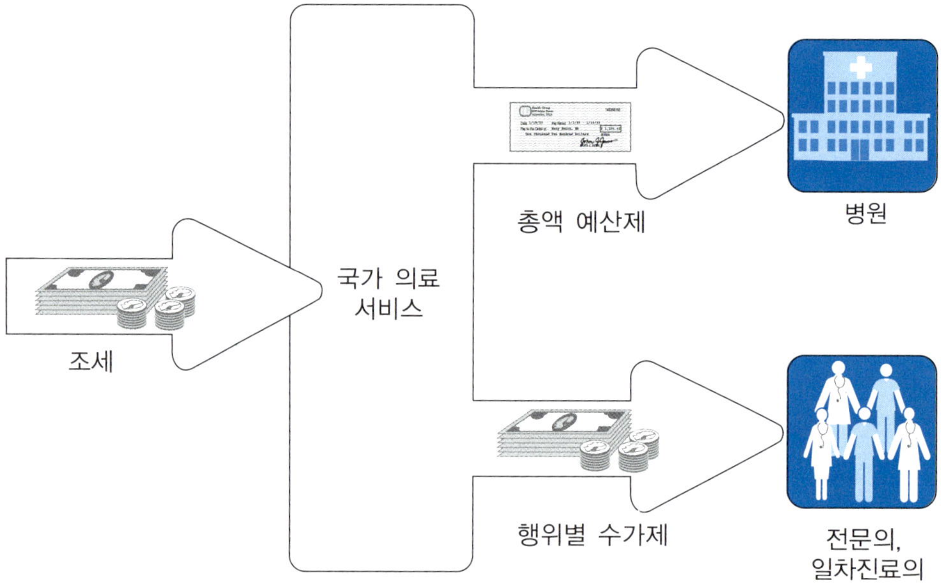

▲ 그림 14-2. 캐나다의 국가 의료보험 시스템

끼치리라고는 아무도 생각하지 않는다. 캐나다에서는 두 개의 공공 자금 조달방식인 사회보험과 공적부조 사이에 아무런 차이가 없다. 모든 사람들이 세금을 통해 분담금을 납입하고 모든 사람들이 혜택을 받는다.

캐나다 주에 의해 제공되는 혜택은 광범위하여 병원진료, 의사진료 그리고 보조적인 치료까지 포함한다. 또한 주에 따라서 다양하기는 하지만 약품에 대한 보장, 장기요양보험 혜택, 외래 처방약에 대해서도 보장을 해준다.

캐나다의 의료 시스템은 주의 건강보험에 포함되는 서비스 보장에 대해 민간 건강보험을 금하고 있다는 면에서 독특하다. 주의 건강보험으로부터 비용을 지불받는 병원과 의사들은 같은 서비스에 대해 민간 보험자에게 비용을 청구할 수 없도록 되어 있으며, 따라서 다른 많은 의료 시스템에서 나타나는 것과 같이 민간 보험에 가입한 환자들이 특별 대우를 받을 수 없다. 캐나다 사람들은 주 건강보험에서 보장하지 않는 것이나 사립 병원의 병실등 편의시설을 이용하기 위해 민간 건강보험을 구매한다.

▶ 의료 서비스 Medical Care

Maple 할아버지는 아침에 가슴이 두근거리는 것을 느끼면서 잠에서 깨어났다. 그는 Dr. North에게 연락하였고, 그녀는 그에게 바로 병원으로 오라고 말하였다. 심전도에서 빈맥성 심부전 소견이 발견되었고, 비정상적인 심장박동이 나타났다. Mr. Maple이 빈맥성 심장박동을 견딜 수 있었으므로, Dr. North는 그를 외래에서 디곡신으로 치료하였으며, 다음날 다시 진료를 받으러 오라고 말했다. 또 그녀는 가까운 소도시의 순환기 내과의사인 Dr. Jonathan Hartwell에게 진료 의뢰서를 썼다.

Dr. Hartwell은 Mr. Maple의 부정맥을 검사하기 위해 운동부하 심전도를 지역 병원에 예약하였고, 그 결과 중증의 허혈성 관상동맥질환을 발견하였다. 그는 Mr. Maple에게 그의 관상동맥들이 좁아져 있다고 설명하였다. 그는 관상동맥혈관조영술을 권고하였고, 관상동맥우회술의 가능성에 대해서 말해주

었다. Mr. Maple의 상태가 위급하지 않았으므로, Dr. Hartwell은 그를 주(provincial capital)로부터 80km 정도 떨어진 곳에 있는 University Hospital의 대기자 명단에 올려 놓았다. 한 달 후, Mr. Maple은 새벽 두 시 식은땀과 호흡곤란을 느끼며 깨어났다. 그의 딸은 Dr. North에게 전화하였고 그녀는 Mr. Maple을 University Hospital에 보내기 위해 급하게 앰뷸런스를 보내주었다. 거기서 Mr. Maple은 심장내과 중환자실에 입원하였으며, 그의 상태는 안정화되었다. 그리고 그는 다음 날 응급 관상동맥우회술을 받았다. 10일 후, Mr. Maple은 집으로 돌아왔다. 그는 앞니에 통증을 호소하기는 했으나 그 외에는 상태가 매우 호전되어 있었다.

캐나다 의사의 거의 50%가 일반의이거나 가정의이다(의사의 35%만이 일반의인 미국과는 반대로). 캐나다 사람들은 의사를 선택할 수 있는 자유가 있다. 일반적으로 그들은 일상적인 의학적 문제들을 다루기 위해 그들의 일반의를 찾아가며 그 일반의들의 진료 의뢰를 통해서만 전문의를 찾아가 진료를 받는다. 전문의들은 진료 의뢰 없이도 환자를 진료할 수 있도록 허용되어 있다. 하지만 그들의 청구서에 진료 의뢰서를 포함시킬 때에만 높은 비용을 받을 수 있다. 때문에 대부분의 전문의들은 진료 의뢰 없이 환자를 잘 보지 않는다. 외래진료와 의료기관(병원) 의사를 구분하는 유럽의 모델과는 달리, 캐나다의 가정의는 병원에서 환자들을 진료할 수 있도록 허용된다. 캐나다와 미국 사이의 밀접한 과학적 교류로 인해, 캐나다 의료 관행은 미국과 비슷하다. 차이는 재정 조달 시스템과 일차 진료의의 더 큰 활용에 있다. 심장 수술과 MRI 촬영과 같은 첨단시술이 제한된 수의 기관에 지역적으로 분배되어 있으며, 미국에 비해 훨씬 더 적게 행해진다는 점을 제외하면 Mr. Maple의 심장 상태를 치료하는 것은 미국에서 일어나는 일과 크게 다르지 않다. 2007년, 미국이 인구 백만 명당 25.9대의 MRI기를 보유한 것에 비해, 캐나다는 6.7개의 MRI기를 보유하고 있다(OECD 2010).

캐나다 사람들은 긴급하지 않은 수술을 하기 위해 평균적으로 미국에서 보험에 가입한 사람들보다 더 오랜 시간 대기하고 또한 일차진료의를 만나는 것이 조금 더 어렵다(Schoen et al, 2010). 지난 10년 동안 연방정부와 지방정부는 이러한 수술의 지연을 줄이는 정책을 지속적으로 마련하여 왔다(Ross and Detsky, 2009). 2005년의 캐나다에서 일반수술을 받기 위한 평균 대기시간은 4주였다(Willcox et al, 2007). 캐나다의 보편적 건강보험 프로그램(universal insurance program)은 의료 서비스를 공정하게 분배하는 데 더 적절한 시스템을 개발해 내었다. 캐나다인들은 미국에서 발생하는 의료 서비스를 받기 위한 재정적인 장벽을 훨씬 덜 겪는다(Schoen et al, 2010). 저소득층 캐나다인들도 고소득층 캐나다인들과 같은 양의 의료 서비스를 받는다. 하지만 미국에서는 고소득층이 저소득층에 비해서 더 많은 건강 서비스를 받는다(Sanmartin et al., 2006). 그러나 이러한 보험 보장의 일반성에도 불구하고 캐나다에서도 사회경제적 지위에 따른 의료 서비스에 대한 접근성에 대한 차이는 존재한다(guifoyle, 2008).

▶ 의사와 병원에 대한 지불방식 Paying Physicians and Hospitals

Dr. Rebecca north에게 진료비용을 거두는 일은 비교적 간단하다. 매주 그녀는 지방 행정지관에 진료한 환자리스트와 제공한 의료 서비스를 컴퓨터로 비용을 청구 한다. 한 달이 되면 그녀는 수가에 따라서 돈을 받게 된다. Dr. North는 진료수가가 더 높아지길 원하고 있지만 이러한 비용 청구 방식은 아주 편했다. 그녀의 직원은 비용청구를 위해서 매주 2시간을 투자하지만 미시간 주에 있는 그녀의 친구인 Dr. south는 비용 청구를 위해서 30시간을 써야 했다.

DR. North는 병원지불 방식인 총액 예산제에 대해서는 마음에 들어 하지 않았다. 그녀는 병원의 행정관리자에게 더 많은 물리치료사를 고용하고, 진단검사 결과를 빨리 받을 수 있게 하고 당뇨 교실 프로그램을 개설하자고 요청했다. 하지만 행정관리자는 지

방정부에서 매년 정해진 예산을 받기 때문에 남는 돈이 없다고 하였다.

캐나다에서는—일반의사와 전문의사에게—fee-for-service 형식으로 지불하고 있다. 지불받는 수수료 금액은 지방정부와 지방 의사단체와의 협상을 통해서 정해지게 된다(그림 14-2). 지방 프로그램에 참여하는 의사는 정부가 제공하는 금액을 받아 들여야만 하며 추가 비용을 환자에게 직접적으로 요구할 수 없다. fee for service에서는 의료의 질보다 양을 더 강조하는 측면이 있기 때문에 비용 관리를 하는 데에는 어려움이 있다(제9장 참조). 이를 시정하기 위해서 지방단체는 봉급제, 인두제 형식과 함께 지불방식의 대안으로 시범 사용해보았다. 2009년 province of Ontario의 많은 일차진료의들은 인두제를 방식을 기본으로 받으면서 높은 의료의 질에 대해서 보너스를 받고 있다(Collier, 2009).

캐나다의 병원은 주로 민간 비영리 병원으로 매년 지방자치 단체와 총예산에 대해서 협상을 한다. 병원은 미국에서처럼 행정적으로 많은 비용이 소요되는 비용 청구 방식을 사용하지 않는다. 병원은 비싼 새로운 장비를 도입하거나 새로운 시설을 설비하기 위해서는 주 건강보험의 허락을 받아야 한다. 캐나다는 약값을 규제하고 주 건강보험은 승인이 난 약으로 처방을 내리게 한다.

▶ 비용관리 Cost Control

캐나다의 시스템은 미국의 많은 관심을 끌었다. 그 이유는 미국에 비해 캐나다인들은 더 적은 비용으로 국민 전체가 보다 좀 더 포괄적인 의료 서비스를 받았기 때문이다. 캐나다의 단일자 보험 시스템이 완전히 정착하기 전 1970년에 캐나다와 미국은 보건의료 지출비용이 국내 총 생산량 대비 각각 7.2% 와 7.4% 정도로 비슷했다. 그러나 1990년에 캐나다의 보건의료 지출은 국내 총생산양의 9%로 올랐고 미국은 12%로 올랐다. 2008년에 캐나다는 국내 총 생산량의 10.4%를 사용하였고, 미국은 16%를 사용하였다(OECD, 2010). 캐나다의 더 낮은 비용은 다음 4가지 요인에 주로 의한 것이라 생각된다. (1) 행정적 비용의 절감, 미국은 행정 비용으로 캐나다보다 300% 더 지출한다. (2) 미국보다 비싼 최신 의료기술의 사용이 적음. (3) 평균 1일당 환자의 병원 저비용과 환자당 입원일수가 적음, 이것은 미국이 서비스의 강도가 더 크다는 것을 반영한다. (4) 의사 진료비와 약값이 저렴함. 이것은 미국이 훨씬 높다(Anderson et al, 2003; Woolhandler et al, 2003; Reinhardt, 2008).

2008년에 캐나다 1인당 의료비용은 4,079달러로 미국의 비용 7,538달러보다 훨씬 적었지만, 캐나다는 선진국 중에서 5번째로 높은 규모였다(OECD, 2010). 캐나다는 비용의 증가에 대해서 1990년대부터 주의를 기울여 왔다. 이 즈음 캐나다의 여러 지역에서는 독일에서 사용되는 방식과 비슷한 방식으로 의사에게 지불하는 돈을 효과적으로 제한 하였다(Barer et al, 1996).

그러나 1990년의 미국 연방정부의 재정부족은 미국 보건의료 시스템에 대한 국민의 강한 신뢰를 흔들어 놓았다. 2010년 캐나다 국민의 1/4는 그들이 받는 의료 서비스에 대해서 만족하지 않는다고 보고하였다(Schoen et al, 2010). 이러한 불만은 캐나다에서 좀 더 민간 보험을 많이 들일 것인지 공공자금을 위해서 세금을 올릴 것인지, 아니면 효율성 증대를 위해 서비스를 재 구조화 할 것인지에 대한 논의를 하게 되었다(Steinbrook, 2006). 2010년에 캐나다는 바로 앞에서 언급한 3가지 방법 중에서 2가지를 시행하기로 하였다. 우선 연방정부에서 지방정부로 더 많은 건강보험 관련 자금을 지원해주고, 일차의료뿐 아니라 다른 서비스에 대해서도 조직 개편을 하겠다는 것이었다(Hutchison et al, 2011).

영국 THE UNITED KINGDOM

▶ 건강보험 Health Insurance

Roderick pound는 영국 북쪽지방에 작은 자전거 수리 가게를 운영하고 있다. 그는 부인과 2명의 아이들과 같이 살고 있다. 그의 누나 Jeniffer는 스코틀랜드에서 변호사이다. Roderick의 남동생은 옥스퍼드 대학생이고 그들의 홀 어머니는 은퇴한 판매원으로 런던에 살고 있다. 그들의 사촌 Anna는 교통

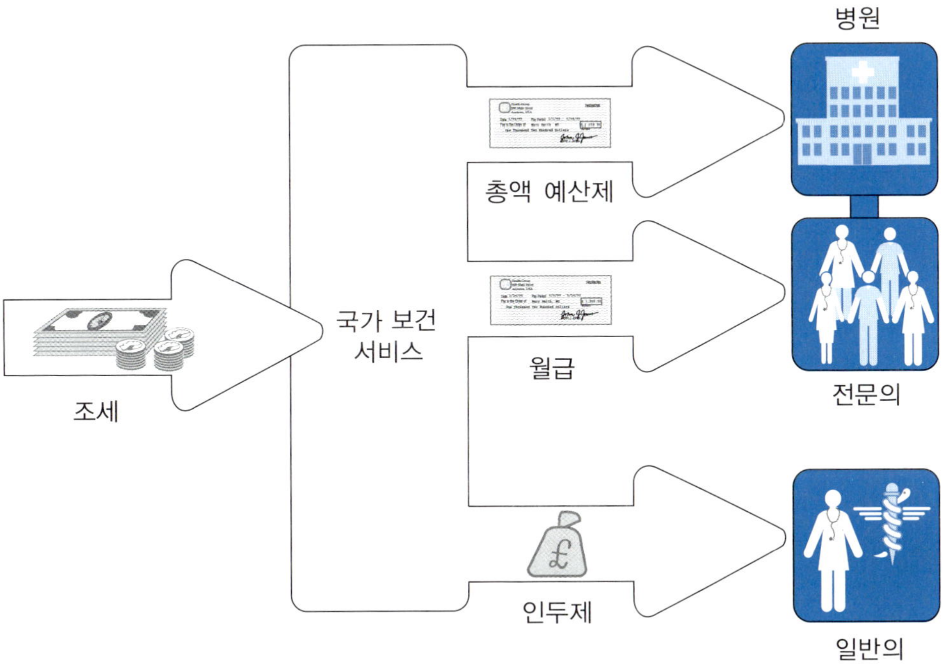

▲ 그림 14-3. 영국의 국가 보건 서비스: 전통적 모델

사고 후 완전히 영구적인 장애를 가지게 되었다. 15년 전에 미국 시민이 된 먼 친척이 Anne를 돌보기 위해 영국에 왔다.

영국 땅에만 있다고 하면 직업이 있든, 은퇴를 하였든, 장애가 있든, 아니면 외국인 방문자이든지 이들은 세금을 통한 의료 서비스를 국가보건 서비스(NHS)를 통해서 받게 된다.

1911년에 영국은 독일과 비슷한 건강보험제도를 설립하였다. 인구의 절반 가까이가 보장 받았으나 보험의료 방식은 상당히 복잡했다. 1942년에 사회보험 분야에서 가장 유명한 논문이 William Berveridge 의해서 발간되었는데, 이 논문에서는 영국의 다양하고 복잡한 사회보험과 은퇴, 장애 그리고 실직수당, 복지수당 그리고 의료 보험과 같은 공공 지원 프로그램이 하나의 단순하고 통일화된 시스템 안에서 재정적 지원을 받고 행정적 지원을 받는 것에 대해 제안하였다. 이 논문의 한 부분에서는 전 국민을 대상으로 한 국가 보건 서비스의 개발에 대해서 다루었고 1948년에 NHS가 창립되었다.

NHS의 자금의 대부분은 세금에서 나온다. 캐나다와 마찬가지로 영국은 건강보험과 고용을 완전히 분리시켰다. 사회보험과 공적부조에 있어서 의료보장의 차이는 존재하지 않는다. 하지만 캐나다와는 다르게 영국은 민간 보험회사도 건강보험을 국민에게 판매할 수 있게 하였다. 많은 수의 부유한 사람들—2007년에 12.5%로 집계됨—이 더 나은 치료를 받고 NHS가 제공하는 서비스의 지연을 줄이기 위해 민간 보험에 가입하였다. 몇몇 고용자들은 급료 이외의 특전으로 이러한 보험을 제공받기를 원하였다. 물론 민간 보험에 가입한 사람들 또한 NHS에 세금을 지불해야 한다(그림 14-3).

▶ 의료 서비스 Medical Care

Dr. Timothy Broadman은 영국의 일반의로 그에

게 등록된 환자의 수는 1,750명이다. 그의 환자 중에는 Roderick pound와 그의 가족이 있다. 어느 날, Roderick의 아들이 축구를 하다가 다리가 부러졌다. 그는 앰뷸런스를 타고 NHS 병원으로 갔고 Dr. Broadman을 보지 않고 그 병원의 정형외과 의사인 Dr. petitioned에게 치료를 맡겼다.

Roderick의 어머니는 엉덩이에 심한 퇴행성 관절염을 앓고 있었고, Dr. Broadman의 치료를 받고 있었다. 일년 전에 Dr. Broadman은 그녀를 Dr. Pettibone에게 보내 엉덩이관절 치환술에 대한 상담을 받게 하였다. 이것은 응급상황이 아니었기 때문에 Pound여사는 Dr. Broadman에서 Dr. Pettibone으로 병원을 옮길 수 있기를 원했다. 정형외과의는 그녀의 엉덩이관절을 진찰하고 X-ray 검사를 시행하였다. 그리고 그녀가 엉덩이관절 치환술이 필요하다고 하였지만 급한 것은 아니라고 하였다. Pound 여사는 수술 대기자 명단에 이름을 올렸고 6개월 이상을 대기하여야 했다. Pound 여사에게는 사보험이 있는 부잣집 친구가 있었는데 그녀는 NHS에 의해 고용되어 일하면서 개인의로도 일하는 Dr. Pettibone에게서 3주 안에 엉덩이관절 치환술을 받았다고 하였다.

NHS 이전에도 대부분의 일차진료는 일반의를 통해서 이루어졌다. NHS는 이러한 전통을 유지하였고 전문의나 병원 서비스를 이용하기 위해서는 일반의를 통해 의뢰되어야 하는 일종의 문지기(Gatekeeper) 시스템을 만들었다. 영국에 있는 사람들 중에서 NHS를 이용하기 원하는 사람을 일반의에게 등록해야 한다. 어떤 일반의를 선택하든 상관이 없다. 또한 일반의의 환자 수용양을 초과하지 않는 선에서 일반의를 바꿀 수도 있다.

1948년에 NHS가 만들어진 후에도 일차진료의 전통은 변하지 않았음에도 불구하고 NHS는 영국의 병원 시스템을 변화시켰다. 미국에서와 마찬가지로 병원은 주로 민간 비영리 단체 혹은 지역정부 단체에 의해서 운영이 되었다. 병원의 대부분은 국가 소유였고 행정구역으로 지정되었다. NHS는 병원을 국가기관 아래 통합하였기 때문에 지역화 계획을 세우는 것이 가능하였다(제5장 참조).

지역화된 구조에서는 환자는 처음에 일반의에게 가고 일반 질환들에 대한 일차진료를 받는다. 그 다음 지역 병원을 가고, 여기서는 좀더 심한 질환에 대해서 이차진료를 받는다. 그리고 지역 혹은 국립 교육 병원을 가게 되고, 여기서는 좀 더 복잡한 질환에 대한 삼차진료를 받는다. 전통적으로 대부분의 전문의는 병원에 자신의 사무실을 가지고 있다. 독일에서처럼 일반의는 지역사회의 사회 서비스 센터와 가깝게 일하는 것이 보통이며, 또한 영국에서는 가정간호도 잘 발달되어 있다.

▶ 의사와 병원에 대한 지불방식 Paying Physicians and Hospitals

Dr. Timothy Broadnman은 매일 아침 자신의 사무실로 출근할 때 수입에 대해서 생각하지 않는다. 그는 그의 사무실을 운영하는 비용의 일부를 NHS를 통해서 보장 받고, 그에게 등록된 1,750명에 대해 인두세를 받는다. 그리고 그가 이러한 등록된 환자의 수에 영향을 미칠 수 없기 때문에 그의 인두세를 통한 수입을 변화시키기는 어려웠다. 최근에 아이에게 예방접종을 하거나, 자궁경부암 검사를 하거나, 가족계획을 세우거나, 다른 예방을 하게 되면 받는 부수적인 수입이 그의 수입의 10%를 차지하고 있다. 최근에 그는 또한 새로운 성과지불제(pay-for-performance) 시스템을 통해서 상당 양의 보너스를 받고 있다.

20세기 초반 이래로 영국 일반의에 대한 지불방식은 인두제였다(제4장 참조). 이러한 지불방식은 1948년 NHS가 출범했을 때도 변화가 없었다. NHS는 특정 예방적 치료 행위와 주야간 가정방문 서비스를 장려하기 위해서 추가적으로 행위별 수가제 지불방법을 도입하였다. 전문의는 NHS의 고용인으로 봉급을 받지만 어떤 전문의들은 민간 보험 환자들을 개인적으로 보고 이에 대해 행위별 수가 형태로 지불받을 수 있다.

2004년 영국에서는 Quality and Outcomes Framework의 일환으로 일반의들에게 성과지불제(pay for performance, P4P)라는 주요한 새로운 지불제도를 시행하였다(제10장 참조). NHS는 이 프로그램을 시행하기 위해 영국의사협회(British Medical Association; BMA)와 협상을 하였고, 협상이 성공할 수 있었던 원인에는 GP에 대한 임금을 2002년에서 2007년까지 60% 올려 병원의 전문의 수준까지 올리겠다라는 정부의 정책이 큰 역할을 했다(Doran and Roland, 2010). NHS와 BMA는 예방적 의료 서비스와 관상동맥질환, 고혈압, 당뇨 그리고 천식과 같은 일반 만성질환의 서비스의 질을 측정하는 임상적인 지침을 만드는 데 동의하였다. 덧붙여서 의사들의 행위는 의사협회에 의해 의무기록, 환자의 의료행위에 대한 접근성, 그리고 약물의 안전한 처방 기록 등을 포함하여 측정되었다. 또한 환자들에게 설문조사를 통해서 환자의 경험 등을 종합하여 평가하였다. 환자 진료 전반에 있어서 잘한 일반의는 최대 1,050점까지 받을 수 있다. 2005년, 각각 1점에 대해 연간 120유로, 즉 200달러 이상의 가치가 있다고 한다. 최고의 의료의 질을 달성한 일반의는 의사당 최대 77,000달러 가까이 상승한 봉급을 받을 수 있다고 한다(Roland, 2004).

P4P를 준비하면서 영국의 일반의들은 더 많은 수의 간호사를 고용하였고, 만성질환 클리닉을 세웠고, 전자의무기록의 사용이 증가하였다. 프로그램이 생기고 첫 일년에는 영국의 점수가 1,003점이 중간 값이었고, 이는 높은 수준의 의료의 질을 얻었다고 생각할 수 있었다. 게다가 낮은 수준의 의료가 빠르게 나아지게 되어 의료 서비스 제공에 있어서 불평등이 많이 좁혀졌다. 결과적으로 일반의의 수입은 상당히 증가하게 되었고 NHS비 비용은 생각했던 것보다 많이 나가게 되었다. 정말 의료의 질이 증가되었는지에 대해서는 확실하지 않지만, 이러한 성공은 의료의 질이 상승한 성공이라기 보다는 서류상의 성공이라고 보여진다. 게다가 업무평가에 있어서 계속 추후관리가 되지 않는 사람, 심각한 합병증 그리고 다른 요인 등이 있는 환자는 평가에서 제외하였기 때문에 이는 시스템과 영향을 미쳤을 가능성이 있다. 앞서 언급했던 의료의 질의 상승에 대한 평가와 P4P 도입에 대한 평가는 P4P전에도 증가해왔음을 나타낸다. 하지만 P4P가 도입된 후에 몇몇의 만성 상태에 대한 의료의 질은 좀 더 빠르게 증가 하였다. 일반의 진료에 있어서 간호사들은 의료의 질 개선에 있어서 상당한 책임을 지고 있다. 왜냐하면 많은 일반의들은 대부분의 예방의학과 만성질환 관리에 관한 일들을 간호사들에게 위임하기 때문이다.

2009년에 Quality and Outcomes Framework의 조사한 결과, 의료의 질에 있어서 개선된 비율은 2003년과 2005년 사이에 천식과 당뇨에 있어서 증가된 것으로 나타났으나 심장질환에 대해서는 그렇지 못했다. 2007년 의료의 질 개선 비율은 이 3가지 질환 모두에서 느리게 나타났다. 많은 진료는 어느 수준의 한계점에 도달하였는데 이것이 의미하는 것은 계속해서 의료의 질을 높이는데 있어 경제적인 인센티브의 역할이 둔해졌다는 것이다. 게다가 재정적인 보상을 제대로 받지 않는 진료행위들은 의료의 질을 신경쓰지 않고 있다. 환자의 의료에 대한 접근성과 의료의 대인관계적인 측면에 있어서 환자들은 특별한 변화가 없다고 느끼고 있다. 하지만 의료의 지속성은 이 제도가 도입된 후에 감소되고 있다(Campbell et al, 2009; Doran and Roland, 2010).

▶ 비용관리 Cost Control

영국에서의 보건의료 관련 지출은 2000년 국내 총생산량의 7.0%고, 이는 미국의 13.4%에 비해서 상당히 적다. NHS에 더 많은 재정지원이 필요하다고 생각이 되자 토니 블레어 총리는 NHS에 대해서 기금을 증가시키기로 하였다. 1999년과 2004년 사이에 NHS의 의사의 수는 25%로 증가하였다. 덧붙여 P4P에 수십 억 달러의 돈이 사용되었다(Roland, 2004;Klein, 2006). 2008년에 의료비 지출이 국내 총생산량의 8.7%로 증가하였고, 인구 한 명당 의료비로 지출한 돈이 1,837달러에서(2000년) 3,129달러(2008)로 37%가 증가하였다(OECD, 2010). 2005년에 이러한 의료비 지출의 증가로 인하여 NHS는 심각한 자원 부족을 겪게 되었고 NHS의 직원 채용을 감축하였다 (Kelin, 2006).

이러한 상황에도 불구하고 영국은 선진국 중에서 인구당 의료비 지출이 가장 적은 나라 중 하나이다. 이렇게 영국이 의료비 지출을 낮은 수준으로 유지하는 데에는 2가지 주요 요인이 있다. 먼저 정부가 단일 보험자로서 예산을 제한할 수 있다는 것과 의사에 대한 의료비 지불보상 방식이다. 캐나다도 마찬가지로 단일 보험자 제도이기는 있지만, 대다수의 의사들은 행위별 수가제로 지불을 받고 이로 인한 비용 인플레이션을 조절하기 위한 방법으로 의사 지출에 있어서 한도를 만들었다. 이와 반대로 영국은 주로 인두제와 봉급제가 중심을 미룬다. 지불은 봉급과 인두세가 증가하는 것은 제한하는 방식을 통해서 보다 쉽게 조절될 수 있다. 게다가 영국의 전문의는 NHS의 고용자이기 때문에 NHS는 외과의를 포함한 의뢰받는 환자의 수를 제한할 수 있다. 결과적으로 비 응급인 전문의 방문과 예정 수술을 위해서는 기다려야 하는 상황이 생겼다(Hurst and Siciliani, 2003). 2005년에서 2007년 동안 뇌혈관질환을 지닌 환자의 30%가 경동맥수술을 받기 위해서는 국가 가이드 라인을 따라야 하는데, 이 가이드 라인에서는 증상이 시작되고 2주 안에 수술을 받으라고 권고하고 있으나 현실에서는 12주 넘게 기다려야 되는 상황이 발생했다(Halliday et al, 2009). 2006년에는 미국에서는 인구 100만 명당 25.9개의 MRI를 보유하고 있는 것에 비해, 영국은 5.6개의 MRI를 보유하고 있었다(OECD, 2010). 전체적으로 영국에

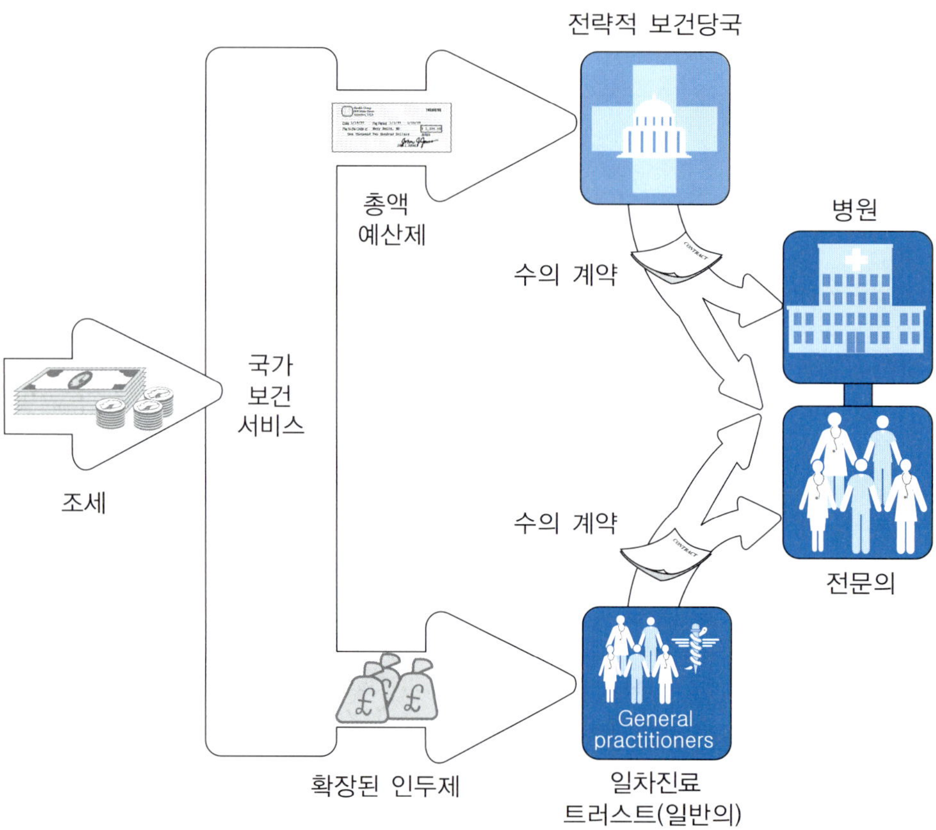

▲ 그림 14-4. 영국의 보건 서비스: 현재 개정안

서의 비용관리는 인력과 시설 그리고 의료자원에 대한 공급을 조절함으로써 이루어지고 또한 선진국 중에서 최고의 질을 가진 일차진료에 그게 투자를 함으로써 이루어진다(Roland, 2010).

보건의료 지출에 있어서 낮은 수준을 유지한다는 점에 비추어 보았을 때 영국은 보건의료 서비스를 제한하는 나라로 가끔 보여진다. 사실 일차진료와 예방으로는 제한되고 있지 않고 영국에서 일반의를 보기 위해서 기다리는 시간은 미국에서 병원예약을 하고 기다리는 사람보다 더 짧다(Schoen et al, 2010). 영국 의료의 큰 특징은 바로 경제성에 있다. 영국 의사들은 미국 의사들에 비해서 일을 많이 하지 않는다. 더 적은 수의 수술을 하고, 더 적은 약을 처방하고 X-ray 촬영 등의 검사를 덜 처방을 한다. 이들은 미국 의사들에 비해서 새로운 기술에 대해서 더 회의적이다(Payer, 1988).

▶ NHS의 개혁 Reforms of the National Health Service

지난 20년간 NHS는 일련의 구조적 변화를 겪었다. 1991년, 마가렛 대처의 보수 정권은 병원끼리 전문의 진료와 수술 치료의 지연을 줄이기 위한 경쟁을 요구하고, 일반의사 의료비 지원제도를 도입한 시장중심의 개혁을 실행했다. 일반의사의 의료비 지원제도는 일반의사가 그들의 환자들을 위해 모든 의료를 구매할 수 있는 글로벌 예산제를 선택하게 함으로써 가능해졌다. 1997년 토니 블레어의 노동 정권은 일반의사 의료비 지원제도를 폐지하고, 이것을 같은 지역 내에서 일하는 일반의사 네트워크의 일종인 일차진료신탁(Primary care trust)으로 대체했다. 모든 일반의는 일차진료신탁에 가입해야 한다. 가입을 하면, 그 지역 내에 일차진료와 지역보건 서비스를 계획하는 책임이 주어지고, 전문의 의료를 위해 병원과 병원 자문위원과 접촉하고 일차진료의 패턴을 면밀히 살피며 질 향상을 위한 활동을 한다. 평균 일차진료신탁은 일차진료를 대표하는 다른 전문가들 뿐 아니라 대략적으로 50명의 일반의사 회원이 있으며, 이는 대략적으로 십만 명 정도되는 등록 환자들을 맡는다(그림 14-4). NHS 기금의 85%가 전문의와 병원 서비스 접촉을 맡고 있는 신탁으로 흘러 들어간다(Klein, 2004). 개혁의 결과(일차진료신탁, the Quality and Outcomes Framework, 그리고 증가된 NHS 기금)로 대기시간이 줄어들고, 일차진료의 접근성이 증가하였으며, 만성질환의 치료 결과가 향상되었고, 환자의 만족도가 증가했다.

2010년, 새로운 연방정부가 또 다시 중요한 구조 개편을 제안하였다. 이 개편은 일차진료신탁을 폐지하고, 대신 일반의 그룹에게 일차진료와 전문의 진료를 받을 수 있도록 하는 예산을 주는 정책을 강화하자는 내용이다. 이렇게 하면 일반의사 위탁 그룹은 NHS 예산의 70%까지 받을 수 있을 것이고, 일반의사는 예산을 받기 위해 협회를 조직하거나 협회에 가입을 할 것이다. 일반의사가 예산 관리를 원하는 것인지 알 수 없으나 이 개혁은 의사의 역할을 관리자에서 의사로서 지배권의 이동을 권장하고 있다. 2011년 초, 170개의 협회가 만들어졌고 100개 이상이 부상했다. 20년 동안 3번의 중요한 격변은 일어났고 각각의 개혁이 실행되는 데 몇 년이 소요되었던 것처럼, 한 정권에서 다음 정권으로의 바뀔 때 반복되는 NHS의 "재분열(redisorganization)"의 패턴에 대해 비평가들은 이렇게 지속적으로 변화하는 환경에서 보건의료 제공자와 환자들이 얼마나 잘 적응할지는 알 수 없다고 말하고 있다(Rosen, 2011).

일본 JAPAN

▶ 건강보험 Health Insurance

Akiko Tanino는 도쿄의 마츠다 자동차 회사의 회계부서에서 일한다. 다른 마츠다 고용자들처럼 그녀도 회사에서 직접 운영하는 건강보험에 가입되어 있다. 매달 Akiko의 월급의 4%가 공제되고 이것은 회사 건강 보험료로 들어갔다. 회사 또한 Akiko의 월급의 4%에 해당하는 금액을 보험료로 추가적으로 지불하였다.

Akiko의 아버지인 Takeshi는 마츠다 자동차 회사에서 기술자로 일하다가 최근에 은퇴하였다. 그가

은퇴할 때 그의 건강보험은 마츠다 보험에서 그가 사는 지방자치 단체가 운영하는 지역 건강보험으로 변경되었다. Mazda는 회사 퇴직자들의 의료비를 보조하기 위해서 이 지역건강보험에 보험비를 납부하였다. 또 건강보험 플랜에서는 Takeshi가 그의 소득과 연동하여 조정한 보험비를 납부하도록 하였다.

Akiko의 동생 Kazuo는 도쿄에 있는 소규모 자동차 정비소에서 정비공으로 일한다. 그는 자동적으로 일본의 중앙정부가 운영하는 정부 건강보험(government-managed health insurance)에 가입되었다. Kazuo와 그의 고용주는 각각 Kazuo 봉급의 4.1%를 정부 건강보험 플랜에 지불한다.

일본 사회는 이 장에서 논의한 다른 국가들과는 상이한 문화적 배경을 가지고 있지만, 보건의료 시스템에서는 상당히 유럽과 북미의 전통을 따르고 있다. 독일과 마찬가지로, 일본의 현대 건강보험 시스템은 직장과 연결된 사회보험 프로그램(employment-linked social insurance program)으로부터 기원한다. 1922년, 일본은 많은 노동자들을 위해 처음으로, 의무적인 직장 사회보험(mandatory employment-based social insurance) 법률을 제정하였으며, 이는 기존의 자발적인 공제조합(mutual aid societies)을 기반으로 한 것이었다. 이 시스템은 점진적으로 확대되어 1961년에는 국민건강보험 법안(the National Health Insurance Act)의 통과와 함께, 포괄적인 의료보장이 가능하게 되었다. 일본의 보험 시스템은 훨씬 더 많은 수의 건강보험을 갖추어 독일과는 상이한 건강보험 종류를 가지고 있다는 점과 보험을 선택하는 데 있어서 유연성이 부족하다는 점에서 독일의 모델과는 다르다(그림 14-5).

700명 이상의 직원들을 거느리는 고용주들은 직원들 및 그들의 부양자들을 위해 '사회보험(society-managed insurance)' 이라고 알려진 직장 자가보험을 운영하도록 되어 있다. 이들 건강보험들은 독일의 산업 특화 질병 금고(industry-specific sickness funds)와 비슷해 보이지만, 각각의 모든 회사들은 그들 고유의 개인 건강보험을 운영해야 한다. 그 결과 거의 1,800개의 서로 다른 직장 건강보험 종류가 존재한다. 이러한 보험들의 85%는 민간 기업들에 의해 운영되며, 전형적인 독일의 질병 금고만큼 많은 기업들이 서로 관련되어 있지는 않으나, 둘 이상의 고용주들 사이의 공동 플랜으로서 균형을 유지하며 운영되고 있다. 이러한 사회보험의 임원이사회는 각각 50%의 직원 대표와 고용주 대표로 구성되어 있다. 직원들과 그 부양자들은 회사의 사회보험에 가입하도록 되어 있으며, 직원과 고용주가 함께 보험금을 납입해야 한다. 각각의 보험들은 자가보험(self-insured)이므로, 보험금의 비율은 평균 소득과 회사 직원들의 건강 위험에 따라 다양하고, 이러한 차이는 상당한 불공평함을 낳는다(Imai, 2002; Kemporen, 2007). 사회 건강보험은 일본 인구의 24%에 대해 건강보험 혜택을 보장한다.

700명 미만의 직원을 가진 회사에서 직원들과 그 부양자들은 의무적으로 소규모 기업을 위한 단일 국가 건강보험에 가입되며, 이는 중앙정부에 의해 운영된다. 이 국가 건강보험은 일차적으로 고용주 및 직원들에게 부과된 보험금(2006년 8.2%)에 의해 재정이 조달되며 인구의 28%에 대해 건강보험 보장을 제공한다. 중앙정부 또한 일반세금 수익을 국가 건강보험 재정을 보조하기 위해 활용한다.

이 외에 지역 건강보험(community-based health insurance) 또는 시민 건강보험(citizens' health insurance)이라고 불리는 세 번째 타입의 건강보험은 자영업자와 퇴직자들(전체 인구의 41%)에 대해 보장혜택을 제공한다. 일본에서 각각의 지방자치 정부는 지역의 시민 건강보험(local citizen's insurance plan)을 운영하고, 관할 구역 내 자영업자와 퇴직자들에게 강제적인 보험금을 부과한다. 또 고용주가 운영하는 사회 건강보험과 국가 건강보험은 모두 퇴직자들의 의료비를 보조하기 위해 비용을 분담해야 한다. 시민 건강보험 프로그램 (citizens health insurance program) 재정의 거의 40%가 사회 및 국가 건강보험의 부담금으로부터 충당되며, 이를 통해 고용주들은 그들 회사 퇴직자들의 의료비 상당 부분에 대해 법적 책임을 가지게 된다. 지역 건강보

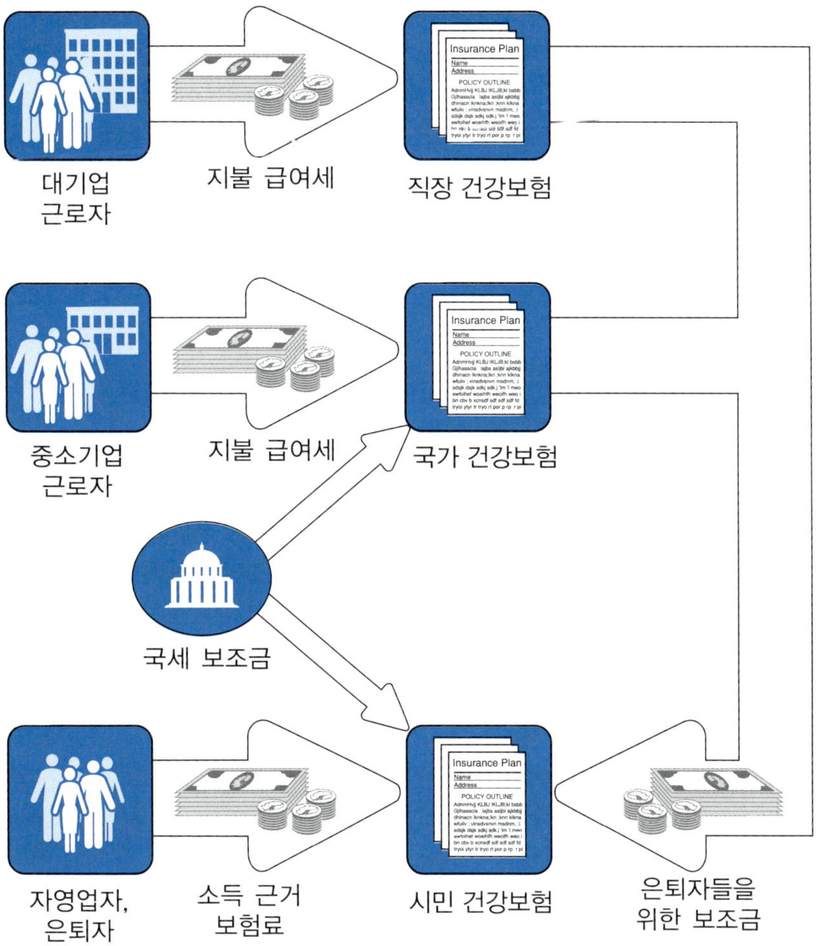

▲ 그림 14-5. 일본의 의료보험 시스템

험(community-based insurance plan)을 위한 이 외의 추가적인 재정은 일반 세금 수익으로부터 온다.

공무원과 이 외 다른 특별한 종류의 직업군들을 위해 더 작은 규모의 건강보험 프로그램이 몇몇 존재하며, 이들은 사회 건강보험과 비슷하다. 실직한 사람들은 그들의 건강보험에 가입상태를 유지하며 급여 세금을 탕감받는다. 모든 건강보험들은 병원 및 의사진료비, 처방약, 임산부 관리, 치과 치료를 포함하는 일반적인 종합적 혜택을 제공하도록 되어 있다. 또 2000년, 일본은 새로운 장기 요양보험을 시행하였다. 이 보험은 일반세금 수익과 새로운 목적세에 의해 재정을 조달하며, 장애를 가진 성인 및 노인에게 가정간병, 사례관리, 그리고 기관의 서비스를 포함하는 종합적인 혜택을 제공한다.

일본 사회는 다른 선진국들보다 더 빠르게 노령화되고 있기 때문에, 가장 비용이 많이 드는 환자와 최고령인구들의 의료비 재정을 조달하는 데에서 불공평과 불평등이 발생하였다. 2006년 75세 이상의 퇴직자들을 위한 보다 합리적인 재정조달 플랜을 개발하기 위해 새로운 법안이 통과되었다(Kemporen, 2007).

요약하면, 일본은 독일과 같이 직장기반 사회보험 모델(employment-based social insurance model)을 기반으로 하며, 포괄적인 건강보험 프로그램을 형성하기 위해 추가적으로 일반세금을 활용하여 재정 보조를 한다. 독일과 비교할 때, 일본의 중앙정부 및 지방정부는 더 직접적으로 건강보험을 운영하는 데 관여하며, 대부분의 일본 사람들은 고용주가 관리하는 민간 보험보다는 정부가 운영하거나 정부가 관리하는 보험에 의해 보장을 받는다(Kemporen, 2007).

▶ 의료 서비스 Medical Care

Takeshi Tanino는 몇 주 전부터 무릎통증이 지속되었다. 그는 정형외과의사가 운영하는 개인 병원에 진료예약을 하였다. Takeshi는 신체 검진을 받고 무릎 X-ray촬영을 하였으며 정기적인 물리치료를 위한 일정을 잡았다. 검사가 진행되는 동안 정형외과의사는 Takeshi의 혈압이 높다고 기록하였으며, Takeshi가 이 문제에 대해 다른 병원의 내과의사를 만나 진료를 받기를 권하였다.

6개월 후, Takeshi에게 기침과 발열 증상이 나타났다. 그는 Dr. Suzuki가 운영하는 가까운 병원의 내과에 진료 예약을 잡았다. 그는 폐렴 진단을 받았고, 내과 병동에 입원하여 치료를 받게 되었다. 그는 2주 동안 항생제 정맥주사를 맞았고 항생제 치료가 끝난 뒤에도 추가적으로 2주 더 병원에 머무르며 수액을 맞고 간호 관리를 받았다.

건강보험은 병원과 의사를 선택하는데 있어서 아무 제한도 가하지 않는다. 그리고 의료 서비스를 받기 전에 미리 승인을 받도록 요구하지도 않는다. 대부분의 의료 서비스는 세 가지 종류의 환경에서 이루어진다: (1) 의사가 소유하고, 의사 및 그 외 다른 직원들을 채용하며, 대부분 작은 수의 입원실을 가진 독립적인 진료소, (2) 의사가 소유하고, 의사들을 채용하며, 입원병동과 외래진료소를 가진 소규모 병원, (3) 외래진료소와 입원병동을 모두 가지며 의사들에게 봉급을 지불하는 더 큰 공공 병원과 민간 병원이 그것이다. 기관들은 전문 분과에 따라 조직화되어 있으며 대형 병원들은 다양한 종류의 전문 분과를 가지고 있고, 소규모 병원들과 개인 병원들은 보다 제한적인 전문과 진료만을 제공한다. 의료 서비스는 전문분과에 특화된 방식으로 전달되며, 몇몇 기관들이 일차진료 중심의 문지기 시스템 모델을 사용한다(Reid, 2009).

의사들의 기업가 활동은 일본의 의료 시스템 조직에서 매우 강력한 요소이다. 대부분의 개인 병원과 소규모 병원들은 독립적인 의사들에 의해 설립되고, 운영되는 가족 소유 기업이다. 가족 소유 기관으로 시작하였지만, 이후 보다 대규모 집단의 의사들에 의해 기업 소유권을 공유하는 비영리 조직으로 발전한 Mayo Clinic과 Palo Alto Medical Foundation과 같은 미국의 클리닉들과는 달리 일본에 있는 대부분의 클리닉들은 의사 한 명이 소유권을 유지하였으며, 이러한 소유권은 흔히 가족 내에서 세대를 거쳐 전달되었다. 많은 의사들은 그들의 클리닉을 확장하여 소규모 병원으로 키웠고, 이와 달리 정부는 보다 대형 의료센터를 설립하고 운영한다. 일본에서 클리닉과 병원의 차이는 다른 나라들에서만큼 크지 않다. 클리닉에서는 입원실을 운영할 수 있고, 20병상 이상을 보유할 때에만 병원으로 분류된다. 일본에서 대략 30%의 클리닉이 입원실을 운영한다. 거의 모든 의사들이 클리닉이나 병원을 소유하고, 그들이 소유한 단일 기관에서만 진료를 한다. 의사들이 소유한 많은 클리닉과 병원들은 보통의 설비를 갖추고 있다. 하지만 다른 대형 기관들은 최첨단 생물의학 기술, 전자 의무기록, 그리고 자동화된 약품 조제를 포함하는 광범위한 종류의 외래 및 입원 환자 서비스를 제공한다.

일본에서 병원 입원비율은 상대적으로 낮으며, 수술 시행률은 미국의 거의 1/3수준이다. 환자들로 하여금 침습적인 시술을 꺼려하게 하는 문화적 규범이 일본에서의 낮은 수술 시행률을 일부 설명할 수 있다. 환자들은 일단 병원에 입원하면, 대부분의 선진국과 비교할 때, 대단히 장기간 머물러 있는다. 평균 재원기간은 16~29일 사이로 병원에 따라 다양하다. 환자들은 병원에 있는 동안에 장기간의 요양이 가능하다(Ikegami and Campbell, 2004).

의사와 병원에 대한 지불방식 Paying Physicians and Hospitals

병원에서 퇴원한 뒤 한 달 후, Takeshi Tanino는 며칠 동안 밤에 깨어날 정도의 복부 통증을 느꼈다. 그는 Dr. Sansei가 운영하는 일반 내과 클리닉에 진료 예약을 하였다. Dr. Sansei는 내시경을 시행하고 위염이 있음을 발견하였다. Dr. Sansei는 항히스타민제를 처방하고 Takeshi가 6개월 동안 4주에 한 번 클리닉에서 진료를 받을 수 있도록 일정을 잡았다. Takeshi의 복통은 약물 치료를 시작한 뒤 며칠 만에 회복되었다. 정기 진료를 받을 때마다, Dr. Sansei는 Takeshi에게 그의 증상에 대해 물었고, 다음 진료 때까지 4주 간의 약처방을 해주었다.

최근까지 건강보험에서는 의사와 병원에 모두 행위별 수가제를 기반으로 비용을 지불하였다. 2003년 진단에 따른 일당제 병원 지불방식(per diem hospital payment based on diagnosis)이 도입되었으나(Nawata et al, 2009), 의사들은 여전히 행위별 수가제로 받고 있다. 정부는 의사 진료비와 병원비 그리고 약값을 엄격히 규제한다. 수가체계는 여러 가지 측면에서 미국과 정반대이다. 일본에서는 일차진료 서비스가 수술과 영상 검사와 같은 더 전문화된 의료 서비스보다 더 높다. MRI 촬영과 같이 그 양에 있어서 상당한 증가를 보여주고 있는 의료 서비스는 비용에 있어서 상당한 절감을 해준다(Ikegami and Campbell, 2004). 2007년 수가체계를 바탕으로 가정의학과 의사 진료는 5 혹은 10 달러, 하루 병원비는 11달러, 뇌 MRI는 105달러 상환받을 수 있다(Reid, 2009). 의사는 낮은 요금을 만회하기 위해 하루에 60명의 많은 환자를 본다. 2007년, 미국이 일인당 의사 진료 수가 4번이었던 것에 반해 일본은 13.4번이었다(OECD, 2010). 처방을 하는 것이 아니라 의사가 직접 약을 조제하는 것이 허용되어, 의사는 약 판매로 이익을 창출하였다. 정부는 최근 약품을 환자에게 청구하는 의사들의 수를 제한하고 있으나(Kemporen, 2007) 많은 의사 진료는 약을 다시 타기 위한 목적이 아니다. 일본의 의료의 질은 체계적으로 측정할 수 없고 의사들과 병원들 사이에서 매우 다양하다(Henke, et al, 2009)

비용관리 Cost Control

일본의 의료비는 2007년 GDP의 8.1%에 불과하였다. 하지만 1990년대 6.0%에서 점점 현저하게 증가하였고, 일본의 인구 통계 때문에 우려는 점점 가중되고 있다. 일본의 변화하는 인구 구조는 급여세에 상당 부분 의존하는 일본의 보건의료 시스템의 재정에 압박을 주고 있다. 하지만 급락하는 출산율과 세계에서 가장 긴 수명으로 일본의 인구는 다른 선진국에 비해 훨씬 더 빠르게 고령화되고 있다. 일본의 65세 이상의 인구는 1990년 12%에서 2050년 40%로 증가할 것으로 보인다(Kemporen, 2007). 이와 비교하여, 미국의 경우 65세 이상의 노령인구 비율은 훨씬 더 천천히 증가하여 같은 기간 12%에서 21%로 증가할 것이다.

수가체계를 통해 정부는 주요한 비용 제한 전략인 낮은 의료 가격을 유지하고 있다. 하지만 의사는 짧은 시간 동안 많은 환자를 봐야 하므로 행복하지 않고, 병원은 낙후되고 재정 부족을 겪고 있다. 일본의 인구학적 현실과 이것을 감당할 수 없는 보건의료 제공자들로 인한 스트레스가 불확실한 미래를 만든다(Reid, 2009)

결론 CONCLUSION

보건의료 시스템을 평가하고 비교하는 데 있어서 중요한 이슈는 의료 서비스에 대한 접근성, 의료비 지출 수준, 의료 시스템에 대한 만족도, 인구 집단의 건강상태로 표현되는 전반적인 의료의 질이다. 독일, 캐나다, 영국 그리고 일본은 정부에서 운영하는 또는 정부에서 강제하는 프로그램을 통해 의료 서비스에 대한 포괄적인(universal) 재정적 접근성을 제공한다. 이 네 국가들은 지속적으로 의료비 절감에 대한 도전에 직면해왔지만,

표 14-1. GDP에서 보건의료 지출이 차지하는 비율 %(1970~2008)

	1970	1980	1990	2000	2008
독일	5.5	7.9	8.3	10.3	10.5
영국	4.5	5.8	6.0	7.0	8.7
캐나다	7.2	7.4	8.9	8.8	10.4
일본	4.1	6.5	6.0	7.7	8.1(2007)
미국	7.4	9.2	11.9	13.4	16.0

표 14-2. 인구 1인당 평균 보건의료 지출 비용(2008)

독일	3,737달러
영국	3,129달러
캐나다	4,079달러
일본	2,729달러 (2007)
미국	7,538달러

그럼에도 불구하고 미국보다는 더 성공적으로 의료비를 조절해왔다(표 14-1, 14-2).

2007년 설문조사에 참가한 미국 성인의 16%가 현재의 보건의료 시스템은 잘 작동하고 있으며 오직 사소한 변화만이 필요할 뿐이라고 답하였다. 하지만 48%는 근본적인 변화가 필요하다고 느꼈고, 34%는 보건의료 시스템이 완전히 새로 재구성되기를 원하였다. 독일과 캐나다 그리고 영국의 성인들도 대부분 큰 변화가 필요하다고 느끼기는 하지만, 자국의 보건의료 시스템에 대해 미국에 비해서는 보다 호의적인 시각을 가지고 있었다

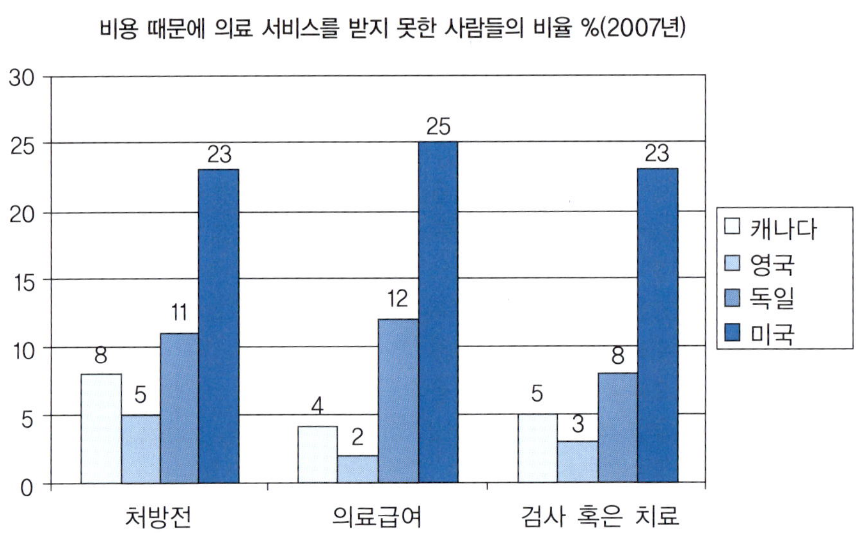

▲ 그림 14-6. 비용부담으로 의료 서비스 혜택에 접근하지 못하는 문제

표 14-3. 건강 성과 지표

	1000명당 영아 사망률[a]	출생 시 기대수명(단위: 년)[a]		65세 시 기대수명(단위:년)[a]		적절한 의료 중재가 있었나면 피할 수 있었던 사망자의 수, 2002~2003, 인구 100,000명당[b]
		남	여	남	여	
독일	3.5	77.6	82.7	17.6	20.7	90
영국	4.7	77.6	81.8	17.6	20.2	103
캐나다	5.1	78.3	83.0	18.1	21.3	77
일본	2.6	79.3	86.1	18.6	23.6	71
미국	6.7(2006)	75.3	80.4	17.1	19.8	110

출처 : 영아 사망률 자료 그리고 기대수명 자료 2007년 혹은 2008년.
a: 경제협력개발기구(OECD), 2010. www.oecd.org.
b: Nolte and McKee, 2008.

(Schoen et al., 2007) (그림 14-6).

의료의 질에 대한 국가간 비교는 신뢰할 수 없다. 왜냐하면 인구의 건강상태에 대한 사회경제적 요인과 의료의 영향을 분리하는 것은 어려운 일이기 때문이다. 하지만 그러한 비교를 통해 보건의료 시스템이 합리적인 질적 수준에서 제대로 기능하고 있는지에 대해서는 대략 생각할 수는 있다. 표 14-3에 따르면, 미국의 영아 사망률은 독일, 캐나다, 영국 그리고 영아 사망률이 가장 낮은 일본에 비해서 높은 것이 분명하다. 일본은 또한 출생 시 남녀 기대수명이 가장 높은 국가이기도 하다. 일부 관찰자들에 의하면 65세에서의 기대수명은 기저의 사회경제적인 영향보다는 의료의 영향, 특히 의료의 최첨단 기술적 요소에 의한 영향을 더 많이 나타내는 것으로 생각된다. 이러한 기준에도 불구하고, 미국은 다른 네 국가보다 순위 아래에 위치했다(OECD, 2010). 연구자들은 또 다른 국가의 보건의료 시스템의 기능을 평가하기 위한 측정법을 개발하였고, 이는 "mortality amenable to health care"라 알려져 있다(Nolte and McKee, 2008). 미국은 이 측정법상에서도 상대적으로 다른 나라에 비해 좋지 못한 결과를 보여준다(표 14-3).

역학연구에서 흔히 서로 다른 인구 집단의 비교를 통해서 깊은 통찰을 얻을 수 있듯이(제11장 참조), 보건의료 시스템에 대한 연구에서도 다른 나라의 경험을 통해 통찰력을 얻을 수 있다. 미국이 높은 질의 의료 서비스에 대해, 감당 할 수 있을 만한 비용으로 포괄적인 접근성을 얻고자 하는 도전에 직면에 있으므로, 다른 나라들에서 어떻게 이러한 문제에 대해서 고심하고 있는지를 살펴봄으로써 교훈을 얻을 수 있을 것이다.

참고문헌 REFERENCES

Anderson GF et al. It's the prices, stupid: Why the United States is so different from other countries. *Health Aff.* 2003;22(3):89.

Barer ML, Lomas J, Sanmartin C. Re-minding our Ps and Qs: Medical cost controls in Canada. *Health Aff.* 1996;15(2):216.

Busse R. The health system in Germany. *Eurohealth.* 2008;14(1):5.

Busse R, Riesberg A. *Health Care Systems in Transition: Germany.* Copenhagen: WHO Regional Office for Europe; 2004.

Campbell SM et al. Effects of pay for performance on the quality of primary care in England. *N*

Engl J Med. 2009;261:368.

Canadian Institute for Health Information. Health Care in Canada, 2010, December 2010. www.cihi.ca.

Collier R. Shift toward capitation in Ontario. *Canadian Med Assoc J.* 2009;181:668.

Doran T, Roland M. Lessons from major initiatives to improve primary care in the United Kingdom. *Health Aff.* 2010;29:1023. https://www.mckinseyquarterly.com/Improving_Japans_health_care_system_2311. Accessed November 17, 2011.

Guilfoyle J. Prejudice in medicine. Our role in creating health care disparities. *Can Fam Physician.* 2008;54:1511.

Halliday AW et al. Waiting times for carotid endarterectomy in UK. *BMJ.* 2009;338:b1847.

Henke N et al. Improving Japan's health care system. *McKinsey Q.* 2009.

Hurst J, Siciliani L. *Tackling Excessive Waiting Times for Elective Surgery*: A Comparison of Policies in Twelve OECD Countries. Paris: Organisation for Economic Co-operation and Development; 2003.

Hutchison B et al. Primary health care in Canada: Systems in motion. *Milbank Q.* 2011:89(2):256.

Ikegami N, Campbell JC. Japan's health care system: Containing costs and attempting reform. *Health Aff.* 2004;23(3):26.

Imai Y. Health Care Reform in Japan. Organisation for Economic Co-operation and Development, February 2002. www.oecd.org.

Katz SJ et al. Phantoms in the snow: Canadians' use of health care services in the United States. *Health Aff.* 2002;21(3):19.

Kemporen (National Federation of Health Insurance Societies). Health Insurance, Long-Term Care Insurance and Health Insurance Societies in Japan, 2007. Kemporen, 2007.

Klein R. Britain's National Health Service revisited. *N Engl J Med.* 2004;350:937.

Klein R. The troubled transformation of Britain's National Health Service. *N Engl J Med.* 2006;355:409.

Nawata K, et al. Analysis of the new medical payment system in Japan, July 2009. www.mssanz.org.au/modsim09/A2/nawata.pdf.

Nolte E, McKee CM. Measuring the health of nations: Updating an earlier analysis. *Health Aff.* 2008;27:58. Erratum in: Health Aff. 2008;27:593.

Ornyanova D, Busse R. Health Fund now operational Health Policy Monitor, May 2009. www.hpm.org.

Organisation for Economic Co-operation and Development. OECD Health Data, 2010. www.oecd.org.

Payer L. *Medicine and Culture.* New York: Henry Holt; 1988.

Reid TR. *The Healing of America.* New York: The Penguin Press; 2009.

Reinhardt U. Why does US health care cost so much? *Economix.* November 14, 2008. http://economix.blogs.nytimes.com.

Roland M. Linking physicians' pay to the quality of care—a major experiment in the United Kingdom. *N Engl J Med.* 2004;351:1448.

Roland M, Rosen R. British NHS embarks on controversial and risky market-style reforms in health care. *N Engl J Med.* 2011;364:1360.

Ross JS, Detsky AS. Choice? Making health care decisions in the United States and Canada.

JAMA. 2009;302:1803.

Sanmartin C et al. Comparing health and health care use in Canada and the United States. *Health Aff*. 2006;25:1133.

Schoen C et al. Toward higher-performance health systems: Adults' health care experiences in seven countries, 2007. *Health Aff*. 2007;26:w717.

Schoen C et al. How health insurance design affects access to care and costs: by income, in eleven countries. *Health Aff*. 2010;29:2323.

Steinbrook R. Private health care in Canada. *N Engl J Med*. 2006;354:1661.

Stock S et al. The infl uence of the labor market on German health care reforms. *Health Aff*. 2006;25:1143.

Taylor MG. *Insuring National Health Care. The Canadian Experience*. Chapel Hill, NC: University of North Carolina Press; 1990.

Willcox S et al. Measuring and reducing waiting times: A cross-national comparison of strategies. *Health Aff*. 2007;26:1078.

Woolhandler S et al. Costs of health care administration in the United States and Canada. *N Engl J Med*. 2003;349:768.

Zander B et al. Health policy in Germany after the election. *Health Policy Monitor*. November 2009. www.hpm.org.

15 보건의료 개혁과 국민건강보험

Health Care Reform and National Health Insurance

지난 100년 동안 미국의 개혁자들은 정부가 모든 국민의 기본적인 건강을 보장해 주는 국민건강보험 프로그램을 통과시키기 위해 노력하였다. 마침내 2010년 미국은 이러한 포괄적인 건강보험을 향한 큰 발걸음을 내딛게 되었다.

50년 가까이 국민건강보험이라는 의제를 입법화하려는 강력한 움직임이 있었으나 반면, 정치적 무관심을 받던 시절도 있었다. 1912~1919년, 1946~1949년, 1963~1969년, 1970~1974년, 1991~1994년 그리고 2009~2010년에는 국민건강보험이 주요한 국정 과제로 다루어졌다. 1916년, 1949년, 1974년 및 1994년도에는 국민건강보험 입법안이 폐지되고, 일시적으로 미루어졌다. 2그룹의—노인과 일부 저소득층—보험급여를 보장하는 법안은 1965년, Medicare와 Medicaid를 통해 법제화되었다. 건강보험의 보장을 받지 못하는 사람이 3,000만 명을 넘게 되자 급여를 확대하는 건강보험 개혁법안(Patient Protection and Affordable Care Act of 2010)이 제정되었다. 국민건강보험은 거주하는 모든 국민에게 보편적으로—"포괄적인 급여"라고 말하는—건강보험을 보장하는 것이다. 국민건강보험 법안 제정에 있어 정치적 논쟁이 되는 대부분의 초점은 포괄적인 급여를 보장할 수 있는 재정 방안을 마련하는 것이다. 건강보험의 재정은 제공자 지불방식, 비용 억제 등의 문제가 매우 혼재되어 있기 때문에 국민건강보험 법안은 항상 이러한 여러 주제를 다루어야만 한다.

포괄적인 보건의료 보장에 대한 논쟁을 간단히 이해하기 위해서는 제2장에서 언급된 보건의료 재정의 4가지 기초적인 방법을 되돌아 보는 것이 좋다: 환자 본인부담, 개인 민간보험, 직장기반 민간보험과 정부재원주도이다. 이 중에서 환자 본인부담 방식은 비용이 비싼 현대 보건의료를 위한 단일한 재원방식에서는 적절하지 못하다. 국민건강보험은 환자 본인부담 방식 대신 다른 세 가지 재정모형 중 하나 또는 혼합방식을 사용한다.

정부 재원주도 국민건강보험 하에서 병원, 의사, HMO(health maintenance organization) 및 다른 보건의료 제공자에게 지불 교환되는 기금은 정부 또는 준정부기금을 통해 징수된다. 민간 개인 혹은 직장기반 국민건강보험에서 기금은 민간 보험회사에서 징수하며, 마찬가지로 보건의료 제공자에게 지불하는 데 사용된다.

역사적으로 미국에서 보건의료 재정은 환자부담 지불에서 시작되어 개인 민간보험, 다음은 직장 보험 그리고 마지막으로 정부 재원(Medicare와 Medicaid와 같은)의 과정으로 발달되어 왔다(제2장 참조). 그러나 미국의 국민건강보험의 역사를 살펴보면 연대기적 순서가 바뀐 것을 알 수 있다. 국민건강보험 입법안의 초기 시도는 정부 프로그램으로 제안되었다. 민간 직장기반 국민건강보험은 1971년까지 진지하게 검토되지 않았으며, 개별적으로 가입하였고 포괄적인 급여보장은

표 15-1. 국민건강보험 법제화를 위한 시도들

1912~1919년	미국 노동자입법협회
1946~1949년	트루먼 대통령에 의한 국민건강보험(Wagner-Murray-Dingell) 법안
1963~1965년	국민건강보험을 향한 첫 발걸음인 Medicare Medicaid 법안 통과
1970~1974년	케네디-닉슨 법안
1991~1994년	클린턴 대통령을 포함한 다양한 법안 제안
2009~2010년	오바마 대통령에 의한 건강보험개혁 법안

1980년대까지 제안되지 않았다(표 15-1). 이러한 역사의 가장 최신 법안은 오바마 대통령의 행정부가 들어서면서 제안된 2010년 건강보험 개혁안으로, 모두 3가지 재정 모델, 즉 정부 재원주도, 직장기반 민간보험, 개별적으로 가입하는 민간보험을 제시하는 국민건강보험의 다원적 접근방법이다.

정부-국민건강보험의 재원 조달
GOVERNMENT-FINANCED NATIONAL HEALTH INSURANCE

▶ 미국 노동자입법협회 법안
American Association for Labor Legislation Plan

1900년대 초반에는 아픈 사람의 25~40% 정도는 어떠한 의학적 치료를 받지 못하였다. 1915년 미국 노동자입법협회(American Association for Labor Legislation; AALL)는 연간 1,200달러 이하의 저소득 노동자와 그의 부양가족에게 의료행위, 병가 중 급여 및 장제비를 제공하는 국민건강보험 제정안을 제출하였다. 이 프로그램은 연방정부보다 주정부에서 운영하여야 하며, 고용주와 고용인으로부터 급여소득세와 같은 기금을 받고, 추가적인 부분은 주정부가 담당한다는 내용을 담고 있다. 납부된 금액은 지방 재원으로 소속되며(민간 보험회사가 아닌) 주정부의 광범위한 통제를 받게 된다. 이러한 재원은 의사와 병원의 지불에 쓰이게 된다. 이것이 미국의 첫 국민건강보험 제정안으로—재원이 강제적 세금을 통해 공공재원(quasi public fund)으로 징수되기 때문에—정부 투자 프로그램으로 볼 수 있다(Starr, 1982).

1910년, Edgar Peoples는 스탠다드 오일회사(Standard Oil)의 직원으로 일하면서 연간 800달러를 임금으로 받았다. 그는 부인과 3명의 아들과 살고 있었다. AALL 제정안에 따르면, 스탠다드 오일회사와 Peoples 씨는 1년에 지역 건강보험 기금에 각각 13달러씩 내야 하며, 주정부는 6달러를 지원하게 된다. 즉 모두 32달러(임금의 4%)가 Peoples 씨 가족의 급여보장 금액이 되는 것이다.

국민건강보험에 대한 AALL의 방법은 저소득 노동자를 위해 처음 시작하였고, 점점 급여범위를 넓혀 국민의 다른 그룹도 보장하였던 유럽 국가들의 실례를 따르는 것이었다. 국민건강보험 재정의 주요 열쇠는 강제적인 수급방식이다. 의무부과 방식은 모든 적격한 자격이 있는 사람들에게 세금을 징수하고, 질병에 걸린 사람들을 위해 지불할 수 있는 충분한 재원을 확보하는 것이다.

AALL 법안은 처음에는 미국 의사협회(American Medical Association) 지도부의 지지를 받았다. 그러나 미국 의사협회가 반대 입장으로 돌아서고, 보수적인 노동단체인 미국 노동총연맹(American Federation of Labor)이 사업 이윤에 따라 이 정책을 반대하였다(Starr, 1982). 따라서 국민건강보험을 위한 첫 시도는 실패로 끝나게 되었다.

▶ Wagner-Murray-Dingell 법안
The Wagner-Murray-Dingell Bill

1943년, 뉴욕 주 민주당 상원의원인 Robert Wagner와 몬타나 주 James Murray 및 미시간 주 하원의원 John Dingell은 1935년 제정되었던 사회보장제도에 기초하여 건강보험 법안을 상정하였다. 고용주와 근로자는 의사와 병원 의료비를 부담하기 위한 기금을 붓고, 이를 다시 의료 제공자에게 상환하는 일을 담당하는 연방 사회보장 신탁기금(the federal social insurance trust fund)에 지불하는 것이 주요 내용이었다. 이러한 Wagner-

Murray-Dingell 법안은 Franklin Delano Roosevelt 대통령의 행정부가 들어섰을 때 뉴딜 정책의 일환으로 개정되었다. 루즈벨트 대통령은 사회보장법안의 한 부분으로 국민건강보험을 포함시키려 하였으나 미국 의사협회의 반대에 직면하게 되자, 뉴딜 통합법안에서 보험 개혁안을 제외시켰다.

1940년대, Edgar People의 딸 Elena는 제2차 세계대전에 사용될 트럭을 생산하는 제너랄 모터스 회사의 공장에서 일하였다. Elena는 일년에 3,500달러를 벌었다. 1943년 Wagner-Murray-Dingell 법안에 따라 제너랄 모터스는 그녀 봉급의 6%를, 3,000달러까지 이르기까지 퇴직, 장애, 실직 및 건강보험을 위해 사회보장 신탁기금에 지불하였다. Elena도 동일한 목적으로 봉급의 6%를 지불하였다. 지불된 돈의 1/4(90달러)가 사회보장의 건강보험의 부문으로 사용되어지게 된다. 만약 Elena와 그녀의 자녀들이 아프게 되면, 사회보장 신탁기금은 의사와 병원에 그 비용을 상환해 줄 것이다.

70세가 된 Edgar People은 또한, 사회보장의 수혜자이기 때문에 Wagner-Murray-Dingell 법안에 따라 건강보험 급여를 받을 수 있다.

Elena의 남동생인 Marvin은 영구 장애인이며, 일을 할 수 없는 상태였다. Wagner-Murray-Dingell 법안 하에서 그는 근로자로 주정부에 등록되지 않으면, 정부 건강보험 급여를 받을 수 없게 된다.

제2장에서 언급하였듯이, 정부-재원주도형(government-financed) 건강보험은 2가지 범주로 구분할 수 있다. 사회보험 모델(social insurance model)에서는 일반적으로 사회보장기금을 통해 프로그램에 가입한 사람만이 프로그램의 혜택을 받을 자격이 있다. 공공부조(복지) 모델(public assistance(welfare) model)에서의 자격은 자산 수준에 기초한다. 일정 수준 이하의 수입을 가진 자들이 지원을 받을 수 있다. 복지 모델에서는 수혜자가 꼭 기금을 낼 필요는 없으며, 기금을 내는 사람들이(일반적으로 세금으로) 혜택을 받는 것도 아니다(Bodenheim and Grumbach, 1992). AALL 법안과 같이 Wagner-Murray-Dingell 법안은 사회보험형 제안이었다. 노동자들과 그의 부양가족이 사회보장 기금을 만들었기 때문에 혜택을 받는 자격을 갖게 되며, 사회보장의 혜택을 받는 퇴직한 사람들도 은퇴 전에 사회보장 기금을 지불하였기 때문에 그 대상이 된다. 영구 실직자들은 자격 대상에서 제외된다.

1945년, 트루먼 대통령은 Wagner-Murray-Dingell 법안을 일반적인 정책 기반으로 받아들여 국민건강보험을 강하게 옹호하는 미국의 첫 대통령이 되었다. 1948년 트루먼 대통령이 당선된 이후 미국 의사협회는 Wagner-Murray-Dingell 법안을 무효화시키기 위해 대중적 캠페인을 성공시켰다. 1950년 국민건강보험은 다시 저편으로 사라져갔다(Starr, 1982).

▶ Medicare와 Medicaid
Medicare and Medicaid

1950년대 후반, 노인 인구의 15% 미만만이 건강보험을 갖고 있었으며(2장 참조), 이 문제를 해결하기 위한 연방정부의 강력한 외침이 있었다. 1965년 Medicare 법은 국민건강보험을 위한 Wagner-Murray-Dingell 접근방법을 받아들였으며, 보장범위를 65세 이상 노인만으로 축소하였다. Medicare의 재정은 사회보장세(social security contributions), 연방소득세(federal income taxes)과 개인 보험료(individual premiums)로 충당하였다. 또한, 국회는 1965년 Medicaid 프로그램을 제정하였는데, 이는 정부 보험의 공공부조 또는 복지 모델로써 저소득층 인구의 일부를 급여해주는 제도이었다. Medicaid는 연방정부와 주정부의 세금을 통해 재정을 충당하였다.

1966년, 66세의 Elena Peoples는 자동적으로 연방정부의 Medicare 파트 A 병원보험에 가입되었고, 사회보장국(social security administration)

에 매달 3달러를 보험료로 지불하는 Medicare 파트 B 의료보험에 가입 신청을 하였다. Elena의 아들인 Tom과 Tom의 고용주는 Medicare 파트 A에 재정을 지원하였다. 각 임금의 0.5%를(연봉 6,600달러에 이르기까지) 사회보장제도 내의 Medicare 신탁기금에 지불하였다. Elena의 파트 B 보장범위는 연방 소득세와 부분적으로 Elena의 월 보험료에 의해 재정을 충당하였다. 아프게 된다면, Medicare는 Elena의 병원비와 의사의 진료행위에 대한 비용을 대부분을 제공하게 된다.

Elena의 장애인 남동생 Marvin은 60세로, 그는 1966년에 Medicare의 자격을 갖추기에는 나이가 너무 어렸다. Marvin은 대신에 저소득층의 특정 그룹을 위한 연방 및 주정부 프로그램인 Medicaid의 수혜자가 되었다. Marvin이 의료 서비스를 받게 되면, 주정부의 Medicaid 프로그램은 병원비, 의료행위 및 약제에 대한 비용을 지불하게 되며, 주정부가 지불하는 비용의 상당 부분을 연방정부로부터 지원받게 된다.

Medicare는 사회보험 프로그램으로 개인이나 가족이 이 프로그램의 자격을 얻기 위해서는 사회보장세를 지불하여야만 한다. 이와 대조적으로, Medicaid는 공공부조 프로그램이므로 수혜자들이 기금을 만들 필요는 없으나 대신 보편적인 세금 수익을 통해 재원이 충족된다. Medicare 비용의 급속한 증가로 인해 사회보장세가 점차적으로 높아졌다. 1966년 Medicare는 임금의 1%를 보험료로 책정하였고, 이는 연봉 6,600달러까지 적용되는 비율이었다(고용주와 근로자로부터 각각 0.5%). 2004년에는 총 임금의 2.9%로 상승하였다. 파트 B 보험료는 1966년에는 월 3달러이었으나 2011년에는 월 115.40달러로 큰 폭으로 올랐다.

▶ 1970년 케네디 법안과 1990년대 단일 지불자 방식

The 1970 Kennedy Bill and the Single-Payer Plan of the 1990s

많은 사람들은 Medicare와 Medicaid가 국민건강보험으로 가기 위한 첫 단계라고 믿고 있었다. 유럽 국가들도 처음에는 일부 국민만을 보장하는 국민건강보험 프로그램으로 시작하여 점차 더 많은 사람에게로 급여범위를 확장했기 때문이었다. Medicare와 Medicaid는 이러한 전통과 잘 맞는 것 같았다. Medicare와 Medicaid가 법으로 제정된지 얼마되지 않아 메사추세츠 주 상원의원인 Edward Kennedy와 미시간 주의 하원의원인 Mathar Griffiths는 전 국민에게 실시될 수 있는 국민건강보험 프로그램 법안의 의제를 상정하였다. 1970년대 Kennedy-Griffiths의 의료보장법안은 Wagner-Murray-Dingell 법안과 마찬가지로 단일한 연방정부가 운영하는 건강보험 시스템이 모든 공공과 민간 건강보험을 대체하여야 한다는 내용을 담고 있었다.

1970년 Kennedy-Griffiths의 의료보장 프로그램에 따라 작은 출판사인 Great Book에서 일하는 Tom Peoples는 이전에 진찰받던 가정의학과 의사에게 지속적으로 관리받을 수 있었다. Tom의 주치의는 Tom의 민간보험회사로부터 비용을 지불받기보다 아마도 지역 중재자를 통해 연방정부에서 상환받을 수 있었다. Tom의 고용주도 더 이상 Medicare(의료보장 프로그램으로 포함됨)에 사회보장세를 지불하지 않고 대신 고용인 한 명당 임금의 1,500달러 수준까지 임금의 3%의 보험료를 지불하게 되었다. 사회보장세는 이 프로그램의 60%를 담당하였고, 연방소득세가 나머지 40%를 충당하였다.

Tom의 삼촌 Marvin은 1966년 이후 Medicaid에 의거 미국의 모든 거주민들과 마찬가지로 의료보장 프로그램에 가입되었다. Medicaid는 독립된 공공부조 프로그램으로서 점차 단계적으로 폐지되었다.

의료보장법안은 AALL과 Wagner-Murray-Dingell 법안보다 한 단계 더 앞선 것이었다. 이는 사회보험과 공공부조 접근방법을 하나의 프로그램으로 통합시켰다. 이 법안은 미국 의사협회와 민간보험산업의 완고한 반대 때문에 이전의 전철을 밟게 된 정치적 패배였다.

1989년 국민건강 프로그램(National Health Program)을 위해 의사들은 새로운 정부 재원주도형 국민건강보험 입법안(government-financed national health insurance proposal)을 제출하였다. 이 방식은 민간보험회사들의 다보험자 지불체계를 대체하는 병원, 의사 및 다른 보건의료 제공자들에게 지불하는 각 주별 단일 정부기금을 설립하고자 하였기 때문에 "단일 지불자(single-payer)" 프로그램으로 불리게 되었다(Himmelstein and Woolhandler, 1989). 단일 지불자 방식의 몇몇 입법안들이 1990년 의회에 상정되었으며, 이들은 하나의 보건의료재정체계(health care financing system), 사회보장과 공공부조 접근방법의 통합을 전국민에게 실시하는 내용을 담고 있었다(표 15-2). 캘리포니아 입법부는 캘리포니아 간호협회의 지원을 받아 2006년 단일 지불자 법안을 통과시켰으나 2008년 주지사에 의해 거부권이 행사되었다.

고용주-의무 국민건강보험
EMPLOYER-MANDATE MODEL OF NATIONAL HEALTH INSURANCE

민주당 상원의원 Edward Kennedy의 1970년 의료보장법(Health Security Act) 입안에 대응하여 공화당의 닉슨 대통령은 자신의 법안인 미국 최초의 고용중심, 민간운영의 국가 건강보험 제정안으로 반박하였다. 3년 동안 닉슨과 케네디의 접근방법은 의회의 주된 논쟁거리가 되었다. 그러나 대부분의 국민이 민간보험, Medicare나 Medicaid의 보장을 받고 있었기 때문에 의회에서는 상대적으로 대중의 압력을 거의 받지 않았다. 1974년 국민건강보험의 추진력이 힘을 잃게 되었고, 1990년대까지 진지하게 받아들여지지 않았다. 닉슨 입법안의 본질은 연방정부가 고용주에게 근로자를 위해 민간 건강보험을 구매하도록 요구하는 고용주 의무조항이었다.

Tom Peoples의 사촌 Blanche는 1971년 의원의 접수담당 원무직원이었다. 의사는 그의 근로자를 위해 건강보험을 제공하지 않았다. 1971년 닉슨의 법안에 따르면, Blanche의 고용주는 그의 근로자를 위해 민간 건강보험료의 75%를 지불해야만 하였다. 나머지 25%는 근로자가 지불해야 한다.

Blanche의 남자 친구인 Al은 1970년 해고를 당해 실업수당을 받고 있었다. 그는 건강보험을 갖고 있지 않았다. 닉슨의 법안에 따르면 연방정부는 Al의 건강보험료의 일부를 지불해야 한다.

국민건강보험과 정부 재원은 동일한 것이 아니다. 고

표 15-2. 국민건강보험 법안의 종류

1. 정부 재원주도 건강보험 법안	재원은 세금이나 보건의료 제공자에게 상환하는 공공 또는 준공공 기금에 의한 보험료로 징수한다.
2. 고용주-의무 민간 건강보험 법안	정부는 고용주가 그들의 고용인들을 위해 전부 또는 일부 민간 건강보험 증권을 지불하도록 요구한다.
3. 개인-의무 민간 건강보험 법안	정부는 저소득층 보조금과 아울러 국민 개개인이 민간 건강보험을 구입하도록 요구한다
4. 혼종 법안	노인, 저소득층, 고용인과 그들의 부양가족을 위한 고용주-의무 건강보험, 미고용인을 위한 개인의무 민간 건강보험

용주 의무 법안은 세금중심 재원의 정부 운영 법안을 대체하여 민간 건강보험의 역할을 보호하고 확장시키는 것이다. 닉슨의 법안은 Medicare 및 Medicaid와 같은 현존하는 정부 프로그램을 보존하고, 고용중심 보험인 민간의 역할 확장을 통해 미가입의 보장범위를 확대하는 것을 제안한 것이다. 닉슨 법안에서의 정부의 새로운 역할은 근로자의 수혜의 요구를 통해 민간 건강보험의 시행을 강행하는 것이다. 닉슨 입법안은 국민건강보험에 대한 전체적인 정치적 조망을 민간부문으로 이동하는 방향으로 변화시켰다. 몇 년 후 상원의원 케네디는 보험산업과 조직화된 의료의 반대가 정부 재원주도 국민건강보험을 입법화하는 어떠한 시도도 무산시킬까 두려워 스스로 고용주 의무 접근방법을 채택하였다.

1980년대와 1990년대 동안 어떤 보험에도 가입되지 않은 미국인의 수가 2,500만 명에서 4,000만 명으로 급증하였다(제3장 참조). 미가입자의 약 3/4는 고용인이거나 그 부양자들이었다. 건강보험료가 빠르게 올라감에 따라 많은 기관들이 보험료를 감당할 수 없게 되었다. 이러한 보건의료 접근성의 위기에 대응하여 클린턴 대통령은 1993년, Medicaid 대상자의 확대뿐 아니라 고용주 의무를 통한 포괄적인 건강보험을 요구하는 법안을 의회에 제출하였다. 닉슨 대통령이 상정한 법안과 같이 클린턴 법안의 본질은 고용주가 근로자의 민간 보험료의 대부분을 부담하도록 요구하는 것이었다.

국민건강보험에 대한 다양한 고용주 의무 유형은 자발적인 접근법이다. 고용인을 위한 건강보험 구매를 고용주에게 요구하기 보다 자발적으로 근로자에게 보장해주면 고용주에게 세금 공제와 같은 인센티브를 주는 것이다. 그러나 자발적 접근법을 시행한 몇몇 주는 미가입 노동자의 수를 유의하게 감소시키는 데 실패하였다.

개인-의무 국민건강보험
INDIVIDUAL-MANDATE MODEL OF NATIONAL HEALTH INSURANCE

1989년 보수적인 해리티지 재단(Heritage Foundation)에 의해 후원을 받는 국민건강보험의 새로운 형식인 개인-의무 국민건강보험이 출현했다. 많은 주들이 운전자들에게 자동차보험 가입을 요구하는 것처럼 해리티지 법안은 연방정부에게 모든 미국 거주자들에게 개인 건강보험 정책에 가입하도록 요청하였다. 건강보험료를 감당하기에는 너무 가난한 개인과 가족들에게 차등방식(sliding scale)을 이용하여 세금 공제를 해주었다(Butler, 1991). 가장 대규모의 포괄적인 개인 보험 입법안은 고용주가 지원하는 보험도 아니고 정부운영 보험도 아니었으며, 지속적인 보건의료기금의 역할을 수행하는 것이다. 기존 재정 모델이 폐지되고 보편적인 개인 의무 프로그램으로 대체되는 것이다. 아이러니하게도 개인보험 의무 부과는 단일 지불자, 포괄적인 정부재원 접근법과 적어도 한 가지 공통적인 특징이 있었다. 즉 둘 다 고용과 건강보험, 한 고용주에서 다른 고용주 또는 자영업자가 되어 이동할 때 보장의 이동성과 지속성을 허용하였다.

Tom Peoples는 그의 고용주인 Great Books를 통해 건강보험을 제공받았다. 개인의무 법안 하에서 Tom은 합법적으로 그의 가족을 위한 건강보험의 구매를 요구할 수 있다. Great Books는 Tom과 그의 동료를 위해 건강보험을 제공할 수 있으나 보험료에 대해서는 어떤 부분도 기여하도록 요구받지 않을 수 있다. 만약 Tom이 가족을 위해 연간 8,000달러 비용의 민간 건강보험에 가입했다면 그는 4,000달러의 세금면제를 받을 수 있을 것이다(즉 그는 4,000달러 이하의 소득세를 지불할 수 있을 것이다). 이전에 Medicaid에 가입했던 Tom의 삼촌 Marvin은 민간 건강보험 정책에 무료로 가입할 수 있을 것이다.

개인의무 건강보험에서 가계 수입과 같은 특성 및 개인의무 법안의 설계자가 얼마나 많은 보조금을 이 계획에 투입시킬 것인지에 따라 세금공제(tax credit)의 정도는 매우 다양할 수 있다. 풍족하다면, 가계별 1만 달러의 세금공제를 받을 수 있을 것이며, 이는 많은 부분 건강보험료를 보조하는 데 사용될 것이다. 만약 가계별 세금부담이 세금공제의 가치보다 낮다면, 정부는 가계의 세금 부담과 1만 달러 간의 차이만큼 해당 세대에 지불할 것이다.

개인의무와 유사한 형태는 바우처(Voucher,쿠폰) 시스템이다. 세금공제의 발행 대신, 몇몇 지방정부의 관할권이 사립학교 등록에 사용할 수 있는 바우처를 발행하는 것처럼 연방정부도 건강보험을 구매하기 위한 목적에 사용할 수 있는 정액의 바우처를 발행하게 된다. 가장 포괄적인 제안으로, 세금으로 재원을 조달하는 바우처 시스템은 민간보험의 고용주 후원뿐 아니라, 현재 정부가 직접 운영하고 있는 각종 보험 프로그램들을 완전하게 대체할 수 있게 된다(Emanuel and Fuchs, 2005). 개인 건강보험 확대를 위한 또 다른 형태는 George W. Bush 대통령이 제안한 자발적인 개념이다. 보험 미가입자들은 개인 보험을 꼭 구매하지 않아도 되지만, 만약 그들이 보험을 구매한다면 세금 공제를 받을 수 있게 하는 것이다. 이러한 자발적인 접근방법이 시행되더라도 극히 몇몇 미가입자들만이 보험을 구매할 것이라는 결론을 얻을 수 있어 부시 법안과 유사한 제안에서의 세금공제 수준은 대부분의 건강보험 정책의 비용과 비교했을 때 적을 것으로 예상된다.

2006년 메사추세츠 주 개인 의무 법안
MASSACHUSETTS INDIVIDUAL MANDATE PLAN OF 2006

해리티지 재단이 국민 개인 의무 법안을 처음으로 제기한 이후 거의 20년 동안 메사추세츠 주는 주정부 차원에서 미국에서 최초로 제정된 개인 의무를 수행하는 보편적인 건강보험 급여 법안을 제정하였다. 메사추세츠 주 법안은 공화당 주지사인 Mitt Romney의 주도 하에 제정되었으며, 모든 주민들이 주가 규정한 최소 기준을 충족하는 보장범위를 갖는 건강보험에 가입하도록 하였다. 주민들이 연간 소득신고서를 작성할 때 보험가입증서를 제출하도록 요구하였으며, 제출하지 않을 경우에는 금전적으로 벌금을 내도록 하였다. 주는 연방정부 빈곤선에서 300% 미만의 수입을 가지는 개인들이 만약 주정부의 Medicaid 프로그램이나 고용기반 보험에도 모두 보장을 받지 못할 경우에는 민간보험을 구매하기 위한 보조금을 주었다.

Brian Mayflower는 웨이터로 연간 만 6천 달러를 벌고 있으며, 보스톤에서 장래 배우가 되는 포부를 가지고 있어 이를 위해 연기 공부를 하고 있다. 그는 만성 천식환자이며, 이 때문에 연간 1천 달러 이상을 오로지 천식 흡입제를 구입하는 데 소비하고 있다. 그는 Medicaid의 자격대상이 되지 않아 민간보험에 가입해야만 하는 메사추세츠 주 법의 요구를 받고 있다. 저소득층인 Brian은 민간 보험료의 대부분을 주 보조금으로 지원받고 있다. 이 법에 의거, 연간 500달러를 공제하지만 그의 연간 공제기준에 다다른다면, Brian 약값의 대부분을 지불해 주게 된다.

Brian의 여동생 Dorothy Mayflower는 스프링필드에 살고 있는 자영 회계사이이며, 연간 5만 8천 달러의 소득을 갖고 있다. 그녀의 수입 수준에서 건강보험 보장을 위한 메사추세츠 주의 보조금은 연간 2천 달러의 계획 하에서 연간 보험료로 3천 달러를 지불하게 한다. Dorothy는 현재 건강한 상태로 다만, 최근 증가된 집 대출금을 갚는 데 골머리를 썩고 있다. 그녀는 건강보험 정책에 가입하지 않기로 하고, 그 대신 개인 의무를 준수하지 않은 것에 대해 주정부에 900달러의 벌금을 내기로 하였다.

닉슨(Nison)의 고용주 의무 법안과 같이 메사추세츠 주의 개인의무 법안은 기존 정부의 보험 프로그램을 폐지하지 않았다. 이는 정부의 권한을 통해 민간 보험의 영역까지 확장한 것으로, 개인적으로 구매한 민간보험의 사례이다. 주정부는 고용주 지원 보험 대상이 되지 않는 사람들에게 수입에 따른 개인 보험을 위한 보조금을 제공하거나 민간 보험이 그들의 보험료를 경험요율에 따라 평가하는 정도를 제한하고 있다. 메사추세츠 주 정책은 보험사가 높은 공제액과 공동보험 형태로 대규모 비용분담의 정책을 재공할 수 있도록 허용한다. 이 정책은 또한 10인 이상의 사업장의 고용주가 근로자를 위한 보험료로 기부하거나 혹은 개인 의무와 이와 관련된 프로그램의 공공 보조금을 담당하는 주 기금에 돈을 내도록 하여 고용주의 의무를 경감시키는 내용을 담고 있다.

2006년 메사추세츠 건강 정책은 메사추세츠 노인을 제외한 성인의 미가입율을 2006년 13%에서 2009년 5%로 낮추는 데 주역을 담당하였다(Long and Stockley, 2010). Dorothy Mayflower와 같은 일부 주민들은 일정 수준의 주 보조금에도 불구하고 민간보험에 가입하는 데 곤란을 겪고 있으며, 최소 보장 기준에 의해 허용된 높은 비용분담은 환자본인 많은 보험가입자들에게 실제적으로 환자 본인부담을 떠안게 하였다. 2008년 메사추세츠 주 저소득층의 18%는 의료비용(공동부담, 공제액, 보장되지 않는 서비스) 때문에 필요한 의료 요구가 충족되지 않으며, 전체 인구의 약 20%는 일차진료 부족으로 인해 이러한 서비스에 접근하는 데 어려움을 경험하고 있다.

다원화 개혁 모델: 2010년 건강보험 개혁법안

PLURALISTIC REFORM MODEL: PATIENT PROTECTION AND AFFORDABLE CARE ACT OF 2010

1년간의 길고 격렬한 논쟁 끝에 민주당이 주도하는 하원과 상원의회에서 단 하나의 공화당의 투표없이 건강보험 개혁법안(Affordable Care Act; ACA)이 통과되었다. 2010년 3월 23일, 오바마 대통령은 1965년 Medicare와 Medicaid 이후로 가장 중요한 보건의료법을 인준하였다(Morone, 2010). 비록 ACA는 "사회주의적 의료제도(socialized medicine)"와 "정부의 보건의료 장악(government takeover of health care)"이라는 공격을 받고 있지만 이 정책의 배경은 민주당 대통령인 루즈벨트와 트루만의 단일 지불자 국민건강보험 전통보다는 민주당 대통령(닉슨)과 공화당 주지사(롬니)의 법안에서 파생되었다. ACA의 다원적인 자금조달 모델은 민간보험에 대한 개인과 고용주 의무와 공적 자금인 Medicaid 프로그램의 확대를 포함한다. 아이러니하게 ACA는 2006년 메사추세츠 주의 건강정책과 매우 유사함에도 불구하고, 주 개혁법안을 지지하고 인준하였던 메사추세츠 주의 전 주지사 Mitt Romney는 2012년 대통령 선거에서 공화당 지명 후보자의 관점에서 ACA의 폐지를 주장하였다.

2013년 현재, Mandy Must는 미가입자로 건강보험의 혜택을 제공하지 않는 텍사스의 소규모 해운회사에서 일하고 있다. 만약 ACA가 법률 요건과 정치적 도전으로부터 살아 남는다면 그녀는 2014년 그녀는 민간 보험에 가입하여야 한다. Mandy는 연간 약 3만 5천 달러를 벌고 있으며, 2014년에는 보험료 5천 달러의 범위에서 개인보험을 구매하도록 약 2천 달러의 연방 보조금을 받게 될 것이다.

2013년 현재, Walter Groop는 직원에게 건강보험 급여를 제공하지 않는 마이애미의 큰 백화점의 정규직 판매원으로 일하고 있다. 2014년 그는 ACA의 요구조건에 맞는 개인 보험증권에 가입하려고 신청했지만, 그의 고용주는 ACA 법에 의거 벌금을 내지 않기 위해 고용인들에게 단체 건강보험에 가입할 것이라고 하였다.

2013년 Job Knaught는 세인트 루이스의 건축 노동자로 18개월이 넘게 실직한 상태이며, 가끔의 임시일 외에는 고정된 정규 수입이 없다. 그는 장애인이 아니기 때문에 가난함에도 불구하고 Medicaid의 대상이 되지 못한다. 2014년 Job은 미조리 주의 Medicaid 프로그램에 대한 자격조건을 갖추게 된다.

ACA는 보건의료 재원을 개혁하기 위해 4개의 주요한 구성요소를 가진다.

1. *개인 의무(individual mandate)*: 2014년을 기점으로 ACA는 사실상 모든 미국 시민들과 합법적 거주자들에게 연방에서 결정한 "기본 급여(essential benefits)" 기준을 충족하는 건강보험에 가입할 것을 요구할 것이다. 이 기준은 2010년 달러 기준으로 1인

당 5,950달러, 가계당 11,900달러까지 환자 본인부담을 분담하도록 하는 높은 공제 계획을 허용한다. 보험을 구매하지 못했거나 Medicare와 Medicaid 또는 국가보훈 혜택과 같은 공공 프로그램에 자격이 되지 않는 사람들은 1인당 연간 696달러(가계당 2,085달러까지)가 넘거나 또는 가계 수입의 2.5%일 경우, 2016년까지 단계적으로 시행되는 세금 점진적으로 도입되는 세금 위약금을 지불해야만 한다. 연방정책 수준의 400% 미만의 개인과 가계는 그들이 요구되는 건강보험을 구매할 수 있도록 수입에 기반한 연방 보조금 차등제에 적용을 받게 된다.

2. *고용주 의무(Employer mandate)*: 이 역시 2014년에 시작되며, 50명 이상의 정규직 근로자를 둔 고용주는 그들의 고용인이 필수 혜택기준을 충족하는 고용주 지원 건강보험에 가입되지 않았을 경우 금전적으로 벌금을 내야 하며, 고용인들은 누구나 개별적으로 구입한 보험에 대해 연방 보조금을 신청할 수 있다. 이 방법은 기술적으로 대규모 고용주들에게 그들의 정규직 근로자를 위해 보험 혜택을 제공하도록 하는 의무를 부과하는 것은 아니지만, 기능적으로 보험 혜택을 제공하지 않고 근로자들 스스로 개인 의무를 담당하도록 방치하는 고용주들을 처벌하는 효과를 가진다.

3. *Medicaid 자격 확대(Medicaid eligibility expansion)*: 제2장에서 논의한 바와 같이 Medicaid 자격은 전통적으로 저소득층과 영구적인 장애를 아동과 성인과 같은 명백한 자격조건이 둘 다 요구되었다. 2014년 시행되는 ACA는 단정적인 자격요건을 폐지하고 주 차원에서 연방정부 빈곤선(Federal Poverty Level)의 133% 미만인 모든 미국 시민과 합법적 거주자들이 Medicaid 프로그램의 자격을 가질 수 있도록 규정하고 있다. 2011년 연방정부 빈곤선의 133%는 1인당 14,484달러이며, 4인 가족 기준으로 29,726달러이다. 연방정부는 2014년부터 2016년까지 확대된 대상기준에 해당하는 수혜자들의 Medicaid 비용의 100%를 주에 지불할 것이며, 2016년 이후부터는 주정부에 10%를 주게 될 것이다. 급여보장은 현재 Medicaid 혜택과 유사하다.

4. *보험시장 규제(Insurance market regulation)*: ACA는 또한 민간보험에 대한 몇 가지 새로운 규정을 도입하였다. 2010년에 시행되는 ACA의 첫 번째 조치 중의 하나가 26세 이하 젊은이들이 그들 부모의 건강보험 정책에 따라 부양가족으로서 보장되도록 허용하는 것이다. ACA는 총 보험지불 한도를 폐

표 15-3. 2010년 건강보험 개혁법안의 주요 보장 조치와 시행 일정

- 2010년 : 기저질환 때문에 보험에 가입하지 못한 개인을 위해 고위험 건강보험 공공자금제도 도입
- 2010년 : 26세의 청년 부양가족에 대한 보험 보장을 확대
- 2010년 : 기저질환에 따라 보장을 거부하거나 생애별 보장의 총액을 제한하는 건강보험자를 허용하는 조항을 폐지
- 2011년부터 2020년까지 단계적 실행: Medicare 파트 D에 해당되는 처방 의약품의 급여 차이를 감소
- 2014년 : 연방정부 빈곤선의 133% 미만의 모든 개인들에게 Medicaid 확대
- 2014년 : 개인의무 건강보험
- 2014년 : 미가입자의 보험구매를 위한 건강보험 교환 보조금
- 2014년 : 선제조건 때문에 보장을 받지 못하게 한 건강보험 허용에 대한 규정 폐지
- 2014년 : 근로자 50인 이상 사업주의 보험 혜택을 제공하도록 하는 요구조건과 벌금 지불

자료원: 미국 카이저가족재단(Kaiser Family Foundation): 새로운 의료개혁 법안 요약, http://www.kff.org/healthreform/upload/8061.pdf

지하고, 기저질환과 관련된 급여보장 거부를 금지하며, 최대 보험료와 최소 보험료간의 비율이 최대 3대 1이 되도록 경험률의 한도를 제한하였다. 뿐만 아니라 ACA는 연방 기준에 충족하는 보험증권을 사야 하는 개인 의무보험에 대해 정보를 제공하는 교환소 역할을 담당하는 주기반 보험거래소를 설립하였다(Kingsdale and Bertko, 2010). 보험거래소의 정책에 의해 제공된 보장 혜택은 본인부담금이 높지만 보험료는 낮은 브론즈 보험(bronze plan), 본인부담금은 낮지만 보험료가 높은 플래티넘 보험(platinum plan) 또는 중간수준의 실버 또는 골드 보험 중에 각자 무엇을 구매하느냐에 따라 다양할 것이다. 이러한 규제조치는 개인 의무보험의 현실성과 공정성을 유지하기 위해 필수적이라고 생각된다. 예를 들어, 보험자가 기저질환이나 높은 경험률 보험료를 가진 개인의 보험 보장을 거부하면 의무조항은 작동될 수 없다. 이 부분에 대해 보험산업의 입장에서는 의무조항이 없다면 시장 개혁의 이러한 유형들이 장애가 되며, 보장이 자발적일 때는 고위험군의 가입으로 인해 야기되는 불리한 불균형을 우려한다.

ACA의 주요한 보험보장 규정과 일정에 따른 실행방안은 표 15-3에 요약되어 있다.

만약 ACA가 전부 실행된다면, 보험에 가입되지 못한 5,100만 명 미국인들 중 3,200만 명의 사람들은 급여혜택을 받을 수 있을 것으로 예상되며, 그 중 절반인 1,600만명의 사람들은 Medicaid 확대를 통해, 나머지 절반인 1,600만 명의 사람들은 개인의무 가입에 의해 건강보험 보장을 받을 수 있을 것으로 예상된다(Kaiser Family Foundation, 2010). 그러나 보장확대를 위한 어떤 방안도 불법 체류자들에게는 해당되지 않는다. 그들은 연방정부의 보험료 보조금의 수혜 대상이 되지 못하며, 응급상황을 제외하고는 Medicaid의 자격요건에도 해당되지 못한다.

ACA 시행을 위해 10년 동안 9,380억 달러가 소요될 것으로 예상되며, 이 비용의 대부분은 Medicaid 보장 확대와 개인 의무가입 보조금에 충당될 것이다. 이 법안은 새로운 세금과 수수료의 통합 및 Medicare와 Medicaid 프로그램의 비용 절감에 의해 재원을 마련할 것이다. 20만 달러 이상의 소득을 가진 개인과 25만 달러 이상의 소득이 있는 부부는 Medicare 파트 A 프로그램을 위해 더 많은 비용을 지불할 것이다. 건강보험회사, 제약회사 및 의료기기 제조사들 역시 매년 수수료를 지불하게 된다. 그러나 Medicare 어드밴티지 보험 정책과 병원들은 Medicare 프로그램으로부터 더 적은 금액을 받게 될 것이다. 미국 의회예산처(The Congressional Budget Office)는 비록 이들의 예상이 널리 받아들여지지는 않았지만, 이 새로운 법이 10년 동안 1,240억 달러의 연방 재정 적자를 감소시킬 것이라고 예측하였다.

단일 지불자 모델(single-payer model)로 전환하는 대신, 기존 다원적 재정 모델의 기반 하에 보장을 확대할 수 있는 법안을 개발하는 과정에서 오바마 대통령과 그의 의회 동맹자들은 이전 시대에서는 의료개혁 법안에 대한 완강한 반대자들이었던 미국 의사협회와 제약산업과 같은 몇몇 강력한 이익단체들의 정치적 지지를 얻을 수 있을 것이라고 생각하였고, 이는 맞아 떨어졌다(Morone, 2010). 그러나 ACA에 반대하는 일부 보수적인 단체들은 이 법안의 통과 후에도 쉽게 누그러지지 않았으며, ACA는 제정이 되자마자 정치적 및 사법적 위협을 받게 되었다. 공화당이 과반 이상의 의석을 확보하게 된 2011년 회기에 미 하원에 의해 첫 번째로 통과된 법률 중 하나는 ACA를 폐지하는 법이었다. 그러나 ACA는 민주당이 과반을 차지하는 상원에서는 무효화 투표를 하지 않았기 때문에 법으로 남아 있었다. 공화당 주지사나 법무장관이 있는 수많은 주에서는 ACA를 반대하는 소송을 제기하였고, 이들은 연방정부가 개개인에게 민간상품을 구매하도록 강요하는 것의 합헌성에 대해 이의를 제기하였다. 지방법원의 연방법원 판사들은 ACA의 합헌성에 대해 서로 다른 판결을 내렸고, 따라서 이 소송은 궁극적으로 미국 대법원에 의해 판결을 받게 될 것이다.

국민건강보험 정책의 이차적 특징 SECONDARY FEATURES OF NATIONAL HEALTH INSURANCE PLANS

국민건강보험 접근방법들 간의 주요한 차이점은 재정조달 방식이다. 이는 정부, 고용기반 및 개인기반 건강보험이거나 이 세 가지 방식이 모두 결합된 접근방법이다. 전체적으로 재정조달 방식은 건강보험 개혁의 가장 중요한 사안으로 숙고됨에도 불구하고, 포괄적인 건강보험 정책이 일반 대중의 건강을 정말 보장할 수 있을지 여부를 판단하기 위해서는 몇몇 세부적인 사항들이 매우 중요하다(표 15-4). 이러한 이차적 특징들에는 어떤 것들이 있는가?

▶ 보장범위 Benefit Package

어떠한 건강보험 정책이라도 가장 중요한 것은 보장범위이다. 대부분의 국민건강보험은 법안은 입원치료, 외래진료, 진단검사, X-ray, 물리치료와 작업치료, 입원환자의 약물치료와 일반적으로 급성기 치료를 강조하는 다른 서비스 등을 보장한다. 원래 Medicare 프로그램에서는 포함되지 않았던 중요한 보장 중 하나는 외래 환자의 약값에 대한 보장이다. 이 항목에 대한 보장은 2003년 Medicare 파트 D 정책에 의해 나중에 추가되었다. 정신건강에 대한 의료 서비스는 그동안 포괄적인 건강보험 개혁안들에서도 완전히 보장되지 못하였으며, 이러한 상황은 단체 민간보험에 적용되었던 1996년 정신건강평등법(Mental Health Parity Act of 1996)과 2008년 정신건강 및 중독 평등법(Mental Health Parity and Addiction Equity of 2008)에서 일부 언급되었다. ACA와 이전 개혁법안들은 대부분 치과진료, 장기요양 및 침술과 같은 대체의학에 대한 보장은 포괄적으로 보장하지 않았다.

▶ 환자의 비용분담 Patient Cost Sharing

환자의 비용분담이란, 의료 서비스를 받을 때 환자가 지불하게 되는 비용을 말한다. 이는 때때로 넓은 의미에서 개인적으로 직접 지불되는 건강보험료의 총액을 포함하는 개념이다. 당연히 건강보험의 보장범위는 환자 비용분담의 크기에 영향을 준다. 더 많은 서비스가 보장되지 않을수록 환자가 내야만 하는 본인부담은 더 커지게 된다. 대부분의 건강보험 방식들은 공제방식(연간 총액), 공동보험 지불(의료비용의 일부), 공동부담(고정액, 방문당 또는 처방건당 10달러)과 같은 방식으로 보장하는 서비스에 대해 환자의 비용분담을 요구한다. 일반적으로 단일 지불자 정책은 환자의 비용분담을 최소 수준으로 제한하며, 대부분 재정은 세금을 통해 보장한다. 이와 비교할 때 메사추세츠 주 건강법과 ACA의 개인 의무 가입 조항은 많은 환자의 비용분담의 총액을 포함한다. 예를 들어, ACA는 연방정부 빈곤선의 300~400%에 해당하는 소득을 가진 Mandy Must와 같은 개인에게 건강보험료로 소득의 9.5%를 지불하도록 요구하게 되며, 또한 매년 지불하는 공제액과 의료 서비스를 받을 때마다 지불하는 공동부담으로 잠재적으로 수천 달러를 부과하게 될 것이다. 반대자들은 이러한 수준의 환자 본인부담금은 건강보험 개혁법이 과연 적절한 명칭인지에 대해 의문을 제기하며, 중간 수준의 수입을 가진 사람들이 계속해서 미가입 상태에 있게될 뿐 아니라 높은 환자 본인부담금의 지불에 시달리게 할 것이라고 주장하고 있다. 비용억제를 위한 수단으로서 환자의 비용분담에 대한 논쟁은 이미 제9장에서 논의되었다.

▶ Medicare, Medicaid와 민간보험에 미치는 영향 Effects on Medicare, Medicaid, and Private Insurance

어떤 국민건강보험 프로그램은 Medicare, Medicaid 또는 민간 건강보험 프로그램과 같은 기존 건강보험 프로그램와 상호 작용해야만 한다. 단일 지불자 정책은 가장 광범위한 변화를 가져올 것이다. Medicaid와 민간보험은 현재의 형태를 잃고 모든 미국인을 위한 Medicaid 유형 프로그램과 유사한 하나의 단일한 건강보험 프로그램으로 합병될 것이다. 개인 의무정책의 가장 포괄적인 형태, 즉 해리티지 재단에 의해 제안된 것과 같은 방식은 고용에 기반한 민간 건강보험과 정부운영 건강보험 프로그램을 모두 폐지할 것이다. 고용 의무방식은 직장기반

표 15-4. 국민건강보험 정책의 특징

일차적인 특징	
정책의 재원조달방법	정부, 고용주 의무 및 개인 의무
이차적인 특징	
보장범위	어떤 의료 서비스를 보장해주는가?
환자의 비용 분담	환자의 보험료 분담의 한 형태로서 환자 본인부담의 크기, 공제액 및 서비스를 받을 때 공동부담을 아직도 고려해야 하는가?
기존 프로그램에의 영향	Medicare, Medicaid 및 민간 보험제도들은 현재 형태를 유지하는가 또는 이들은 대부분 폐지되는가?
비용 억제	비용통제 방법은 도입되는가 그리고 만약 그렇다면, 어떤 형태의 통제인가?
의료전달체계의 개혁	단지 보건의료 재정만 다루는가 또는 조직과 전달체계의 구조의 변화를 불러 일으키는 정책인가?

건강보험을 대체하기 보다는 확대한 형태로서 보건의료 시스템 내 기존 자금 흐름에 최소한의 영향을 미치게 되며, 이는 민간 건강보험의 의무가입과 Medicaid 대상 자격의 확대를 통해 기존의 재정 모델을 보존하고 확대하는 ACA와 같은 다원적인 모델에서도 마찬가지이다.

비용억제 Cost Containment

의료 서비스에 대한 사람들의 접근성이 향상되면서 Medicare와 Medicaid로 인한 국가 보건의료 지출이 빠르게 증가되어 국민건강보험은 최대 생산능력을 갖추게 되었다. 1990년대 정책 입안자들은 접근성의 향상이 비용 통제를 위한 수단과 균형을 이루어야만 한다는 것을 인식하게 되었다.

다른 국민건강보험 법안은 매우 다른 비용억제 방식을 가지고 있었다. 위에서 언급한 바와 같이 개인 및 고용기반 법안은 환자의 비용분담을 주된 비용 통제 매커니즘으로 사용하는 경향이었다. 반면, 정부의 재정주도 법안은 의료비 지출을 낮추기 위해 전체 예산을 제한하고 수가를 규제하는 방식에 더 많은 관심을 갖고 있다. 단일 지불자 방식은 의료재원을 하나의 공공 보험자에게 집중시키는 방법으로 여러 민간보험자가 있을 때보다 전체 예산을 더 쉽게 제한할 수 있다.

미국 의료의 기존 다원적 재정 모델에 기반한 법안들, 예를 들어 클린턴 건강정책과 ACA 등과 같은 정책은 분산된 재정 시스템이 고유 특징인 국가 의료비 지출의 꾸준한 상승을 억제해야 할 과제에 직면해 있다. 이 중 클린턴 대통령의 건강보험 개혁안은 공식적으로 의회에 제출되기도 전에 폐지되었는데, 이러한 결말에 기여한 조항은 바로 연방정부가 민간 건강보험료의 연 인상률의 한도를 정할 수 있도록 허용한 정책이었다. 오바마 대통령은 ACA 개발과정에서 이러한 규제적 접근방식을 피하였으며, ACA에 민간보험사들이 주 건강보험 거래소 내에 지속적으로 참여하도록 허용하기 위해 보험료 인상에 대한 "해명"의 요구에 대해서도 훨씬 더 완화된 용어를 사용하도록 하고 있다. 비용통제에 대한 노력의 일환으로 ACA는 간접비와 수익형태로 보험회사에 의해 보유되는 건강보험료의 비율을 제한한다(이는 의료 손실비율(medical lost ratio), 즉 의료 서비스의 비용을 지불하는 형태에서 손실비율이 클수록 보험회사에 의해 지불되는 손실 비중이 보험료에서 더 많이 지출된다는 개념으로 알려져 있다). 또한 ACA는 고용주가 지불하는 건강보험료 분담금의 총량을 제한하여 근로자가 비과세 혜택을 받을 수 있게 하는데(개인당 10,200달러, 가계당 27,500달러), 이는 가장 비싼 건강보험에 등록하는 것을 방해하기 위한 정책이다. ACA에서 절감되는 비용 중 많은 부분은 Medicare 어드밴티지 HMO 정책을 통한 지불 감소 및 외부지급자문위원회(Independent Payment Advisory Board)가 Medicare 비용에 대한 권고방안을 지정하는 방식을 이용하여 Medicare 지출을 둔화시키는 결과를 기대한다. 그럼에도 불구하고, 비용문제를 다루는 데 대한 ACA의 또 다른 전략은 더 나은 가치를 성취하기 위해 의료전달체계를 재설계하는 것이며, 이는 다음 단락에서 논의하게 될 것이다.

▶ 의료전달체계의 개혁 Reform of Health Care Delivery

미국에서 그 동안 제기되어 온 국민건강보험 법안들의 흐름을 살펴보면, 개혁가들은 포괄적인 보장을 이루기 위해 그들의 일차적인 목표를 보건의료 재정조달 방식을 개선하는 것으로 생각하였다. 포괄적인 보장을 감당할 수 있는 것이 중요했기 때문에 의료 제공자들에게 비용을 지불하는 방법에 대한 고민이 매우 밀접하게 관련된 사안으로 생각하였다.

그러나 보건의료 조직과 의료전달체계에 개입하는 방법은 개혁법안에서 두드러지게 나타나는 특징은 아니었다. 개혁가들은 미국 의사협회와 병원협회와 같은 이해단체들이 보건의료기관과 의료전달체계에 대해 가지는 전문적 자주권에 이의를 제기하므로 그들의 반감을 사지 않는 방식을 택하면서 그들이 건강보험 개혁에 반대하는 것을 극복하기 위해 매우 힘든 업무를 감당해 왔다. 미국 내 단일 지불자 모델로의 개혁을 지지하는 많은 옹호자들조차 최근까지도 정부가 건강보험 재원 조달 및 지불수가 통제에 집중하느라 큰 부담을 지고 있는 반면, 의료전달체계의 모델 개혁에는 크게 신경을 쓰지 못하고 있는 캐나다 주정부의 정부 건강보험 프로그램 도입을 교훈으로 삼았다.

ACA는 의료전달체계의 형태를 잡기 위한 방안이 포함되었다는 점에서 그간 미국 내 주요 개혁안들보다 가장 발전된 형태로 여겨진다. ACA는 미국 CMS(the Centers for Medicare and Medicaid Services)에 혁신센터(Innovation Center)를 창립하여 미국 내 의료모델을 재설계하는 일에 선두에 서게 하였다. 혁신 센터의 업무 중 하나는 책임의료기관(Accountable Care Organizations)을 활성화시키는 것이다. 제6장에서 논의된 바와 같이 책임 의료기관은 의료 서비스 전달을 위해 제공자-조직화 시스템(provider-organized system)을 만들려는 것으로, 정해진 환자집단에 의료 서비스를 제공하기 위해 더 통합적이고 체계화된 모델을 강화할 수 있으며, 높은 가치의 의료 제공에 대해 재정적인 인센티브를 주어 보상한다. 혁신 센터는 또한 제5장에서 언급된 바와 같이 일차진료에서의 환자중심 Medical Home 개발을 장려하는 책임을 갖고 있다. ACA의 다른 정책들은 재설계된 의료 모델 하에서 간호사, 약사 및 다른 보건의료 전문가들의 역할을 확대하기 위한 시범 프로그램 운영을 요구한다.

어떤 재정 모델이 국민건강보험 정책을 위한 가장 최선책인가? WHICH FINANCING MODEL FOR NATIONAL HEALTH INSURANCE PLAN IS BEST?

역사적으로 볼 때, 미국 내에서 세 가지 국민건강보험의 접근방법 중 가장 오래되고 가장 많이 검토된 것은 정부 재원주도형 단일 지불자 방식이다. 정부 재원주도 방식에 대한 옹호자들은 이의 보편성을 주장한다. 간단히 말하면 모든 사람들이 미국의 거주자가 되면 동일한 보험에 가입하게 된다. 이러한 단순함은 잠재적인 비용의 절감을 가져온다. 총 보건의료 지출의 25%를 소비하는 행정관리비용이 절감될 수 있으며, 이를 통해 미가입자를 건강보험에 확대시키기 위해 가용할 수 있는 재원을 만들어낼 수 있다. 고용주들은 그들의 근로자에게 건강보험을 제공해야 하는 부담으로부터 벗어날 수 있게 된다. 근로자들은 그들의 고용주가 어떤 건강보험(이에 따라 어떤 의사를)을 선택하느냐에 따라 잃어버렸던 의사 선택에 대한 자유권을 다시 되찾을 수 있게 된다. 건강보험은 직장으로부터 독립하게 되며, 따라서 직장을 바꾸거나 직장을 잃어도 그들의 건강보험을 변경하거나 잃지 않아도 될 것이다. 단일 지불자 방식 옹호자들은 다른 국가의 경험을 인용하면서 비용 통제는 모든 보건의료 비용이 예산을 정할 수 있는 능력을 가진 단일 매커니즘을 통해 움직일 때만 가능하다고 주장한다(Himmelstein and Woolhandler, 1989). 반대자들이 정부 재원주도 접근방식을 관료주의식 제안으로 여겨 비난하는 것과 달리, 단일 지불자 방식의 옹호자들은 민간보험자들은 평균 14%의 행정관리비용을 소비하고 있으며, 이는 Medicare와 같은 정부 프로그램이 2% 정도의 행정적 간접비와 비교할 때 훨씬 높다고 지적하고 있다. 공공기관이 보건의료의 단일 지불자로서 기능하는 세금기반 시스템(tax-financed system)은 본래 비용통제의 측면에서 장점을 가지는데 이는 바로 이러한 규정 하에 재원을 모으고 분배하는 행정적 효율성이다.

단일 지불자 방식의 반대자는 하나의 단일한 정부의 지불자가 국민의 건강 선택권에 대해서 너무 많은 권력을 행사하게 될 것이라고 비난하는데, 의사와 환자들이 받을 수 있는 치료와 받을 수 없는 치료에 대해 지시하게 되며, 결과적으로 긴 대기시간과 의료의 등급이 발생될 것이라고 주장한다. 또한 반대자들은 자기부담 방식(환자 본인부담, 개인보험, 고용기반 보험)에서 세금에 의한 보건의료 재원조달 방식으로 변화된다고 주장하며, 징세에 반대하는 상회에서는 수용되지 못할 것이라고 말한다. 더욱이 미국은 정치가와 정부기관들이 부유한 민간 이해단체에 과도하게 영향을 받아온 역사가 길고, 이는 정부에 대한 대중의 불신을 조장하는 데 기여해왔다.

고용자 의무 접근방법은—모든 고용주가 그들의 근로자를 위해 건강보험료를 지불하도록 요구하는—이의 지지자들에게는 막대한 세금의 인상없이 미가입자들이 보험에 가입하도록 충분한 자금을 모으는 가장 합리적인 방법이라고 생각된다(고용자 의무는 숨겨진 세금이라고 불려왔지만). 때문에 65세 미만인 대부분의 사람들은 직장을 통해 건강보험에 가입하게 되므로 이런 방식을 바꾸기보다 확대하는 과정이 덜 혼란스러울 수 있다.

개인기반 보험의 보수적인 옹호자들과 단일 지불자 건강보험에 대한 진보적 지지자들은 모두 고용자 의무 정책을 비난하며, 중소기업들은 그들의 근로자에게 보험을 제공하지 않는 미가입자들에게 보험에 대한 국가적 부담을 지우도록 강요하는 것은 불공평하며 경제적인 손실을 가져오는 결과가 될 것이라고 주장한다. 많은 중소기업들은 고용인을 위한 건강보험을 구입하기 보다 단순히 근로자를 해고해 버릴 수 있고, 따라서 건강보험이 직장과 대립하게 할 수도 있다. 더구나 한 해에도 수 백만명의 사람들이 직장을 옮기므로 직장연계 건강보험은 행정적으로 부담이 크며, 의료보장이 직장에 매어 있는 고용인들에게도 안전하지 않다. 결과적으로 이를 비판자들은 고용자 의무 접근방법 하에서는 "당신 가족이 아닌 고용주가 당신의 주치의를 선택한다"고 지적한다. 고용주가 제공하는 건강보험의 변화는 종종 고용인과 그의 가족들이 주치의를 바꾸도록 강요하며, 그 의사는 건강보험의 보장을 받는 일원에 속해 있지 않을 수도 있다.

개인의무 방식의 옹호자들은 이러한 접근방법이 만약 재원 보장을 위한 일차적 수단으로 채택된다면, 고용주들이 건강보험을 제공해야 하는 의무로부터 벗어날 수 있으며, 개인들은 고용여부나 이직 또는 장애를 가지는 것과 관계없이 안정적인 건강보험의 자원을 유지할 수 있게 될 것이라고 주장한다. 중소기업에게 새로 발생하는 지출의 부담을 지울 필요가 없으며, 따라서 일자리 성장을 혼란하게 또한 실질적으로 세금을 인상시킬 필요도 없다. 반대자들이 저소득 가족은 건강보험의 의무적인 구매를 감당할 수 없을 것이라고 하지만 반면, 지지자들은 소득관련 세금 공제가 이러한 가족들을 지원할 수 있는 공정하고 효과적인 방법이라고 주장한다(Butler, 1991).

개인 의무 접근방식은 각 가족들이 자신의 명의로 건강보험을 구매해야 하기 때문에 비효율적이라는 비판을 받는다. 모든 사람들이 보험의 보장을 받아야 한다고 강요하는 것은 자동차 보험에 가입하라고 하는 것보다 더 어려운 일일 것이다. 더구나 보험료를 낮추기 위해 많은 가족들은 저비용, 높은 공제액 그리고 빈약한 보장범위를 가진 "가장 저가 보험(bare-bone insurance)"에 가입하게 될 것이며, 이로 인해 중산층과 저소득층의 가족들은 잠재적으로 감당할 수 없는 본인부담금만 남게 될 것이다.

결론 CONCLUSION

국민건강보험의 개념은 모든 사람들이 모든 사람들이 건강보험 재정 조달에 기여하여야 하고, 모든 사람들이 그 혜택을 누려야만 한다는 신념에 기초한다. 장래에 사람들이 값비싼 건강문제에 직면하게 될 때, 혜택보다 비용을 더 많이 지불한 사람들은 그들이 지불한 것보다 더 많은 혜택을 받게 될 가능성이 높게 된다. 2009년, 미국에서 국민건강보험이 주목을 받게 되었다. 건강보험 개혁 법안을 두고 격렬한 논쟁이 이어졌고, 그 결과로 ACA가 제안되었다. 이 논쟁을 통해 모든 사람이 경제적 장벽없이 의료에 접근할 수 있어야 한다고 믿는 사람들과 그렇지 않는 사람들 사이에 넘을 수 없는 깊은 인식의 차이를 보여주었다. 미국은 실질적으로 모든 국민들에게 의료를 보장해 주지 못하는 현재까지 유일한 선진국이다. ACA의 운명은 이 두 가지 신념 중 어떤 것이 좌우하게 될 것인지를 결정하게 될 것이다.

참고문헌 REFERENCES

Bodenheimer T, Grumbach K. Financing universal health insurance: Taxes, premiums, and the lessons of social insurance. *J Health Polit Policy Law*. 1992;17:439.

Butler SM. A tax reform strategy to deal with the uninsured. *JAMA*. 1991;265:2541.

Clark CR et al. Lack of access due to costs remains a problem for some in Massachusetts despite the state's health reforms. *Health Aff*. 2011;30:247.

Emanuel EJ, Fuchs VR. Health care vouchers—a proposal for universal coverage. *N Engl J Med*. 2005;352:1255.

Himmelstein DU, Woolhandler S. Writing Committee of Physicians for a National Health Program: A national health program for the United States: A physicians' proposal. *N Engl J Med*. 1989;320:102.

Kaiser Family Foundation. Summary of New Health Reform Law, 2010. http://www.kff.org/healthreform/upload/8061. pdf. Accessed August 22, 2011.

Kingsdale J, Bertko J. Insurance exchanges under health reform: Six design issues for the states. *Health Aff*. 2010;29:1158.

Long SK, Stockley K. Sustaining health reform in a recession: An update on Massachusetts as of Fall 2009. *Health Aff*. 2010;29:1234.

Morone J. Presidents and health reform: From Franklin D. Roosevelt to Barack Obama. *Health Aff*. 2010;29:1096.

Starr P. *The Social Transformation of American Medicine*. New York: Basic Books; 1982.

미국 보건의료 시스템의 대립과 변화

16

Conflict and Change in America's Health Care System

이 책의 마무리 단원으로 들어오면서, 미국 보건의료 시스템의 세부적인 활동에서 한 발자국 물러서서 좀 더 크게 전체로서의 시스템을 바라볼 필요가 있다. 주요 관련자들의 누구인가? 이들은 지난 수십 년간 서로 어떻게 상호 작용을 하여 왔는가? 미래는 어떻게 될 것인가?

4대 주요 관계자들
THE FOUR MAJOR ACTORS

국가 경제에서 보건의료 부문은 재원을 조달하고 편성하며, 미국 국민들에게 의료 서비스를 제공하는 2조 5천억 원 이상의 dollar-plus 시스템이다. 이 활동무대에서 4명의 주요 관계자들을 찾아볼 수 있다(표 16-1).

1. *구매자(Purchasers)*는 재원을 공급한다. 개인 보건의료 소비자, 고용인의 건강보험을 부담하는 기업들, Medicare와 Medicaid와 같은 공공 프로그램을 통해서 의료비용을 지불하는 정부가 이에 포함된다. 보건의료의 모든 구매자들은 궁극적으로 각 개인이다. 왜냐하면, 그들이 보험상품을 구매함으로써 기업에 재원을 마련해주고, 세금을 부담함으로 정부가 기금을 적립할 수 있기 때문이다. 그럼에도 불구하고 기업과 정부는 보건의료의 국가적 조직화인 구매자로서 특별한 중요성을 갖고 있다.
2. *보험자(Insurer)*는 구매자(개인 또는 기업)로부터 돈을 받고 제공자에게 상환한다. 전통적인 보험자는 구매자로부터 자금을 받아 위험을 감수하고 보험계약자가 의료를 받았을 때 제공자에게 지불하였다. 하지만 일부 보험자는 구매자와 같다. 정부는 Medicare와 Medicaid 프로그램에서 보험자이자 구매자이고, 고용인이 자가-보험(self-insure)인 기업은 마찬가지로 두 역할을 담당한다(이전 장에서 우리는 구매자와 보험자 모두를 "지불자"라는 용어로 표현하였다).
3. *제공자(Providers)*는 병원, 의사, 간호사, 전문간호사, physician assisstant(PA), 약사, 너싱홈, 가정간호기관, 약국을 포함하며, 실제로 의료를 제공한다. HMO는 대개 보험자이며, 일부 기관은 제공자로서 병원을 경영하고 의사를 고용하고 있다.
4. *공급자(Suppliers)*는 제약회사, 의료기기사, 컴퓨터 산업으로 환자를 치료하기 위해 제공자가 사용하는 장비, 의료 소모품 및 약품을 제조한다.

보험자, 제공자 및 공급자는 보건의료산업을 형성한다. 보건의료에서 소비되는 각 달러는 구매자를 위한 지출과 보건의료산업에서 수익을 나타낸다. 과거에는 구매자가 이 비용지출을 국가의 경제 및 사회적 활력을 증진시켜 국민의 건강을 향상시키는 데 소비하는 투자로 보았다. 그러나 지난 35년 동안 구매자와 보건의료산업 간의 근본적 갈등이 심해졌다. 구매자는 보건의료에 소비되는 돈을 줄이고 싶어 하고, 보건의료기업들은 늘리고 싶어했다. 이제 우리는 구매자, 보험자, 제공자 그리고

표 16-1. 4대 주요 관계자들

구매자
- 개인
- 고용주
- 정부

보험자

제공자
- 병원
- 너싱홈(요양시설)
- 가정간호기관
- 약국
- 의사
- 기타 제공자들

공급자
- 제약회사
- 의료소모품 공급업체
- 컴퓨터 장비회사

공급자 간의 변화하는 관계를 살펴볼 것이다.

1945년부터 1970년: 제공자-보험자 계약
THE YEARS 1945 TO 1970: THE PROVIDER-INSURER PACT

이 기간 동안 미국 보건의료전달체계는 독립된 병원들과 소규모 민간 의원들로 구성되었다(제6장 참조). 몇몇 큰 기관들은 병원과 의사 진료와 결합하여 존재했지만(예: Kaiser-Permanente system, 메이오 크리닉, 도시의 의과대학단지) 이들은 제외되었다(Starr, 1982). 대부분 지리적 영역이 과도한 시설과 인력을 갖고 있지 않았기 때문에 보건의료 제공자들 간의 경쟁은 미약했다. 보건의료 재정 시스템에는 1965년 제정되었던 정부의 Medicare와 Medicaid 프로그램에 의해 합병된 수백 개의 민간 보험회사가 포함되었다. 미국의 보건의료산업은 비교적 분산되어 있었다.

Bert Neighbor는 63세 남자로 1962년, 복통이 발생되었다. 그는 Blue Cross 보험에 잘 가입되어 있었기 때문에 그의 의사는 Metropolitan 병원으로 그를 의뢰하였다. 입원 6일째, 그는 대장암 수술을 받았다. 입원 15일째, Neighbor 씨는 퇴원하였다. 병원은 Blue Cross에 1,200달러의 비용을 청구했고 Blue Cross는 Neighbor 씨의 총 치료비용을 병원에 지불하였다. Neighbor 씨의 청구서에는 Metropolitan 병원의 공사 중이었던 80개의 신규 병상에 대한 일부 비용이 포함되어 계산되었다.

이후 Blue Cross 이사회에서 병원 행정가는(Blue Cross 이사장 또한) 비용을 청구할 때 자본투자비용(cost of capital improvements)을 포함시키는 것이 합리적인지 여부에서 대한 질문을 받았다. 다른 Blue Cross 이사장 또한 건축 계획을 갖고 있는 병원 행정가는 이것은 적절하며 문제가 아니라고 주장했다. 같은 회의에서 이사장은 Blue Cross 보험료를 34% 인상안에 투표하였다. 16년 후, 한 연구에서 지난 십 년간 대도심 지역에서 300병상 이상의 병상을 가진 병원의 점유율이 82%에서 60%로 떨어졌다고 분석되었다.

보건의료산업의 분명한 특징은 보험자와 의료 제공자의 동맹이었다. 제공자-보험자 계약은 반세기 동안 가장 큰 국민건강보험 시스템이었던 Blue Cross와 Blue Shied의 탄생으로 견고한 자리를 지켰다(제2장 참조). Blue Cross는 미국 병원협회에 의해 형성되었고, Blue Shied는 미국 의사협회와 연계된 의학회에 의해 운영되었다. Blues의 경우, 제공자-보험자 관계는 정치적 동맹 그 이상이었다; 이는 제공자에 의한 보험자의 법적 통제가 포함되었다. Metropolitan 병원의 예를 들면, 제공자는 관대한 상환규정을 만들었고, Blues는 의문없이 너무 많은 비용을 지불하였다(Law, 1974). 상업적인 보험자는 일반적으로 의사, 병원, Blues에 의해 이미 만들어진 상환규정에 따라 활동하였으며, 제공자에게 가격의 정당성이나 서비스의 이유가 타당한지 물어보지 않고 의료서비스 비용을 지불하였다.

1960년대까지 제공자-보험자 협정의 힘이 커지면서 병원과 Blue Cross가 전적으로 Medicare와 Medicaid 상환 규정을 작성하였으며, 그 규정은 의사와 병원이 개인 환자를 위해 사용한 것과 같은 관대한 형식으로 지불받도록 보장하였다(Law, 1974). 제한없는 상환 정책과 아울러 보건의료 비용이 급속한 속도로 상승하였다.

조직화된 최고의 구매자(기업)의 무관심은 두 가지 요소에 근간을 둔다. 건강한 경제와 건강보험에 대한 세금 보조원금이다. 1945년부터 1970년까지 미국 기업은 거의 별다른 경쟁없이 국내 및 해외시장을 지배하였다. 어떤 산업의 노동조합은 후한 임금과 부가적인 혜택을 얻었으며, 그리고 기업은 높은 이윤과 탄탄한 경제적 성장 덕분에 비용을 댈 여유가 있었다(Kuttner, 1980; Kennedy, 1987). 근로자를 위한 건강보험의 비용은 총 기업지출의 아주 작은 일부였다. 게다가 근로자의 건강보험을 위한 기업의 지출은 세금공제사업 지출로 생각되었고, 사업에 있어 모든 경제적 배출구로서 완충작용을 하였다(Reinhardt, 1993). 이러한 이유로 제공자에 의해 만들어지고 보험자에 의해 상환되어지는 비용의 증가는 기업에 의해 받아들여지면서 근로자의 건강보험을 위한 점점 더 높아지는 보험료를 지불하는 것에 대한 불만은 거의 없었고, 그렇게 됨에 따라 보건의료 시스템이 팽창되는 것에 동의하였다. 생의학 분야의 획기적 발전의 확산을 인간 삶에 대한 증진으로 바꾸는 데 분투하는 의료산업의 지지 속에서 제공자와 대중을 하나로 묶는 열정에 대한 "제동을 거는" 대항 세력은 아무도 없었다.

1970년대: 갈등 확산
THE 1970S: TENSIONS DEVELOP

Jerry Neighbor는 Bert Neighbor의 아들로 1978년 복통을 앓았다. Blue Cross가 입원 진단검사비를 더 이상 지불하지 않기 때문에 그의 주치의는 외래 X-ray 검사로 처방을 냈다. 대장암으로 판명되었고, Jerry Neighbor는 수술일 아침 Metropolitan 병원에 입원하였다. 그는 총 9일간 병원에 입원하였고, 1962년 그의 아버지가 입원한 날보다 6일이 짧았다. 1962년 이후로 의료비용은 대략적으로 연간 10%씩 상승하였다. Blue Cross는 Jerry Neighbor가 병원에 입원한 각 9일에 대해 460달러, 즉 총 4,140달러를 지불하였다. 처음으로 병원 대표자보다 보험사 경영자가 더 많았던 1977년, Blue Cros의 이사회는 지역 건강보험지사에 대해 병원 비용을 낮게 유지하려는 목적으로 지역의 병상 수를 줄이기 위한 공식적인 제안서를 제출하였다. 보험지사의 이사회는 주로 병원과 의사 대표자들로 구성되어 있었고, 그들의 제안은 부결되었다.

1970년대 초, 미국은 전후의 경제 지배 상태에서 붕괴되었고, 서유럽과 일본은 이전에 미국 회사들이 지배했던(미국뿐 아니라 해외의) 시장을 삼켜버렸다. 미국의 세계 공산품 점유율은 1950년 60%에서 1980년 30%로 떨어졌다. 1980년 중반의 단지 몇 년을 제외하고 1970년부터 1990년대 초반까지 인플레이션과 실업이 미국을 괴롭혔다.

새로운 경제 현실은 보건의료 시스템에 있어 변화의 중요한 동력이었다. 각자의 주머니에 있는 돈이 적었으므로 개별적 의료소비자, 기업 그리고 정부는 보건의료로의 급속한 돈의 흐름을 우려하였다. 저명한 기업 경영에 기반한 논문들은 보건의료산업과 의료비 상승에 대한 주요한 비평들을 발표하였다(Bergthold, 1990). 일차의료가 전문 및 병원진료에 비해 덜 강조되고 있는 현실에 대한 새로운 우려가 보건의료 전문가들 사이에서 확산되었다. 이러한 발전은 그 자체가 보건의료산업 내에서 긴장을 만들어 내었다.

1년 동안 25%에서 50%의 Blue Cross의 보험료 인상에 직면한 Blue Cross 가입자들은 미국 동부와 중서부 주의 주 공청회에서 이의를 제기하였고, Blue Cross 이사회를 넘어 병원 규제에 대항하였다(Law, 1974). 몇몇 주 정부들은 병원 건축을 규제하기 시작하였으며, 다른 주에서는 병원 가격에 대한 제한을 시작하였다. 연방정부는 병원의 성장을 늦추기 위해 건강보험사들의 네트워크를 구축하였다. 동료평가(Peer Review)는 Medicare 내에서의 의사 서비스의 적절성을 모티토링하기 위해 만들어졌다. 따라서 구매자는 보건의료 규제자로서 추가적인 역할을 하게 되었다. 그러나 보건의료산업은 보건의료 비용을 통제하기 위한 구매자들의 시도에 저항하였다. 의료 인플레이션은 전체 경제의 인플레이션을 넘는 비율로서 계속되었다(Starr, 1982).

그럼에도 불구하고, 구매자들의 조기 시도는 제공자-보험자 계약에 영향을 미쳤다. 보험료를 인상하지 못하도록 보험자를 압박하였기 때문에 보험자는 저비용의 서비스 제공을 요구하였다. Blue Cross는 증가된 병원비를 무력한 대중에게 전달하는 중개자의 역할을 하고 있다고 크게 비난을 받았고, 1972년 미국 병원협회로부터 합법적으로 분리되었다(Law, 1974). 주의 의학회들은 Blue Shield 보험에 대한 통제권의 일부를 양도하도록 강요당했다. 이후 보험자가 병원 재원일수를 줄이기 위한 방법으로 이용도 조사(utilization review)를 도입했을 때, 제공자와 보험자 간의 갈등이 폭발했다. 병원들은 지금까지는 의사와 의료요원의 요구에 의해 최신의 진단장비와 수술 기술들을 장비들을 구입했지만, 보험자가 더 이상 그들의 상환을 보상해주지 않았기 때문에 이러한 요청을 거부하기 시작하였다. 더욱이 병상과 전문의사의 공급과잉은 1960년대 매력적인 상환과 의학교육에서의 생의학 모델의 영향으로 만들어졌지만(제5장 참조), 절반이 텅 빈 병원과 절반 밖에 바쁘지 않은 외과의들은 환자를 두고 또 다른 경쟁을 시작했다. 제공자-보험자 계약 하에서 중압감이 드러났다.

1970년대 후반까지 깊어진 경제위기는 전국적인 조세저항(tax revolt)을 일으켰다. 결과적으로 정부는 보건의료에 대한 프로그램의 소비를 줄이려고 시도하였다(Kuttner, 1980). 그러나 주요한 변화는 기업으로서 다른 강력한 구매자의 도래를 기다리고 있었다.

1980년대: 구매자의 저항
THE 1980S: THE REVOLT OF THE PURCHASERS

1989년 Jerry Neighbor의 형제인 Ryan Neighbor는 대변에서 피가 보였을 때 걱정이 되었다. 그는 진료를 받기로 하였다. 6개월 전 그의 회사는 연간 건강보험 공제액을 1,000달러로 상향시켰지만, 회사가 제공하는 MHMO 중의 하나에 가입함으로써 공제액을 보상받을 수 있었다. Ryan Neighbor는 Blue Cross HMO를 선택했지만 그의 가족 주치의는 선택한 HMO에 가입되어 있지 않아 HMO 목록에서 다른 의사를 선택해야만 했다. 그 의사는 대장암으로 진단했다. Ryan Neighbor는 그의 형을 수술했던 의사를 선택할 수 없었고, Blue Cross HMO 외과의사에게 보내졌다. Neighbor 씨는 Metropolitan 병원을 원했지만, 그의 수술은 Crosstown 병원에서 예정되었다. Metropolitan 병원과의 일당 요율을 1,800달러에서 하향 조정하기 위한 협상에 실패하며, Blue Cross는 그 병원과 계약하는 것을 거부하였다. Ryan Neighbor가 Crosstown 병원에 입원한 기간은 총 5일이었고, HMO는 병원과 계약된 일당 요율 1,500달러를 기반으로 총 7,500달러를 지불하였다.

1980년대 후반, 심각한 쇼크에 빠졌다. 직장 건강보험(employer-sponsored plans)의 비용이 1988년 18.6%에서 1989년 20.4%로 껑충 뛰어올랐다(Cantor et al., 1991). 1976년과 1988년 사이 급여지불 총액 중 보험급여 지출액은 5%에서 9.7%로 거의 2배가 되었다(Bergthold, 1991). 또 다른 변화로, 많은 기업들이 자가보험(self-insure)을 들기 시작했다. 고용인들의 급여를 보장하기 위해 보험회사에 돈을 지불하는 대신 고용주들은 점점 더 그들 스스로 건강보험사의 기능을 하였고, 오직 보험금 신청절차와 그와 관련된 행정업무를 위해서만 보험회사를 이용하였다. 1991년 직장 건강보험의 해택을 받는 고용인 중 40%가 자가보험에 들게 되었다. 자가보험은 고용주들을 의료지출의 위험에 놓이게 하였고, 그들이 지불하는 보건의료의 문제에 대해 더 많은 관심을 갖게 하였다. 이러한 3가지 변화들은(예: 나쁜 경제상황, 급증하는 의료비용 및 자가보험) 거대한 기업들을 이의 탄원을 집중시킨 비용 통제와 함께 보건의료정책의 논쟁 중심에 내던져졌다. 보건의료의 주요 민간 구매가로서 기업은 보건의료 분야에서 전례없는 변화를 일으키는 동력이 되었다(Bergthold, 1991). 기업은 관리의료(managed care), 특히 HMO 뒤에서 비용조절 도구로서 영향력을 행사하였다. 행위별 수가제에서 인두제 상환방식으로 변화함으로써 관리의료는 의료지출의 부담을 구매자와 보험자로부터 제공자에게 일부 전환할 수 있었다(제4장 참조).

개별 보건의료 소비자들도 역시 구매자로서의 그들의 역할에서 1980년대 후반 동안 어느 정도의 정치적 영향력을 보여주었다. 고용자들이 고용인들에게 보건의료 지불을 전가하고 있었고, 이 때문에 노동조합은 의료비용에 대해 강력하게 항의하기 시작하였으며, 의료보장범위의 문제를 앞세워 심각한 파업이 일어났다. 1992년 Louis Harris survey에서 시행한 여론조사에서 70% 이상의 사람들이 신중한 보건의료 비용 통제를 지지하였다(Smith et al., 1992). 보험료를 크게 인상하고 만성질환을 가진 보험계약자들의 해약 정책을 통해 위험을 낮추고자 했던 민간 건강보험사들의 기업발전 의도는 대중매체를 통해 알려지는 여러 끔찍한 이야기들의 시리즈를 만들어 내었고, 이러한 이야기들은 건강보험사들을 매우 평판이 나쁜 기관으로 바꾸어 놓았다.

1980년대 정부는 조세 저항과 예산부족에 직면하고 있었으며, Medicare와 Medicaid 비용 증가를 늦추기 위한 조치를 취하였지만 제한적인 성공만을 거두었다. 1983년 Medicare 선지불 시스템(포괄수가제, Medicare Prospective Payment System; DRGs)은 Medicare 병원 비용의 증가율을 낮추었으나 외래환자에 대한 Medicare 비용과 민간 구매자들에 의해 발생되는 비용은 이에 대응하여 단계적으로 상승하였다. 1989년 Medicare 의사 지불금은 더 엄격한 통제 하에 있었으며, 결과적으로 Medicare 의사들에 대한 지출은 1991년부터 1993년까지 매년 5.3% 정도만 증가하였다. 이는 1984년부터 1991년까지 매년 11.3%가 증가하였던 것과 비교하면 낮은 수준이었다(Davis and Burner, 1995). 많은 주에서 Medicaid 프로그램을 축소하였지만, 경제적 불황과 보험 미가입자의 위기(제3장 참조)로 인해 연방정부는 Medicaid 적용대상 범위를 확대해야만 하였으며, Medicaid 비용은 전보다 더 빠르게 증가하였다. 정부는 비용통제 도구로서 Medicare 및 Medicaid를 위한 관리의료를 시험하기 시작하였다.

1980년대 가장 의미있는 발전은 선택계약(selective contracting)의 성장이다. 구매자와 보험자는 일반적으로 모든 의사와 병원에 상환해왔다. 선택계약 하에서는 구매자와 보험자가 어떤 제공자에게 그들이 지불하거나 지불하지 않을 것인지를 선택한다(Bergthold, 1990). 예를 들어, 1982년 캘리포니아 주는 주의 Medicaid 프로그램과 민간 건강보험 정책에 선택계약을 도입하는 법안을 통과시켰다. 이 법안은 대형 캘리포니아 기업들이 의사와 병원 이익단체들에 대항하기 위해 정치적 연합을 형성하고, 보험자들이 이전의 제공자와의 계약을 파기하고 대신 구매자와 손을 잡았기 때문에 통과되었다(Bergthold, 1990). 선택계약의 메시지는 명확하였다. 구매자와 보험자들은 오직 비용을 낮게 유지하는 제공자하고만 거래를 할 것이다. 이러한 발전은 특히 제공자들을 위험에 처하게 한 인두제와 결합할 때, 보건의료산업 내 전체적인 역학에 변화를 가져왔다. 고용주들은 고용인들에게 건강보험을 바꾸도록 요구할 수 있었고, 따라서 의사의 선택권도 바꾸도록 할 수 있었기 때문에 환자들에게는 Ryan Neighbor의 경우에서와 같이 그들이 의사를 선택할 수 있는 자유를 잃었다는 것을 의미한다. 보건의료산업에서 선택계약은 계약을 위한 치열한 경쟁과 제공자-보험자 계약의 붕괴를 의미했다.

구매자 반란의 결과로서 관리의료는 미국 보건의료에서 싹이 트는 하나의 움직임이 되었다. 1990년까지 보험에 가입된 고용인의 95%는 이용도 관리(utilization management)와 결합한 행위별 수가제, Preferred provider organizations(PPO) 및 HMO를 포함하는 관리의료보험(managed care plan)에 등록하였다. 관리의료보험 특히 HMO의 성장은 기업 및 정부와 계약하기 위해 서로 경쟁하면서 미국 보건의료의 전체적인 정치적 판세를 바꾸어 놓았다(표 16-2).

표 16-2. 미국 보건의료의 역사적 개요

1945~1970년 : 제공자-보험자 계약
- 독립된 병원과 소규모 민간 의원
- 많은 민간 보험자
- 특히 Blue Cross와 Blue Shield와 같은 우세한 특성을 가진 제공자들
- 상대적으로 작은 구매자들(개인, 기업, 1965년 이후 정부)의 힘
- 제공자 상환에 대한 관대함

1970년대 : 갈등 확산
- 구매자들(특히 정부)의 보건의료의 비용에 대한 염려
- 구매자의 압력 하에 제공자에 대한 보험자의 관대한 상환에 대한 의문이 시작됨

1980년대 : 구매자의 반란
- 구매자들(정부와 연합한 기업)은 보건의료 비용의 증가를 매우 염려하기 시작함
- Medicare DRGs와 수가표, 인두제 HMO 및 선택계약을 통해 보건의료 비용의 인플레이션을 감소시키고자 하는 목적으로 시도됨

1990년대 : 제공자-보험자 계약의 붕괴
- 구매자, 선택적 계약의 광범위한 확산에 의해 비용절감의 매커니즘이 활기를 띠게 됨
- 가격경쟁이 도입됨
- 대형의 통합된 보건의료 네트워크가 형성됨
- 대규모 의사 그룹이 나타남
- 보험회사가 많은 관리의료 시장에서 우세해짐
- 영리목적의 기관의 중요성의 증가됨
- 보험자는 제공자에 대한 권력을 증가시키고, 갈등이 생기고 제공자-보험자 계약이 종료됨

새로운 밀레니엄 시대 : 제공자 권력의 재출현
- HMOs의 중요성이 떨어짐
- 병원 시스템으로의 병원 통합과 보험자에게 이들에 지불을 더 많이 강요함
- 통합에 대한 반응으로 보험자는 몇몇 대형 국가 보험자로서 많은 시장에서 우세함
- 많은 전문의들이 단일과전문의 그룹을 형성함
- 전문의들이 병원에서 전문의-소유 센터로 선호하는 의료시술들을 이동시킴
- 일차의료분야의 위기 발생
- 병원-의사 관계가 유동적임
- 제약회사가 공격적으로 나타남
- 과잉과 결핍의 역설이 깊어짐

1990년대: 제공자-보험자 계약의 붕괴
THE 1990S: THE BREAKUP OF THE PROVIDER-INSURER PACT

1994년, Ryan의 사촌인 Pamela Neighbor는 변비에 걸렸다. 그해 초, 그녀의 법률회사는 Blue Cross HMO에서 보험료가 더 낮은 Apples a Day HMO로 전환하였다. 회사이 모든 직원들은 강제로 주치의사를 바꾸어야만 했다. Apple a Day는 Metropolitan 병원보다 낮은 요율을 가진 Crosstown 병원과만 계약을 하였고, 결과적으로 Metropolitan 병원은 환자를 잃게 되어 문을 닫게 되었다. Neighbor 양의 새로운 주치의는 대장암으로 진단하고, 그녀가 수술을 위해 Crosstown 병원에 입원할 수 있도록 하였다. 그 의사의 진료소는 최근 문을 닫은 Metropolitan 병원의 길 건너편에 있

다. 그녀는 검사를 받기 4일 전, 한 신문의 제1면 기사에서 Apples a Day와 Crosstown 병원의 계약이 성사되지 못했다고 발표되었다. 대장 내시경은 취소되었다. Pamela Neighbor는 앞으로 어떤 일이 벌어질지를 살피며 기다려야만 했다.

1990년대 미국 내 많은 대도시 지역, 일부 소도시 및 마을은 그들의 의료에 있어 대격변을 경험하게 되었다. 독립된 병원들이 병원 시스템(hospital system)으로 합병되기 시작하였다. 대부분 성숙된 관리의료 시장에서는 3~4개 정도의 보건의료 네트워크가 민간보험, Medicare 또는 Medicaid 내의 환자를 두고 경쟁을 하고 있었다. 선택계약은 구매자와 보험자들이 의료 제공자들에게 상환할 금액을 결정할 수 있게 하였다. 고용주들에게 높은 보험료를 요구하는 HMO는 계약을 성사시키지 못하였으며, 보험계약자들을 잃게 되었다. HMO로부터 높은 지급액을 요구하는 제공자들은 HMO 계약에서 배제되었으며, 많은 수의 환자들을 잃게 되었다.

선택계약은 보건의료의 패턴을 조직화하기 보다는 질서를 혼란케 하는 경향이 있다. 의사들은 하나의 HMO에서 환자를 받아 하나의 병원의 입원시키도록 강요하며, 또 다른 HMO 환자는 다른 병원으로 보내어 입원시키도록 한다. 임상진단검사, X-ray 촬영 및 일차진료의사의 가까운 전문 서비스는 때때로 의사의 환자 HMO와의 계약을 통해 보장되지 않으며, 이 때문에 의사는 환자를 다른 소도시에 있는 병원으로 전원시켜야만 할 때도 있다. 비극적인 결말을 맞았던 매우 잘 알려진 사례로, 세균성 뇌수막염에 걸린 6개월 된 영아의 부모는 그들의 계약된 HMO로부터 아이를 거의 65km 떨어진 병원으로 데려가라는 말을 들었고, 그 병원이 그들의 HMO와 계약을 한 병원이었지만, 가는 길에 그들은 몇몇 우수한 병원들을 지나쳐야만 했다(Anders, 1996).

1990대는 보건의료에서 구매자가 우세했던 시기이다. 연방정부는 1997년 제정된 균형예산법(the Balance Budget Act)의 엄격한 규정을 통해 Medicare의 인플레이션을 멈추었다. Medicare 지출에서 연간 평균 성장률은 1990년대 초반 12%에서 1999년 및 2000년에는 제로(Zero)로 하락하였다. 민간 분야에서는 고용주들이 HMO와 열심히 거래 교섭을 하였으며, 이로 인해 보험료의 연간 성장률은 1990년 13%에서 1995년과 1996년 3%로 감소하였다. 캘리포니아 주에서 고용주 구매자들은 HMO와의 협상을 위해 그들의 연합을 강화하였다. 대기업을 대신하여 40만 명의 고용인들을 위해 협상하는 Pacific Business Group on Health와 100만 명의 고용인들을 대표하는 California Public Employee Retirement System(CalPERS)은 1990년대에 HMO의 보험료를 낮추었다. HMO 가입은 1990년대 빠르게 성장하였으며, 1990년 4천만 명이었던 등록자 수가 1999년 8천만 명으로 증가하였다.

새로운 밀레니엄: 제공자 권력의 재출현
THE NEW MILLENNIUM: PROVIDER POWER RE-EMERGES

2005년, Pamela Neighbor는 건강이 좋았으며, 매해 대장암에 대해 추적관찰하기 위해 진료를 예약하였다. 그녀의 주치의가 일하는 IPA는 최근 파산상태에 이르러 문을 닫았다. Neighbor 양의 고용주는 직원들의 건강보험을 Apple a Day 보험회사의 HMO에서 Apple a Day PPO로 변경하였고, 이에 따라 환자들은 그 지역의 대부분의 의사들과 모든 병원에 대해 진료가 가능하게 되었다. Neighbor 양은 새로운 일차진료 의사를 찾기 어려웠고, 그녀가 누군가를 찾아냈을 때에는 이미 진료예약일로부터 수 주가 지난 뒤였다. 마침내 소화기내과 전문의 그룹이 운영하는 진단센터에서 대장 내시경 일정이 잡혔다. 그녀는 두 번째 대장암 진단을 받았고, 그녀의 일차진료의는 Crosstown 병원에 그녀를 입원시켰다. Neighbor 양은 병원에서는 그녀의 일차진료의를 볼 수 없었다. 4일간의 입원기간 동안 외과의와 병원전속의라고 불리는 봉직의사가 Neighbor 양을 진료하였다. Apple a Day는 Crosstown 병원에 7,200달러, 즉 1일당 1,800달러를 지불하였다.

21세기 첫 10년간은 다양한 경향, 즉 의료 제공자들의 반발, 의료시장의 강화, 전문의와 전문 서비스의 강력한 성장, 의사-병원간의 갈등의 고조, 일차진료의 위기 발생, 제약회사들에 대한 비난 증대 및 보험 미가입자 수와 충분한 보장을 받지 못하는 인구의 꾸준한 증가 등으로 특징지울 수가 있다.

제공자 반대 혁명 Provider Counter-Revolution

1990년대 중반, 대부분의 보건의료 분석가들은 엄격한 관리의료가 보건의료 제공자들보다 우세한 구매자와 보험자들과 함께 미국 내 보건의료의 새로운 패러다임이 될 것이라고 확신하였다. 그러나 2001년에 이르러 이러한 확신은 사라졌다(Robinson, 2001). 2000년부터 2010년까지 HMO에 등록한 보험가입 고용인들은 32%에서 19%로 감소되었으며, 오직 19%의 HMO만이 통합적 전달체계와 연계되어 있었다. 같은 기간 동안 PPO에 등록한 보험가입 고용인들은 30%에서 60%로 증가하였다(Claxton et al, 2010). 엄격한 관리의료는 비틀거리고 있었다.

21세기의 첫 10년간은 의료 제공자 반대혁명의 시대로 일컬어질 수 있다. 병원들은 병원 시스템으로 통합되었고, 보험자에게 높은 비용 인상을 요구하였다. 의사들은 엄격한 관리의료 계약에 난처함을 표현하기 시작하였다. 보건의료 제공자들과 보험자들 간의 협상은 점점 더 적대적으로 변해갔으며, 둘 중 한쪽은 종종 계약을 거부하였다. 많은 병원들과 제공자들이 건강보험의 협상에서 더 우위를 점하기 시작하면서 HMO는 고용주들에게 더 많은 보험료를 요구하는 것으로 변해갔다. 한 가계를 보장하기 위한 연간 보험료는 2000년 평균 6,000달러에서 2010년 거의 14,000달러가 되었으며, HMO와 PPO의 보험료는 사실 거의 차이를 보이지 않았다(Claxton et al, 2010). 구매자들은 HMO의 비용통제 능력에 신뢰를 잃어갔다.

동시에 개인들은 보건의료 비용의 더 큰 부담에 허덕여왔다. 의료보험에 가입한 직장인들의 20%는 개인보장을 위해 1,000달러 이상의 공제액을 지불하게 되었고, 이는 2006년에 비해 10% 증가한 수치이다. 높은 공제액을 요구하는 건강보험에 가입한 직장인들의 비율은 2006년 5%에서 2010년 13%로 증가하였다. 일반적으로 높은 공제액을 요구하는 건강보험에서 직장인들은 그들의 보험료로 3,000달러 이상과 4,000달러의 공제액을 지불한다(Claxton et al, 2010). 고용인들의 보건의료 비용에서 본인부담으로 지불하는 비율은 2004년에서 2007년 사이 34%로 증가하였다.

의료시장에서의 통합 Consolidation in the Health Care Market

1990년대의 첨예한 경쟁은 자신들의 협상력을 증진시키기 위해 서로 경쟁함으로써 보험자들과 제공자들의 통합을 자극하였다. 대규모 HMO는 소규모의 HMO를 매수하고 서로 합병하였다. 대부분의 주에서 3개의 대형 보험회사들이 시장의 60% 이상을 통제한다(Robinson, 2004). 이들 회사들은 일반적으로 HMO, PPO, 높은 공제액과 Medicare 어드밴티지 보험을 포함하는 다양한 상품들을 제공한다. 영리목적의 3개의 대형 보험회사는 3,400만 명의 등록자를 가진 Wellpoint와 3,200만 명의 United Healthcare, 1,800만 명의 Aetna이다.

제공자들 역시 서로 통합을 이루었다. 2001년에 이르러 병원들의 65%가 병원합동관리체제(multihospital system)이거나 네트워크의 구성원이 되었으며(Bazzoli, 2004), 비록 이러한 통합은 천천히 이루어지기는 했지만 2008년에도 계속되었다. 많은 도시에서 2개 혹은 3개의 경쟁력 있는 병원합동관리체제가 모든 병원을 포함하게 되었다. 통합이 일어난 후 지불자들은 지배적인 병원합동관리체제와 계약을 강요당함에 따라 병원 수가는 빠르게 증가하였다(Vogt, 2009). 점점 더 많은 전문의들이 단일과전문의 그룹(single-specialty group; 집단개원 형태의 한 유형)에 합류하였고, 몇몇 도시에서는 대부분의 심장내과 의사와 정형외과 전문의들이 하나의 지배 그룹에 속하게 되었다(Liebhaber and Grossman, 2007). 민간 일차진료와 전문의 진료는 시장에서 그들의 정치적 영향력을 확대하고자 하는 병원합동관리체계에 의해 귀속되었다(Iglehart, 2011).

이러한 통합은 기관들이 다른 기관의 인수와 시장 확대, 조직적 인프라 구축을 위한 자본의 증가를 추구함으로서 비영리단체로부터 투자자 소유의 "영리추구" 상태로 전환되는 것과 밀접한 관련이 있다. 1970년대 "의료산업복합체(medical-industrial complex)"의 성장과 함께 영리추구 기업들은 수십 년간 의료계에서 두드러진 역할을 담당하였다(Relman, 2007). 1990년 영리추구 기업들은 보건의료 서비스와 의료시설의 35~40% 정도를 소유하였으며, 1990년대 동안 그들의 영향력을 확장시켰다. 1994년 초대형 10개의 HMO 중 9개가 영리법인이었다. HMO 주식은 1990년대 초 급등하였으며, 경영진들은 막대한 보상 패키지를 제공받았다(Anders, 1996). 1990년 이미 77%의 너싱홈과 50%의 가정간호기관(home health agency)이 영리를 추구하는 단체가 되었다. 비록 몇몇 재정적 문제사건으로 인해 이러한 추세가 하향곡선의 경향을 보이지만, 1993년과 1996년 사이에도 100개 이상의 비영리병원이 영리병원 체인에 의해 인수되었다. 영리병원은 자선진료도 덜하고, Medicaid 환자를 적게 보며, 비싼 입원료를 청구하고, 비영리병원에 비해 의료의 질도 낮다(Relman, 2007). 그러나 2009년에 이르러 대부분의 전문병원과 영상의학센터 및 외래수술센터를 투자자들이 소유하게 되었다(Relman, 2007).

▶ 수익 추구와 전문가 및 전문 서비스 권력의 성장

The Quest for Profitability and the Growing Power of Specialists and Specialty Services

병원, 의사 및 기타 제공자들이 재정적 인센티브에 반응하는 것은 사실 새로운 현상은 아니다. 제5장에서 논의한 바와 같이 시술중심의 전문진료를 위한 높은 수익성을 가진 제3지불자 방식이 의사인력을 일차의료가 아닌 분야로 쏠리게 하며, 삼차진료 시설을 갖춘 병원으로 몰리게 하는 가장 중요한 요인들 중의 하나이다. 그러나 21세기 미국의 보건의료는 수익을 위해 한 우물만을 파는 경향이 있고, 이것은 전문 직업관과 지역사회 서비스라는 전통적인 개념을 위협하고 있다. 이러한 경향의 상징은 영리목적의 병원과 전체 또는 부분적으로 전문의들이 소유하는 전문병원들의 출현을 통해 나타난다. 2010년 현재, 미국에는 265개의 이러한 병원들이 있고 이들은 심장내과와 정형외과와 같은—보상을 잘 받을 수 있는 서비스 계열—의료 서비스에 국한하여 주로 제공하고 있다(Perry, 2010). 의사 소유의 이러한 병원들은 재정적으로 이중 이득을 취할 수 있는데, 하나는 그들이 제공한 서비스에 대한 직접적인 수입이고, 다른 하나는 그들의 병원 수익에서 나오는 부분이다. 더욱이 의사 소유주들은 보험-보장이 잘 되어 있는 환자들을 비영리병원에서 자신 소유의 영리목적의 전문병원으로 잘 연계할 수 있다. 실례를 들면, 16명의 흉부외과 전문의와 심장내과 의사들은 대학병원에서 심장질환 환자만을 전문으로 보는 새로운 병원으로 이동시켰다. 대학병원에서 수행한 심장수술은 2002년부터 2004년까지 600건 이상에서 200건 미만으로 감소되었고, 결과적으로 총소득에서 1,200만 달러의 손실이 발생했다. 보험 보장이 되지 않는 환자들은 계속해서 대학병원에서 심장시술을 받았다(Iglehart, 2005). 전체 지역사회의 측면에서 심장전문병원이 생기면서 관상동맥재건술(관상동맥회로이식술과 혈관성형술)의 시행빈도가 증가하게 되었으나 이 모든 시술의 증가가 의학적으로 적절한지에 대한 의문이 발생하였다(Nallamothu et al., 2007). 전문병원들과 관련된 이러한 문제들 때문에 2010년 건강보험 개혁법이 Medicare 지불을 받는데 있어 새로운 전문병원들에 제한을 가하였다(Perry, 2010).

유사한 재정적 인센티브는 전문의들이 수천 개의 자기 소유의 외래수술, 진단, 영상센터를 세우도록 유인하였다. 점점 더 수익성 높은 서비스들이—백내장 수술과 정형외과 시술, 대장내시경과 같은 진단검사 및 CT 또는 MRI와 같은 영상촬영—병원의 시설로부터 의사 소유의 외래 센터로 이동하고 있다. 전문병원과 함께 의사들은 자신이 직접 제공하는 서비스와 시설의 수익을 이중으로 얻을 수 있다. 과거 종합병원이 이러한 시술들을 통해 상당한 수익을 벌었기 때문에 이러한 현상은 병원과 전문의 간의 주요 갈등의 요인이 되었다(Berenson et al., 2006b). 의사가 자신이 소유한 센터로 환자를 의뢰하여 영상촬영을 받도록 하는 일반적 행위는 영상 서비스 양의 증가, 비용의 증가 및 환자의 불필요한 방사능 노출과 관련이 있다(Sunshine and Bhargavan, 2010).

단일과전문의 그룹들은 1990년대 후반에 크게 성장하였다. 이러한 성장의 주요 원동력은 2가지이다. (1) 조직화된 전문의들의 힘이 일 지역의 시장에서 권력을 가지게 되면서 보험자들로부터 높은 상환률을 협상할 수 있게 된 점, (2) 전문의 소유의 수술, 진단, 영상센터에 투자할 수 있는 자본을 같이 가져올 수 있게 된 점. 이러한 경향의 결과로 인해 시술이나 영상검사를 제공하는 전문의들의 수입이 일차진료 분야에 종사하는 의사들의 수입을 크게 앞지르게 되었다(Bodenheim et al., 2007). 일차진료의를 포함하고 있고 질 평가에서 최고의 평가를 받은 집단개원 그룹(multispecialty group)은 부분적으로 발전하지 못하는데, 그 이유는 집단개원 그룹에서의 전문의들은 그들의 높은 수입보다 적은 지불을 받는 일차진료 의사와 그 몫을 나누어야 하기 때문이다(Casalino et al., 2004; Mehrotra et al., 2006).

비영리 지역 병원에서는 이러한 경쟁에 반응하여 전문의와 의사 및 보험가입된 환자들을 병원에 유치하기 위한 "전문 서비스 라인(specialty service line)"을 만들었다. 이러한 수익성 있는 서비스 라인을 수용하도록 병원들은 전통적인 내외과 병동의 중요성을 덜 강조하고 있다. 병원이 비영리 지역 병원이든, 영리 병원이든, 의사 소유의 전문 병원이든지 여부에 관계없이 병실을 장기이식이나 척추 수술을 받는 환자로 채우는 것이 같은 병실을 폐렴이나 신부전을 앓는 노인환자로 채우는 것보다 훨씬 더 경제적으로 이득이 된다. 병원의 전략은 지역사회에 가장 필요한 서비스를 제공하는 방법보다 가장 수익이 높은 서비스 라인을 최대화하는 방법에 점점 더 초점을 맞추고 있다(Berenson et al. 2006a).

이러한 상황이 복잡해지는 것은 병원이 지역사회 서비스를 위해 의사들에게 요구할 수 있는 능력이 약해졌다는 것이다. 외과의사, 심장내과의사, 소화기내과의사, 안과의사 및 영상의학과 의사들은 병원에 발을 들이지 않고 자신의 소유인 외래 센터에서 핵심적인 업무을 통해 성공적으로 의료기관을 운영하고 있다. 이러한 전문의들은 더 이상 병원을 필요로 하지 않기 때문에 병원 응급실이나 중환자실에서 응급 콜을 받는 것에 책임감을 갖지 않는다. 병원은 야간에 응급실 당직을 하는 전문의에게 많은 돈을 지불하고, 이전에는 병원의 의료요원이 하던 일을 대신할 수 있는 전문의를 고용하고 있다. 지역사회 병원에서 의사들이 이탈한 것은 비단 전문의에게만 국한된 문제는 아니다. 병원전속의(hospitalist) 이동의 결과로 많은 일차진료의들도 더 이상 병원에서 볼 수 없게 되었다. 병원전속의는 입원한 환자를 돌보는 전문화된 의사들이다. 대부분은 병원 또는 병원 시스템에 의해서 고용된 사람들이다. 다른 사람들은 병원전속의를 병원에 공급하기로 계약한 단일과전문의 병원 그룹과의 일원들이다. 병원전속의는 미국의 의료 역사상 가장 빠르게 성장한 전문직으로 1997년 500명의 병원전속의가 2010년에는 3,000명으로 배가되었다.

수익을 쫓다보니 미국에서는 의사의 노동력에 있어 일차의료의와 전문의 간의 수급 균형이 더욱 악화되었다. 2007년에는 미국의 의과대학 졸업생 중에서 7%만이 일차진료의가 될 것으로 보여, 이렇게 가다가는 2020년에는 일차진료의가 40,000명 정도 부족할 것으로 예상된다. Nurse practitioner와 physician assistant는 이러한 부족현상을 완화시켜 주긴 하지만 그들의 숫자도 이러한 문제를 해결하기 위해서는 충분하지 않다. 결과적으로 환자들은 적절한 시간에 일차진료의를 만나기 더 어려워졌고, 새로운 일차진료의도 찾기 어려워졌다. 비록 일차진료 분야에 대한 인기가 떨어진 것은 여러 가지 원인이 있지만 일차진료 분야와 전문진료 분야에 있어 점점 더 벌어지는 수익의 차이가 미국 의대 졸업생들과 전공의들이—이들 중 많은 수가 15만 달러 이상의 개인 빚을 지고 있다—일차진료의로서의 경력에 등을 돌리는 이유이다(Bodenheimer and Pham 2010).

이러한 경향은 미국의 보건의료가 일차진료 및 지역사회 기반 모델에서 더 멀어지게 하고 있다. 이러한 추세가 계속되면서 여러 가지 근거들이 대중의 건강에 상응하는 이득없이 지속적으로 보건의료 비용의 인플레이션을 조장할 것이라고 예측한다. 미국에서 잘 기능하는 제도를 만들기 위해 가져야 할 가치기준은 재정적 인센티브를 재편성하기 위해 보건의료에서 투자자—소유 기업의 역할을 재고할 필요성과 아울러 주요한 지불정책의 개혁이다.

비판 하에 제약산업의 도래 The Pharmaceutical Industry Comes Under Criticism

구매자, 보험자 및 제공자들 사이에서 보건의료의 주요 공급자인 제약회사를 잡기 위한 갈등이 증가하고 있다. 1988년에 처방약물이 국가 보건의료 지출에서 차지하는 비율은 5.5% 정도였다. 약값의 71%는 개별환자 본인부담으로 채워졌고, 단지 18%만이 민간 건강보험을 통해 지불되어 이는 보험자들에게는 작은 영향을 줄 뿐이었다. 이와 비교할 때 2009년 처방약 비용이 전체 보건의료지출에서 10.1%로 올랐고 이중에서 단지 2%만이 개인의 부담이었으며, 그 나머지는 고용주, 보험자 및 정부 구매자들에 의해 지불되었다. 노인들의 증가하는 약제비용이 국가의 가장 주요한 이슈가 되었다. 이는 비싼 약값과 높은 이윤 때문에 제약산업이 대중의 제1의 적이 되었다(Spatz, 2010).

몇 년 동안 제약회사는 미국에서 가장 수익성이 높은 산업으로써 총 수입의 20% 가까이 세금을 낸 후에도 순수익을 거두었으며(2008년 19.3%), 이는 다른 500개 포춘기업이 5%를 차지하는 것과 비교되는 부분이다. 제약회사는 높은 약값은 신약 개발을 위한 연구에 투자하고 있기 때문이라고 정당화하고 있으나, 국가과학재단(National Science Foundation)은 제약산업이 주장하는 것의 절반 정도만 사실 연구개발비(R&D)에 소비하고 있다고 발표하였다(Congressional Budget Office, 2006). 가장 큰 제약회사의 R&D는 2002년에 총 수입의 14%를 소비하였고, 오히려 마케팅과 행정관리에 33%를 사용하였으며, 이는 세금을 제외한 수입에 대해 21%를 차지하였다(Reinhardt, 2004). 다른 나라와 다르게 미국 정부는 약값을 규제하지 않는데, 이는 제약회사의 로비의 결과이며, 2003년에 통과한 Medicare 처방약 급여법(Medicare prescription drug coverage law)은 정부가 약값을 규제하는 것을 금지시켰다(제2장 참조). 2006년에서 2008년 동안 보건산업은 다른 산업에 비해 더 많은 돈을 로비에 사용하였고, 제약회사가 이러한 보건산업에 있어 가장 큰 기여자이기도 하다(Steinbrook, 2008).

신약(new brand-name)을 개발하는 제약회사는 특허권을 신청한 이후로부터 20년 동안 특허를 유지할 수 있으며, 이 기간 동안에는 다른 회사는 같은 약을 생산할 수가 없다. 특허권이 만료되면, 낮은 가격에 같은 약을 판매할 수 있는 제네릭 약(generic drug)이 경쟁을 할 수 있게 된다. 일부 제약회사들은 그들 신약의 특허기간을 연장하기 위해 비용이 많이 드는 법정 싸움을 하고 있고, 제네릭 생산 제약회사가 제네릭 대체약에 대해 홍보하지 못하도록 많은 비용을 쓰고 있다(Stolberg and Gerth, 2000; Hall, 2001). 게다가 제약회사는 의사들과 환자들에게 상품명의 제품을 사용하도록 설득하는 데 2007년에만 70억 달러를 사용하였고, 이 금액은 영업사원이 의사 방문, 신문광고 또는 학술대회의 후원 등이며, 추가적으로 40억 달러는 직접 소비자에게 전달하는 텔레비전 광고에 사용되었다(Kaiser Family Foundation, 2010). 식품의약품안전청(Federal Food and Drug administration; FDA)은 제약회사에게 부작용을 최소화하고 효과를 과장하는 내용을 포함한 위해 광고에 대해 수백 통이 넘는 공문을 보냈다(Donogue et al., 2007). 의사 5명 중 4명은 제약회사와 선물에서부터 회사 이익를 대변하는 유료 강의의 범위까지 다양한 유형의 금전적인 관계를 맺고 있다. 이러한 의사-회사 간의 관계는 의사가 가장 비싸고 안전성이 아직 적절히 평가되지 않은 신약을 처방하는 데 영향을 주고 있다(Campell, 2007). 제약회사는 의과대학 교수들이 법인 이사회(Corporate boards)에 참여하는 데 수십에서 수천 달러의 비용을 지불한다(Lo, 2010).

처방약물의 효능을 결정하기 위한 대부분의 임상시험이 제약회사의 기금지원을 통해 이루어지며, 이러한 임상시험은 산업에 의해 지원을 받지 않은 것보다 그 결과를 지원받은 회사가 선호하는 결과를 내놓을 확률이 크다(Bero, 2007). 그러나 의사들은 이러한 임상시험을 바탕으로 치료에 대한 의사결정을 하고, 이러한 것은 더 나아가 임상진료지침에 영향을 미칠 수 있다. 임상진료지침의 저자들은 때때로 제약회사와 종종 연관되어 있다(Abramson and Starfield, 2005). 2006년부터 2010년 동안 최소 18개의 새로운 약이 시장에서 퇴출되었는데 그 이유는 심각한 부작용 때문이다. 몇몇 사례를 보면, 제조사들은 이러한 부작용을 알고 있었지만 이를 FDA와 대중들에게 숨겼으며, 다른 사례에서는 FDA가 이러한 근거를 무시했기 때문이었다. 사실 약의 권고안을 승인하는 FDA 위원회의 위원들 중 몇몇은 제약회사와 관련이 있고 이들 중 몇 명은 종종 이 과정에서 배제되지 않는다(Angell, 2004).

이러한 폭로는 의학전문가와 대중들이 제약회사의 이미지를 부패하게 보는 시선이 되게 한다. 민간 보험회사는 상품명의 약보다 더 낮은 비용부담을 주는 제네릭을 주로 사용하게 하는 약 처방전을 만들어서 가장 효과적으로 제약회사의 전략에 반응하고 있다. 이러한 결과로 2009년 미국 내 모든 처방약의 75%가 제네릭 약품이었다(Spatz, 2010). 이러한 추세는 약값의 증가 추세를 늦추게 하였다. 그러나 일부 상품명의 제약회사들이 제네릭 약의 생산을 시작하였고, 제네릭 산업도 소규모 회사에서 대형 회사들로 합병하기 시작하였다. 이러한 추세는 지금까지는 제네릭 약값이 현재 상품명 약값보다는 낮지만 향후 더 상승될 것이라는 점을 예상해 볼 수 있다.

도전과제 THE CHALLENGE

보건의료 시스템은 구매자, 보험자, 제공자와 공급자간의 불안정한 일련의 권력관계에 의해 좌우되어져 왔다. 이들 중 어느 하나의 요소가 얼마 간 중심에 머물게 되면, 다른 요소에 의해 다시 구석으로 몰리게 된다. 어떤 주체가 도시마다 다른 다양한 방법을 가져다 차입자본을 가질 수 있는지는 누가 더 큰 기관으로 통합되는가에 따라 달라진다. 더 큰 기관이 더 많은 돈을 받기 위해 요구하거나(공급자와 제공자의 경우에서) 돈을 덜 지불하는 결과를 얻기도 한다. 환자는 이러한 강력한 기관들의 재량권에 좌우되어 보건의료 비용이 오르는 만큼 개인이 그 비용을 더 많이 부담하는 것을 지속할 뿐이다.

보험의 보장범위와 접근에 있어 불평등은 계속되고 있으며, 비용통제는 어려운 실정이다. 2010년 건강보험 개혁 법안이 접근성을 향상시키고 가격을 통제하는 문제를 성공적으로 다룰 지는 더 두고 봐야 할 일이다. 돈을 만드는 동기는 전문의사, 영리 또는 비영리 병원, 보험자나 제약회사든지에 관계없이 점점 더 보건의료에서 무슨 일이 발생되는가에 따라 결정된다. 의사들에 있어 경제적인 동기는 환자의 복지를 생각하는 전문직업 의식에 대한 개념과 충돌하게 된다. 모든 보건의료 전문가들의 선행의 원칙, 악행금지의 원칙, 환자의 자기결정권 및 분배정의의 원칙과 같은 윤리적 원리들이 21세기를 사는 미국 보건의료의 21세기의 이익중심적인 환경에서 매일 시험을 받고 있다.

제1장에서 과잉과 부족의 역설에 대해 소개하였다. 어떤 사람들은 지나치게 많은 의료를 제공받는 것에 비해 어떤 사람들은 너무 적게 의료를 제공받고 있는데, 이는 낭비이며 위해한 것이다. 21세기의 첫 10년간은 이러한 역설이 더 심해졌고, 보험 미가입자의 수가 4,000만 명에서 5,000만 명으로 증가하였으며, 이 기간 동안 자신의 병원을 소유한 전문의의 수가 증가하면서 이는 값비싸고 적절하지 못한 시술의 증가로 나타났다(Brownlee, 2007; Welch et al, 2011). 이러한 역설을 극복하는 것이 미국 보건의료 시스템이 직면한 가장 기초적인 도전과제로 남아 있다.

참고문헌 REFERENCES

Abramson J, Starfield B. The effect of conflict of interest on biomedical research and clinical practice guidelines. *J Am Board Fam Pract.* 2005;18:414.

Anders G. *Health Against Wealth: HMOs and the Breakdown of Medical Trust.* Boston, MA: Houghton Miffl in Company; 1996.

Angell M. *The Truth About the Drug Companies.* New York: Random House; 2004.

Bazzoli G. The corporatization of American hospitals. *J Health Polit Policy Law.* 2004;29:885.

Berenson RA et al. Specialty service lines: Salvos in the new medical arms race. *Health Affairs Web Exclusive*. 2006a; 25(5):w337.

Berenson RA et al. Hospital?-physician relations: Cooperation, competition, or separation? *Health Aff Web Exclusive*. 2006b;26(1):w31.

Bergthold L. *Purchasing Power in Health*. New Brunswick, NJ: Rutgers University Press; 1990.

Bergthold L. The fat kid on the seesaw: American business and health care cost containment, 1970-1990. *Annu Rev Public Health*. 1991;12:157.

Bero L et al. Factors associated with fi ndings of published trials of drug-drug comparisons. *PLoS Med*. 2007;4:e184.

Bodenheimer T et al. The primary care-specialty income gap: Why it matters. *Ann Intern Med*. 2007;146:301.

Bodenheimer T, Pham HH. Primary care: Current problems and proposed solutions. *Health Aff*. 2010;29:799.

Brownlee S. Overtreated. *Why Too Much Medicine Is Making Us Sicker and Poorer*. New York, NY: Bloomsbury; 2007.

Campbell EG. Doctors and drug companies—scrutinizing influential relationships. *N Engl J Med*. 2007;357:1796.

Cantor JC et al. Business leaders' views on American health care. *Health Aff*. 1991;10(1):98.

Casalino L et al. Growth of single-specialty medical groups. *Health Aff*. 2004;23(2):82.

Claxton G et al. Health benefi ts in 2010: Premiums rise modestly, workers pay more toward coverage. *Health Aff*. 2010;29:1942.

Congressional Budget Office. *Research and Development in the Pharmaceutical Industry*. 2006. www.cbo.gov/ ftpdocs/76xx/doc7615/10-02-DrugR-D.pdf. Accessed November 26, 2011.

Davis MH, Burner ST. Three decades of Medicare: What the numbers tell us. *Health Aff*. 1995;14(4):231.

Donohue JM et al. A decade of direct-to-consumer advertising of prescription drugs. *N Engl J Med*. 2007;357:673.

Gabel JR et al. Trends in underinsurance and the afford-ability of employer coverage, 2004-2007. *Health Aff*. 2009;28:w595.

Hall SS. Prescription for profi t. *New York Times Magazine*. March 11, 2001.

Iglehart JK. The emergence of physician-owned specialty hospitals. *N Engl J Med*. 2005;352:78.

Iglehart JK. Doctor-workers of the world, unite! *Health Aff*. 2011;30:556.

Kaiser Family Foundation. Prescription drug trends, 2010. www.kff.org.

Kennedy P. *The Rise and Fall of the Great Powers*. New York: Random House; 1987.

Kuttner R. *Revolt of the Haves*. New York, NY: Simon & Schuster; 1980.

Law SA. *Blue Cross: What Went Wrong?* New Haven, CT: Yale University Press; 1974.

Liebhaber A, Grossman JM. Physicians moving to mid-sized, single-specialty practices. Tracking Report No. 18. Washington, DC: Center for Studying Health System Change; August 2007.

Light DW, Warburton R. Demythologizing the high costs of pharmaceutical research. *Biosocieties*. 2011;6:34.

Lo B. Serving two masters—conflicts of interest in academic medicine. *N Engl J Med*. 2010;362:669.

Mehrotra A et al. Do integrated medical groups provide higher-quality medical care than individual practice associations? *Ann Intern Med*. 2006;145:826.

Nallamothu BK et al. Opening of specialty cardiac hospitals and use of coronary revascularization in Medicare benefi-ciaries. *JAMA*. 2007;297:962.

Perry JE. A mortal wound for physician-owned specialty hospitals? 2010. www.academia.edu.

Reinhardt UE. Reorganizing the fi nancial fl ows in US health care. *Health Aff*. 1993;12(suppl):172.

Reinhardt UE. An information infrastructure for the pharmaceutical market. *Health Aff*. 2004;23(1):107.

Relman AS. *A Second Opinion. Rescuing America's Health Care*. New York, NY: Public Affairs; 2007.

Relman AS. The health reform we need & are not getting. *New York Rev Books*. 2009;56(11):38.

Robinson JC. The end of managed care. *JAMA*. 2001;285:2622.

Robinson JC. Consolidation and the transformation of competition in health insurance. *Health Aff*. 2004;23(6):11.

Smith MD et al. Taking the public's pulse on health system reform. *Health Aff*. 1992;11(2):125.

Spatz ID. Health reform accelerates changes in the pharmaceutical industry. *Health Aff*. 2010;29:1331.

Starr P. *The Social Transformation of American Medicine*. New York: Basic Books; 1982.

Steinbrook R. Campaign contributions, lobbying, and the US health sector. *N Engl J Med*. 2008;359:1313.

Stolberg SG, Gerth J. How companies stall generics and keep themselves healthy. *NY Times*. 2000.

Sunshine J, Bhargavan M. The practice of imaging self-referral doesn't produce much one-stop service. *Health Aff*. 2010;29:2237.

Vogt WB. *Hospital Market Consolidation: Trends and Consequences*. National Institute for Health Care Management. November 2009. http://nihcm.org/pdf/EV-Vogt_FINAL. pdf. Accessed November 26, 2011.

Welch HG et al. *Overdiagnosed. Making People Sick in the Pursuit of Health*. Boston, MA: Beacon Press; 2011.

17 결론: 갈등과 도전

Conclusion: Tensions and Challenges

완벽한 보건의료 시스템은 마치 완전한 건강과 같다.—숭고한 염원이지만 달성할 수는 없다. 이전 단원들에서 우리는 보건의료 정책 형성에 포함되어야 할 많은 기본적인 쟁점들과 원칙들에 대해 논의하였다. 되풀이 되는 핵심 논지는 "마법의 해결책(magic bullet)"은 손에 잡을 수 없다는 것이다. 제2장에서 언급한 것과 같이, 정책은 현재 문제에 대한 해결책을 찾고, 이것이 또 새로운 해결책을 필요로 하는 문제를 발생시키는 순환적 과정 안에서 진화하는 경향이 있다. 정책의 변화로 의료 서비스에 대한 불충분한 접근성과 같은 절박한 문제가 어느 정도 해소될 수는 있지만, 이는 때때로 보건의료 비용의 증가를 부추기는 것과 같은 다양한 부작용을 또한 일으킬 수 있다.

모든 보건의료 시스템, 즉 건강의 향상, 비용 통제, 자원 할당의 우선순위, 의료 서비스의 질 강화 그리고 의료 서비스의 균등한 분배 등은 같은 도전에 직면해 있다.. 이러한 도전들은 보건의료 시스템에서 발생하는 다양한 갈등에 대한 관리를 필요로 한다(O' Neil and Seifer, 1995). 건강정책의 목적은 최적의 보건의료 시스템을 만들어 낼 수 있는 평형상태를 찾는 것이다.

Dr. Madeleine Longview는 중환자 의학과(critical care medicine)의 의국장으로, 대형 지방 병원의 집중치료실을 관리한다. 새벽 5시 30분, 중환자 관리팀(intensive care unit team)은 마침내 복부와 흉부에 총상을 입고 전날 저녁 입원한 15살 환자의 상태를 안정시켰다. Dr. Longview는 간호사실에 앉아 집중치료실의 다른 환자들을 살펴보았다: 요로감염으로 인해 패혈증에 빠져 요양원에서 실려온 91세 노인 환자, 자살 목적으로 먹은 약 때문에 호흡 쇼크폐(shock lung)로 입원한 50세 남자 환자, 그리고 두 번째 신장이식이 거부반응을 일으킨 32세 여자 루푸스 환자. Dr. Longview는 개인적으로 이들 환자 모두를 돌보는 것에 대해 책임을 느꼈다. 그녀는 그들 모두가 살 수 있도록 최선을 다하겠다고 스스로에게 다짐했다.

Dr. Longview가 집중치료실 창 밖을 바라보았을 때 먼동이 터오는 가운데 병원 주위의 아파트들이 모습을 드러내었다. 그녀는 이런 생각을 했다. 다음은 어느 거리에서 총격 사건이나 가정폭력이 발생하게 될까? 어느 집 창문의 커튼이 탈수되고 움직이지 못하는 상태로 바닥에 쓰러져 누군가 그를 발견하고 응급실에 데려가 주기를 기다리며 집에 틀어박혀 있는 노인을 숨기고 있을까? 어느 날 예방접종을 받지 않은 이웃의 아이들 중 누가 뇌수막염(meningitis)으로 축 늘어져 집중치료실에 들어올 것인가? 어떤 방에서 누군가가 그 날 첫 담배에 불을 붙이고 있을까? Dr. Longview는 그녀 주위를 둘러싼 병상에 누워 있는 환자들 뿐 아니라 환자가 될 모든 사람들

표 17-1. 보건의료에서의 주요 갈등

개별 환자들의 건강	대중의 건강
삼차의료	일차의료
급성 치료	만성 및 예방치료
의료비용에 대한 지각 없음	비용 자각
의료에 대한 무한한 기대	가능성 있는 의료의 제공
개별 의사들	조직화된 보건의료 팀
전문적 관리	통합된 관리
시장 경쟁력	정부의 규제
분배의 불공평성	공정한 분배

Source: Data from O'Nell E, Seifer S. Health care reform and medical education: Forces towards generalism. Acad Med: 1995;70:537.

에 대해서도 왠지 모를 책임감을 느꼈다. 이렇게 잠 못 이루는 당직 날의 밤이 지나간 후 집중치료실에서 자신이 하는 모든 일의 가치에 대한 의구심이 그녀의 머릿속에 슬며시 생겨나기 시작했다. 그녀는 집중치료실 문을 닫고 모든 돈을 지역 내 공중보건 간호사를 고용하는 데 사용하거나 주변의 시설 좋은 문법 학교를 세우는 데 투자하는 상상을 해보았다. 그러나 만약 그렇게 된다면, 지금 당장 그녀의 도움이 필요한 환자들에게 어떤 일이 일어나게 될까?

의사와 다른 의료 제공자들에게 영향을 주는 가장 근본적인 갈등 중의 하나는 개별 환자를 치료하는 것과 더 큰 지역 또는 집단의 건강을 돌보는 것 사이의 갈등이다. 보건의료 정책을 수립하는 데 있어 가장 중요한 결정—보건의료 자원의 할당, 건강과 질병의 사회적 맥락에 대한 이해, 예방과 공중보건에서의 활동 강화—을 내려야 하는 많은 부분은 인구 전체의 건강을 달성할 수 있도록 의사들의 시각을 넓히는 데 달려 있다. 의사와 다른 임상의는 자신의 책임 하에 있는 환자 개개인을 돌보는 윤리적인 의무를 준수하면서 이러한 넓은 관점을 가져야 할 필요성이 대두되고 있다. Dr. Longview처럼 전체 보건의료 시스템은 급성질환과 예방 및 만성질환 서비스에 대한 의료공급의 적절한 균형을 찾기 위해 노력하고 있을 뿐 아니라 일차의료와 삼차진료 수준과의 올바른 균형을 유지하려고 애쓰고 있다. Dr. Longview에게 모든 집중치료실의 문을 닫고 중환자의학 세부 전문의를 보건의료 시스템에서 모두 쫓아내라고 하는 사람은 없을 것이다. 그러나 아직 많은 사람들은 미국의 보건의료제도가 일차진료의 측면에서 볼 때 일차의료에서 삼차진료의 끝이 너무 멀리 떨어져 있다는 데 동의할 것이다.

Dr. Tom Ransom은 환자 Zed의 복통과 식욕감소에 대한 자세한 문진, 신체검사, 혈액검사 및 복부초음파 등을 포함한 정밀검사를 통해 그가 생각하기에 합리적으로 필요한 모든 것을 수행하였다고 생각했다. 모든 검사결과는 정상이었다. Dr. Ransom은 Zed에게 증상을 세밀히 살펴보기 위해 더 검사를 해봐야 할 것 같다고 말하였다. Zed는 Dr. Ransom에게 복부 CT 스캔을 받고 싶다고 하였다. 자신과 유사한 증상이 있었던 그의 사촌이 결국 이런 통증을 호소하고 1년이 지나 진행성 림프종(lymphoma)으로 진단받았다고 하였다.

Dr. Ransom은 난감했다. 그는 CT 스캔을 찍어 판단할 만큼 Zed의 복부 증상이 심한 병리적 변화를 가질 가능성이 있다고 생각하지 않았기 때문이었다. 그는 CT 스캔을 처방할 수는 있었으나 비용 문제가 있었다. Zed의 보험이 행위별 수가보험(fee-for-service plan)인지, 아니면 인두제 기반(capitated basis)으로 지불할 수 있는지, Dr. Ransom이 모든 영상의학 검사를 처방할 경우 재정적 위기에 처할 수 있게 하는 HMO(health maintenance organization) 중의 하나인지에 대해 기억할 수 없었다. 그는 Zed에게 보험 종류를 물었으나 그의 임상적 판단을 방해하는 경제적 고려가 허용되어야 한다는 생각에 양심의 가책을 느꼈다.

가능성 있는 유익한 치료를 받고자 하는 환자들의 열

망(많은 실례에서, 기대감)과 동시에 보건의료 재정의 무제한적 양적 소비를 하는 구매자로서의 무관심은 모든 의료 제공자와 보건의료 시스템에게 많은 부담을 발생시켰다. 의사들이 의학적 판단을 할 때 비용에 대한 통합적 고려를 해야 하는 상황이 점점 증가되고 있다. 개별 환자들에게 제공하는 의사들의 역량을 지나치게 방해하지 않고 사회적으로 적절하게 반응하면서 비용에 대한 의사의 책임을 촉진시킬 수 있는 최선의 방법이 무엇인지에 대해 논의를 지속해야 할 것이다. 의료비용을 통제하기 위해서 의사들을 개별 재무 리스크(financial risk)에 올리는 지불방식을 사용하는 것이 필요한 것일까? 의사나 다른 의료 제공자가 실무에서 좀 더 비용을 인식할 수 있는 보다 광범위한 방법이 있는 것일까? 만약 Zed가 CT 스캔을 찍지 못한다면 고통스러운 비용 통제일까 그렇지 않은 비용 절감일까?

Dr. Melvin Steadman이 은퇴하던 날 밤, 그는 그의 아들인 Dr. Kevin Steadman과 함께 과거를 회상하였다. 아버지 Dr. Steadman은 같은 지역에서 40년 넘게 진료해 온 유일한 소아청소년과 의사였다. 그의 전문 분야에서 알려진 독보적인 전문가는 자기 자신이었다. 그는 지역 의료협회의 장으로 일하였고, 지역병원의 특수 소아병동을 설립하는 데 앞장섰으며, 의사들이 병원 진료권한을 유지하기 하기 위해서는 과외의 보수교육을 받아야 함을 요구하는 병원정책의 개정을 시도하고 통과시켜 동료 의사들의 반감을 사기도 하였다. Melvin은 절대 은퇴하지 않겠다고 맹세했었으며, 또한 보험회사가 진료 수행하는 방법에 대해 간섭하는 것을 결코 허용하지 않겠다고 다짐했었다. 그는 어떤 관리의료 계약에도 서명하지 않고 거절하였다. 그러나 점점 환자가 줄어드는 현실에 직면하였고, 그는 결국 퇴직하기로 결정하였다.

그의 아들 Kevin 역시 소아청소년과 의사로, 최근 그 지역에 의원을 개업한 대규모 영리 집단개원 그룹(large for-profit multispecialty group)에 속한 의사로서 일하고 있다. Kevin은 자신이 잠자리에 든 이후에도 아버지가 퇴근을 하지 못하고 일하셨던 수 많은 밤들을 기억하고 있다. 집단개원 그룹에 속한 의사로서 Kevin의 근무시간은 더 규칙적이며, 2달에 한 번씩 주말에만 당직을 선다. 그는 의료에 대한 그의 아버지의 접근방법이 여러 가지 측면에서 구식이라고 생각한다.—환자들에 대해 지나치게 권위적이고, 또한 자신과 함께 일하는 소아 NP(nurse practitioners)들을 불합리하게 무시하는 처사와 같은 것이 그 예들이다. 그러나 그의 아버지의 직업적 독립성에 대해서 만큼만은 부러운 마음을 가지고 있다. 이번 주 집단개원 그룹에서는 Kevin에게 그의 시간을 둘로 나누어 현재 진료소와 아울러 곧 개업하게 될 교외의 쇼핑몰에 있는 새로운 진료소에서도 근무하게 될 것이라고 통보하였다. 새로운 진료소에서의 그의 근무일정은 시간을 두고 환자 상태를 파악하도록 허용하는, 지각의 지속성을 권장하는 그의 진료 특성보다는 10분 간격의 진료를 하도록 제한할 것이다.

이전에는 독립된 개별 의사들에 의한 전문가적 모델(professional model)에 따라 운영되었던 보건의료 시스템이 지금은 경영자에 의해 운영되는 대형 조직이 특징인 기업 모델로 이동하고 있다. 기업 독자성의 역할이 확대됨에 따라 환자들과 지역사회에 대한 전통적인 책임의식은 주주에 대한 새로운 의무와 함께 경쟁하게 되었다. 권력의 역학관계는 의료전문가의 우월적 위치에 도전하는 보험회사와 조직적인 구매자들과 함께 지속적으로 변화하고 있다. 다학제적 전문 집단개원(multidisciplinary group practice)으로의 전환은 보건의료 전문가들에게 서로 동등하게 일할 수 있는 기회를 더 많이 제공하며, 모든 의료 전문가들의 경쟁력을 향상시키기 위한 의료의 질 개선에 새로운 접근방법을 적용할 수 있도록 한다. 동시에 경쟁적이고 영리를 추구하는 보건의료 환경은 의사들이 자신의 인간성과 타협하고, 임상적 판단의 근거를 일부 금전적 문제에 두는 "경제적 인간(homo economicus)" 모델로 유도할 수 있을 것이다.

Aurora는 혼잡한 지역병원 응급실에서 더 이상 기다릴 수가 없었다. 그녀는 이미 그 곳에서 6시간 이상 기다렸고, 의사는 아직 만나보지도 못하였다. 그녀의 아랫배는 여전히 아팠지만, 아무래도 며칠은 더 견디며 지내야 할 것 같다고 생각했다. 그녀는 사실 선택의 여지가 없었다. 가난하고 건강보험도 없는 그녀가 어떤 다른 곳으로 갈 수 있겠는가? Aurora의 집에는 잠자리에 들기 위해 엄마의 도움을 필요로 하는 두 명의 어린 자식이 있었다. 30분 후에 아이들의 아빠는 경비로 일하는 직장에 야간 근무를 서기 위해 나가야 한다. 아파트에 들어서자마자 그녀는 쓰러졌다. 자궁외임신으로 나팔관이 파열되어 내출혈이 발생한 것이다. 그녀의 남편은 정신없이 서둘러 119에 연락하면서 아내가 죽지 않기를 기도하였다.

아마도 미국의 보건의료 시스템 내에서 갈등이 없다는 것은 보건의료 서비스의 분배와 이러한 서비스에 지불하는 부담에 대한 공정함이 기본 수준으로서 성취되어 만족의 평형점에 도달하는 것이므로 거리가 먼 이야기일 것이다. 1991년보다 2011년 미국 내 더 많은 사람들이 건강보험의 보장을 받지 못하고 있다. 지속적인 재정적 장벽으로 인해 환자들은 완치 가능한 암의 조기검진의 혜택을 누리지 못하고 있으며, 일차의료의 적시성의 부재로 인해 만성질환을 앓는 사람들은 악화되어 병원에 입원하게 된다. 뿐만 아니라 고혈압 환자들은 뇌졸중과 신부전 발생을 막을 수 있는 예방 약물치료를 포기하고, 아기들은 미숙아로 태어나 인생의 첫 삶을 수주 동안 신생아중환자실에서 보내게 된다. 가난한 사람들은 더 부유한 사람보다 소득의 더 큰 비중을 의료비용으로 지출한다. 2010년 건강보험개혁안(the Affordable Care Act of 2010)은 건강보험의 미가입자 수를 크게 감소시킬 수 있을 것이다. 그러나 이 법안의 시행은 현재 정치적, 사법적 그리고 재정적 장벽에 부딪쳐 있으며, 본격적으로 시행된다 하더라도 급여범위는 사실 포괄적인 수준에는 미치지 못할 것이다.

미국에서 의료 서비스를 제공하고 또 이를 제공받는 사람들은 국민건강보험 시스템의 밝은 미래를 위해 함께 협력해야 한다. 미래를 바꾸는 일은 자신 눈 앞의 사리사욕을 넘어서 모두에게 접근 가능하고 감당할 수 있으며, 높은 질의 의료를 보장하는 보건의료 시스템의 공동 선(善)을 추구할 것을 요구한다. 수준 높은 공공의 담론이 필요하며, 대중들 역시 수준 높은 공공의 담론이 필요하며, 대중들 역시 더 많은 정보를 얻고 보건의료 시스템의 미래를 결정하는 데 능동적으로 참여하여야 한다. 이상적인 신화보다는 확립된 사실에 근거한 의료 정책 내에서 개념들이 논의되고, 환자들과 의료 제공자들에 의해 경험되는 일상적인 현실과 직접 연결되는 방식으로 토론이 진행되어야 할 것이다. 의사와 다른 보건의료 전문가들의 태도와 행동이 미국 의료의 미래를 결정하는 데 중요한 역할을 할 것이다. 보건의료 전문가들을 이끄는 리더쉽과 선견지명이 있다면, 우리나라는 아직 사람을 치유하는 직업이 가장 존경을 받을 수 있는 특징을 가진 보건의료 시스템을 달성할 수 있을 것이다.

참고문헌 REFERENCES

O'Neil E, Seifer S. Health care reform and medical education: Forces towards generalism. *Acad Med*. 1995;70:S37.

질문과 토론 주제
Questions and Discussion Topics

18

제2장: 보건의료 재정
PAYING FOR HEALTH CARE

1. 보건의료에 있어 재정의 4가지 요소는 무엇인가? 각각 설명해 보시오.
2. 역행적(Regressive), 비례적(proportional) 및 점진적(progressive) 자산에 대해 기술하시오. 역행적, 비례적 및 점진적이 뜻하는 각각의 방법을 설명하시오: 환자 본인부담, 경험요율 개별 민간보험(experience-rated individual private insurance), 지역사회등급 개별 민간보험(community-rated individual private insurance), 고용주에 의해 100% 구매되는 건강보험(고용인이 사용한 건강보험 비용을 실제 나온 그대로 지불해 준다고 가정), 연방정부 소득세(federal income tax).
3. 평생 General Electric사에서 근무했던 Harvey가 65세가 되었다. 그는 은퇴를 원하지 않았다. 그는 Medicare 파트 A의 대상이 되는가? 파트 B는? 6개월 후에는 한 번도 직장을 다녀보지 않았던 그의 부인이 65세가 된다. 그녀는 Medicare 파트 A의 대상이 되는가? 파트 B는? 파트 A와 파트 B는 어떻게 지불되는가?
4. Hubert는 AIDS에 감염되었기 때문에 24개월 동안 무력자로 사회보장 급여를 받아왔다. 그는 Medicare 대상이 되는가?
5. Rena는 만성 신부전을 앓게 되어 2주 전부터 신장투석을 받기 시작하였다. 그녀는 잘 지내고 일도 하고 있다. 그녀는 Medicare 대상이 되는가?
6. Heidi는 72세로, Medicare 파트 A와 파트 B에 가입되어 있지만 Medicaid나 Medigap 정책에는 가입되어 있지 않다. 그녀는 뇌경색 합병증으로 다리에 심부정맥 혈전증과 폐색전증으로 입원하게 되었다. 그는 급성기 병원에 70일간 입원하였고, 가정의학의사와 신경과 전문의가 주치의였다. 그녀의 병이 다소 호전되자 전문요양시설(skilled nursing facility; SNF)로 재활을 위해 전원되었다. 그녀는 SNF에 30일간 있었는데, 아직 심한 장애가 있어 집으로 돌아갈 수 없었다. 그녀는 너싱홈에 보호간호(custodial care)를 받기 위해 보내졌고, 거기서 3개월을 지냈다. 놀랍게도 그녀의 병세가 점점 좋아져서 집에 올 수 있었고, 전문 물리치료 서비스를 받았으며, 도우미가 집에 와서 하루 4시간씩 머물면서 음식도 사고, 요리를 해주고 집안청소를 해주었다. 그녀는 집에서 3가지 약의 처방을 받고 있었다. Heidi가 지불해야 할 것은 무엇이고, Medicare에서 지불해야 할 부분은 무엇인가? 급성기 병원? SNF? 가정간호? 의사? 집에서 먹는 처방약?

▶ 토론 주제 Discussion Topics

1. 직업을 통해 보장받았던 건강보험에 대한 당시의 경험에 대해 토론해 봅시다. 어떻게 보험을 얻었나요?

당신의 보험료의 일부분을 당신이 지불하였나요? 공제액 또는 공동부담이었나요? 만약 당신이 직장을 그만둔다면 무슨 일이 생기게 되나요?

2. 두 개의 그룹으로 나누어 봅시다: 한 쪽은 지역사회등급 건강보험을 파는 회사이고, 다른 한 쪽은 경험요율 보험을 파는 보험회사입니다. 각 회사의 담당자가 보험을 구매하도록 설득하고 있고, 한 담당자가 젊고 건강한 사람이며, 다른 담당자는 늙고 당뇨가 있다고 합시다. 젊은 사람은 어떤 정책을 더 선택하도록 할까요? 나이 든 사람은?

제3장: 의료 서비스 접근성
ACCESS TO HEALTH CARE

1. 건강보험이 없는 사람들의 2가지 주요 카테고리를 설명하시오.
2. 1980년부터 2010년 동안 보험 미가입자가 왜 증가하고 있는가?
3. 민간보험 가입자와 Medicaid 수혜자 그리고 보험이 없는 사람들간의 보건의료에 대한 접근성을 실례를 들어 비교해 보시오.
4. 민간보험 가입자와 Medicaid 수혜자, 보험이 없는 사람들의 건강결과를 실례를 들어 비교해 보시오.

▶ 토론 주제 Discussion Topics

1. 48세의 Ace Banks는 건강한 반면, 같은 나이의 Bill Downes는 사망하였다. 왜 그런지에 대해 어떤 설명을 할 수 있는가?
2. 평균적으로 여성이 남자보다 더 많이 병원을 방문한다고 한다. 이것이 여자가 남자보다 더 나은 보건의료를 제공받는다는 의미인가?
3. 많은 질병에 대해 왜 소수 인종의 환자들이 백인 환자에 비해 더 낮은 질의 서비스를 받는지 가능한 이유들에 대해 토론해 보자.
4. 사회경제적 상태(수입, 교육 및 직업 등을 포함한)와 건강과의 관계는 무엇인가? 왜 이러한 관련성이 존재하는가?
5. 미국에서 아프리카계 미국인의 건강상태를 향상시키기 위한 가장 좋은 전략은 무엇인가?

제4장: 의료비 상환
REIMBURSING HEALTH CARE PROVIDERS

1. 의사의 상환방식에 대해 각각 설명하시오: 행위별 수가제, 질병의 에피소드(episode of illness), 인두제 및 봉급제. 병원의 상환방식에 대해 각각 설명하시오: 행위별 수가제, 일당(per diem), 질병의 에피소드(포괄수가제, DRGs) 및 총액예산제(global budget)
2. 인두제 지불방식이 어떻게 보험자를 위험에서 자유롭게 하는가? 인두제 지불방식이 어떻게 위험을 진료 제공자에게로 이동시키는가?
3. 위험보정 인두제 지불방식에 있어 쟁점은 무엇인가?

▶ 토론 주제 Discussion Topics

1. 당신은 일차진료 의사로서 새로 시작된 심한 두통과 무월경 및 정규 건강검진을 위해 찾아 온 젊은 여성을 진료하였다. 자기공명영상(MRI) 촬영의 필요성이 애매한 상황에서 당신이 MRI 처방을 내거나 또는 내지 않는다면 재정적인 유인동기 또는 억제동기는 무엇인가?
   (a) 전통적인 행위별 수가제 하에서;
   (b) 이용도 조사를 수행하는 행위별 수가제 하에서;
   (c) 진단검사, X-ray 촬영 및 전문 진료과로 의뢰할 때 당신의 위험성을 염두에 두고 인두제 지불방식의 HMO의 독립의사연합(Independent Practice Association)의 하에서;
   (d) MRI 촬영을 하기 위해 2달을 기다려야 하는 staff model HMO의 하에서;

   HMO의 스탭 모델의 경우에서, 만약 당신이 48시간 이내 MRI를 찍을 필요가 있다고 느꼈다면 어떻게 하겠는가?
2. 당신은 병원 행정가이며, 당신의 병원은 현재 재정적인 어려움에 처해 있다. 당신은 의료진들에게 병원 재정을 위해 도움을 달라고 간곡하게 부탁하였다. 예전

같았으면, 당신이 부탁하는 말은 "가능한 한 많은 환자를 입원시키고 가능한 오래 입원하게 하세요"라는 말로 들렸겠지만, 시간이 흐르면서 달라졌다. 어떤 상환방식에서는 당신은 더 많은 환자를 입원시키기 원하는 의사였겠지만, 다른 방식에서는 그렇지 않을 것이다. 다음과 같은 경우라면 당신은 의료진에게 무엇을 부탁하였을까?

(a) Medicare (DRG) 환자
(b) Medicaid (일당) 환자
(c) HMO (일당) 환자
(d) HMO (인두제) 환자

이러한 각 범주에 속한 환자들에게 의사가 다음과 같은 행동을 할 때 병원에 도움이 되는 경우와 위해를 주는 경우는?

(a) 더 많은 환자를 입원시키기;
(b) 재원일수를 더 길게 유지하기;
(c) 진단검사 처방을 더 많이 내기;

제5장: 보건의료 서비스는 어떻게 조직되는가-I: 일차, 이차 및 삼차진료
HOW HEALTH CARE IS ORGANIZED—I: PRIMARY, SECONDARY, AND TERTIARY CARE

▶ 토론 주제 Discussion Topics

1. 당신은 63세이고, 걸을 때 흉통이 경험하기 시작했다. 당신은 주치의가 없다. 친구 한 명이 당신은 관상동맥 우회로조성술(coroary artery bypass)을 받을 필요가 있다고 하였고, 의과대학에 있는 흉부외과 전문의를 추천해 주었다. 당신은 무엇을 하겠는가?
   (a) 보건의료전달체계의 분산모델(dispersed model) 하에서는?
   (b) 지역화 모델(regionlized model) 하에서는?
2. 다음 문장을 예로 들어보자, "흔한 질환은 흔히 발생하고, 드문 질환은 드물게 나타난다" 미국의 일반의사와 전문의사의 비율을 통해 상기 문장의 함축적 의미가 무엇인지 설명하시오.
3. 영국에서, 의사의 65%는 일반의사이다. 캐나다의 경우는 의사의 50%가 일반의사이다. 미국은 의사의 약 1/3이 일반의사(일반의, 가정의, 일반내과의 및 일반소아과의)이다. 당신이 미국 세입위원회 하원(the US House of Representatives Ways and Means Committee)의 건강소위원회의(Health subcommittee) 의장이라고 가정해보자. 일반의사의 비율을 높이기 위해 당신은 어떤 법안을 제안할 것인가?
4. 보건의료 시스템으로 들어오는 모두에게 요구되는 보건의료 제공자(일반의사, 전문간호사 또는 의사보조인력) "감시자(gatekeper)"에 대한 찬반양론에 대해 토론해보자.
5. 일차의료 기반 보건의료 시스템(primary-care based health system)의 장점은 무엇인가?

제6장: 보건의료 서비스는 어떻게 조직되는가-II: 의료 서비스 전달체계
HOW HEALTH CARE IS ORGANIZED—II: HEALTH DELIVERY SYSTEMS

1. HMO의 두 세대는 무엇인가? (만약 가능하다면 당신의 지역사회를 이용하여) 각각 예를 들어 설명하시오.
2. 수직적 통합은 무엇인가? 가상 통합은 무엇인가?
3. ACO는 무엇인가? Medical home과 medical neighborhood는 무엇인가? Medical neighborhood는 ACO와 같은 개념인가?

7장: 보건의료 인력
THE HEALTH CARE WORKFORCE AND THE EDUCATION OF HEALTH PROFESSIONALS

의사, "중간단계(mid-level)" 간호사, 약사 등 보건의료 노동인구의 과거와 미래의 동향에 대해 기술하시오.

제8장: 고통스러운–고통스럽지 않은 비용조정
PAINFUL VERSUS PAINLESS COST CONTROL

1. 의학적 중재의 예를 들어, 이것이 비용–편익곡선에서 가파른 부분 또는 평평한 부분에 놓여 있다고 하자. 후자의 제거가 고통이냐 아니면 무통의 비용통제이냐?
2. 쉬운 비용통제의 실례를 들어보자. 이는 모두에게 고통을 주지 않는가?

▶ 토론 주제 Discussion Topics

1. CABGville에는 4개의 심장수술 기관이 있다; 하나는 연간 300건의 관상동맥우회로조성술(CABG)를 수행하고, 다른 기관들은 평균적으로 연간 40건의 수술을 수행한다. 흉부외과 의사들은 그들이 원하면 언제나 CABSG 수술 일정을 잡을 수 있다. 큰 기관의 수술 사망률이 4%임에 비교할 때 소규모 기관은 7%의 수술 사망률을 나타낸다. 비용 통제를 위해, CABGville의 건강보험위원회는 덜 생산적인 3곳의 심장수술기관을 폐쇄하기로 하였다. 이제 CABG 정규 수술은 1달을 기다려야 하고, 빡빡한 일정 때문에 외과의사들은 수술을 덜 하는 것처럼 보인다. CABG 수술은 연간 420건에서 340건으로 줄었다. CABG 수술의 전체 비용과 CABG 수술건당 기관의 비용 모두 감소했고, 사망률 또한 그러했다. CABGville는 고통스러운 또는 그렇지 않는 무통의 비용 통제를 달성하였는가?
2. 미국 보건의료 지출의 한도가 정해지고, 건강 서비스 위원회(health service committee)에 의해 통제된다고 가정해보자. 엄격한 예산 제한 때문에 위원회는 유방촬영술의 모든 프로그램에 재원을 투자할 것인지 또는 유방촬영술(mammography)을 제한할 것인지 그리고 전이된 유방암 환자를 위해 아직 그 효과는 입증되지 않았으나 특정 소 그룹 여성에게는 도움이 되는 고비용의 항암화학 치료에 기금을 댈 것인지를 결정해야 한다. 그러나 첫 번째를 선택하면, 수천 명의 조기 유방암 환자들이 매년 치료효과가 있는 수술로 치료를 받을 수 있지만, 현재 진행성 유방암으로 고통받는 여성들은 혜택을 받지 못할 것이다. 유방암에 걸리지 않은 여성의 입자에서 보았을 때 더 고통스러운 비용 통제 선택사항은 무엇인가? 전이된 유방암을 가진 여성의 관점에서는 어떠한가? 전체 사회의 시각에서는 어떠한가? 두 여성 그룹 중 어떤 그룹이 이 결정에서 우선순위가 되어야 하는가?

제9장: 비용통제의 기전
MECHANISMS FOR CONTROLLING COSTS

▶ 토론 주제 Discussion Topics

1. 당신은 보건의료 비용 위기가 지속되고 있는 도시 CABGville의 건강보험위원회의 회장이다. 이 도시에는 30명의 의사가 있고 각각 하루에 30명의 환자를 진료하고 방문당 30달러의 비용을 받는다. 총 일일 비용은 30×30×30=27,000달러이다. 의사 서비스의 총 비용을 줄일 수 있는 방법은 무엇이 있을까? 방문당 진료비를 30달러에서 20달러로 줄이는 것이 효과가 있을까? 지출상한전략(expenditure cap strategy)을 사용한다면 이는 어떻게 작용될까?
2. CABGville의 건강보험위원회는 의사 진료비 상환의 유형을 행위별 수가제에서 인두제로 바꾸었다; PCP를 이용하는데 월 환자당 20달러이며, 20PCP는 각각 2,000명의 환자를 갖고 있다(PCP는 전문의에게 20달러 인두제로 지불한다). 한 달 간의 총비용은 80만 달러이다(약 일당 27,000달러임). 건강보험위원회는 월별 비용을 어떻게 줄일 수 있을까? 이러한 비용통제에도 불구하고 의사비용이 여전히 증가할 수 있을까? 왜 그럴 수 있고 또 그렇지 않을 이유는 무엇인가?
3. 당신은 내과 전공의 수련을 마치고 Kaiser 또는 IPA의 일환인 민간 의원(private prctice) 중 어디에서 일할 것인지 선택해야 한다. 당신은 특히 진단검사와 X-ray를 처방하고 전문의에게 협진을 의뢰할 수 있는 당신의 진료범위에 대해 고민할 것이다. Kaiser에서는 당신은 검사를 처방하고 협진의뢰를 자유롭게 할 수 있지만, MRI 스캐너와 같은 장비와 전문의 진료의뢰의 제한으로 환자들은 기다려야만 한다(긴급한 상황을 제외하고). IPA에서는 당신은 값비싼 진단검사

와 전문의 협진에 대해 사전 승인을 요청해야 하지만, 사전 승인을 받게 되면 대기시간이 상당히 줄어들게 된다. 당신은 둘 중 어떤 진료환경을 더 선호하는가? 비용을 통제당할 기회가 더 많은 상황이 둘 중 어떤 경우라고 생각하는가?

4. 비용통제 전략으로서 환자의 비용분담에 대한 찬반양론은 무엇인가?
5. 당신은 미국의 대통령이며, 첫 번째 임기가 올해로 끝난다. 2년 전에 당신이 제정한 환자의 비용분담과 관리경쟁을 기반으로 하는 비용통제 매커니즘이 효과적이지 않아 미국 국민들은 계속되는 보건의료 인플레이션 때문에 분개하였다. 당신은 보건의료 비용에 대한 중대한 텔레비전 연설을 준비하고 있다. 당신은 무엇을 제안할 것인가? 당신의 제안이 고통스럽지 않는 비용통제 전략이라고 대중들을 설득할 수 있는가?

제10장: 의료 서비스의 질 관리
QUALITY OF HEALTH CARE

▶ 토론 주제 Discussion Topics

1. 당신은 나쁜 질의 보건의료를 경험하거나 목격한 적이 있는가? 이에 대해 당신은 무엇을 하였는가? 당신은 무엇을 해야만 하는가?
2. Shelly Rush에 대한 요약 보고문(vinette)에서 당신은 인슐린을 다른 환자에게 주는 실수에 대해 누가 책임을 져야 한다고 생각하는가?
3. Nina Brown에 대한 요약 보고문에서 의사가 비용-의식적인 HMO보다 행위별 수가제 환경에서 일한다면, 당신은 Brown양을 입원시켜야 한다고 생각하는가?
4. X-ray 결과지를 잃어버린 23세의 대학원생의 예를 다시 읽어보자. 만약 당신이 병원 행정가라면, 또다시 이런 실수가 반복되지 않게 예방하기 위해 무엇을 할 것인가? 만약, 단 한번도 X-ray 기록지를 받아본 적이 없는 일반내과의의 행정관리자라면 이런 문제의 재발을 막기 위해 당신은 무엇을 할 것인가?
5. 의료과오 시스템에서의 문제는 무엇인가? 당신은 이것을 해결하기 위해 무엇을 할 것인가?

제11장: 질병예방
PREVENTION OF ILLNESS

1. 왜 결핵은 TB bacillus가 동정되기 전에 감소하였을까? 왜 소아마비 이환률과 사망률은 감소하였을까? 왜 호지킨병(Hodgkin disease)의 사망률은 20세기 후반에 감소했을까?
2. 역학의 첫 번째 및 두 번째 혁명은 무엇인가?

▶ 토론 주제 Discussion Topics

1. 두 사람은 그들의 집단의료(group practice)의 소비자위원회에서 선거운동을 하고 있다. 현 재직자는 흡연자가 집단의료에 더 많은 돈을 지불하기 때문에 비흡연자보다 흡연자가에게 높은 보험료를 청구하는 공약을 내걸고 있다. 반대자는 담배 중독에 대한 책임이 개인보다는 사회에 있으며, 집단의료는 흡연은 반대하는 사회운동을 포함해야 한다고 주장한다. 두 관점에 대해 토의하시오.
2. 당신은 미국에서 많은 수의 심장마비가 콜레스테롤 수치가 낮거나 중간 정도인 젊은 나이의 환자들에게 나타나는 것에 대해 어떻게 설명할 것인가? 일본에서는 젊은 연령에서 심장마비가 거의 일어나지 않는가? 관상동맥질환의 일차예방에서 예상되는 결과는 무엇인가?
3. 당신은 미국 질병관리본부(the US Centers for Disease Control and Prevention)의 유방암 예방부서의 장으로 임명되었다. 유방암의 발생률과 사망률을 줄이기 위해 당신은 어떤 일차 및 이차 예방 프로그램을 지지할 것인가?

제12장: 장기요양
LONG-TERM CARE

1. 일상생활 수행능력(activities of daily living)과 수단적 일상생활 수행능력(instrumental activities of

daily living)은 무엇인가?
2. 장기요양 서비스 중 몇 퍼센트가 funding sources에 의해 자금지원을 받고 있는가?
3. Medicare에 의해 보장되는 장기요양 서비스는 무엇이고, 보장받지 못하는 장기요양 서비스는 무엇인가? 어떤 것이 Medicare에 의해 보장받는가?

▶ 토론 주제 Discussion Topics

1. 당신은 LTC 보험회사의 사장이며, 상원위원회에서 장기요양 서비스에 대해 진술하고 있다. 당신은 2개의 질문을 받았다: 왜 백만 명 정도의 사람들만이 민간 장기요양보험에 가입되어 있는가? 민간 장기요양보험 정책의 기간에 대해 노인시민옹호 집단에서 표현하는 불만에 대해 당신은 어떻게 대답할 것인가? 위원회에서 당신은 무엇이라 말할 것인가?
2. 당신 어머니의 알츠하이머 질환은 점점 더 악화되고 있다. 그녀는 집 근처를 헤매고 돌아다니며 종종 집으로 돌아오는 길을 찾지 못했다. 그녀는 낮에 자고 밤의 대부분은 깨어 있다. 그녀는 실금상태가 되었다. 당신의 아버지는 2년 전에 돌아가셨다. 당신과 남편은 모두 직장을 갖고 있고, 학교에 다니는 자녀가 3명이다. 당신은 집에 여분의 빈방을 하나 갖고 있다. 병원의 사회복지사가 연락하여 당신의 어머니는 하루 24시간동안 보살펴 줄 사람이 필요하다고 말했다. 당신이 선택할 수 있는 것은:
   (a) 연간 16,000달러를 내고 당신의 어머니와 함께 살아줄 도우미를 고용한다.
   (b) Medicaid에 의해 비용이 지불되는 너싱홈에 어머니를 모신다.
   (c) 어머니를 집에 모시고 간다. 당신은 무엇을 선택할 것인가?

   미국의 장기요양 시스템에서 어떤 개혁이 일어나야 이런 상황의 당신에게 혜택을 줄 수 있을 것인가? 이러한 개혁에 어떻게 재원을 조달해야만 하는가?

제13장: 의료 윤리와 의료 서비스 사용의 제한
MEDICAL ETHICS AND RATIONING OF HEALTH CARE

▶ 토론 주제 Discussion Topics

1. 이 단원에서 토의했던 Lakeberg 가족은 HMO에 가입되어 있으며, 당신은 그 HMO 병원의 병원장이라고 가정하자. Lakeberg의 부모는 백만 달러의 비용을 들여서라도 샴쌍둥이를 분리시키는 수술을 하길 원한다. Lakeberg 가족이 가입한 HMO 정책이 보장하는 범위는 그들의 수술받을 권리를 확실히 지지하지도 않고 거부하지도 않는다. 따라서 수술을 허용하거나 거절한 책임이 당신에게 있다. 당신은 어떤 선택을 하겠는가? 만약 당신이 수술을 승인한다면, 누가 그 수술비를 지불하게 될 것인가? 윤리적 딜레마가 수반되는가, 그렇지 않은가?
2. 당신은 "무엇이 공급을 제한합니까(What is Rationing?)"에서 제시한 요약보고서에 등장한 Dr. Marco Intensivo이다. 당신이라면 어떻게 하겠는가?
3. 장기이식 부문에서 기술된 Olds 씨와 Younger 씨의 사례에서 어떤 환자가 공여 심장을 받아야만 하는가?
4. 당신은 뇌출혈로 고생하는 18개월 간 내내 식물인간 상태에 있는 58세 남자 Rodolfo의 PCP이다. 그는 너싱홈에 살고 있으며, 위관영양(tube feeding)과 24시간 내내 계속되는 간호를 필요로 하며, 그의 요양비는 Medicaid에 의해 지불된다. Rodolfo의 딸은 당신 병원의 중환자실 간호사이다. Rodolfo의 부인은 신앙심이 깊고 Rodolfo가 나아질 것이라고 굳게 믿고 있다.

   거의 매 6주마다 Rodolfo는 패혈증을 동반하는 요로감염에 걸렸고, 치료를 위해 병원에—종종 집중치료실—입원해야만 했다. 2년 동안 Rodolfo의 치료에 260,000달러가 소요되었다. 병원의 윤리위원회는 이 사례에 대해 토의하고, 위관영양을 제거하거나 다음 번 패혈증을 치료하지 않음으로써 Rodolfo가 사망에 이르도록 하는 것을 권고하였다. 당신이 윤리위원회의 권고안을 그의 가족들과 논의할 때 딸은 동의하였으나 그의 부인은 Rodolfo의 생명이 지속될 수 있도록 가능한 모든 것을 해달라고 요청하였다. Rodolfo의 주치의로서 당신은 어떻게 하겠는가? 어떤 윤리적 딜레마가 연관되어 있는가? 자율성 존중 대 악행금지의 원칙인가? 자율성 존중 대 분배의 정의인가? 선행 대 분배의 정의인가? 만약 Rodolfo의 치료가 중단된다면, 이를 통해 절약된 비용으로 무엇을 할 것인가?

5. 일반 대중의 의견을 묻는 설문조사에 따르면, 미국 사람들은 보건의료를 받을 권리를 원하지만 이를 위해 비용 지불하는 것을 원치 않는다.

   자정 무렵, 엄마가 갓된 그녀는 2주 된 아기의 큰 울음소리를 듣고 깨어났다. 이 엄마와 아기는 Medicaid 수혜자였다. 만약 그녀가 경험이 있었다면, 그 울음소리가 정상적인 것임을 알았을 것이지만, 그러나 그녀는 크게 놀랐다. 응급실에 전화하여 아기를 응급실로 데려가 봐달라고 요청하였다. 어떤 전화상담도 그녀를 안심시키기는 어려워 보였다. 의료 서비스를 받을 권리는 그녀가 응급실에 가서 진료를 받는 사회적 비용까지 포함해야 하는가? 실제로 누가 비용을 지불할 것인가? 만약 보험에 가입하지 않았고, 부유하다면, 그 엄마는 응급실을 방문하여 조언을 받아야만 하는가? 미가입자이고 가난하다면?

6. 오레곤 주 Medicaid 프로그램은 이전에 보험에 가입할 수 없었던 오레곤 주 주민들 수천 명에 대해 확대되었다. 이러한 확대 적용에 대한 비용을 보조하기 위해 Medicaid 수혜자들에 대한 보장범위가 줄어들게 되었고, 이에 따라 이들은 이득을 줄 수도 있는 몇몇 의료 서비스에 대한 접근성을 잃게 되었다. 당신은 오레곤 주 주지사이며, 이러한 프로그램이 Medicaid 수혜자들로부터 민간 보험 가입자들에 의해 누릴 수 있는 어떤 서비스를 빼앗아버리기 때문에 불공평하다고 주장하는 변호인단 앞에서 진술을 해야 한다. 당신은 어떻게 대답할 것인가?

7. 의사들은 하나의 주인—그들의 환자—에게 봉사할 책임이 있는가 아니면 두 명의 주인—환자와 사회의 광범위한 요구—에 힘쓸 책임을 가져야만 하는가? 당신의 논지를 Lakeberg 가족과 Dr. Intensivo 및 Rodolfo의 실례로부터 이끌어내 보라. 장기 이식을 위한 분배 시스템을 어떻게 이 두 주인 사이에서 균형을 이루도록 노력할 수 있는가?

제14장: 선진 4개국의 보건의료 시스템
HEALTH CARE IN FOUR NATIONS

1. 당신은 독일(캐나다, 영국 또는 일본) 대기업의 비서이다. 당신의 의료비용은 어떻게 지불되는가? 당신은 병에 걸려 퇴직할 수밖에 없었다. 당신의 의료비용은 독일(캐나다, 영국 또는 일본)에서 어떻게 지불되는가?
2. 만약 당신이 요로감염에 걸렸다면, 독일(캐나다, 영국 또는 일본)에서는 어떻게 할 것인가? 만약 당신이 백내장 수술을 받아야 한다면 어떨까? 또는 한밤중에 갑자기 복통이 발생되었다면 어떻게 할 것인가? 백혈병에 걸려 골수이식을 받아야 할 필요가 있다면 어떻게 해야 할까? 이들 각 사례에서 어떤 의사가 당신을 진료하고 당신은 어디에서 치료를 받게 될 것인가?
3. 당신은 독일(캐나다, 영국 또는 일본)의 일차진료의이다. 당신은 어떻게 지불을 받는가? 만약 당신이 독일(캐나다, 영국 또는 일본)의 전문의이다. 당신은 어떻게 지불을 받는가? 당신이 독일의 병원관리자이다. 당신의 병원은 어떤 식으로 지불을 받는가?
4. 주요 4개국에서의 비용은 어떻게 통제되는가?

제15장: 보건의료 개혁과 국민건강보험
HEALTH CARE REFORM AND NATIONAL HEALTH INSURANCE

1. 정부 재원주도 국민건강보험 법안, 고용주 의무 및 개인 의무 법안들이 어떻게 작용하는지에 대해 기술하시오.
2. 사회보험과 정부 재원주도 국민건강보험을 위한 공공부조 접근방법 간의 차이는 무엇인가? Medicare와 Medicaid를 예로 들어 설명하시오.
3. 2010년 건강보험 개혁법안(ACA)의 주요 특징은 무엇인가?

▶ 토론 주제 Discussion Topics

1. 당신은 민주당에서 대통령 후보자 지명을 받은 두 명의 후보를 위해 연설문을 작성한다. 한 명의 후보자는 고용주와 개인 의무가 혼합된 방식을 지지하고, 다른 후보자는 단일 지불자 접근방법을 선호한다. 두 후보가 그들 각자의 입장을 강화하고 상대방 입장의 약점을 드러내게 하기 위해 당신은 어떤 논점을 제시할 것인가?
2. 당신은 ACA에 대해 왜 이러한 양극화된 논쟁이 있어왔다고 생각하는가?

제16장: 미국 보건의료 시스템의 대립과 변화 CONFLICT AND CHANGE IN AMERICA'S HEALTH CARE SYSTEM

1. 1945년부터 1995년까지 보건의료 서비스의 지불자들이 어떻게 그들의 영향력을 강화시켜 왔는지 기술하시오.
2. 1945년부터 1995년까지 의사와 보험회사들 간의 관계 변화를 설명하시오.
3. 1995년부터 2000년까지 관리의료에 대한 반발에 대해 기술하시오.
4. 최근 전문가 중심의 의료 제공자의 영향력이 강화되는 현상에 대해 설명하시오.

▶ 토론 주제 Discussion Topics

1. 다음 상황에서 영리추구와 선행 및 악행금지의 원리 사이에서 발생할 수 있는 잠재적 대립에 대해 논의하시오.
   (a) 행위별 수가제 지불방식에 의해 상환받는 개인 외과의사;
   (b) 일차진료, 검사, X-ray, 및 전문가 진료의뢰를 보장하는 인두제 방식으로 상환받는 소규모 집단개원에 속한 일차진료 의사;
   (c) 그녀가 선택한 의사로부터 환자를 위해 값비싼 MRI 스캔을 승인해 달라고 요청받은 영리조직 HMO의 의료이용도 관리자(utilization manager)로 일하는 의사;
   (d) 새로운 심장외과센터가 주당 수술 1개만 수행하더라도 이윤을 낼 것이라고 계산한 비영리법인 병원의 행정가;
   (e) 민간 보험 환자가 지불하는 보험료에 비해 30% 낮은 금액을 지불하는 주정부의 Medicaid 환자를 수용할지 여부에 대해 결정을 내려야 하는 HMO의 CEO;

   보건의료기관에서의 어떤 변화가 이러한 대립들을 최소화할 수 있을까?
2. 당신이 사는 지역사회에서 보건의료가 어떻게 구조화되어 있는지 설명하시오.—지불자, 보험자, 의료 제공자는 누구인가? 당신 지역의 보건의료 시스템은 수직적으로 적은 수의 분산된 집합으로 움직이는 수준인가 아니면 수평적으로 통합된 의료집단으로 활동하는 수준인가?
3. 21세기 보건의료 시스템에서 당신은 어느 입장에 서 있기를 원하는가?—의료 제공자로서, 아니면 환자로서? 미래에 대한 당신의 걱정과 바람은 무엇인가?

찾아보기 INDEX

한글 찾아보기

ㄱ

ㄴ

ㄷ

ㄹ

ㅁ

ㅂ

ㅅ

ㅇ

영문 찾아보기

A

B

C

D

E

F

H

I

J

L

M

역	자	와	의
협	의	로	
인	지	생	략

사례를 곁들인

| 보건의료체계의 이해 |

인쇄일 2013년 3월 15일 초판인쇄
2013년 3월 30일 초판발행

원저자 T. Bodenheimer, K. Grumbach
역 자 신의철 · 강혜영 · 김진경 · 박성희 · 이태화 · 김신영 · 김선주 · 신가영

발행인 김재민
발행처 J M K
서울특별시 마포구 백범로 104, 봉화빌딩 401호
출판등록 2011년 1월 19일 제313-2011-35호
전 화 02) 713-0421~3
팩 스 02) 704-6265
전자우편 jungmunk@unitel.co.kr
홈페이지 www.jungmunkag.co.kr

정 가 **25,000원**

ISBN 978-89-967231-8-9 93510